Der plötzliche Säuglingstod

Ronald Kurz
Thomas Kenner
Christian Poets
Reinhold Kerbl
Mechtild Maria Theresia Vennemann
Gerhard Jorch
(Hrsg.)

Der plötzliche Säuglingstod

Grundlagen – Risikofaktoren – Prävention – Elternberatung

2. Auflage

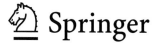
Springer

Herausgeber

Ronald Kurz
Medizinische Universität Graz
Graz, Österreich
ronald.kurz@medunigraz.at

Thomas Kenner
Medizinische Universität Graz
Graz, Österreich
thomas.kenner@medunigraz.at

Christian Poets
Universitätsklinik für Kinder-
und Jugendmedizin
Abteilung Neonatologie
Tübingen, Deutschland
christian-f.poets@med.uni-tuebingen.de

Reinhold Kerbl
LKH Leoben Abt. Kinder und Jugendliche
Leoben, Österreich
reinhold.kerbl@lkh-leoben.at

Mechtild Maria Theresia Vennemann
Universitätsklinikum Münster,
Institut für Rechtsmedizin
Münster, Deutschland
mechtild.vennemann@ukmuenster.de

Gerhard Jorch
Universität Magdeburg
Magdeburg, Deutschland
gerhard.jorch@med.ovgu.de

ISBN 978-3-7091-1443-8
DOI 10.1007/978-3-7091-1444-5
Springer Wien Heidelberg New York Dordrecht London

ISBN 978-3-7091-1444-5 (eBook)

Die Deutsche Nationalbibliothek verzeichnet diese Publikation in der Deutschen
Nationalbibliografie; detaillierte bibliografische Daten sind im Internet über
http://dnb.d-nb.de abrufbar.

Springer Medizin

Springer Medizin ist Teil der Fachverlagsgruppe Springer Science+Business Media
www.springer.com

Geleitwort

» Please, keep in mind: (1.) the relentless impact of disease, (2.) the need for constant vigilance, (3.) that SIDS rates could be much lower, (4.) that problems may and will increase again. (Botschaft von Prof. Robert Carpenter bei der Entgegennahme des ESPID Awards auf der ESPID Conference in Jerusalem)

„The need for constant vigilance" (die Notwendigkeit fortgesetzter Wachsamkeit) war eine der entscheidenden Botschaften, die uns Professor Robert Carpenter, der große Kollege und international renommierte Epidemiologe aus England, der zusammen mit dem unvergesslichen Professor John Emery unendlich viel für die Erforschung der Epidemiologie und Pathologie des „sudden and unexpected death in infancy" (SUDI) geleistet hat, damals als seine dringendste Aufforderung für die Zukunft mitgab. Mit großer Freude stelle ich hier fest, dass die Herausgeber dieser überarbeiteten 2. Auflage des vorliegenden Buches, wie schon bei der Erstauflage, ganz im Sinne Robert Carpenters aktiv geworden sind.

Nach wie vor hat keine Todes*art* im Säuglingsalter so viele Facetten wie der plötzliche Säuglingstod, und noch immer wissen wir zu wenig über das komplexe Gefüge seiner Ursachen. Viele neuere und wissenschaftlich gesicherte Erkenntnisse sind so umfangreich, dass sie nur noch Experten auf ihren eigenen Forschungsgebieten überblicken. Es ist also weiterhin eine schwierige Aufgabe, die neueren Erkenntnisse all jenen gut verständlich zu vermitteln, die täglich Eltern vor und nach der Geburt ihrer Kinder, aber auch Eltern, deren Kind plötzlich und unerwartet starb, umfassend informieren und beraten sollen: Frauenärzten, Hebammen, Kinderärzten, Kinderkrankenschwestern, Hausärzten, Notärzten, Rettungssanitätern, Rechtsmedizinern, pädiatrischen Pathologen, Grundlagenforschern, Kriminalpolizei, Vertretern von Selbsthilfeorganisationen, Mitarbeitern von Gesundheits- und Sozialbehörden sowie Vertretern der Gesundheits- und Sozialpolitik.

Da immer mehr Eltern ihre Informationen zur Entwicklung und Pflege ihrer Kinder im 1. Lebensjahr aus den Medien beziehen, sind auch sie es, die über den aktuellen Stand der Forschung und die daraus resultierenden aktuellen Empfehlungen unterrichtet werden wollen und müssen, sollen sie ihrer verantwortungsvollen Aufgabe besser gerecht werden können als bisher.

Schließlich sollen die Forschenden selbst Möglichkeiten haben und nutzen, über die eigenen Arbeitsgebiete hinauszuschauen, von den anderen Disziplinen zu lernen und mit ihnen zusammenzuarbeiten.

Obwohl vieles noch Gegenstand der Forschung ist, hat sich diese in letzter Zeit aufgrund der wesentlichen Erkenntnisse der vergangenen Jahre leider immer weniger um die weitere Aufklärung des selten(er) gewordenen SID(S) bemüht. In unserer Zeit, in der häufig nicht ausreichend überprüfte Ergebnisse publiziert werden, bedarf es in einem Buch der vorliegenden Art, das vor allem auch Ratgeber für betroffene und werdende Eltern sein soll, auch der unmissverständlichen Benennung offener Fragen und fragwürdiger Empfehlungen. Diesen wichtigen Gesichtspunkt verständlich darzustellen, war auch für die nun überarbeitete Auflage ein großes Anliegen der Autoren und Herausgeber.

Allen Autoren gebührt daher großer Dank für das sorgfältige Sichten, kenntnisreiche Gewichten und umfassende Berichten publizierter Daten und aktueller Ergebnisse aus ihren verschiedenen Arbeits- und Forschungsgebieten. Dank und hohe Anerkennung verdienen auch wieder die Herausgeber der nun vorliegenden 2. Auflage. Wieder konnten sie großteils in ihren Arbeitsgebieten international renommierte Autorinnen und Autoren für die Mitarbeit an der komplett revidierten 2. Auflage dieses Buches motivieren.

Die Gesamtsäuglingssterblichkeit, von deren Spektrum der plötzliche Säuglingstod einen zunehmend kleineren Teil ausmacht, reflektiert nach wie vor zuverlässig den allgemeinen Gesundheitszustand von Eltern und Kindern sowie die Qualität der ärztlichen Versorgung und auch den Grad der sozialen Absicherung. Die Herausforderungen für die Zukunft sind vielfältig und groß. Es gilt nicht nur, das erfolgreich Erreichte zu erhalten, sondern vor allem die Eltern und Familien aus sozial benachteiligten Bevölkerungsschichten zu erreichen, zu informieren und bei der Vermeidung bekannter Risikofaktoren zu unterstützen, was bisher – erkennbar an immer noch höheren Mortalitätszahlen – nur unzureichend gelang.

In der festen Überzeugung, dass auch die 2., aktualisierte Auflage dieses wichtigen Buches für alle genannten Berufsgruppen und ganz besonders für betroffene und werdende Eltern zu den unverzichtbaren Quellen zuverlässiger Informationen gehören wird, wünsche ich den Herausgebern und Autoren wiederum eine große Leserschaft im deutschsprachigen Europa.

Karl H. P. Bentele
Ehemaliger Präsident der European Society for the Study and Prevention of Infant Death (ESPID), Vorgängerorganisation der heutigen ISPID

Vorwort

Da seit der Erstauflage unseres Buches über den plötzlichen Säuglingstod (2000) kein neues deutschsprachiges Werk erschienen ist, gleichzeitig aber wirkungsvolle Prävention sich auf fundierte wissenschaftliche Erkenntnisse stützen muss, sehen die Herausgeber die Notwendigkeit einer aktualisierten 2. Auflage. Es geht im Wesentlichen darum, mit möglichst breiter Information Professionisten, aber auch Laien die Möglichkeiten aufzuzeigen, wie das schreckliche Ereignis „SIDS" häufig vermieden werden kann. Im Detail gibt es v. a. folgende Gründe, den neuesten Wissensstand über SIDS in einer Neuauflage zu publizieren:

— Noch immer ist die Ursache des SIDS nicht bekannt. Die bisherigen Ergebnisse sollen der Zündfunke für weitere Forschung ein.
— Die Ergebnisse aktueller Forschung, insbesondere fundierte Metaanalysen über Risikofaktoren und Präventionsmaßnahmen, bestärken zunehmend die Bedeutung der bisher beschriebenen Risikofaktoren und die Wirksamkeit verschiedener präventiver Maßnahmen. Tatsächlich konnten viele Länder die SIDS-Mortalität durch entsprechende Prävention erheblich senken.
— Hinzu kommen neue Resultate der Hirn-, Gen- und Stoffwechselforschung, die letztlich einen Beitrag leisten sollen zur Klärung der Pathogenese unerwarteter und ungeklärter Todesfälle im Säuglingsalter.
— Die Erkenntnisse der SIDS-Forschung sind kein allgemeines medizinisches Wissen, daher sollen sie in diesem Buch zusammengefasst und allgemein zugänglich gemacht werden.
— Eine Verminderung der Beachtung der Risikofaktoren kann zu einer neuerlichen Zunahme der Säuglingssterblichkeit führen. Dies gilt es durch entsprechende Aufklärung – auch in Form eines Fachbuchs – zu verhindern.
— Daher richtet sich das Buch auch in der Neuauflage wiederum nicht nur an Ärzte, sondern an alle in Gesundheits- und Sozialberufen tätigen Personen und besonders an Eltern und Familien. Möge es dazu beitragen, dass es zu keinem Nachlassen der einfach durchzuführenden Vorsorgemaßnahmen kommt, sodass viele Familien vor einem verhinderbaren tragischen Ereignis bewahrt werden.

Auch der Springer-Verlag hat die Notwendigkeit einer Neuauflage des Buches erkannt und dazu eingeladen. Wir danken sehr dafür, dass sich die meisten Autorinnen und Autoren der Erstauflage und einige neue Kolleginnen und Kollegen mit großem Engagement an der Aktualisierung der Kapitel beteiligt haben. Es schmerzt uns sehr, dass Herr Professor W.J. Kleemann wegen seines frühen Todes nicht mehr dabei sein kann.

Frau Katrin Lenhart, Frau Sarah Shokouhbeen, Frau Brigitte Öller und Herrn Claus-Dieter Bachem vom Springer-Verlag sei für die exzellente Begleitung durch den Prozess der Neuerstellung des Buches herzlich gedankt. Besondere Anerkennung gebührt auch Frau Thalia Andronis für ihre gründliche Arbeit als Lektorin.

Ronald Kurz
Thomas Kenner
Christian F. Poets
Reinhold Kerbl
Mechtild Vennemann
Gerhard Jorch
Graz, im August 2013

Abkürzungen

AAP	American Academy of Pediatrics
AgT	außergewöhnlicher Todesfall
ALTE	Apparent life threatening event
ATP	Adenosintriphosphat
BALT	Bronchusassoziiertes lymphatisches Gewebe
BPD	Bronchopulmonale Dysplasie
CCHS	Congenital central hypoventilation syndrome
CO_2	Kohlendioxid
CP	Creatinphosphat und Cerebral palsy (Zerebralparese)
CPAP	Continuous positive airway pressure
CT	Computertomographie
DNA/DNS	Deoxyribonucleic acid/ Desoxyribonukleinsäure
EEG	Elektroenzephalogramm
EKG	Elektrokardiogramm
EMG	Elektromyogramm
EOG	Elektrookulogramm
ESPID	European Society for the Study and Prevention of Infant Death
$ETCO_2$	End tidal carbon dioxide
GEPS	Gemeinsame Elterninitiative Plötzlicher Säuglingstod
GÖR	Gastroösophagealer Reflux
GSTF	Global Strategy Task Force
h	Stunde
HbA	Hämoglobin des Erwachsenen
HbF	Hämoglobin des Fötus
IgG	Immunglobulin G
IgM	Immunglobulin M
IRDS	Infant respiratory distress syndrome
ISPID	International Society for the Study and Prevention of Perinatal and Infant Death
KI	Konfidenzintervall
LALT	Larynxassoziiertes lymphatisches Gewebe
min	Minute
mmHg	Millimeter-Quecksilbersäule
MRT	Magnetresonanztomographie
NICHHD	National Institute of Child Health and Human Development
O_2	Sauerstoff
OCRG	Oxykardiorespirographie
OR	Odds Ratio
pCO_2	Kohlendioxidpartialdruck
PCR	Polymerase chain reaction
PEPCK	Phosphoenolpyruvatcarboxykinase
PG	Polygraphie
pH	Potentia hydrogenii = Stärke (Konzentration) des Wasserstoffs
pO_2	Sauerstoffpartialdruck
PSG	Polysomnographie
REM	Rapid eye movement
RSV	Respiratory syncytial virus
SaO_2	Arterielle Sauerstoffsättigung
sec	Sekunde
SID	Sudden infant death
SIDS	Sudden infant death syndrome
SSW	Schwangerschaftswoche
SUDI	Sudden and unexspected death in infancy
SWS	Slow wave sleep
TMS	Tandemmassenspektrometrie
USID	Unclassified sudden infant death

Inhaltsverzeichnis

Einleitung

R. Kurz

R. Kurz et al. (Hrsg.), *Der plötzliche Säuglingstod*,
DOI 10.1007/978-3-7091-1444-5_1, © Springer-Verlag Wien 2014

Der sogenannte plötzliche Säuglingstod (englisch: „sudden infant death syndrome" = SIDS) ist ein tiefgreifendes Unglück für jede betroffene Familie. Kaum hat sich der Wunsch nach einem eigenen Kind erfüllt, erleben die Eltern nach kurzer Zeit ohne Vorwarnung auf grausame Weise die plötzliche Zerstörung ihres Glücks. Der Arzt steht oft sprachlos daneben, da er die Ursache des plötzlichen Säuglingstods nicht erklären kann und in der Trauerarbeit mit den Eltern oft unerfahren ist.

Keine einzelne Ursache konnte bisher für dieses Ereignis gefunden werden. Bereits aus althistorischen Quellen geht hervor, dass ein plötzlicher und unerwarteter Tod eines kleinen Kindes die Menschen tief bewegt hat und sie zu zahlreichen und unterschiedlichen Erklärungsversuchen veranlasst hat. Aber solange in der Geschichte der Menschheit die Säuglingssterblichkeit aus erklärbaren Ursachen, wie Infektionen und Ernährungsstörungen, hoch blieb, war der sogenannte plötzliche Säuglingstod wegen seines relativ geringen Anteils kaum Gegenstand wissenschaftlicher Forschung. Erst mit dem starken Rückgang der Gesamtsäuglingssterblichkeit im Laufe des 20. Jahrhunderts wurde der plötzliche Säuglingstod zur häufigsten Todesursache im Säuglingsalter nach der Neugeborenenperiode und daher im letzten Drittel des 20. Jahrhunderts Ziel intensiver weltweiter Forschung.

Diese befasste sich vorwiegend mit Fragen der Epidemiologie, der Pathogenese, der Präventionsmöglichkeiten und der psychologischen Elternbetreuung. Es bildeten sich nationale und internationale Gesellschaften, die bis heute durch Multidisziplinarität der Experten gekennzeichnet sind. Sie wurden in Europa bis zum Jahr 2007 durch die ESPID (European Society for the Prevention of Infant Deaths) repräsentiert, die sich dann mit der GSTF (Global Strategy Task Force) und mit SIDS International zur weltweiten ISPID (International Society for the Study and Prevention of Perinatal and Infant Death) zusammenschloss (www.ispid.org – Stand: August 2013). Ebenso vereinigten sich betroffene Eltern zu großen Aktionsgruppen, z. B. GEPS in Deutschland (www.sids.de – Stand: August 2013), SIDS-Austria (www.sids.at – Stand: August 2013) u. a. (s. www.ispid.org – Stand: August 2013), die an der Einführung umfassender Präventionskampagnen und professioneller Elternbetreuung wesentlichen Anteil hatten.

Seit der Jahrhundertwende kann ein signifikanter Rückgang des plötzlichen Säuglingstods in vielen Ländern verzeichnet werden, obwohl weiterhin keine einheitliche Ursache des SIDS im engeren Sinn (▶ Kap. 5, „Definitionen") gefunden wurde. Wissenschaftlich fundierte Präventionskonzepte, die in der Praxis wirksam umgesetzt wurden und vor allem auf die Vermeidung von Risikofaktoren hinzielten, sind neben allgemein verbesserter Gesundheitsvorsorge dafür verantwortlich. So konnten die Todesfälle in Europa von ca. 3 ‰ der lebend geborenen Säuglinge in manchen Ländern mit intensiven und konsequenten Vorbeugungsmaßnahmen, die in diesem Buch ausführlich behandelt werden, auf unter 0,2 ‰ gesenkt werden. Dieser auf wirksamen Maßnahmen basierende Trend konnte bereits in der Erstauflage dieses Buchs im Jahr 2000 beschrieben werden und wurde inzwischen in zahlreichen Ländern realisiert. In den USA, wo von ähnlichen Entwicklungen berichtet wird, veröffentlichte die Task Force on Sudden Infant Death Syndrome der American Academy of Pediatrics (Moon 2011) eine umfangreiche Darstellung wissenschaftlich fundierter Daten zum SIDS. Darin finden sich die in der Erstauflage dieses Buchs (Kurz et al. 2000) bereits beschriebenen Präventionsmaßnahmen bestätigt und durch zahlreiche Zusatzinformationen ergänzt.

Ähnlich wie bei verschiedenen anderen Präventionsmaßnahmen in der Medizin wäre es jedoch verfehlt, die erfolgreichen Anstrengungen zur Vorbeugung des plötzlichen Säuglingstods ab jetzt zu vermindern. Die Vernachlässigung der Risikoprävention hat mancherorts zum Wiederanstieg der SIDS-Häufigkeit geführt, und es gibt zahlreiche Länder dieser Erde, in denen eine wirksame SIDS-Prävention noch nicht realisiert wurde.

In dieser Neuauflage soll dem derzeitigen Wissensstand Rechnung getragen werden. Es bleibt weiterhin unsere Aufgabe, nach der Pathogenese des plötzlichen Säuglingstods zu forschen, die primäre Gesundheitsvorsorge im Säuglingsalter auf einen optimalen Standard zu bringen, die zahlreichen und sich ändernden SIDS-Risikofaktoren zu erkennen und diese mit allen wissenschaftlich anerkannten Maßnahmen permanent zu bekämpfen. Jedes an SIDS verstorbene Kind ist ein totes Kind zu viel.

Der plötzliche Säuglingstod in historischen Dokumenten, Teil 1

I. Seybold, P. Roll

R. Kurz et al. (Hrsg.), *Der plötzliche Säuglingstod,*
DOI 10.1007/978-3-7091-1444-5_2, © Springer-Verlag Wien 2014

» Können Sterbliche noch einen größeren Schmerz ertragen, als diesen zu sehen, wie ihre Kinder vor ihren Augen sterben? Euripides, Hiketiden, 1120–1122.

2.1 Altertum

2.1.1 Einleitung

Das Ableben eines Kindes, das plötzlich und unerwartet eintritt, zählte auch in den frühesten Kulturen der Menschheit zu den schmerzlichsten und traurigsten Momenten der betroffenen, sich schuldig fühlenden Angehörigen. Als eine der ersten Erklärungen für diesen plötzlichen Tod eines Kindes wurde bereits von den Hochkulturen des alten Orients das „Ersticken" (Guntheroth 1995) im Bett der Mutter, der Hebamme im Schlaf oder der Tod durch Dämonen angenommen. Dämonen galten in diesen Hochkulturen sehr oft als Verursacher von Krankheiten aller Art, des Todes und somit auch des plötzlichen, unerklärbaren Kindstods, dessen Geschichte sich daher über etwa 4000 Jahre zurückverfolgen lässt (Russell-Jones 1985; Kunz-Lübcke u. Lux 2006).

2.1.2 Kulturhistorische Aufgliederung

Die kulturhistorische Aufgliederung über den plötzlichen Säuglingstod bezieht sich räumlich auf den Bereich Israel, Ägypten und Mesopotamien im Zeitraum zwischen 4000 v. Chr. und 500 n. Chr. Die historischen Quellen bestehen aus althebräischen und aramäischen Texten, auf Papyri geschriebenen ägyptischen Hieroglyphen sowie aus Tontafeln, die in Keilschrift in sumerischer oder in akkadischer Sprache beschrieben wurden. Anhand dieser Textbelege soll im Folgenden dargestellt werden, wie man sich in den verschiedensten „Staaten" dieser Hochkulturen im alten Vorderen Orient, die sich auf das Gebiet des heutigen Israel, Irak, Syrien, Ägypten erstreckten, mit der Thematik des plötzlichen Kindstods befasst hatte. Auch in der Hochkultur Griechenlands muss der unerwartete und plötzliche Tod eines Kindes nicht unbekannt gewesen sein, denn sowohl der griechischen Tragödiendichter Euripides (um 480–406 v. Chr.) als auch der anerkannte griechische Gynäkologe Soranos von Ephesos (2. Jh. n. Chr.) berichten über das Leid der Eltern über den Verlust des so unerwartet und plötzlich verstorbenen Kindes. Da Soranos später als berühmter griechischer Frauenarzt und Geburtshelfer im alten Rom praktizierte, kann man davon ausgehen, dass auch im Römischen Reich der plötzliche Kindstod beobachtet wurde.

2.1.3 Israel

Dort wurden Ammen zur Beaufsichtigung und Umsorgung der Säuglinge und der Kleinkinder angestellt. Mindestens 1-mal pro Stunde wurde den Säuglingen tagsüber die Brust gegeben, und nachts weckte man sie 3-mal (Preuss 1992). Bei den Schlafgewohnheiten der Säuglinge und Kleinkinder machten sich soziale Unterschiede bemerkbar. Im Allgemeinen schliefen die Israeliten in Betten, die aus Holz angefertigt waren und in einem eigenen Raum des Hauses standen. Ihre Säuglinge und Kleinkinder schliefen in eigenen Wiegen oder Kinderbetten. Aus Angst, dass sich jemand aus Versehen auf das Kinderbett setzen und so das liegende Kind erdrücken könnte, ließ man nachts die Säuglinge nicht in ihren Wiegen, sondern bei den Eltern oder ihren Müttern schlafen. Die sozial Schwächeren und die Sklaven schliefen auf zusammengenähten Schafsfellen, die auf dem Fußboden meistens in einem einzigen Raum für die Nacht ausgelegt wurden. Diese Schlaflager waren sehr oft tief und weich. Wenn am nächsten Morgen ein Kind tot im Bett der Mutter gefunden wurde, wurde allgemein angenommen, dass das Kind durch „Überliegen" im Schlaf den Tod gefunden hätte (Lohmann 1996). Diese Annahme lässt sich vielleicht durch einen der ältesten Belege für den plötzlichen Kindstod aus dem AT, I Könige, Kap. 3,16–21, nachvollziehen:

» Zu der Zeit kamen zwei Frauen zum König und traten vor ihn. Und die eine Frau sprach: Ach, mein Herr, ich und diese Frau wohnen in einem Hause, und ich gebar bei ihr zu Hause. Drei Tage, nachdem ich geboren hatte, gebar auch sie. Wir waren allein, und kein Fremder war mit uns im Hause, nur wir beide. Da starb der Sohn dieser Frau bei Nacht, denn sie hatte auf ihm gelegen. Nun stand sie mitten in der Nacht auf, nahm meinen Sohn von meiner Seite, während ich schlief, und legte ihn an ihre Brust. Ihren toten Sohn aber legte sie an meine Brust. Und als ich des Morgens aufstand, um meinen Sohn zu stillen, siehe da war er tot.

Das Liegen mit dem Kind war zu dieser Zeit vor allem in der sozial schwächeren Bevölkerung üblich. Aus dem Urteil Salomons lässt sich ableiten, dass in diesem Fall nicht ein absichtliches Töten, sondern ein Unglücksfall angenommen wurde. Bei Ersterem wäre eher eine strenge strafrechtliche Sanktion der Thora (5 Bücher Mose) angewendet worden. Dieser Tod von Säuglingen und Kleinkindern wurde auf ein unbeabsichtigtes Ersticken zurückgeführt, er wird in der Medizin des 20. Jh. n. Chr. als „akzidentelles Ersticken" beschrieben (Kleemann u. Poets 1997).

In aramäischen Beschwörungsformeln werden religiös-magische Aktivitäten von Müttern in ihren Häusern erwähnt, um ihre Neugeborenen und Kinder vor den Lilith-Dämonen (Zingsem 2009) zu schützen, die während der Nacht die Kinder suchen und auf mannigfaltige Weise den Kindstod herbeiführen (Willett 2002).

2.1.4 Mesopotamien

Die Mütter in Mesopotamien nahmen ihre Säuglinge und Kleinkinder in besondere Obhut, da sie annahmen, dass böse Dämonen den Kindern nach dem Leben trachten würden. Ein von den Eltern besonders gefürchteter weiblicher Dämon war Lamaschtu. Sie galt nicht nur als Urheberin für tödliche Frauen- und Kinderkrankheiten, sondern auch für den plötzlichen Kindstod (Black u. Green 1992). So stillte die Mutter meist selbst ihr Kind. Vornehme und reiche Frauen mieteten sich eine Amme, die dem Kind 2–3 Jahre die Brust gab, und unter Umständen auch noch eine Wärterin. Anfangs ruhten die Säuglinge der Vornehmen und Reichen in einer Wiege, als Kleinkinder in eigenen Betten, die ebenso wie in Israel aus teurem Holz angefertigt wurden. Bei den sozial schwächeren Bürgern und Sklaven schliefen die Kinder wie im alten Israel mit ihren Eltern oder nur mit ihrer Mutter auf Lagerstätten, die aus minderwertigem Schilfrohr hergestellt waren und auf dem Fußboden lagen. Die Decken und Kissen waren aus Schafs- und Ziegenwolle gefertigt (Meissner 1920).

Die Frauen und Mütter versuchten sich gegen tödliche Frauen- und Kinderkrankheiten, aber auch gegen den „unerwarteten plötzlichen Säuglingstod" mithilfe von medizinischen Texten, aber auch mithilfe von Beschwörungsriten, den sogenannten Lamaschtu-Texten, zu schützen. Diese Texte, die in Keilschrift auf Tontafeln geschrieben wurden, sind heute größtenteils im British Museum in London zu betrachten (Leichty 1971). Sie beschreiben einen weiblichen

Dämon, der als eine schrecklich anzusehende nackte Frau mit herabhängenden Brüsten und einem Vogel- oder Löwenkopf dargestellt wird. Lamaschtu pflegte das Haus in der stillsten Zeit – wahrscheinlich in der Mittagszeit –, in der alle Bewohner sich zur Ruhe begeben hatten, zu betreten. Sie begab sich sogleich auf die Suche nach den schlafenden Säuglingen, um sich ihrer zu bemächtigen. Sie konnte sich aber auch der kleinen Kinder bemächtigen, indem sie den Körper, die Glieder und das Gesicht in ihren Besitz nahm. Sie veränderte die Form des Körpers des Kindes und gab ihm ein dem Tode ähnliches Aussehen. Diese „Lamaschtu-Texte" (Farber 1989) geben auch detaillierte Beschreibungen von „seltsamen und ungewöhnlichen" Verhaltensmustern bei Kindern und Instruktionen für „ärztliche" Anordnungen mit entsprechenden Therapien, die sowohl zur Linderung als auch zur Heilung der Krankheiten führen sollten. Von besonderem Interesse sind Pflanzenextrakte, die in der Lage waren, bei verschiedenen Krankheiten Linderung, ja sogar Heilung zu bewirken, und bis heute als Phytopharmaka in der Medizin Bedeutung haben, z. B. Knoblauch, Fenchel, Tamariske und Zedernharz (Roll u. Seybold 1992). Anhand dieser Textbeschreibungen wurden sie auch bei Säuglingen mit Auffälligkeiten angewandt, die lebensbedrohende Situationen angezeigt hatten.

Die Frauen und Mütter versuchten sich vor Lamaschtu, die den Müttern den Tod während der Geburt, das Kindbettfieber und den plötzlichen Kindstod brachte, mit Amuletten, Gebeten und Beschwörungen zu schützen (Villeneuve 2012).

2.1.5 Ägypten

Eine hohe Kindersterblichkeit dürfte im alten Ägypten an der Tagesordnung gewesen sein. So wird immer wieder in altägyptischen Textmaterialien auf den Tod, der das Kind holt, mit folgenden Worten hingewiesen: „Der Tod kommt, er raubt das Kind, das noch auf dem Schoß seiner Mutter saß" (Quack 1994). Beziehungsweise auf kinderraubende Dämonen und Dämoninnen: „Seid ihr gekommen, um es wegzunehmen?" (Yamazaki 2003).

Daher wurde von den Eltern alles versucht, um das neugeborene Leben zu schützen. Als Hilfe standen mannigfaltige religiös-magische Praktiken zur Verfügung, wie z. B. Zaubersprüche für Mutter und Kind, aber auch bereits medizinische Therapien (Brunner 1988). Der Muttermilch wurde eine besondere Heilwirkung zugeschrieben. Die Kleinkinder wurden bis zum 3. Lebensjahr gestillt. Die Frauen der Beamten und Vornehmen hatten Ammen, die nicht nur die Kinder stillten, sondern sie auch betreuten. Kleinkinder wurden von ihren Ammen oder Müttern in Umschlagtüchern getragen (Holaubek 1992). Mütter und Ammen wurden vor allem in Ägypten für das „Überliegen" ihrer Kinder verantwortlich gemacht. Dies berichtet uns Diodurus Siculus, griechischer Historiker, der im 1. Jh. v. Chr. lebte, in seiner Schilderung über die Ägypter. Dieser Text beschreibt, dass Mütter, die den Tod ihres Kindes durch unabsichtliches Überliegen verursacht hatten, das Verstorbene 3 Tage und 3 Nächte zu umarmen hatten; im Gegensatz dazu wurde Mord mit der Todesstrafe geahndet (Diodorus Siculus I, 77, 7). Auch hier kann man vermuten, dass das „Überliegen" mit unabsichtlichem Ersticken des Kindes im Schlaf durch die Mutter als Ursache für den plötzlichen Kindstod angesehen wurde.

2.1.6 Griechenland

Zu den ersten schriftlichen historischen Anweisungen zu Prävention und Prophylaxemaßnahmen gegen den plötzlichen Säuglingstod kann man wohl die des griechischen Arztes Soranos von Ephesus zählen. Soranos von Ephesos war nicht nur in der griechischen Antike einer der bedeutendsten Mediziner, sondern er erlangte auch mit seinem medizinischen Lehrbuch der Gynäkologie eine führende Position unter der gesamten Ärzteschaft der Antike. Dieses Lehrbuch aus dem 2. Jh. n. Chr. war bis ins späte Mittelalter für ganz Europa maßgebend. Es enthält ein vollständiges Kapitel über die Pflege von Säuglingen und Kleinkindern und repräsentiert auch das gesammelte Wissen über gynäkologische und geburtshilfliche Praktiken der antiken Ärzte. Im Kapitel über die Pflege der Säuglinge (16,85) zeigt Soranos bereits die Gefahren des Überliegens und des Erstickens auf. So gab er spezifische Anweisungen, dass die Ammen nicht mit dem Kind in einem Bett schlafen sollten, „damit sie (Amme) nicht versehentlich über das Kind im Schlaf rollt, und so das Kind quetscht, oder gar erstickt" (Temkin 1956, S. 88–90). Aus diesem Grund sollte die Wiege neben dem Bett der Amme stehen. Ebenso teilte Soranos in seinen Anordnungen mit, dass es ganz schlecht sei, die Brustwarze im Mund des in den Schlaf fallenden Säuglings zu lassen, um ihn so vom Schreien abzuhalten. Denn wenn die Nase des Säuglings zusammengedrückt, sein Mund blockiert und auch noch der Rachendeckelkopf zugedrückt ist, dann kann es geschehen, dass die Milch ohne zu saugen fließt und so beim Kind zum Ersticken führt.

In einem anderen Kapitel (19,88) warnt Soranos vor Ammen, die betrunken sind. Diese könnten leicht plötzlich vom tiefen Schlaf übermannt werden, sodass sie kaum zu wecken seien und so die Säuglinge unbeobachtet und unversorgt ließen oder sogar im schlimmsten Fall in einer sehr gefährlichen Art auf den Säugling fielen. Ihre ganze Aufsicht ließe sehr zu wünschen übrig, da sie sehr träge und apathisch seien (Temkin 1956, S. 90–94).

2.2 Zusammenfassung

In allen genannten Hochkulturen hat eine hohe Kindersterblichkeit bestanden, wobei jedoch ersichtlich ist, dass man sich bereits mit den plötzlich und unerwartet verstorbenen Kindern auseinandergesetzt hat und diese Todesfälle von solchen mit zuvor bestehenden krankhaften Symptomen zu unterscheiden wusste. Eine Verbindung zwischen diesen historischen Ergebnissen und bestehenden empirischen Auffälligkeiten von SIDS-Opfern, die durch retrospektive Befragungen der Eltern eruiert wurden, konnte bereits aufgezeigt werden (Roll u. Seybold 1992).

Der plötzliche Säuglingstod in historischen Dokumenten, Teil 2

G. Molz

R. Kurz et al. (Hrsg.), *Der plötzliche Säuglingstod,*
DOI 10.1007/978-3-7091-1444-5_3, © Springer-Verlag Wien 2014

3.1   Einleitung

Der Brief des englischen Arztes S.W. Fearn aus Derby vom 19. Oktober 1834 an den Herausgeber der medizinischen Zeitschrift The Lancet ist ein bemerkenswertes Dokument zur Geschichte des plötzlichen Säuglingstods: Erstmals wird vom plötzlichen Säuglingstod als dem „sudden and unexplained death of children" gesprochen; darüber hinaus werden Angaben zur Anamnese, über die Umstände des Todes gemacht und Obduktionsbefunde vorgelegt (Fearn 1834).

Mit seinem ersten Satz „I have lately been called upon to examine two children, who, without having been previously indisposed, were found dead in bed" bringt Fearn eine Anamnese, die auch aus heutiger Zeit sein könnte. Über die Umstände des Todes berichtet er, dass das erste Kind, 6 Monate alt, bei der Mutter geschlafen habe, „who discovered in the middle of the night that it was dead"; ihren Angaben nach habe das Kind nicht dicht neben ihr gelegen und sein Mund weder ihren Körper noch das Bettzeug berührt. Das zweite Kind, 5 Monate alt, nach dem Stillen allein an seinen Schlafplatz niedergelegt, ist gut eine Stunde später tot aufgefunden worden; es hatte etwas Schaum vor und im Mund und zur Faust geschlossene Händchen; die Lage des Kindes und freie Atemwege sprachen gegen akzidentelles Ersticken.

Da bei der Leichenschau keine Ursache für den Tod der Kinder zu erkennen ist, wird Fearn mit ihrer Obduktion beauftragt. Makroskopisch sind Schädelhöhle, Gehirn und Bauchorgane unauffällig, hingegen bestehen an den Brustorganen subkapsuläre Thymusblutungen, subpleurale Blutungen in den basalen und dorsalen Lungenabschnitten und Ekchymosen im Epikard. Die subkapsulären Thymusblutungen sind beim zweiten Kind zahlreicher, und im Perikard finden sich auch noch 15 ml einer serösen Flüssigkeit.

Was Fearn beschäftigt, sind die gleichartigen Befunde bei den unter verschiedenen Umständen gestorbenen Kindern. Ist er bereit, trotz der Beteuerungen der Mutter, beim ersten Kind ein akzidentelles Ersticken anzunehmen, so kommt ein solches beim zweiten Kind kaum infrage. Dass die Befunde jedoch nicht die Ursache des Todes sein können, ist ihm klar, und er sucht nach einer Erklärung für das Phänomen, das er hinter den Befunden vermutet. Seine Beobachtungen, so meint Fearn, dürften von einigem Interesse sein „as well in a pathological as a medico legal point of view" (Fearn 1837). Fearns Schlussfolgerung verrät seinen Zweifel an der damals gültigen Vorstellung, dass Kinder, die tot im Bett gefunden werden, akzidentell erstickt seien. Diese Ansicht, im frühen Mittelalter aufgekommen, lässt sich in den Satzungen von Kirchensynoden nachlesen; ihre Lektüre erweist sich als Fundgrube historischer Dokumente zum plötzlichen Säuglingstod.

3.2   Mittelalter und 18. Jahrhundert

3.2.1   Verordnungen – Verbote – Vorbeugung

Ein Dokument aus dem frühen Mittelalter findet sich in den Akten des Deutschen Nationalkonzils, das am 3. Oktober 852 in Mainz unter Leitung von Erzbischof Rabanus (776–856) abgehalten worden ist (Binterim 1836).

Die Protokolle des Konzils, nahezu 1000 Jahre lang verschollen, sind zu Beginn des 19. Jahrhunderts in einem Bamberger Pergamentcodex entdeckt worden. Dank ihrer Veröffentlichung kennen wir die 25 kirchlichen Verordnungen, die auf der Mainzer Reformsynode beschlossen wurden, und wissen, dass sie der damalige König Ludwig der Deutsche (843–867) bestätigt hat (Binterim 1836).

3.2.1.1 **Verordnungen**

Von den Beschlüssen ist die 9. Verordnung in Bezug auf den plötzlichen Säuglingstod interessant; sie besagt: „Strafe derjenigen, die ihre Kinder unvorsichtig erdrücken oder ersticken." Strafe und Strafmaß sind in der 9. Bußverordnung, die „Von den Erdrückten Kindern" handelt, folgendermaßen begründet worden:

» Wenn Jemand sein Kind nach erhaltener Taufe erdrückt oder durch die Schwere der Kleidung erstickt hat, so soll er die nächsten vierzig Tage in Wasser und Brod, in Kraut (Gemüse) und Hülsenfrüchten Busse thun und von ehelichen Pflichten sich enthalten. Nebst dem soll er zur völligen Reinigung drei Jahre hindurch an den gesetzlichen Tagen (Feiertage) und drei Quadrigesimen (40 Tage vor Ostern) Busse thun. Ist aber das Kind vor der Taufe erdrückt worden, so soll er die nächsten vierzig Tage, wie oben Busse thun, dann aber fünf Jahre aushalten.

Die 9. Verordnung bezieht sich aus rechtsmedizinischer Sicht vor allem auf Kinder, deren Tod Folge eines akzidentellen Erstickens ist. Wenngleich den Eltern keine Absicht unterstellt ist, sollen sie den Tod des Kindes büßen aus der Vorstellung heraus, dass auch der akzidentelle Tod ein Vergehen gegen das 5. Gebot ist. Die längere Bußzeit beim Tod eines ungetauften Kindes beruht auf der Überzeugung, dass Ungetaufte nicht selig werden.

3.2.1.2 **Verbote**

Sie stammen aus dem späten Mittelalter; bekannt sind
- im Jahr 1291 die Order aus Deutschland (Sudhoff 1911): „Verbot, Kinder unter 3 Jahren ins Bett zu nehmen";
- im Jahr 1339 die Forderung des Patriarchen Bernard aus Aquileja (Hefele 1867): „Es sollten alle Erwachsenen wiederholt ermahnt werden, dass sie nicht Kinder unter zwei Jahren zu sich ins Bett nehmen, damit sie dieselben nicht erdrücken."
- im Jahr 1369 die Anweisung des englischen Erzbischofs Thusby (Hefele 1867): „Eltern und Ammen dürfen kleine Kinder nicht zu sich ins Bett nehmen, damit sie dieselben nicht erdrücken."
- im Jahr 1765 die kurpfälzische Verordnung aus Mannheim (Frank 1786): „Dass die Kinder bis in das fünfte Jahr zur Vermeidung der Erdrükung und Erstikung, von Aeltern nach der Geburt nicht in das Bett, sondern unter Strafe in ein aus Laden zusammengeschlagenes Schlafort zu legen seyn."
- im Jahr 1791 die im Allgemeinen Gesetzbuch für die Preussischen Staaten angeführten Paragraphen 738 und 739 (1791): „Mütter und Ammen sollen Kinder unter zwey Jahren bey Nachtzeit nicht in ihre Betten nehmen und bei sich und anderen schlafen lassen. Die solches tun, haben nach Bewandtnis der Umstände, und der dabey obwaltenden Gefahr, Gefängnisstrafe oder körperliche Züchtigung verwirkt."

Diese Verbote sind diktiert aus Sorge um das Leben des Kindes, das durch die Enge des Zusammenschlafens gefährdet sein könnte. Modern ausgedrückt, hält man Co-Sleeping für einen Risikofaktor. Dass uns diese Frage gegenwärtig neu beschäftigt, kann man in den Erklärungen der Befürworter und Gegner des Co-Sleepings nachlesen (McKenna u. Mosko 1993; Mitchell u. Scragg 1993; Mitchell 1996; Tuffnell et al. 1996).

3.2.1.3 Vorbeugung

Im 18. Jahrhundert hat man versucht, mithilfe praktischer Maßnahmen dem akzidentellen Ersticken vorzubeugen. Auskunft hierüber gibt der Bericht über die „Verwahrung der Kinder vor Unglüksfällen" von J.P. Frank aus dem Jahr 1786 (Frank 1786).

Frank, 1785 als Direktor des Krankenhauses in Pavia tätig, führt aus: „Um dem gemeinen und schrekbaren Uibel noch wirksamer zu begegnen, hat die herzogliche Regierung von Florenz den Befehl allgemein ergehen lassen, dass bei Strafe der Verbännung, weder Mutter, noch Amme, je ein Kind an die Brust oder neben sich in das Bett legen solle, es liege denn in einem sogenannten Arcuccio oder Gehäuse, worin dasselbe gegen so unglükliche Begegnungen sicher ruhen möge." Vom Arcuccio sagt Frank, dass er „aus vier Brettern und einer eisernen Stange besteht, ohne Boden und ohne Fussbrett. In diesem Gerippe von Bettstelle kann das Kind bequem schlafen oder trinken, und weder Gefahr laufen, von seiner Mutter erdrükt, noch befürchten, durch Betten erstikt zu werden" (Frank 1786). Vom Nutzen des Arcuccio ist der Gerichtsmediziner Bonicelli überzeugt, denn er hat in Florenz während seiner 7-jährigen Tätigkeit nur einen einzigen Fall von akzidentellem Ersticken beobachtet (Anonymous 1895).

3.3   19. Jahrhundert

3.3.1   Forschungsbeginn – Epidemiologie – Pathologie

Die Vorstellung vom akzidentellen Ersticken als Ursache des plötzlichen Säuglingstods gerät im 19. Jahrhundert zunehmend unter Kritik. Vor allem sind englische Ärzte überzeugt, „that other than pressure produced the death in instances where the children were found dead in bed", sodass sie fordern, „that the real cause of mortality in the numerous examples of infants found dead in bed should be thoroughly investigated" (Anonymous 1895).

3.3.1.1 Epidemiologie

Aufschlussreich ist ein Artikel im Lancet vom 10. August 1855. Hinsichtlich der Zustände im englischen Gesundheitswesen wird beanstandet, dass die plötzlichen Säuglingstodesfälle hauptsächlich von Leichenbeschauern und nur selten von Ärzten abgeklärt werden, dass die Untersuchungen nach keinem einheitlichen Plan und ohne systematische Erhebungen durchgeführt werden. Würde jedoch im gesamten Königreich jeder verstorbene Säugling nach einem standardisierten Protokoll untersucht, dann kämen bald einmal Merkmale und Kennzeichen des plötzlichen Säuglingstods zum Vorschein.

Zum Beweis, dass es solche gibt, führt der Autor epidemiologische Faktoren an, die er im Laufe seiner 14-jährigen Amtstätigkeit beobachtet hat. Hierzu gehören: Auffinden der Säuglinge in den frühen Morgenstunden, d. h. 95 % nach 3 Uhr früh; in der jahreszeitlichen Verteilung die höchsten Sterbeziffern in den Monaten November, Dezember und Januar, die niedrigsten in den Sommermonaten; unter den Wochentagen des Todes sei der Sonntag führend, während der Samstag die niedrigste Sterbeziffer habe (Anonymous 1895).

Ein Bericht aus 1892 erwähnt den hohen Anteil von Kindern aus den unteren sozialen Schichten und von unehelichen Kindern (Templeman 1892).

3.3.1.2 Pathologie

- **Asthma thymicum – Thymushyperplasie – Status thymicolymphaticus**

Im Mittelpunkt der medizinischen Diskussion steht die Frage nach den Beziehungen zwischen Thymusvergrößerung und plötzlichem Tod (▶ Kap. 11, „Mögliche Ursachen für den plötzlichen Säuglingstod").

Begonnen hat die Diskussion mit dem Meinungsstreit um die von Kopp 1829 aufgestellte Diagnose Asthma thymicum. Nach Kopp kann man „eine krankhafte Vergrösserung der Thymus annehmen, wenn ein Kind, ohne vorgängige Beschwerde, in einem Anfall von Schreien oder heftiger Aufregung irgend einer Art athemlos bleibt" (Kopp 1830).

Die Rolle des Asthma thymicum in der Pathogenese des plötzlichen Säuglingstods hat Lee 1842 bestritten, und zwar aufgrund seiner Analyse der im Schrifttum niedergelegten Beobachtungen (Lee 1842). Er gelangt zu dem Schluss, dass die Thymusvergrößerung „is to be considered in the light of an effect and not a cause of the morbid symptoms".

- **Thymushyperplasie**

Die Ansicht, dass die Thymushyperplasie nicht die Lösung für das Problem des plötzlichen Säuglingstods sein kann, hat Berg 1851 geäußert (Berg 1851). Dennoch beginnt 1888 eine erneute Diskussion, als der Pathologe Grawitz bekennt, dass der Thymusdrüse „ein Antheil an der Todesursache zuzuschreiben sei" (Grawitz 1888). Er hatte bei zwei plötzlich verstorbenen Säuglingen den Thymus ungewöhnlich groß gefunden und hieraus „einen Erstickungstod durch Hyperplasie der Thymusdrüse" diagnostiziert, räumte aber ein, keine befriedigende Antwort geben zu können, weshalb das Kind bis unmittelbar vor dem Eintritt des Todes „so völlig munter gewesen und so ganz unerwartet und plötzlich zugrunde gegangen sei" (Grawitz 1888).

Gegen die Theorie eines Erstickungstods durch einen vergrößerten Thymus hat der Gerichtsmediziner Paltauf 1889 entschieden Stellung genommen. In seinen Präparationen habe er weder eine Verengerung noch Verschließung der Trachea festgestellt, und ebenso wenig sei es gelungen, die Annahme eines abnormen Drucks auf die Brustorgane zu bestätigen (Paltauf 1890).

- **Status thymicolymphaticus**

Paltauf ist bei den Obduktionen plötzlich verstorbener Säuglinge verschiedentlich eine Vergrößerung der Tonsillen, der Lymph- und Zungenfollikel und der Milz aufgefallen. Diese Veränderungen deutet er als Ausdruck einer „anomalen Körperconstitution (lymphatisch chlorotischer Natur)", doch scheint ihm „nur die Annahme gerechtfertigt, die Todesursache in der anomalen Körperconstitution zu suchen" (Paltauf 1889, 1890).

Das Krankheitsbild, später von anderen Autoren unter dem Begriff „Status thymicolymphaticus" zusammengefasst, wurde zur Grundlage für die Theorie des Thymustodes. Der Kliniker Escherich macht 1896 diesen Status und den Thymustod für plötzliche Todesfälle im Kindesalter verantwortlich (Escherich 1896).

Die Ansicht über den Thymustod hat sich bis in die Mitte des 20. Jahrhunderts gehalten (Klages 1974), obwohl 1931 in England das „Status lymphaticus investigation committee" aufgrund von über 600 Obduktionsergebnissen sagt, „that the so-called status thymico lymphaticus has any existence as a pathological entity" (Young u. Turnbull 1931).

Gehört die Thymushyperplasie deshalb und zwingend in die Mappe der historischen Dokumente? Die Frage sei erlaubt, denn aus unserem heutigen Wissensstand heraus lässt sich die tatsächliche Rolle des Immunsystems im Geschehen zum plötzlichen Säuglingstod keineswegs sicher beurteilen.

Diese Feststellung soll den Bericht über historische Dokumente zum plötzlichen Säuglingstod nicht nur beschließen, sondern auch zeigen, dass seine Geschichte fortzuschreiben ist.

Der plötzliche Säuglingstod in historischen Dokumenten, Teil 3

E. Paditz

R. Kurz et al. (Hrsg.), *Der plötzliche Säuglingstod,*
DOI 10.1007/978-3-7091-1444-5_4, © Springer-Verlag Wien 2014

Im 19. und 20. Jahrhundert wurden zahlreiche anatomische, infektiologische, pathophysiologische, psychologische und immunologische Thesen über die Ursachen des plötzlichen Kindstods formuliert (Übersicht bei Beckwith 1973). Im 19. Jahrhundert hielt sich z. B. lange die These des Thymustods, die dann in die Theorie des Status thymolymphaticus überging. Im 20. Jahrhundert wurde u. a. über die inzwischen revidierte Apnoetheorie von Steinschneider debattiert.

Der vorliegende Beitrag konzentriert sich auf die sogenannte Bauchlagekatastrophe und stellt einige bisher weniger bekannte Hintergründe vor.

4.1   Der Beginn der Bauchlagekatastrophe im Jahre 1931

Alfred F. Hess aus New York postulierte 1931 auf der Grundlage klinischer Beobachtungen bei 34 von 375 Kindern die Existenz eines neuen Syndroms, das er „non rachitic soft chest and flat head" nannte (Hess 1931). An diesen Beitrag schloss sich eine klinische Mitteilung von David Greene aus der gleichen Klinik an, in der über mehrere Kinder mit lagebedingten Schädeldeformitäten berichtet wurde: „The effect of the sleeping posture in the early life on the ultimate shape of the head and face is greater than is generally recognized" (Greene 1931). Greene zitierte u. a. auch Untersuchungen zu lagebedingten Veränderungen der Schädelform bei 555 Neugeborenen, über die Gustav Walcher aus Stuttgart bereits 1911 berichtet hatte. Zusätzlich wurden etliche Studien über die Schädelform von Indianern und bei Soldaten zitiert (Greene 1931).

Daraufhin zeigte sich in New York und in den USA bereits in den Jahren 1933 bis 1942 ein Anstieg plötzlicher Kindstodesfälle, die sich insbesondere auf das 1. Lebensjahr bezogen. Abramson (1944) stellte bei diesen 139 plötzlichen Kindstodesfällen im ersten Lebensjahr fest, dass 68 % der Säuglinge in „face down or prone posture" aufgefunden wurden. Er forderte: „Vigorous efforts should be made by public health agencies to acquaint parents, nurses, physicians, and others concernd with the care of infants" (Abramson 1944). Dazu gehörte u. a. der Hinweis auf die Vermeidung der Bauchlage als Schlafposition bei Säuglingen. Zusätzlich wies Abramson darauf hin, dass Säuglinge nur unter Beaufsichtigung in die Bauchlage gebracht werden sollten. Fragen der geistigen Entwicklung sowie der Formentwicklung des kindlichen Kopfs wurden von ihm ausführlich und differenziert erörtert (Abramson 1944).

1969 widmete die Münchner Medizinische Wochenschrift (MMW) der forcierten Propagierung der Bauchlage aus orthopädischer, HNO-ärztlicher und physiotherapeutischer Sicht 3 umfangreiche Beiträge, die in der insbesondere orthopädisch begründeten Forderung mündeten: „Säuglinge sollten in Bauchlage großgezogen werden" (Mau 1969; Herrmann u. Stuhlfauth 1969; Baumann 1969).

Die Abramson-Studie blieb nicht nur bei Mau 1969, sondern offensichtlich auch in den USA sowie leider auch bei Beckwith 1973 unberücksichtigt. Die Propagierung der Bauchlage als Schlafposition für Säuglinge wurde u. a. auch durch Elternratgeber wie z. B. von Spock oder Czermak unterstützt (Spock u. Rothenberg 1997; Czermak 1982). Der Elternratgeber von Spock war schon 1952 und 1967 in deutscher Sprache erschienen und zählte 1969 nach den Angaben von Mau mit 20 Mio. Exemplaren zur Spitze amerikanischer Bestseller (Mau 1969). Noch in der 1997er deutschsprachigen Ausgabe ist zu lesen: „Auf alle Fälle scheint es aber besser zu sein, ein Kind von vornherein an die Bauchlage beim Schlafen zu gewöhnen" (Spock u. Rothenberg 1997).

4.2   Systematische weltweite Präventionseffekte

Aus der Sicht des heutigen Kenntnisstands kann der Anteil von mehr als 20.000 SIDS-Fällen in Deutschland und Hunderttausender Fälle weltweit, die mit der Propagierung der Bauchlage als Schlafposition für Säuglinge in Verbindung gebracht werden (Kleemann 2006), als ein Vorgang eingeschätzt werden, der Merkmale einer nunmehr abklingenden Pandemie trägt. In erkenntnistheoretischer, wissenschaftshistorischer und ethischer Hinsicht besteht natürlich erhebliches Interesse an der Frage, was aus diesem tragischen Irrtum gelernt werden kann.

Der Zeitraum ab 1986 ist bereits an anderer Stelle mit Fokussierung auf prospektive Interventionsstudien zur Erfassung von Interventionseffekten ausführlich analysiert worden (Mckee 1996; Gilbert 2005; Dwyer 2009). Demnach kam es in den Niederlanden 1986–1991 zu einem Rückgang der SIDS-Häufigkeit von 1,04 auf 0,44/1000 Lebendgeburten (Mckee 1996). Damit wurden die Niederlande zu einem wesentlichen Impulsgeber aktiver SIDS-Präventionsprogramme.

4.3   7 Kindstodesfälle in Bauchlage im Jahr 1971 als Auslöser für eine landesweite Rückenlageverordnung

Dittmann u. Pribilla stellten 1983 fest, dass 67,4 % der zwischen 1971 und 1981 in Lübeck obduzierten 155 SIDS-Fälle in Bauchlage aufgefunden wurden. Sie schlussfolgerten: „Das häufige Auffinden in Bauchlage … hat gerade auch Kriminalisten dazu veranlaßt, diese Schlafposition als Ursache des SIDS anzusehen …" (Dittmann u. Pribilla 1983). Weigel stellte demgegenüber bei 277 SIDS-Fällen aus dem Leipziger Institut für gerichtliche Medizin in einem vergleichbaren Zeitraum von 1976 bis 1984 Bauchlage bei 20,6 % der Kinder fest (Weigel 1986).

Inzwischen gibt es Hinweise dafür, dass diese Häufigkeitsunterschiede Unterschiede der SIDS-Häufigkeit zwischen der damaligen Bundesrepublik Deutschland und der DDR sind (Vennemann et al. 2003).

Bei nachträglicher Betrachtung der SIDS-Häufigkeitsziffern der Stadt Dresden (Berger 1980) aus den Jahren 1969–1977[1] fällt auf, dass sich die Häufigkeit plötzlicher Säuglingstodesfälle in diesem Zeitraum nahezu halbierte:

■ 2,3/1000 Lebendgeburten (71/30.974) in den Jahren 1969–1973,
■ 1,2/1000 Lebendgeburten (29/23.717) in den Jahren 1974–1977.

Berger (1980): „Auch wir konnten in einem Quartal unter 7 plötzlichen Todesfällen 6 ermitteln, die in Bauchlage verstorben waren."

In Halle/Saale (ehemalige DDR) erfolgte zwischen 1972 und 1973 ebenfalls ein Rückgang der SIDS-Häufigkeit von 4,36 auf 2,30/1000 Lebendgeburten (Weingärtner u. Geißler 1975)[2]. In den Jahren 1982–1986 lag die SIDS-Häufigkeit in Dresden weiterhin bei 1,48/1000 Lebendgeburten (50/33.892) (Leupold 1987). In den Jahren 1962–1969 schwankte die SIDS-Häufigkeit

---

1   Die beiden Rumpfjahre 1968 und 1978, die bei Berger mit angegeben sind, wurden in der hier nachvollzogenen Berechnung nicht einbezogen, da nur mit vollständigen Jahrgängen gerechnet werden sollte. Wir danken Frau Claudine Kaul von der Kommunalen Statistikstelle der Landeshauptstadt Dresden für die Unterstützung der Recherche. Die Lebendgeborenenziffern stammen überwiegend aus den Statistischen Jahrbüchern der DDR. Berger gab an, dass die „überwiegende Zahl der Verstorbenen" obduziert wurde.
2   Diese Zahlen waren mit 46 SIDS-Fällen auf 19.965 Lebendgeburten für den Jahrgang 1973 allerdings nur bedingt statistisch belastbar.

in der damaligen DDR zwischen 2,1–3,8/1000 Lebendgeburten (499–1140 Fälle pro Jahr; insgesamt wurden 6430 SIDS-Fälle jahrgangsweise ausgewertet) (Leetz 1977).

Grafische Vergleiche der Spätsterblichkeit im 1. Lebensjahr, die wesentlich durch SIDS geprägt wurde, zeigten bereits 1985, dass in der damaligen DDR nach 1972 ein Rückgang und in der Schweiz sowie in der damaligen Bundesrepublik Deutschland eine Zunahme der Spätsterblichkeit zu verzeichnen war (Lenard 1985). Nolte et al. bestätigten den SIDS-bedingten Mortalitätsanstieg im Bereich der ehemaligen Bundesrepublik Deutschland ab 1970, konnten die parallel dazu zu registrierende mehrjährige Abnahme der postneonatalen Sterblichkeit in der ehemaligen DDR aber noch nicht erklären (Nolte et al. 2000).

Mau stand 1969 mit der forcierten Propagierung der Bauchlagerung im Rahmen der Skolioseprophylaxe (Mau 1969) nicht allein. Noch 1982 wurden die orthopädischen Vorteile der Bauchlage in einem Ratgeber für Eltern vorgestellt (Czermak 1982). Hempel hatte schon 1965 über Untersuchungen von 1200 Säuglingen im Leipziger Universitätsklinikum berichtet, deren Atemfrequenz sich in Bauchlage vermindert hatte (Hempel 1965). Demnach war der Trend zur Propagierung der Bauchlage auch in der damaligen DDR angekommen.

Am 14. September 1971 erhielt Elfriede Garreis aus Berlin (Mitarbeiterin des DDR-Gesundheitsministeriums) die Mitteilung, dass 7 Säuglinge aus den Bezirken Potsdam, Rostock, Neubrandenburg und Halle während des Schlafs in Bauchlage plötzlich verstorben seien sowie dass sich autoptisch keine Todesursachen finden ließen (Schwab 2004). Obwohl Frau Garreis keine Ärztin war, war sie mit dem kontinuierlichen Monitoring der Säuglingssterblichkeitsstatistik (Vennemann et al. 2006) und der öffentlichen Propagierung der Bauchlage als Schlafposition für Säuglinge durch Ärzte in auflagenstarken Zeitschriften (Jauch 1972) bestens vertraut. Sie veranlasste innerhalb weniger Tage mehrere „Sofortmaßnahmen" (Schwab 2004), zu denen auch die Einberufung einer Expertengruppe sowie die Erörterung des Themas auf einer politisch, orthopädisch und pädiatrisch besetzten Fachtagung in Dresden gehörten. Als Ergebnis der Tagung wurde am 15. Mai 1972 folgende ministerielle Richtlinie erlassen:

„Als Maßnahme zur Bewegungsschulung darf die Bauchlagerung nur im wachen Zustand des Säuglings und vor der Nahrungsaufnahme angewendet werden ... Die Bauchlagerung darf nur unter Aufsicht erfolgen ... Die Bauchlagerung darf nicht durchgeführt werden a) ohne Aufsicht (und nicht) während des Schlafens ..." (Schwab 2004).

Zu diesem Zeitpunkt wurden im Rahmen der Prävention des plötzlichen Kindstods auch das Stillen und die frühzeitige Erkennung von Infekten debattiert (Schwab 2004). Ab dem 1. Juli 1972 wurden wohl auch aus diesem Grund sowie vor dem Hintergrund der politischen Priorität „Senkung der Säuglingssterblichkeit" (Syllm-Rapoport 1974) zeitlich gestaffelte finanzielle Anreize zur Förderung des Stillens in Höhe von monatlich 10 Mark, die in den ersten 6 Monaten in Verbindung mit dem Besuch einer Mütterberatungsstelle gewährt wurden, an jede Mutter gezahlt. Zusätzlich wurden weitere 25 Mark gezahlt, die in den ersten 4 Lebensmonaten des Kindes pro Besuch einer Mütterberatungsstelle gewährt wurden (Hempel u. Kinzer 1974). Gleichzeitig wurden der Impfkalender und die Symptome von Kinderkrankheiten in jährlich neu aufgelegten Elternratgebern[3] kommuniziert (Hempel u. Kinzer 1974). Mit kurzen Texten und klaren Bildbotschaften wurde auf die Rückenlage als Schlafposition von Säuglingen hingewiesen (Hempel u. Kinzer 1974). Zusätzlich wurden Babyschlafsäcke sowie Spreizhöschen im Rahmen der Hüftdysplasieprophylaxe empfohlen; Letztere haben möglicherweise dazu beigetragen, dass etwas mehr Anstrengung erforderlich war, sich im Schlaf von der Rückenlage in die Bauchlage zu drehen.

---

3   Die „Säuglingsfibel" von Hempel erreichte in den Jahren 1970–1979 8 Auflagen mit ca. 218.000 Exemplaren (Paditz 2013).

Demnach dürfte ab 1972 ein ganzes Bündel von Aktivitäten mit Förderung des Stillens und des Impfens, der Propagierung von Babyschlafsäcken und der Rückenlage als Schlafposition von Säuglingen – zu dem eine kontinuierliche zeitnahe epidemiologische Datenerfassung, ein kontinuierliches aktives Fallmonitoring in regionalen Säuglingssterblichkeitskommissionen und die Obduktion nahezu aller kindlichen Todesfälle gehörten – dazu beigetragen haben, dass in der ehemaligen DDR derartig niedrige SIDS-Häufigkeiten beobachtet wurden.

4.4   Ausblick

Der bisher kaum berücksichtigte Modellfall „Senkung der SIDS-Häufigkeit in der ehemaligen DDR ab 1972" ist mit seinen Stärken und mit seinen Schwächen bisher bis auf einzelne Mitteilungen (Kleemann u. Böhm 2006; Vennemann et al. 2003, 2006; Schwab 2004; Sperhake 2011) noch nicht umfassend analysiert worden.

Die kritische Reflexion der Bauchlagekatastrophe bedarf noch weiterer interdisziplinärer Anstrengungen, um derartig tragische Fehlentwicklungen in der Medizin in Zukunft möglicherweise eher aktiv beeinflussen oder im besten Falle von vornherein vermeiden zu können.

Die hervorragende Arbeit von Abramson (1944) und die Publikationen zur Propagierung der Bauchlage in der MMW aus dem Jahre 1969 (Mau 1969; Herrmann 1969) sollten jedem Medizinstudenten aus der Sicht des heutigen Kenntnisstands empfohlen werden, um ein fachübergreifend orientiertes Verständnis für evidenzbasierte Medizin mit kurz-, mittel-und langfristigen Endpunkten zu entwickeln.

SIDS-Definition und Klassifikation

R. Kurz, R. Kerbl

R. Kurz et al. (Hrsg.), *Der plötzliche Säuglingstod,*
DOI 10.1007/978-3-7091-1444-5_5, © Springer-Verlag Wien 2014

Der unerwartete und plötzliche Säuglingstod, bei dem nach der klassischen Definition von 1969 von Beckwith (1970a) die Obduktion keine Todesursache finden lässt (► Definition 1), wird international als „sudden infant death syndrome" (SIDS) bezeichnet. SIDS entspricht aber keinem Syndrom (Huber 1993), da die Todesereignisse zwar einige gemeinsame Kriterien aufweisen, wie die typische Altersverteilung, das Auftreten im Schlaf und einige pathologische Befunde, aber keine pathognomonische Befundkombination.

Definition 1 – nach Beckwith (1970a)

„The sudden death of any infant or young child, which is unexpected by history, and in which a thorough postmortem examination fails to demonstrate an adequate cause of death." (Der plötzliche Tod jedes Säuglings oder Kleinkinds, der unerwartet eintritt und bei dem eine sorgfältige postmortale Untersuchung keine adäquate Todesursache nachweisen lässt.)

Definition 2 – nach Willinger et al. (1991), Valdes Dapena (1992a) und Beckwith (1993)

„The sudden unexpected death of an infant under one year of age, which remains unexplained after a thorough case investigation, including performance of a complete autopsy, examination of the death scene, and review of the clinical history." (Der plötzliche und unerwartete Tod eines Säuglings [unter 1 Jahr], der nach einer gründlichen Untersuchung, einschließlich einer vollständigen Obduktion, der Untersuchung der Todesszene und der Überprüfung der Vorgeschichte, ungeklärt bleibt.)

Definition 3 – Stavanger-Definition 1994 (Rognum u. Willinger 1995)

„Sudden death in infancy unexplained after review of the clinical history, examination of the circumstances of death, and post mortem examination." (Plötzlicher Tod im Säuglingsalter, ungeklärt nach Überprüfung der Vorgeschichte, Untersuchung der Todesumstände und Obduktion.)

Definition 4 – nach Expertenkonferenz in San Diego (Krous et al. 2004)

„The sudden unexpected death of an infant <1 year of age, with onset of the fatal episode apparently occurring during sleep, that remains unexplained after a thorough investigation, including performance of a complete autopsy and review of the circumstances of death and the clinical history." (Der plötzliche, unerwartete Tod eines Säuglings unter 1 Jahr mit dem Eintritt des tödlichen Ereignisses offensichtlich während des Schlafs, der nach einer gründlichen Untersuchung, einschließlich der Durchführung einer vollständigen Obduktion und Überprüfung der Todesumstände und der Vorgeschichte, ungeklärt bleibt.)

In der Zwischenzeit gab es verschiedene Definitionsversuche, um die Diagnose genauer zu spezifizieren und im Interesse der Forschung möglichst weltweit eine gemeinsame Sprache zu sprechen. Die teilweise krassen Häufigkeitsunterschiede verschiedener Länder ließen nämlich vermuten, dass pathologisch-anatomische Befunde in sehr variabler und uneinheitlicher Weise als Todesursache angesehen und der Diagnose SIDS zugeordnet wurden (Willinger 1991; Valdes

Dapena 1992a; Beckwith 1993; Byard et al. 2001) (▶ Definition 2, 3). Bei der internationalen SIDS-Konferenz in Stavanger 1994 (Rognum u. Willinger 1995), bei der von verschiedenen Experten um eine verbesserte Formulierung gerungen wurde, erhielt die ursprüngliche Definition von 1969 die größte Zustimmung (Rognum 1995), die bei einer Expertenkonferenz in San Diego (Krous et al. 2004) erweitert wurde (▶ Definition 4).

Das Problem der exakten Diagnose liegt in der Tatsache, dass bei der Obduktion eines plötzlich und unerwartet verstorbenen Säuglings zwar pathologische Befunde fehlen können, aber auch alle Varianten von leichten und schweren organischen Veränderungen bis zu evidenten Todesursachen möglich sind (Althoff 1980; Molz et al. 1992b). Daher entwickelte sich in europäischen Expertengruppen (ESPID) die Tendenz, nur mehr vom plötzlichen Säuglingstod („sudden infant death" = SID) mit und ohne hinreichend erklärende Befunde zum Tod eines Kindes zu sprechen.

SID ohne schwerwiegende Befunde würde dem noch gebräuchlichen SIDS, d. h. dem plötzlichen Säuglingstod im engeren Sinne, entsprechen. Diese Differenzierung kann jedoch nur dann lückenlos erfolgen, wenn alle plötzlich verstorbenen Säuglinge obduziert und einheitlich klassifiziert werden, was aber in vielen Ländern nur in unvollständigem Maße geschieht.

Klassifikation des plötzlichen Säuglingstods nach den Kriterien der European Society for the Prevention of Infant Deaths (ESPID 1992)

- „Pure SIDS cases, in which the autopsy and clinical information do not reveal any cause of death" (SIDS im engeren Sinn, bei dem Obduktion und klinische Befunde keine Todesursache erkennen lassen)
- „Borderline SIDS cases, in which pre-existing congenital disorders or clinical symptoms, and/or post mortem findings are not severe enough to explain the cause of death" (Grenzfall eines SIDS, bei dem zuvor bestehende angeborene Krankheiten oder klinische Symptome und/oder Obduktion keine hinreichende Erklärung für die Todesursache ergeben)
- „Non-SIDS cases, in which the cause of death is explained according to clinical information and the result of postmortem examinations" (Non-SIDS, bei dem die Todesursache durch klinische Informationen und durch das Ergebnis der Obduktion hinreichend erklärt ist)
- „Suspected SIDS victims without postmortem examination" (Verdacht auf SIDS ohne Durchführung einer Obduktion)

Klassifikation des plötzlichen Säuglingstods (SID) nach Molz (1998)

- Gruppe 1 – keine wesentlichen Befunde; Tod nicht erklärbar
- Gruppe 2 – Begleitbefunde, die den Tod nicht hinreichend erklären, z. B. katarrhalische Infekte, Zytomegalie der Kopfspeicheldrüse u. a.
- Gruppe 3 – klinisch bedeutsame Befunde, die den Tod hinreichend erklären, z. B. Pneumonie, Myokarditis, Nephritis, Septikämie (Staphylokokkus aureus), Enterotoxine, Toxic-Shock-Syndrome u. a.

Um dieses Ziel zu erreichen, bemühen sich seither verschiedene Gruppen um möglichst einfache und doch umfassende und für Praktiker und Forscher gleichermaßen anwendbare Klassifikationen des SID bzw. der später verwendeten Bezeichnung SUDI („sudden and unexspected death in infancy"). Dabei werden jeweils die Vorgeschichte, die Umgebungsanamnese, die Todesumstände und das Obduktionsergebnis berücksichtigt. In den USA war es das National Institute of Child Health and Human Development (NICHHD) (Willinger et al. 1991), in Europa die ESPID bei der Jahreskonferenz 1992 in Lübeck (▶ Klassifikation nach ESPID). Es folgten verschiedene neue Versuche mit ähnlichen Ergebnissen (▶ Klassifikation nach Molz) (Molz 1998; Krous et al. 2004; Findeisen et al. 2004 u. a.). Bajanowski et al. stellten die San-Diego-Definition der GeSID-Klassifikation gegenüber (Bajanowski et al. 2005). Kerbl et al. (2003) konnten zeigen, dass sich alle über einen Zeitraum von 10 Jahren genau evaluierten Todesfälle in die ESPID-Klassifikation einfügen ließen. Da bis heute bei der Mehrzahl der SID-/SUDI-Opfer noch keine Todesursache nachweisbar ist, hinter der sich aber unentdeckte Infektionen, genetische, metabolische und andere medizinische und akzidentelle Ursachen verbergen können, werden differenziertere Klassifikationen vorgeschlagen (Blair et al. 2009a), die zu einer Vertiefung der wissenschaftlichen Ursachenforschung führen können (Sidebotham et al. 2010).

Mit zunehmender Genauigkeit der Diagnostik wird die Diagnose „SIDS im engeren Sinne" seltener gestellt werden. Für alle jene Ereignisse, die sich trotz Obduktion und subtiler Ursachensuche pathogenetisch nicht erklären lassen, bleibt „SIDS" derzeit noch eine Verlegenheitsdiagnose.

SIDS-Mortalität im deutschsprachigen Raum und weltweit

M. Vennemann, G. Jorch

R. Kurz et al. (Hrsg.), *Der plötzliche Säuglingstod*,
DOI 10.1007/978-3-7091-1444-5_6, © Springer-Verlag Wien 2014

6.1   Grundlagen der öffentlichen Statistiken

Zuverlässige Vergleiche von Mortalitätsziffern zwischen Regionen setzen eine einheitliche Definition und vollständige Erfassung voraus. Der plötzliche Kindstod wurde seit seiner Erstbeschreibung im Alten Testament phänomenologisch definiert, d. h. als der Tod eines Kleinkindes, das unerwartet und ohne erkennbare Ursache tot an seinem Schlafplatz aufgefunden wird. Erst seit der SIDS-Definition von Beckwith im Jahr 1969 (Beckwith 1970a) besteht die Tendenz, dieses Phänomen als pathophysiologische Entität zu sehen, deren Ursache noch gefunden werden muss. Der Beweis, dass es sich dabei um ein einheitliches Geschehen handelt, steht allerdings aus. Die damit verbundenen Schwierigkeiten finden darin ihren Ausdruck, dass die SIDS-Definition von Beckwith in regelmäßigen Abständen modifiziert wird, zuletzt in der Definition von San Diego im Jahr 2004 (Krous et al. 2004), ohne letztlich das Hauptproblem zu lösen, das darin besteht, dass die Annahme einer eigenständigen SIDS-Entität eine unbewiesene Hypothese ist.

Dazu kommt, dass die Anwendung der SIDS-Definition für Ländervergleiche ein umfangreiches und standardisiertes Untersuchungsverfahren nach jedem Todesfall mit Obduktion, histologischen, toxikologischen und mikrobiologischen Zusatzuntersuchungen, Anamneseerhebung und Untersuchung des Sterbeorts voraussetzt. Dieses ist in den meisten Ländern eher in der Minderheit als in der Mehrheit der unerwarteten und ungeklärten Todesfälle gegeben.

Einen besonderen Stellenwert erhält diese Problematik, wenn ein möglicher Zusammenhang zwischen regionaler SIDS-Todesrate und einem postulierten Risikofaktor untersucht werden soll. So wurden erste Hinweise auf einen Zusammenhang zwischen Prävalenz der Bauchlage und SIDS-Inzidenz mit dem Argument angezweifelt, dass SIDS-Todesraten nicht zuverlässig erhoben worden und insofern zwischen Regionen nicht vergleichbar seien.

Systematisch diskutiert wurde diese Problematik im Jahr 2006 in einer interdisziplinären, internationalen Arbeitsgruppe (The Brighton Colloboration Unexplained Sudden Death Working Group 2007) mit dem Ziel, für die Untersuchung von möglichen Impfstoffnebenwirkungen eine ausreichend valide SIDS-Definition zu erarbeiten. 653 Publikationen wurden einer systematischen Analyse unterzogen, und 15 Experten diskutierten in mehreren Telefonkonferenzen die vorliegenden Erkenntnisse, um Bedingungen zu konsentieren, die als Grundlage für die Erstellung von Todesfallraten für Vergleiche und wissenschaftliche Studien dienen können.

Da die Vollständigkeit der Erfassung neben der Validität der Diagnose für die Erfassung von Todesraten unersetzlich ist, müssen bei Vergleichen und Ursachenstudien auch solche Fälle mit einbezogen werden, bei denen die Untersuchungstiefe nicht hinreichend ist, um die Diagnose SIDS zu rechtfertigen. Deshalb wurde in der Brighton-Case-Definition festgelegt, dass zunächst die Untersuchungstiefe und daraus der Grad der diagnostischen Sicherheit („level of diagnostic certainty" 1, 2, 3) ermittelt wird, bevor eine Falldefinition erfolgt. Die Falldefinition SIDS nach der San-Diego-Definition von 2004 setzt somit den Level 1 voraus und ist nur bei einer Minderheit der unerwarteten und ungeklärten Kindstodesfälle erfüllt.

Öffentliche Statistiken verwenden weltweit die 10. Version der International Classification of Diseases (ICD 10, https://www.destatis.de/DE/Startseite.html. Stand: August 2013). Diese erfasst unerwartete und ungeklärte Todesfälle unter

- R 95 Plötzlicher Kindstod,
- R 96 Sonstiger plötzlicher Tod unbekannter Ursache,
- R 98 Tod ohne Anwesenheit anderer Personen,
- R 99 Sonstige ungenaue oder nicht näher bezeichnete Todesursachen.

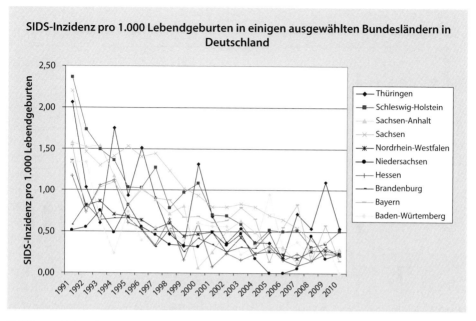

SIDS-Inzidenz pro 1.000 Lebendgeburten in einigen ausgewählten Bundesländern in Deutschland

◰ **Abb. 6.1** SIDS-Inzidenz in einigen ausgewählten Bundesländern der BRD. Es handelt sich um wohnortbezogene Daten des Statistischen Bundesamts. SIDS wurde bis 1999 unter ICD-9 798 und ab 2000 unter ICD-10 R95 erfasst. (Adaptiert nach: Statistisches Bundesamt Wiesbaden)

Der Vergleich öffentlicher Statistiken verschiedener Länder, auch der der deutschen Bundesländer untereinander, weckt den Verdacht, dass es zwischen diesen Codes zu Diagnoseverschiebungen kommt. Ferner ist der Code R 95 umfassender definiert als die SIDS-Definition nach San Diego und wird noch dazu unterschiedlich interpretiert.

6.2 Deutschland und seine Bundesländer

◰ Abbildung 6.1 stellt die Entwicklung der Inzidenz des plötzlichen Kindstods in einigen Bundesländern in der BRD dar. Erfreulicherweise ist in allen Bundesländern der Trend stark rückläufig, wobei einige Ausreißer wie z. B. Thüringen vor allem durch geringere Geburtenzahlen im Vergleich zu den westlichen Bundesländern zu erklären sind – so fallen kleinere Schwankungen in den östlichen Bundesländern stärker ins Gewicht als in den westlichen.

Im Ergebnis ist es nicht zuverlässig möglich, die „SIDS-Mortalität" im Ländervergleich darzustellen. Es bietet sich ersatzweise an, für den Vergleich die Todesfälle zu verwenden, die in der ICD-10-Klassifikation mit dem Code R 95 belegt wurden. Zuverlässiger ist es aber, die Summe der Todesfälle zugrunde zu legen, die unter R95, R96, R98 und R99 erfasst wurden. Diesen Fällen entspricht etwa die Summe der ersten 4 von 5 Kategorien der Brighton-Case-Definition.

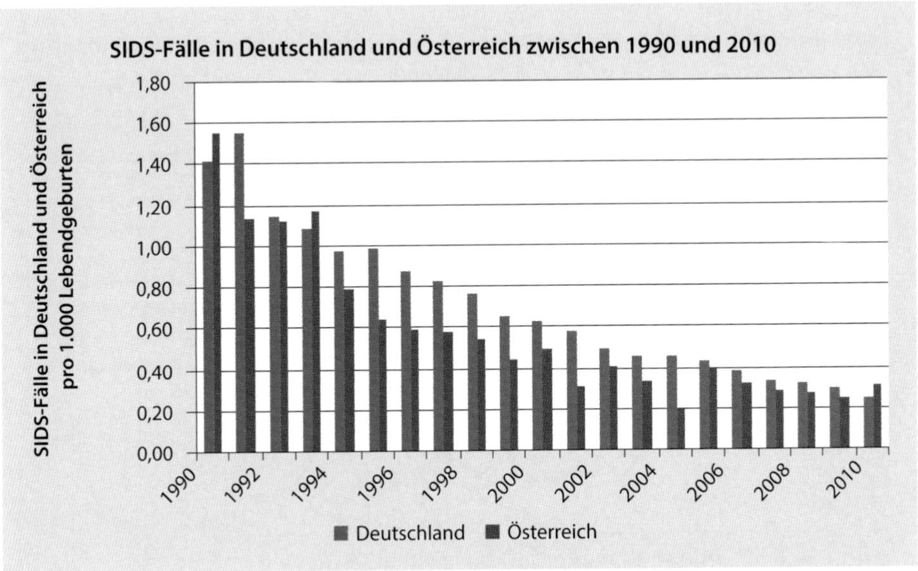

□ Abb. 6.2 Die Rate des plötzlichen Säuglingstods in Österreich und Deutschland zwischen 1990 und 2010. (Adapiert nach: Statistisches Bundesamt Wiesbaden [https://www.destatis.de/DE/Startseite.html. Stand: August 2013] und Statistik Austria, Statistik der natürlichen Bevölkerungsbewegung)

6.3   Die Entwicklung der SIDS-Inzidenz in Deutschland und Österreich

Entwicklung der SIDS-Inzidenz in Deutschland und Österreich zeigt □ Abb. 6.2.

Um eine mögliche Diagnoseverschiebung besser erkennen zu können, sollte man allerdings immer die Zahlen R95–R99 der ICD 10 betrachten. Auf vielen Totenscheinen wird oft nur „Tod unbekannter Ursache" vermerkt. Damit wird wahrscheinlich der plötzliche Kindstod stark unterschätzt, da die Diagnoseverschiebung von R95 auf andere Diagnosen fast nicht verhinderbar ist.

6.4   Schweiz

Auch in der Schweiz ist seit der dem Bekanntwerden der Risikofaktoren die Inzidenz von SIDS stark zurückgegangen (□ Abb. 6.3).

6.5   Vereinigtes Königreich, Schottland und Nordirland

Aus den Daten der „Office of National Statistics" (ONS) sind die Zahlen für England, Wales, Schottland und Nordirland erhältlich (□ Abb. 6.4).

Allerdings sind auch diese Zahlen mit Vorsicht zu bewerten, da seit dem tragischen Justizirrtum mit Sally Clark immer mehr Rechtsmediziner in England lieber die Bezeichnung „unascertained" benutzen (http://www.sallyclark.org.uk/. Stand: Sept. 2013).

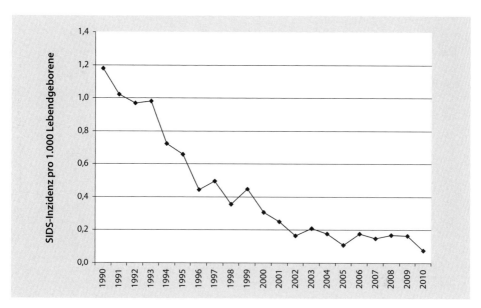

Abb. 6.3 Die Entwicklung der Sterblichkeit am Kindstod in der Schweiz. (Adapiert nach: Bundesamt für Statistik BFS, Neuchatel, Todesursachenstatistik)

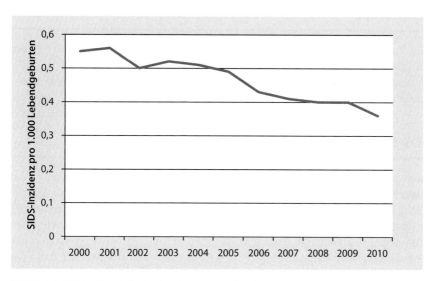

Abb. 6.4 SIDS-Inzidenz in England, Wales, Schottland und Nordirland. (Adapiert nach: Office of National Statistics, ONS)

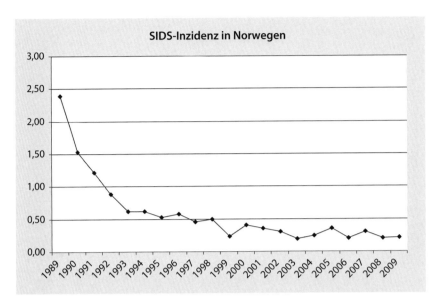

❏ **Abb. 6.5** Die Entwicklung der Inzidenz des Kindstods in Norwegen. (Adapiert nach: Statistics Norway, http://www.ssb.no/. Stand: August 2013)

6.6   Nordeuropa

Verlässliche Zahlen für Nordeuropa stehen zurzeit nur aus Norwegen zur Verfügung (❏ Abb. 6.5). Dort ist der erfreuliche Rückgang der Inzidenz des Kindstods besonders valide, da nach Aussagen von norwegischen Rechtsmedizinern eine 100%ige Erfassung aller Kindstodesfälle erfolgt und die Diagnose auf dem Totenschein auch korrigiert wird.

6.7   SIDS-Mortalität im internationalen Vergleich

❏ Abbildung 6.6 zeigt die SIDS-Inzidenz im internationalen Vergleich.

Hier kann man unschwer erkennen, dass die Niederlande die niedrigste Rate am plötzlichen Kindstod haben, und zwar selbst dann, wenn R96, R98 und R99 dazugezählt werden. Es bleibt eine spannende Frage, ob diese niedrige Rate auf einer hohen Obduktionsrate und der häufigen Zuordnung zu geklärten Todesursachen beruht oder auf einem speziellen Konzept der Säuglings- und Familienbetreuung. Die hohe Rate in Neuseeland ist in großen Teilen durch die hohe Sterblichkeit der Maori-Kinder bestimmt, da die Maori ihre Kinder jung bekommen, fast alle Schwangeren rauchen und die Kinder immer gemeinsam mit der Mutter im Bett schlafen.

Daten aus anderen Ländern sind nicht verlässlich. Besonders aus den sogenannten Entwicklungsländern gibt es keine zuverlässigen Daten.

6.8   Bewertung und Ausblick

Trotz der erörterten Störeinflüsse auf valide und vergleichbare Statistiken kann kein Zweifel bestehen, dass es in den meisten Regionen mit verwertbarer Todesursachenstatistik Anfang

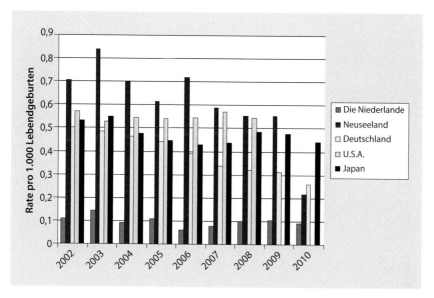

Abb. 6.6 Plötzliche und unerwartete Kindstodesfälle (R95–R99) im internationalen Vergleich zwischen 2002 und 2010

der 1990er Jahre zu einem deutlichen Rückgang ungeklärter und unerwarteter Todesfälle bei Säuglingen gekommen ist. Innerhalb weniger Jahre fiel die Rate auf 50–25 % des Ausgangswerts. Seit etwa 10 Jahren sinkt die Inzidenz kaum noch. Ein signifikanter Wiederanstieg ist bisher nirgendwo zu beobachten. Die noch beobachteten SIDS-Todesfälle beschränken sich offenbar auf solche Opfer, bei denen die propagierten Präventionsmaßnahmen nicht angewendet wurden, und solche, die an postmortal nicht ermittelten Todesursachen sterben und bei denen die Präventionsmaßnahmen aufgrund einer andersartigen Pathogenese nicht wirksam sind. Die 3 Aufgaben der Zukunft sind,

1. die evidenzbasierten Präventionsempfehlungen an jede nachfolgende Elterngeneration weiterzugeben,
2. weitere bisher unbekannte Todesursachen aufzudecken und
3. Methoden zu entwickeln, mit denen zwar bekannte, aber bislang postmortal nicht identifizierte Ursachen routinemäßig aufgedeckt werden können.

Untersuchung der Auffindesituation und Obduktion

J.P. Sperhake, W.J. Kleemann, T.O. Rognum

R. Kurz et al. (Hrsg.), *Der plötzliche Säuglingstod*,
DOI 10.1007/978-3-7091-1444-5_7, © Springer-Verlag Wien 2014

7.1   Die Auffindesituation

Die Diagnose eines plötzlichen Säuglingstods sollte nach der Definition des National Institute of Child Health and Human Development nur dann gestellt werden, wenn neben der Obduktion eine Untersuchung der Auffindesituation („event/death scene investigation") durchgeführt wurde und die Anamnese des Kindes bekannt ist (Willinger et al. 1991). Auch die sogenannte San-Diego-Definition von 2004 fordert für die Einordnung eines Falls als *Kategorie IA SIDS* u. a. die Untersuchung der Auffindesituation (Krous et al. 2004). Warum wird der Untersuchung der Auffindesituation so viel Bedeutung zugemessen? Dies hat verschiedene Gründe, die aus den unterschiedlichen Zielsetzungen der Untersuchung des verstorbenen Kindes resultieren. Für die Untersuchung des Einzelfalls ist es aus Sicht der Ermittlungsbehörden unerlässlich, zu einer möglichst sicheren Differenzierung zwischen Tod aus innerer Ursache, Unfall oder Tötungsdelikt zu kommen. Alle 3 Todesarten hinterlassen mitunter aber nur wenig äußere Auffälligkeiten am Leichnam und sind zuweilen selbst autoptisch nicht einwandfrei zu unterscheiden. So kann das gewaltsame Bedecken der Atemwege durch ein Kissen so spurenarm sein, dass es überhaupt nicht von einem SIDS zu differenzieren ist. Das Auffinden eines Kissens mit sekretverdächtigen Anhaftungen kann in solchen Fällen ein erster Hinweis auf einen nichtnatürlichen Tod sein. Auch die Unterscheidung zwischen SIDS und Unfall kann schwierig sein. Zwischen dem Auffinden eines toten Kindes in Rückenlage mit freien Atemwegen (natürlicher Tod) und dem Einklemmen des Körpers zwischen Bett und Wand (Ersticken, kein SIDS!) gibt es ein breites Kontinuum von „gefährlichen" Schlafsituationen, deren Erkennen im Einzelfall einen Unfall wahrscheinlicher erscheinen lässt als einen SIDS.

Derartige Schlaf- bzw. Auffindesituationen lassen sich nur durch ein geschultes Auge am Auffindeort identifizieren. Eigene Beobachtungen lassen vorsichtig darauf schließen, dass mit dem Erfolg der „Back-to-sleep-Kampagnen" und dem damit verbundenen drastischen Rückgang der SIDS-Häufigkeit zu einem relativen Anstieg unfallträchtiger Auffindesituationen gekommen sein könnte. Auch Tötungsdelikte sind, da ihre Anzahl durch Kampagnen nicht abgenommen hat, unter den plötzlich verstorbenen Kindern heute relativ häufiger zu finden als 20–40 Jahre früher – eine Zeit, in der die Häufigkeit der SIDS-Fälle ihren höchsten Stand hatte. Bei Tötungsdelikten ist die Fundortbesichtigung durch Polizei und Rechtsmediziner ohnehin obligat. Obduktionsbefunde lassen sich vor dem Hintergrund des persönlichen Eindrucks am Leichenfundort besser interpretieren als ohne diese zusätzlichen Informationen (Rogers et al. 1976; Emery 1990; Bass et al. 1986; Bass 1989; Cashell 1987; DiMaio 1988; Oudesluys-Murphy u. Yperen 1988; Ramanathan et al. 1988; Meadow 1990; Ogbuihi et al. 1990; Gilbert-Barness et al. 1991; Kemp u. Thach 1991; Byard 1994b; DuChesne 1997; Lockemann u. Püschel 1995; Becroft u. Locket 1997; Byard u. Beal 1997).

Letztlich gibt es aber auch ein Wechselspiel zwischen der sorgfältigen Untersuchung des Einzelfalls und dem epidemiologischen Erkenntnisgewinn, der sich für das Verständnis über Risikofaktoren für SIDS ergibt. Nicht zufällig war es kurz nach der im Rückblick tragischen Bauchlageempfehlung Anfang der 1970er Jahre ein Delmenhorster Kriminalkommissar, der in der Zeitschrift Kriminalistik seine Beobachtung mitteilte, dass seit der Bauchlageempfehlung plötzliche Säuglingstodesfälle zuzunehmen schienen (Zumpe 1973). Als guter Kriminalist hatte er Beobachtungen gemacht, die man bereits damals für die epidemiologische Forschung hätte nutzen können, was freilich erst viel später geschah (Sperhake 2011).

Um Daten zur Auffindesituation systematisch erfassen zu können, wurde zwischen 1998 und 2001 in Deutschland eine Fall-Kontroll-Studie durchgeführt, die zu wichtigen epidemiologischen Erkenntnissen führte, z. B. in Bezug auf die Benutzung eines Kopfkissens, das mittlere

Gewicht der Bettdecke und andere Faktoren, die das Risiko für SIDS erhöhen können (Schlaud et al. 2010). Das Protokoll zur Untersuchung der Auffinde- bzw. Aufwachsituation war in dieser Studie sehr umfangreich.

Um die Untersuchung der Auffindesituation zu standardisieren und alle Informationen zu erheben, die zur Klärung der Todesursache nötig sind, wurde von einer Kommission des U.S. Department of Health and Human Services ein Protokoll für leichenschauende Ärzte, Rechtsmediziner und Polizeibeamte entwickelt (Iyasu et al. 1996). In den deutschsprachigen Ländern gibt es bisher kein standardisiertes Vorgehen. Für Hamburg existiert ein Bogen für die Tatort-/Fundortarbeit der Polizei, der gewährleisten soll, dass auch in Fällen, in denen der Rechtsmediziner nicht vor Ort ist, keine relevanten Informationen verloren gehen (◨ Abb. 7.1). Für die Zukunft bleibt zu fordern, dass regelmäßig eine standardisierte und umfassende Untersuchung der Auffindesituation in allen Fällen eines plötzlichen und unerwarteten Todes eines Säuglings von geschulten Untersuchern durchgeführt wird. Ein weiterer wichtiger Aspekt ist, dass durch den Kontakt mit der Familie Hilfe bei der Trauerbewältigung durch Weitergabe von Informationen und Vermittlung an Selbsthilfegruppen gegeben werden kann (Saternus u. Klostermann 1992b; Helmerichs et al. 1997).

Die meisten plötzlichen Säuglingstodesfälle werden in den Morgenstunden von der Mutter oder dem Vater in der elterlichen Wohnung in Bauchlage im Kinderbett aufgefunden (Saternus 1985; Kleemann et al. 1991; Jorch et al. 1994b). In etwa 30–40 % der Fälle wird angegeben, dass die Kinder bei der Auffindung verschwitzt waren, teilweise soll sogar die Bettwäsche feucht gewesen sein. Im Gegensatz zu den Kindern ohne Anzeichen eines Schweißausbruchs vor dem Tod werden sie häufiger unter der Bettdecke aufgefunden, sind im Mittel älter (ca. 6 Monate versus 4 Monate), und die Zeit zwischen dem letzten Lebenszeichen und der Auffindung ist länger (◨ Abb. 7.2). Es konnte gezeigt werden, dass das Risiko für den plötzlichen Kindstod bei Kindern, die mit verschwitztem Kopf aufgefunden wurden, um etwa das Doppelte, bei Kindern mit durchschwitzten Kleidern bzw. Bettzeug um etwa das 19-Fache erhöht war (Kleemann et al. 1996). Warum es bei den Kindern vor dem Tod zu Schweißausbrüchen kommt, ist bisher nicht geklärt. Es wurden auch deutlich erhöhte Rektaltemperaturen bei plötzlichen Säuglingstodesfällen festgestellt, und im Liquor wurden erhöhte Werte des fiebererzeugenden Interleukin-6 nachgewiesen (Pfeifer et al. 1977; Stanton 1984; Vege et al. 1995). Weitere Erklärungsmöglichkeiten für die Schweißausbrüche wären eine Stressreaktion mit erhöhter Adrenalin- und Noradrenalinausschüttung oder eine erhöhte Wärmeisolierung durch Bettzeug/Kleidung oder Bedeckung des Kopfs in Zusammenwirkung mit einer Infektion (Wilske 1984; Gilbert et al. 1992; Blackwell 1995b, 1997; Kleemann et al. 1998).

Bei der Obduktion fühlt sich die Bekleidung der Kinder gelegentlich noch feucht oder klamm an, allerdings ist eine Temperaturerhöhung zu diesem Zeitpunkt im Allgemeinen nicht mehr nachweisbar. Es ist deshalb gefordert worden, dass von dem zunächst herbeigerufenen Arzt unbedingt eine rektale Temperaturmessung durchgeführt und dokumentiert wird (Pfeifer et al. 1977; Kleemann et al. 1991). Die Temperaturmessung ist auch wichtig für eine genauere Eingrenzung der Todeszeit, genau wie die Fragen, wann das letzte Lebenszeichen des Kindes wahrgenommen wurde, wann es aufgefunden wurde und wann und in welcher Menge es letztmalig etwas zu essen erhielt. Außerdem ist es hilfreich, wenn eine Messung der Umgebungstemperatur erfolgt und die Art der Heizung festgehalten wird.

Bei etwa 20–40 % der Kinder ist der Kopf durch Bettdecke oder Kopfkissen bedeckt. Diese Kinder sind im Durchschnitt ebenfalls 2 Monate älter als die Kinder, deren Kopf bei der Auffindung nicht bedeckt war (6 Monate versus 4 Monate). Das Risiko für den plötzlichen Säuglingstod war bei den Kindern mit einem bedeckten Kopf um etwa das 20-Fache

Name: **Vorname:**   **geb.:**

Bitte erfragen:

1.   Wie hingelegt? (Bauch-, Seiten-, Rückenlage?):

2.   Wie aufgefunden? (Bauch-, Seiten-, Rückenlage?):

3.   Atemwege bei Auffindung bedeckt? (Wodurch?):

4.   Kopf bei Auffindung bedeckt? (Wodurch?):

5.   Beschreibung der ursprünglichen Auffindesituation
       (möglichst präzise unter Berücksichtigung möglicher Einklemmungs- oder Bedeckungsmechanismen
       – soweit rekonstruierbar. Gegebenenfalls Extrablatt verwenden, Skizze hilfreich!):

6.   Krankheitssymptome in den letzten 7 Tagen?:

7.   Arztbesuche in den letzten 7 Tagen?:

8.   Gegebenenfalls Impfungen in den letzten 7 Tagen?:

9.   Rauchgewohnheiten der Eltern (falls nicht erfragbar, eigene Beobachtung)?:

Bitte selbst feststellen:

… falls Thermometer zur Hand

10.   Raumtemperatur im Bereich der Schlafstätte:

11.   Rektale Körpertemperatur:

12.   Heizung (ankreuzen)   ☐ an   ☐ aus

13.   Anzeichen für Schwitzen beim Kind? (Welche?):

14.   Bekleidung des Kindes (alle Schichten)?:

15.   Schlafstätte (ankreuzen)   ☐ Elternbett   ☐ Kinderbett   ☐ Sonstiges

16.   Schlafraum (ankreuzen)   ☐ eigenes Zimmer   ☐ Elternschlafzimmer ☐ Sonstiges

17.   Bedeckung (z. B. Schlafsack, Daunenbett etc.)?:

18.   Kopfkissen benutzt (unter dem Kopf)?:   ☐ ja   ☐ nein

Bitte fotografieren:

19.   Kind

20.   Schlafraum

21.   Bett (inkl. Bettzeug, Kuscheltiere etc.)

Besonderheiten:

Ausgefüllt durch:

Erreichbarkeit:

(Ort, Datum)   (Unterschrift)

◼ **Abb. 7.1** Checkliste für die Dokumentierung der Auffindesituation beim plötzlichen Säuglingstod (SIDS) (als Ergänzung für die polizeilichen Untersuchungen)

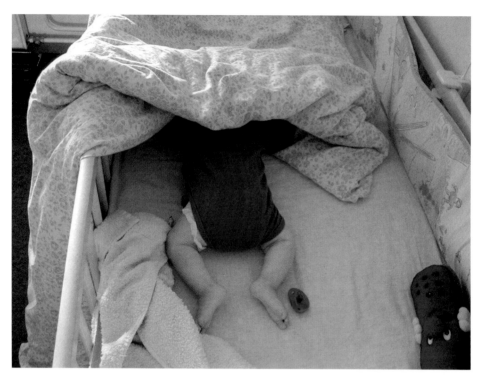

□ Abb. 7.2 Auffindesituation eines 2,5 Monate alten Säuglings (Situation von der Mutter auf deren Wunsch nachgestellt)

erhöht. Etwa 25 % der Kinder, insbesondere im 1.–3. Lebensmonat, werden in der Gesichtslage aufgefunden, durch die es zu einer vollständigen oder partiellen Atemwegsobstruktion mit einer vermehrten Atemarbeit, zu einer Hypoxämie und einer Depression der zentralen Atemantriebe kommen kann (Emery 1990; Wilson et al. 1994; Schellscheidt et al. 1997a; Kleemann et al. 1998).

Neben der Untersuchung der Auffindesituation durch geschulte Untersucher kann eine zuverlässige Interpretation der Obduktionsbefunde bei plötzlich und unerwartet verstorbenen Kindern nur dann erfolgen, wenn anamnestische Daten (Schwangerschaft, Geburt, vorherige und akute Erkrankungen, Medikamenteneinnahme, weitere plötzliche Todesfälle in der Familie) einschließlich der akut durchgeführten Maßnahmen vorliegen (Byard 1994b). Bei einem erheblichen Teil der plötzlich verstorbenen Kinder werden noch Reanimationsmaßnahmen durchgeführt, deren Art und Dauer dokumentiert werden sollten, da durch sie verschiedenste Verletzungen wie Hämatome, Griffspuren, Schleimhautdefekte im Mundbereich und Punktionsstellen entstehen können, aber auch wichtige Befunde, z. B. beim Absaugen von Speisebrei aus den Atemwegen, verändert werden. Insbesondere wenn die Reanimation von medizinischem Personal und Ärzten und unter intensivmedizinischen Bedingungen vorgenommen wird und eine dadurch bedingte, zumindest kurzfristige Wiederherstellung des Kreislaufs gelingt, treten Veränderungen wie Hämatome, zerebrale Schäden, Myokardschädigungen, Pleuraergüsse oder Aszites auf, die nur nach genauer Kenntnis der durchgeführten Maßnahmen richtig bewertet werden können (Isaksen et al. 1995).

7.2   Grundsätzliches über Obduktionen

7.2.1   Warum obduzieren?

Die Obduktion, auch Autopsie, Sektion, Leichenöffnung, innere Leichenuntersuchung oder innere Leichenschau genannt, ist die Eröffnung eines Leichnams zur Feststellung von Erkrankungen und Todesursachen (Eser et al. 1989). Sie ist auch im 21. Jahrhundert nach wie vor der Goldstandard zur Klärung der Todesursache. Dies gilt für Säuglinge ebenso wie für Erwachsene. Während bei plötzlichen Todesfällen Erwachsener wenigstens bei einem Teil der Todesfälle Vorerkrankungen oder Symptome bekannt sind, die in gewissen Grenzen auf die wahrscheinliche Todesursache schließen lassen, ist dies beim SIDS praktisch nie der Fall. Äußerlich sehen die betroffenen Kinder unauffällig aus, was aber auch für manche innere Erkrankung und einen großen Teil der nichtnatürlichen Todesfälle gilt (z. B. Ersticken durch weiche Bedeckung, Schütteltrauma).

   Die Obduktion eines plötzlich verstorbenen Kindes ist in der deutschen Gesetzgebung nicht zwingend vorgegeben (Ausnahme: Bremen, vgl. ▸ Kap. 8, „Stellung und Aufgaben der Behörden"). Wenn nun aber die Schilderungen der Eltern als alleinige Entscheidungsgrundlage für oder gegen eine Obduktion dienen und eine „plausible" Geschichte zum Verzicht auf die Leichenöffnung führt, muss es zwangsläufig ein Dunkelfeld von nicht erkannten Tötungsdelikten geben. Allein die Obduktion gewährleistet eine annähernd vollständige Erfassung der Befunde und ermöglicht die Einleitung weiterer Untersuchungen, wie z. B. Histologie („feingewebliche" Untersuchungen), Toxikologie (giftchemische Analytik) und Mikrobiologie (Nachweis von Krankheitserregern). Gemäß den gültigen Definitionen kann nur von einem SIDS gesprochen werden, wenn eine Obduktion durchgeführt wurde. Die sogenannte San-Diego-Definition schlägt für nicht obduzierte (Verdachts-)Fälle das Akronym USID („unclassified sudden infant death") vor (Krous et al. 2004).

7.2.2   Obduktionsformen

Es werden mehrere Formen von Obduktionen unterschieden. Gerichtliche, rechtsmedizinische oder Legalobduktionen werden zur Untersuchung von nichtnatürlichen oder unklaren Todesfällen, manchmal auch zur Identifizierung durchgeführt. Die gesetzlichen Regelungen für diese Obduktionen finden sich in den meisten europäischen Ländern in der Strafprozessordnung, der Zivilprozessordnung oder dem Bürgerlichen Gesetzbuch. In einigen Ländern in Europa (z. B. Dänemark und Finnland) und in einigen Bundesländern Deutschlands (z. B. Hamburg, Berlin) gibt es Obduktionsgesetze, die z. T. die gerichtlichen, z. T. auch die klinischen Obduktionen regeln. Auf die Bedeutung der Obduktion zur Klärung plötzlicher Todesfälle im Säuglingsalter wird auch im internationalen Schrifttum immer wieder hingewiesen (Matoba 2002; Sawaguchi et al. 2002).

   Es ist eigentlich unverständlich, warum die Staatsanwaltschaften mancherorts sehr zurückhaltend bei der Anordnung von Obduktionen bei Säuglingen sind. In Deutschland hat allein Bremen ein Gesetz, das die Obduktion auch in Fällen erzwingt, in denen die Staatsanwaltschaft kein weiteres Interesse an einer Aufklärung des Falls hat. Letztlich liegt es im wohlverstandenen Interesse der betroffenen Eltern, dass der plötzliche und völlig unverständliche Tod des Kindes untersucht wird, selbst wenn eine schwer greifbare Todesursache wie SIDS am Ende der Diagnostik steht. Auch die Diagnose SIDS kann zu einer Entlastung führen („Ich habe nichts falsch gemacht."). Es ist eine gängige Erfahrung mit trauernden Eltern, dass die Fragen nach der Todesursache im Lauf der Zeit eher zu- als abnehmen. Für eine Obduktion ist es nach Monaten oder Jahren aber zu spät.

7.2.3 Bildgebende Verfahren

Heute werden zunehmend die bildgebenden Verfahren, vor allen Dingen die Computertomographie (CT) und die Magnetresonanztomographie (MRT), als alternative Verfahren zur Obduktion vorgeschlagen. Nun muss ganz klar eingeräumt werden, dass die postmortale Bildgebung in jedem Fall besser ist als gar keine Untersuchung; Knochenbrüche, Blutansammlungen im Körper, Hirnverletzungen können ebenso durch Röntgentechnik visualisiert werden wie Hinweise auf Erkrankungen (z. B. Herzvergrößerung, Lungenerkrankung etc.). Dennoch ersetzt der Blick auf den Computerbildschirm nicht die Untersuchung der Organe selbst. Diskrete Unterhautfettgewebsblutungen als Hinweis auf ein Bedecken der Atemwege können den bildgebenden Verfahren ebenso entgehen wie subtile, häufig nur mit dem Mikroskop erfassbare Organveränderungen, wie z. B. eine Myokarditis (Herzmuskelentzündung). Das gezielte Gewinnen von Untersuchungsmaterial für mikroskopische, toxikologische und mikrobiologische Zusatzuntersuchungen ist zwar ohne Obduktion nicht gänzlich unmöglich, wäre aber ungleich komplizierter (und ein Eingriff in die körperliche Integrität wäre freilich auch mit Feinnadelbiopsien und ähnlichen Techniken erforderlich). Um keinen falschen Eindruck entstehen zu lassen: CT und MRT sind ganz hervorragende Ergänzungen zur Obduktion und machen das Gesamtbild vollständiger. Bestimmte Zustände wie z. B. Lufteinschlüsse im Körper oder Fremdkörper lassen sich sogar besser darstellen als bei der Obduktion. Auch die konventionelle Röntgentechnik sollte nicht außer Acht gelassen werden, da sie nach eigener Erfahrung besonders gut dafür geeignet ist, misshandlungstypische Knochenbrüche aufzufinden, die z. T. nur sehr diskrete Veränderungen zeitigen und auch in der CT manchmal schlecht sichtbar gemacht werden können. Keines dieser Verfahren bietet aber einen vollwertigen Ersatz für eine sorgfältige Obduktion und wird es nach eigener Einschätzung auch in den nächsten Jahrzehnten nicht tun.

7.2.4 Was ist eine Obduktion und wer führt sie durch?

Es ist sehr wichtig, alte Vorurteile über den Ablauf einer Obduktion abzubauen. Richtig ist, dass die physische Integrität des Leichnams in gewissen Grenzen zerstört wird, aber das ist auch bei jedem operativen Eingriff am Lebenden der Fall. Das Bild einer großen Operation trifft die Beschreibung des Ablaufs einer Obduktion vielleicht am besten. Durch weitgehend standardisierte Schnittführungen werden die 3 Körperhöhlen Kopfhöhle, Brustkorb und Bauchhöhle eröffnet. Sämtliche Organe werden entnommen und – in der Regel außerhalb des Körpers – einer genauen Untersuchung unterzogen, die auch das Einschneiden von Organen mit dem Messer sowie das Eröffnen von Gefäßen und Gängen mit der Schere beinhaltet. Körperflüssigkeiten werden aufgefangen und stehen für weiterführende Untersuchungen (z. B. Toxikologie) zur Verfügung. Die Befundung findet in wesentlichen Teilen schon während der Obduktion statt. Hier hängt es sehr von der Erfahrung des Obduzenten und dessen diagnostischem Blick ab, ob die mitunter subtilen Abweichungen von der Norm wahrgenommen und wie diese eingeordnet werden. Konsistenz, Farbe, Geruch, Gewebseinschlüsse, Einblutungen – all diese Dinge können Zeichen von Krankheit, Vergiftung oder Trauma sein. Nach der Obduktion werden in der Regel alle Organe in die Leibeshöhle zurückgelegt, wobei kleine Organproben für die Histologie behalten werden. Der Verschluss des Körpers erfolgt mit Nahtmaterial durch technisches Hilfspersonal (Präparatoren, Sektionsassistenten). Die Dauer einer Säuglingsobduktion von Anfang bis Ende (inkl. Diktat des Sektionsprotokolls) kann – je nach individueller Erfahrung – mit etwa 3 h veranschlagt werden.

Die meisten Obduktionen bei SIDS-Fällen werden im deutschsprachigen Raum von Rechtsmedizinern durchgeführt, da sich diese Fälle außerhalb der Krankenhäuser ereignen (im Krankenhaus könnte auch die Pathologie zuständig sein) und die Todesart primär immer ungeklärt ist (und entsprechend vom Arzt, der die Leichenschau durchführt, auf der Todesbescheinigung angekreuzt werden sollte). An gerichtlichen Obduktionen müssen in Deutschland gemäß Strafprozessordnung 2 Obduzenten beteiligt sein („Vieraugenprinzip"), von denen einer Facharzt für Rechtsmedizin sein muss.

7.2.5 Grenzen der Methode

Als Rechtsmediziner oder Pathologe zu behaupten, dass durch die Obduktion grundsätzlich alles ans Licht kommt und jede Todesursache geklärt werden kann, ist unsinnig und unseriös. Das gilt sowohl für Erwachsene als auch für Kinder. Es ist ja für SIDS-Sektionen *per definitionem* geradezu kennzeichnend, dass man keine wegweisenden Befunde findet, obwohl irgendein Ablauf im Organismus des Kindes gestört gewesen sein muss. Leider gilt dies auch für manch andere Erkrankung, sodass man sich als Obduzent ohne extrem aufwendige und kostspielige Zusatzuntersuchungen niemals ganz sicher sein kann, jede Krankheit ausgeschlossen zu haben (z. B. Herzrhythmusstörungen, hormonelle Erkrankungen, Stoffwechselstörungen u. a.). Es liegt ja im Wesen des SIDS und der SIDS-bezogenen Forschung, dass man annehmen muss, zumindest ein Teil der Todesfälle könnte durch derartige schwer fassbare, aber gleichwohl existierende Erkrankungen erklärt werden.

Leider gibt es selbst bei den nichtnatürlichen Todesfällen manchmal eine gewisse Restunsicherheit, wie z. B. beim Ersticken durch weiches Bedecken der Atemwege, das nicht zwingend zu morphologisch fassbaren, geschweige denn beweisenden Befunden führt.

Nun wäre es naheliegend, stets auf den gesamten Kanon der zur Verfügung stehenden Untersuchungsmöglichkeiten zuzugreifen (vgl. ☐ Abb. 7.6). So wäre es sicher wünschenswert, stets eine umfangreiche bakteriologische und virologische Untersuchung oder auch genetische Analysen durchzuführen; leider muss hier in aller Offenheit auf die ungeklärte Kostenfrage verwiesen werden. Das Interesse der Staatsanwaltschaft ist in der Regel befriedigt, wenn ein Fremdverschulden weitestgehend ausgeschlossen ist. Die Klärung einer inneren Todesursache im Einzelfall oder gar die Gewinnung wissenschaftlicher Erkenntnisse werden von den Justizkassen nicht finanziert, wobei sich die Kosten bei aufwendigen Untersuchungen auf bis zu 5-stellige Eurobeträge summieren können. Die Krankenkassen sind ebenfalls nicht zuständig. Aus diesem Grund unterbleiben kostspielige Laboruntersuchungen zumeist, auch wenn diese im Einzelfall einen Schlüssel zum Verständnis des Todesfalls liefern könnten. Lediglich drittmittelfinanzierte Forschungsprojekte gewährleisten in gewissen Grenzen die Finanzierung einer Untersuchung, die über den Ausschluss eines Fremdverschuldens hinausgeht. In den meisten Fällen sind Histologie und Toxikologie Bestandteil des Untersuchungsauftrags.

Selbst aber in dem Fall, dass durch weiterführende Untersuchungen ein auffälliger Befund zutage tritt, bleibt dessen Bedeutung für die Todesursache zuweilen unklar. Zum Beispiel kann der mikroskopische Nachweis von Lymphzellen und Plasmazellen im Herzmuskel zu der Diagnose einer Herzmuskelentzündung führen. Solange diese aber nicht sehr stark ausgeprägt ist, bleibt die Frage, ob das Kind *an* oder *mit* einer Herzmuskelentzündung gestorben ist (Dettmeyer et al. 2009; Krous et al. 2009; Rasten-Almqvist et al. 2002). Wir wissen nicht genau, wie viele Säuglinge zur selben Zeit ähnliche Veränderungen des Herzmuskels aufweisen, ohne dass sie überhaupt krank erscheinen, da es keine Möglichkeiten gibt, die gesund erscheinende Normalpopulation mit denselben Methoden zu untersuchen. Leider ist dies auch nach wie vor die Schwäche vieler morphologisch orientierter Studien: Es gibt kaum geeignete Vergleichsgewebe aus einer Normalpopulation (sieht man von verunfallten Kindern ohne wesentliche Überlebenszeit ab), da fast alle anderen Säuglinge, die sterben, schwer krank waren oder gewaltsam zu Tode gekommen sind (Unfall, Tötung).

7.3　Obduktionsprotokolle – was muss eine Autopsie umfassen?

Die Beantwortung der Frage, was ein Obduktionsprotokoll enthalten soll, erfordert zunächst eine begriffliche Klärung und Schärfung. Ein Protokoll kann eine Anleitung bzw. ein „Standard" sein, es kann aber auch eine präzise Dokumentation einer Obduktion als Niederschrift sein, die keiner fest vorgegebenen Form unterliegt. Letzteres ist gemeint, wenn vom Protokoll einer gerichtlichen Leichenöffnung die Rede ist, das der Rechtsmediziner im Auftrag der Staatsanwaltschaft verfasst. In einem derartigen Protokoll werden üblicherweise die Befunde der äußeren und inneren Leichenschau vollständig erfasst (auch „Negativbefunde"). Es wird in verständlichem Deutsch verfasst und endet meist mit einer (vorläufigen) gutachterlichen Stellungnahme zur Todesursache und zu damit verknüpften Kausalitätsfragen. Bei dieser Lesart des Wortes Protokoll als Niederschrift bestimmen Inhalt und Umfang der Untersuchungen den Inhalt des Protokolls.

Wenn von einem Standardautopsieprotokoll im Sinne eines *A-priori-Protokolls* die Rede ist, ist damit die Regelung und Standardisierung der Obduktion gemeint. Hier ist es das Protokoll, das den Inhalt und Umfang der Untersuchung bestimmt. Wie bereits an anderer Stelle erwähnt, sind die Interessen der Strafverfolgungsbehörden, der betroffenen Eltern und der Wissenschaft nicht in allen Aspekten deckungsgleich. Ein Obduktionsprotokoll für die Staatsanwaltschaft muss sicherstellen, dass alle Befunde minutiös dokumentiert werden, die für die Frage eines eventuellen Fremdverschuldens am Tod des Kindes maßgeblich sind. Dies muss nicht zwangsläufig zur genauen Klärung der Todesursache führen, was bedeuten kann, dass nicht weiter ermittelt wird, obwohl die Todesursache nicht zweifelsfrei geklärt wurde. Betroffene Eltern möchten aber in erster Linie verstehen, warum ihr Kind sterben musste. Natürlich ist auch die Entlastung von falschen Vorwürfen im Interesse der Eltern; vor allen Dingen geht es aber darum, Antworten auf drängende Fragen zu bekommen, die sich aus dem unerwarteten Tod des eigenen Kindes ergeben. Die Wissenschaft dagegen hat das Ziel, über die Frage der individuellen Todesursache hinaus das Phänomen SIDS als Ganzes zu verstehen. Um in die Lage versetzt zu sein, gemeinsame Muster zu erkennen, müssen daher mikrobiologische, molekulargenetische und andere Spezialuntersuchungen in gleicher Weise bei vielen Kindern durchgeführt werden, ohne dass dabei klar ist, ob diese Untersuchungen zu einem verwertbaren Ergebnis führen. Standardautopsieprotokolle orientieren sich insofern auch stark an wissenschaftlichen Fragestellungen und sollen nicht zuletzt die Vergleichbarkeit internationaler Studien gewährleisten (Krous H 1996; Bajanowski et al. 2007). Bei betroffenen Eltern führt die Kenntnis von derartigen Studien zuweilen dazu, dass sie solche Spezialuntersuchungen auch außerhalb von Studien im Individualfall fordern, damit dadurch die Todesursache geklärt wird, was leider selten möglich ist.

Die Minimalanforderung an eine Untersuchung, die sowohl den Interessen der Familien als auch denen der Wissenschaft und der Staatsanwaltschaft genügt, muss sich an den gültigen Definitionen für SIDS orientieren. Die jüngste vorgeschlagene Definition ist die sogenannte San-Diego-Definition (Krous et al. 2004). Sie unterteilt die plötzlichen und unerwarteten Säuglingstodesfälle („sudden unexpected death in infancy", SUDI) in SIDS-Fälle mit unterschiedlichem Grad der Diagnosesicherung in Abhängigkeit vom Umfang der durchgeführten Untersuchungen. Die Klassifikation als sicherer SIDS-Fall (SIDS IA) erfordert eine Obduktion mit Histologie, Mikrobiologie, chemisch-toxikologischen Analysen und Untersuchung der Auffindesituation. Wird keine Obduktion durchgeführt, würde dies eine Klassifizierung als USID („unclassified sudden infant death") bedeuten. Folgt man dieser Definition, muss ein Standardautopsieprotokoll also mindestens die genannten Spezialuntersuchungen enthalten, für die es aber häufig keinen Auftrag und damit keinen Kostenträger gibt. Ein Ausweg aus diesem Dilemma mag sein, zumindest die Voraussetzungen für weiterführende Untersuchungen durch Anlegen von Asservaten, also durch Aufbewahren von Gewebeproben und Körperflüssigkeiten unter geeigneten Bedingungen, zu schaffen. Lediglich bakteriologische Abstriche müssen schnell untersucht werden, weil sie bei Lagerung verderben. Für andere Untersuchungen gewinnt der Obduzent durch das Anlegen von Asservaten Zeit, in der er die Erforderlichkeit im Einzelfall und die Frage des Kostenträgers prüfen kann. Im Fall des Obduktionsauftrags durch die Staatsanwaltschaft muss diese der Anlegung von Asservaten formal zustimmen. Bei sogenannten wissenschaftlichen Sektionen ist es erforderlich, dass die Sorgeberechtigten ihr Einverständnis geben, es sei denn, die Asservate sind ausdrücklich im Auftrag der Staatsanwaltschaft angelegt worden. Auch in diesen Fällen ist eine Information der Sorgeberechtigten über Art und Umfang der Asservierungsmaßnahmen wünschenswert.

Ungeachtet dieser noch nicht gelösten Probleme lässt sich aber für die Obduktion selbst ein Minimalstandard festlegen, der auch dann eingehalten werden kann, wenn die Ressourcen für zusätzliche Untersuchungen nicht zur Verfügung stehen, und der in praktisch jedem Obduktionsauftrag implizit enthalten ist. Hier hat es in den letzten Jahrzehnten auch nur wenige Veränderungen gegeben. Nachfolgend werden die bei plötzlich und unerwartet verstorbenen Säuglingen wesentlichen Angaben, Untersuchungen und Befunde, die in einem Protokoll enthalten sein sollten, komprimiert und stichwortartig aufgelistet, ohne dass ein Anspruch auf Vollständigkeit erhoben wird. Empfehlungen der Deutschen Gesellschaft für Rechtsmedizin zu Art und Umfang von Probenasservierungen bei Säuglingen finden sich bei Verhoff et al. (2007). Die vollständige Auflistung aller denkbaren Befunde würde den Rahmen sprengen. Generell ist bei der Obduktion und der Untersuchung der Organe auf Infektionen, Fehlbildungen, vorhergehende Operationen, Traumata, wie z. B. Hämatome, Bissspuren u. Ä., oder auf Fremdkörper, z. B. in den Atemwegen, zu achten. Jeder auffallende oder abweichende Befund ist in das Obduktionsprotokoll aufzunehmen.

- **Anamnese und Familienanamnese**

Schwangerschaft, Geburt, Neugeborenenperiode, Entwicklung in der Säuglingszeit, Ernährung, Gewichts- und Wachstumskurven, motorische Entwicklung (Meilensteine), Medikamente, Impfungen, Allergien, Krankheiten, insbesondere Infektionen, letzter Arztbesuch.

- **Umstände des Todesfalls**

Auffindesituation und Reanimationsmaßnahmen, evtl. postmortale Entnahmen von Körperflüssigkeiten (Blut, Liquor) und weitere durchgeführte Untersuchungen.

- **Obduktion**

Äußere Besichtigung Sichere Todeszeichen: Totenstarre, Totenflecken, ggf. Fäulnis; Geschlecht; präzise Körpermaße: Gewicht, Körperlänge, Scheitel-Steiß-Länge, Kopfumfang (sollte in etwa der Scheitel-Steiß-Länge entsprechen); Ernährungs- und Pflegezustand, Haut (Ekzeme, Ikterus, Dehydratation, Ödeme), Fehlbildungen, Petechien (Haut, Konjunktiven), Reanimationszeichen, Mund und Nase (Blut, Schleim, Schaum, Erbrechen), Hals, Thorax, Abdomen (Blähung, Nabel), Anus (Blutung, Fissuren), äußeres Genitale, Extremitäten, evtl. Otoskopie und Ophthalmoskopie.

Innere Besichtigung Von allen inneren Organen sollten die Gewichte präzise festgestellt werden (z. B. Lebervergrößerung bei manchen Stoffwechselerkrankungen, Herzvergrößerung bei primären und sekundären Herzerkrankungen). Kopf: Hämatome, Schädel (Fontanellen, Schädelnähte), Mittelohren, Gehirn (Ödem, Hydrozephalus), Hirnhäute, Blutgefäße, Hypophyse, Augen (Retina), Parotis, Submandibularis, Sublingualis; Hals: Kehlkopf (Epiglottis), Zungenbein, Weichteile (Blutungen), Trachea/Hauptbronchien (Blut, Schleim, Schaum, Fremdkörper), Schilddrüse, Ösophagus, Aa. carotis; Thorax: Thymus (Petechien), Bronchien (Blut, Schleim, Schaum, Fremdkörper), Lungen (Pleura, Dystelektasen, Ödem, Eiter, Hämorrhagien, Aspiration, Petechien), Lungengefäße (Embolie), Herz (Konfiguration, Anomalien, Epikard, Petechien, Foramen ovale, Muskulatur, Kammerwanddicke des linken und rechten Ventrikels, Herzklappen, Endokard, Koronargefäße), Rippen (Frakturen) Gefäßsystem (Aorta, Ductus arteriosus, Venen), Zwerchfell; Abdomen: Magen, Dünndarm, Dickdarm (Inhalt, Schleimhaut, Volvulus), Appendix, Mesenterium, Peritoneum, Aorta, Milz, Pankreas, Nebennieren, Leber (extramedulläre Hämatopoese), Gallenblase und -wege, Nieren (Nierenbecken), Ureteren, Harnblase, Geschlechtsorgane, Skelett (frische oder alte Frakturen).

Histologische Untersuchung Alle Organe – Herz, Leber, Nieren, Lungen (aus allen Lungenlappen, zentral und peripher), Hirn, Milz, Pankreas sowie Nasenschleimhaut, Larynx, Trachea, Zwerchfell, Skelettmuskulatur, Haut, Speicheldrüsen, Lymphknoten, Hypophyse, verschiedene Entnahmen aus dem Magen-Darm-Trakt – sollten mikroskopisch untersucht werden. Herz: Probenentnahme nach Schema (◧ Abb. 7.3), evtl. Untersuchung des Reizleitungssystems; Zentralnervensystem: Gewebeentnahmen nach Schema (◧ Abb. 7.4a–c); Fettfärbung: Leber, Herz, Skelettmuskulatur.

- **Zusätzliche Asservierungen**
- Spinalpunktion/Subokzipitalpunktion
- Mikrobiologische Untersuchungen: Abstriche, Kulturen, Spülflüssigkeit zum Virus- und Bakteriennachweis (Schleimhäute, Blut, Liquor, Gewebe und Darm), je nach angewendeter Methodik, z. B. PCR („polymerase chain reaction"), Antikörpernachweis, In-situ-Hybridisierung, Immunfluoreszenz, Anzüchtung
- Röntgenuntersuchung des ganzen Skeletts, wenn verfügbar auch Computertomographie
- Toxikologisches Screening, bei konkreten Hinweisen gezielte toxikologische Untersuchung
- Blut und/oder Organentnahme für evtl. DNA-Untersuchungen
- Bei Hinweisen Abstriche Vagina/Anus (Sperma, bakteriologische Untersuchungen)
- Teile von Organen und Körperflüssigkeiten einfrieren (Urin, Blut, Serum, Augenkammerwasser, Galle)

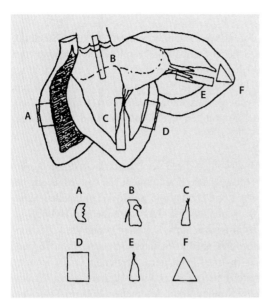

■ **Abb. 7.3** Schematische Darstellung der Gewebeentnahme am Herzen. *A* Rechte vordere Herzkammerwand einschließlich Epikard, Myokard und Endokard. *B* Frontaler Schnitt durch das Ventrikelseptum einschließlich der Aortenwurzel, der medialen Trikuspidalklappe und des subendokardialen Teils des oberen Septums. Hier befinden sich das AV-Bündel und die Bifurkation. *C* Hinterer Papillarmuskel. *D* Hintere Wand der linken Herzkammer. *E* Anteriore Papillarmuskel. *F* Linke vordere Herzkammerwand (Herzspitze)

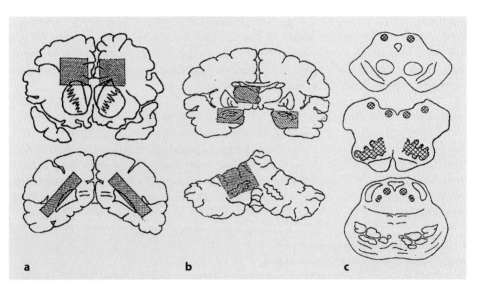

■ **Abb. 7.4 a** Gewebeentnahmen aus dem Großhirn, insbesondere zum Ausschluss einer periventrikulären Leukomalazie. **b** Gewebeentnahmen aus Thalamus, Hippocampus und Kleinhirnrinde zusammen mit weiteren, hier nicht dargestellten Entnahmen aus der Brücke (Pons), insbesondere zum Nachweis von hypoxischen Hirnschäden. **c** Kerne des Hirnstamms, die bei einer perinatalen Sauerstoffmangelversorgung des Gehirns am ehesten Nervenzellschädigungen zeigen

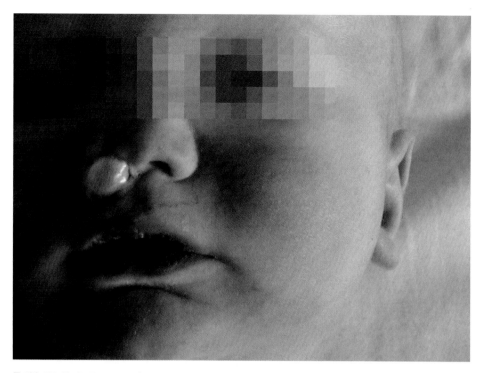

Abb. 7.5 Blutig tingiertes, schaumiges Sekret im Bereich der Nasenöffnungen

7.4 Obduktionsbefunde

Obwohl alle Definitionen des plötzlichen Säuglingstods beinhalten, dass keine Todesursache festzustellen ist, gibt es durchaus charakteristische (wenngleich keine spezifischen) Obduktionsbefunde. Bei der äußeren Besichtigung der zumeist normal entwickelten, gut ernährten und gepflegt erscheinenden Kinder fällt in etwa 40–60 % der Fälle ein weißliches, manchmal blutig tingiertes, manchmal bereits angetrocknetes schaumiges Sekret in den Nasenöffnungen als Ausdruck einer ausgeprägten, teilweise blutigen Lungenstauung (hämorrhagisches Lungenödem) auf (Borhani et al. 1973; Jörgensen et al. 1979) (■ Abb. 7.5). Dieses schaumige Sekret findet sich auch in Rachen, Kehlkopf, Luftröhre und im Bronchialbaumsystem. Nach Reanimation oder wenn die Kinder erst mehrere Tage nach der Auffindung obduziert werden, ist es meist nicht mehr nachweisbar, oder es sind nur noch angetrocknete Reste erkennbar. Dieser Befund spricht für eine zumindest mehrere Minuten dauernde Sterbephase mit noch bestehender Atemtätigkeit und lässt sich auch bei Kohlenmonoxidvergiftungen von Kindern sowie bei länger andauernden Erstickungen und Drogentodesfällen beobachten (Penning 1996). In Tierversuchen mit jungen Ratten konnte gezeigt werden, dass schaumiges Sekret in der Luftröhre bei den meisten der durch Einatmung von Stickstoff und Kohlendioxid getöteten Tiere vorhanden war (Winn 1986).

Weitere häufig zu beobachtende Befunde sind zu Fäusten geballte Hände, eine Lippen- und Fingerzyanose (Valdes-Dapena 1992b) und Totenflecken im Bereich der vorderen Körperpartien als Hinweis auf die Bauchlage, in der der größte Teil der Kinder aufgefunden wird (Irgens et al. 1995; Schellscheidt et al. 1997a). Bei Kindern, die in der Gesichtslage aufgefunden werden,

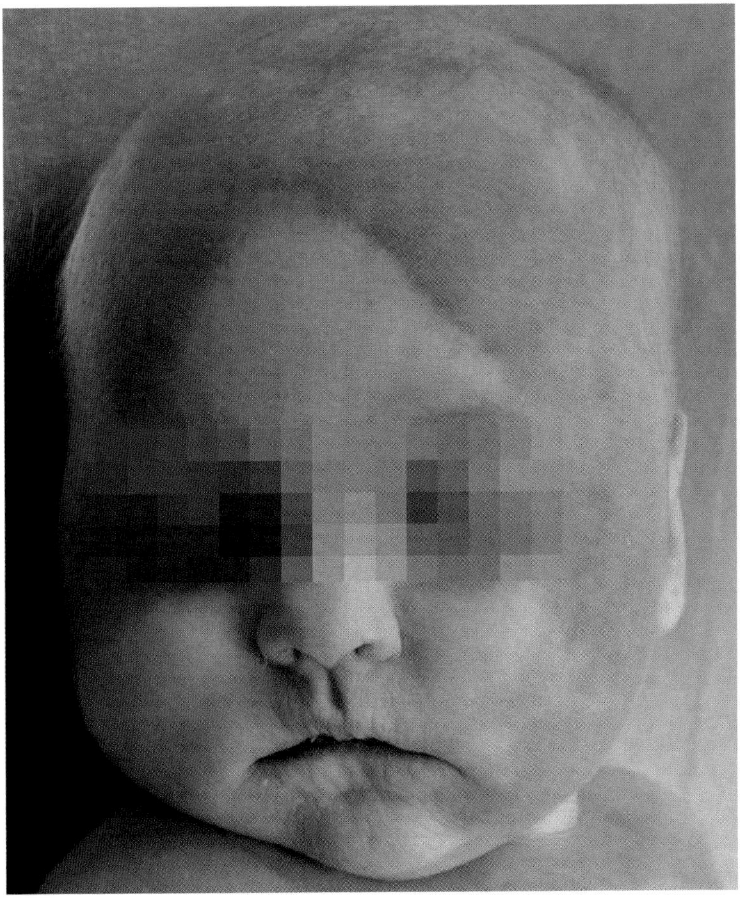

◘ Abb. 7.6 In vorderen Kopfbereichen ausgeprägte Totenflecken unter Aussparung der Nasen- und Mundregion bei einem Säugling, der in der Gesichtslage aufgefunden wurde

ist gelegentlich auch noch bei der Obduktion eine Aussparung der Totenflecken in diesen Gesichtsregionen sichtbar (◘ Abb. 7.6).

Punktförmige Blutungen (Petechien) des Lungenfells, der Herzüberzüge und in der Kapsel des Thymus (innere Brustdrüse) zählen bei plötzlichen Säuglingstodesfällen zu den regelmäßig beschriebenen Befunden (Riße u. Weiler 1989; Berry 1992; Byard 1994b; Kleemann 1997). Diese Petechien wurden lange Zeit als Tardieu-Flecken oder Erstickungsblutungen bezeichnet (Ponsold 1967; Prokop u. Göhler 1976; Forster 1986; Dürwald 1990). Da eine Vielzahl von Untersuchungen bestätigt hat, dass Petechien bei verschiedensten Erkrankungen und Gewalteinwirkungen auftreten, sollte nicht von Erstickungsblutungen gesprochen werden, weil damit eine unzulässige pathognomische Deutung verbunden ist (Gordon u. Mansfield 1955; Bschor 1969; Prokop u. Wabnitz 1970; Geserick u. Kämpfe 1990; Kleemann u. Poets 1997). Die Bedeckung der Atemwege bei Auffindung geht nicht mit einer signifikant gehäuften Anzahl von Petechien einher (Krous et al. 2001). Bei den plötzlichen Säuglingstodesfällen werden intrathorakale Petechien in etwa 80–95 % der Fälle festgestellt (◘ Tab. 7.1), und sie finden sich unter der Thymuskapsel (◘ Abb. 7.7), subpleural und subepikardial sowie gelegentlich in basalen Anteilen des Perikards, der thorakalen Seite des Zwerchfells und im Bereich der Aorta

◧ **Tab. 7.1** Häufigkeit von intrathorakalen Petechien bei plötzlichen Säuglingstodesfällen nach Literatur-
angaben (Prozentangaben gerundet, mod. nach Kleemann u. Poets 1997)

Autoren	Intrathorakale Petechien		
	Gesamt	Petechien vorhanden	
	n	n	Prozent
Werne u. Garrow (1953a, b)	31	25	80
Jacobsen et al. (1956)	97	92	95
Geertinger (1968)	80	63	79
Ludwig et al. (1969)	23	20	87
Marshall (1970)	162	110	68
Beckwith (1970a, b)	109	95	87
Dittmann (1980)	91	73	80
Krous (1984)	100	85	85
Kleemann (1995b)	250	232	93
Krous et al. (2008)	332	301	91
Gesamt	1275	1096	86

ascendens (Fracasso et al. 2011). Der positive prädiktive Wert von Petechien wird mit etwa 85 % angegeben, wenn diese gleichzeitig im Thymus, Epikard und in der Pleura zu finden sind (Goldwater 2008). Generalisierte Petechien weisen hingegen auf andere Erkrankungen hin, wie Bakteriämien, Gerinnungsstörungen unterschiedlichster Genese, Toxämien, Infektionen oder anaphylaktische Erkrankungen (Prokop u. Wabnitz 1970; Geserick u. Kämpfe 1990). Beim plötzlichen Säuglingstod sind sie im Thymus bereits häufig mit bloßem Auge sowohl unter der Kapsel als auch im Gewebe abgrenzbar. In den zervikalen Anteilen dieses Organs sind sie deutlich geringer ausgeprägt als in den thorakalen Anteilen (Beckwith 1988). Es konnte bei plötzlichen Säuglingstodesfällen eine deutliche Altersabhängigkeit bei der Dichte der subepikardialen Petechien und der Thymuspetechien nachgewiesen werden, während bei den subpleuralen Petechien keine Altersabhängigkeit bestand (Kleemann et al. 1995b). Eventuell hängt dies mit einem unterschiedlichen Entstehungsmechanismus zusammen. So wurde vermutet, dass die subpleuralen im Gegensatz zu den sonstigen intrathorakalen Petechien überwiegend durch einen erhöhten Druck im kleinen Kreislauf als Folge eines Linksherzversagens entstehen (Krous u. Jordan 1984; Krous 1984). Das passt auch zu der Beobachtung, dass bei den meisten plötzlichen Säuglingstodesfällen ein Lungenödem nachweisbar ist (Borhani et al. 1973). In Tierversuchen wurde gezeigt, dass die Dichte der subpleuralen Petechien mit dem vorhandenen Lungenödem korrelierte, während kein Zusammenhang mit einem erhöhten Blutdruck bestand, und dass die Petechien erst mit Beginn der Schnappatmung entstanden (Brouardel 1897a, b; Campbell u. Read 1980). Die höhere Dichte der subepikardialen Petechien und der Thymuspetechien bei den älteren Kindern könnte auf einen längere Zeit vor dem Tod schon bestehenden Stresszustand mit der Ausschüttung von Katecholaminen zurückzuführen sein (Wilske 1984). Insgesamt scheinen bei der Obduktion die Befunde bei den älteren Kindern stärker ausgeprägt zu sein als bei den jüngeren.

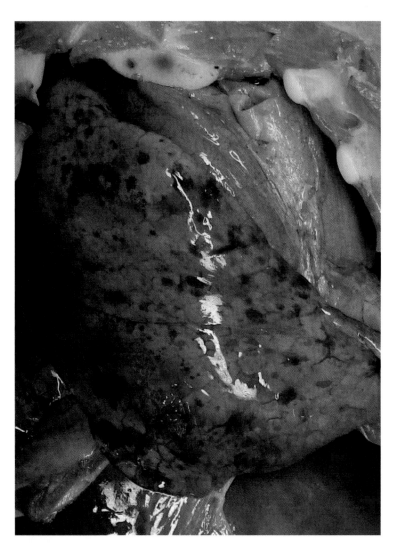

◘ **Abb. 7.7** Thymuspetechien in situ

Intrathorakale Petechien gelten im Zusammenhang mit den anderen bei den plötzlichen Säuglingstodesfällen festzustellenden Befunden als ein Beleg für eine länger bestehende Atemschwäche mit einem deutlichen Sauerstoffmangel bei vermehrter Atemarbeit bis zur Schnappatmung bei persistierendem Kreislauf. Die Ausbildung der Petechien wird vermutlich durch Schnappatmung, eine sauerstoffmangelbedingte Schädigung der Gefäße, virale Infekte, eine erhöhte Katecholaminkonzentration als Ausdruck eines bestehenden Stresszustands und evtl. auch durch einen negativen intrathorakalen Druck begünstigt (Brouardel 1897a, b; Wagner 1966; Guntheroth et al. 1973; Guntheroth 1983; Campbell u. Read 1980; Farber et al. 1983; Krous 1984; Riße u. Weiler 1989). Intrathorakale Petechien haben somit bei plötzlichen Säuglingstodesfällen eine typische Häufigkeit und Dichte, sie sind jedoch nicht spezifisch für den plötzlichen Säuglingstod, da sie sich auch bei anderen Todesarten in diesem Alter feststellen lassen, allerdings nicht in dieser Ausprägung. Dass sie bei plötzlichen Säuglingstodesfällen in

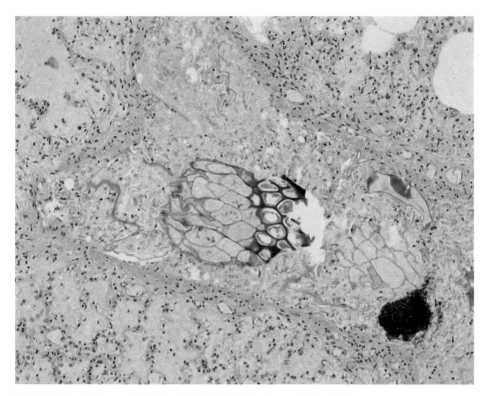

Abb. 7.8 Aspiration von pflanzlichem Speisebrei mit Bakterienrasen (PAS, ×150)

unterschiedlicher Dichte und Häufigkeit nachweisbar sind, könnte auf eine nicht einheitliche Pathogenese bei den plötzlichen Säuglingstodesfällen hindeuten. Petechien in den Augenbindehäuten sind hingegen untypisch für plötzliche Säuglingstodesfälle. Wenn überhaupt, dann sind sie nur in geringer Anzahl nachweisbar (Hilton 1989; Byard 1994b; Kleemann et al. 1995b; Fracasso et al. 2011). Bei Petechien im Kopfbereich von plötzlich verstorbenen Kindern muss an eine Einflussstauung oder an eine Strangulation gedacht werden. Bei Erstickungen durch weiche Bedeckung sind allerdings keine oder nur in einem geringen Prozentsatz der Fälle Petechien in den Augenbindehäuten nachgewiesen worden (Sköld 1967; Bschor 1969; Prokop u. Wabnitz 1970; Reh u. Haarhoff 1975; Geserick u. Kämpfe 1990; Kleemann et al. 1995b).

Weiterhin finden sich Rötungen der oberen Atemwege, evtl. Vergrößerungen der Hals- oder auch Darmlymphknoten als Anzeichen von Infektionen. In etwa 20–30 % der Fälle wird im Rachen und/oder Kehlkopf Speisebrei festgestellt, allerdings findet sich in den meisten Fällen der Speisebrei nicht unterhalb des Kehlkopfs. Es wurde deshalb vermutet, dass es sich um ein agonales oder sogar postmortales Phänomen handelt (Thiemich 1901; Althoff 1980). Wenn sich Speisebrei im Bronchialbaumsystem befindet (**□** Abb. 7.8), kann dies durch eine Reanimation verursacht worden sein. Falls jedoch keine Reanimation durchgeführt wurde, Speisebrei das Lumen der Bronchialbaumäste weitgehend verschließt und sich darüber hinaus in der Histologie eine Aspirationspneumonie zeigt, kann es sich durchaus um eine letale Aspiration gehandelt haben. Die gelegentlich geäußerte Befürchtung, dass mit zunehmender Verbreitung der Rückenlage die Fälle von tödlichen Speisebreiaspirationen zunehmen, hat sich nicht bestätigt

(Bajanowski et al. 1996a). Es scheint sogar eher so zu sein, dass die Bauchlage das Risiko von Aspirationen erhöht (Byard u. Beal 2000).

Die Lungen füllen die Brusthöhlen aus, sie sind blutreich, ödematös, und es findet sich eine fleckige Zeichnung als Folge von Hämorrhagien oder eines hämorrhagischen Lungenödems und von insbesondere peripher vorhandenen Dys- und/oder Atelektasen sowie emphysematischen Bezirken. Das rechte Herz ist dilatiert und prall gefüllt mit flüssigem Blut. In den meisten Fällen ist die Leber von fleckig-gelblich-bräunlicher Farbe, die Milz ist blutarm und die Nieren erscheinen blass. Diese Veränderungen können auf einen längeren Stresszustand mit der Ausschüttung von Katecholaminen, insbesondere Noradrenalin, und auf eine dadurch bedingte Kreislaufzentralisation zurückgeführt werden (Wilske 1984). Die Harnblase ist meistens leer, und es findet sich Kot in der Windel. In etwa 10–20 % der Fälle wird in den Mittelohren ein schleimig-flüssiges, manchmal grünliches Sekret festgestellt. Diese Veränderung erweist sich jedoch nur selten als akute Infektion, in den meisten Fällen handelt es sich um einen Residualzustand nach einer länger zurückliegenden, häufig subklinisch verlaufenden Infektion, die etwa 80 % aller Kinder im 1. Lebensjahr erleiden. In erhöhtem Maß wurden bei plötzlichen Säuglingstodesfällen geringfügige Fehlbildungen nachgewiesen (u. a. Hernien, Hydrozelen, Hüftdislokationen, Meckel-Divertikel, Nävi, Angiome, kleine Herzscheidewanddefekte, Hufeisenniere, atypische Gefäßverläufe). Die Befunde wurden mit ungünstigen intrauterinen Bedingungen in Verbindung gebracht, die sich in geringgradigen morphologischen Anomalien bei den Kindern manifestieren (Vawter u. Kozakewich 1983; Molz et al. 1992b). Da sie wahrscheinlich zumeist funktionell unbedeutend sind, ist ein direkter Zusammenhang mit dem Tod der Kinder nicht erkennbar. Allerdings deuten sie an, dass es zu Störungen in der pränatalen Entwicklung der Kinder gekommen sein könnte (Molz 1997), wobei nicht für alle derartigen Störungen überzeugend gezeigt werden konnte, dass sie beim SIDS signifikant häufiger vorkommen als in der Normalbevölkerung. Es könnte sein, dass bei den insgesamt befundarmen SIDS-Fällen minimale Abweichungen durch den Obduzenten sensitiver erfasst werden als bei Kontrolltodesfällen, bei denen krankhafte Organbefunde im Vordergrund stehen.

7.5   Histologische Veränderungen

Die Histologie (Lehre vom Gewebe) und insbesondere die Histopathologie (Lehre von den Krankheiten des Gewebes) sind unverzichtbare Bausteine für die pathologische und rechtsmedizinische Todesursachenklärung und insbesondere auch für die Diagnose eines SIDS-Falls. Nicht alles, was mit dem bloßen Auge gesund aussieht, ist auch unter dem Mikroskop frei von krankhaften Veränderungen. Weber et al. (2012) fanden in einer Fallserie von 546 plötzlichen und unerwarteten Todesfällen im Säuglingsalter (SUDI) 89 (16 %), die nur durch die Histologie als Nicht-SIDS-Fälle identifiziert werden konnten, wobei es sich bei den todesursächlichen Befunden überwiegend um Lungen- und Herzveränderungen handelte.

Bei jeder Obduktion werden kleine Organproben zurückbehalten (jeweils ca. ein Kubikzentimeter), die nach Aufarbeitung und Einbettung in Paraffin in ultradünne Scheiben geschnitten, auf Objektträger aufgebracht und mit verschiedenen Methoden angefärbt werden.

Wie bereits ausgeführt wurde, ist es bei der Befundung unter dem Mikroskop nicht immer leicht, die Grenze zu ziehen zwischen den „normalen" geringen entzündlichen Veränderungen, die Ausdruck einer Auseinandersetzung des Immunsystems mit dem Keimspektrum der Umwelt sind, und solchen, die ohne Zweifel todesursächlich sind. Welches Ausmaß muss eine entzündliche Infiltration der Lungen haben, um todesursächlich zu sein? Ist dies überhaupt bei jedem Kind gleich, oder gibt es interindividuell starke Toleranzunterschiede? Warum stirbt z. B. ein Säugling ohne erkennbaren Krankheitsverlauf an einer durch RS-Viren („respiratory syncytial virus") hervorgerufenen Entzündung der kleinen Bronchien (Bronchiolitis), während die meisten anderen Kinder nach unterschiedlich schwerem Krankheitsverlauf die gleiche Erkrankung überleben? War womöglich der fehlende oder stark abgeschwächte Krankheitsverlauf in derartigen Todesfällen Ausdruck einer unzureichenden Immunantwort und somit Teil der zum Tode führenden Kausalkette? All diese Fragen sind nicht befriedigend geklärt. Es hängt in großem Maß von den Erfahrungen und der persönlichen Einschätzung des Obduzenten ab, welches Ausmaß einer Histopathologie als todesursächlich akzeptiert wird. Es ist allerdings gängige Erfahrung, dass die feingeweblichen Veränderungen bei den meisten plötzlich und unerwartet verstorbenen Säuglingen ähnlich geringfügig und unspezifisch sind wie die mit unbewaffnetem Auge feststellbaren Abweichungen von der Norm. Oft wissen wir dabei nicht, ob diese Befunde bei gesunden bzw. gesund erscheinenden Babys nicht ebenso häufig zu finden wären, denn die verstorbenen Kinder, die man als Vergleichsfälle auf entsprechende Weise morphologisch untersuchen könnte, waren eben meist nicht gesund, sondern schwer krank. Krous et al. (2003) haben 155 SIDS-Fälle mit 33 Todesfällen gesunder Kinder (Unfälle, Tötungsdelikte) verglichen. Die Autoren fanden weder hinsichtlich des Entzündungszellbesatzes der Atemwege noch hinsichtlich der bakteriellen Besiedlung Unterschiede zwischen den Gruppen und schlussfolgerten, dass milde Infekte wahrscheinlich keine todesursächliche Bedeutung für SIDS haben.

Wenngleich die histologischen Veränderungen sehr variabel sind, sollen nachfolgend typische Befunde dargestellt werden.

- **Relativ häufige histologische Befunde**

Kugelförmige Einblutungen in die Organe des Brustkorbs (Thymus, Lungen, Herz- und Lungenüberzüge), sogenannte Petechien, sind nicht nur grobsichtig, sondern auch histologisch zu finden. Die Lungenbläschen sind häufig flüssigkeitsreich (◐ Abb. 7.9). Daneben enthalten sie gelegentlich Lymphzellen und Fresszellen (Makrophagen). Die Lungengefäße sind gestaut. Einblutungen in die Lungenbläschen wurden zuweilen als starker Hinweis auf ein gewaltsames Ersticken des Kindes gewertet (Yukawa et al. 1999) (◐ Abb. 7.10). Sie können aber auch beobachtet werden, wenn das postmortale Intervall bis zur Obduktion lang ist, wenn Reanimationsmaßnahmen vorgenommen worden sind oder durch positionelle Faktoren nach dem Tod entstehen (Hanzlick 2001). Nach vorherrschender Lehrmeinung sind Lungeneinblutungen weder ein notwendiger noch ein spezifischer Marker für absichtliches oder unfallbedingtes Ersticken (Berry 1999). Gelegentlich werden in den Lungenbläschen Eisen speichernde Fresszellen gefunden. Dieses Speichereisen (Hämosiderin), das sich mit histologischen Methoden blau anfärben lässt, wird von manchen Autoren als Zeichen vorangegangener Sauerstoffmangelzustände oder sogar eines gewaltsamen (An-)Erstickens gewertet, wenn derartige Vorfälle mindestens einige Tage überlebt wurden (Stewart et al. 1985; Becroft u. Locket 1997). Insgesamt muss man diesen Befund mit Zurückhaltung betrachten. Wahrscheinlich können vorangegangene Beinahe-SIDS-Fälle bzw. ALTE (anscheinend lebensbedrohliche Ereignisse) den Befund erklären, wenngleich die Autoren dieses Kapitels einen massiven Besatz der Lungen mit Eisen speichernden Fresszellen lediglich bei nachgewiesenen Tötungsdelikten mit chronischer Misshandlung oder bei anderweitig suspekten Fällen beobachten konnten.

Chronische Entzündungen der oberen, zuweilen auch der unteren Atemwege sind relativ häufig anzutreffen. Zu einer vollständigen histologischen Untersuchung bei plötzlichen Säuglingstodesfällen gehört daher die Untersuchung der inneren Nase und des Kehlkopfs (Larynx). Für diese Untersuchung wurden verschiedene Techniken der Entnahme und der Aufarbeitung

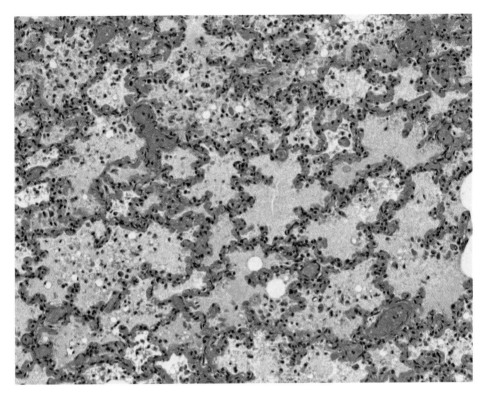

◘ Abb. 7.9 Flüssigkeit in den Lungenbläschen (Ödem, HE, ×150)

entwickelt (Gräff 1932; Althoff 1980; Emery 1989; Keeling 1989). In den bisherigen Untersuchungen ließen sich im Bereich der Nase in etwa 60–80 % und im Larynx in etwa 40–50 % der plötzlichen Säuglingstodesfälle entzündliche Veränderungen nachweisen (Althoff 1973, 1986a; Valdes-Dapena et al. 1993). Die Bedeutung dieser Befunde könnte darin bestehen, dass die meisten plötzlichen Säuglingstodesfälle sich in einer Lebensphase ereignen, in der der kindliche Organismus nur in geringem Maß die Fähigkeit entwickelt hat, Krankheitsherde lokal zu begrenzen. Der kindliche Organismus reagiert deshalb häufig als Ganzes oder mit einem Organsystem. Dadurch können Infektionen bei Kindern mit für Erwachsene untypischen Verläufen auftreten. Allerdings ließen sich zwischen plötzlichen Säuglingstodesfällen und Kontrollgruppen keine signifikanten Unterschiede in der Häufigkeit und der Ausprägung der Infektionen sichern (Valdes-Dapena et al. 1993; Kleemann et al. 1995a). Es ist deshalb davon auszugehen, dass es sich um für dieses Alter normale (physiologische) Reaktionen handelt und dass diese Befunde isoliert betrachtet im Großteil der plötzlichen Säuglingstodesfälle keine todesursächliche Bedeutung haben. Man muss darüber hinaus berücksichtigen, dass es physiologischerweise ein ortsständiges lymphatisches Gewebe entlang der Atemwege gibt, z. B. im Kehlkopf (larynxassoziiertes lymphatisches Gewebe – LALT; ◘ Abb. 7.11), aber auch entlang der Bronchien (bronchusassoziiertes lymphatisches Gewebe – BALT; ◘ Abb. 7.12).

Obwohl entzündliche Infiltrate nicht immer das Vorliegen von Krankheit im engeren Sinne anzeigen, können solche Infektionen eine Risikoerhöhung für den plötzlichen Säuglingstod bewirken, da selbst kleine Infekte der Nasenregion zu einer Einengung (Obstruktion) führen können (Steinschneider 1977; Schäfer et al. 1991). Zudem können entzündliche Verän-

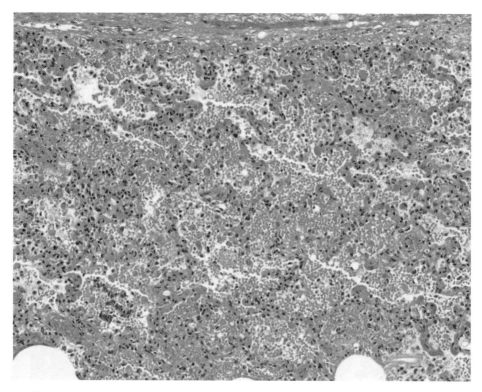

◘ **Abb. 7.10** Einblutung in die Lungenbläschen (HE, ×150)

derungen im Larynx, oftmals im Bereich des Kehldeckels, auch wenn sie bei den plötzlichen Säuglingstodesfällen zumeist nur gering ausgeprägt sind (Valdes-Dapena et al. 1993), eine vermehrte Sekretion der Drüsen des Larynx auslösen (Fink u. Beckwith 1980). Da der Larynx im Säuglingsalter die engste Stelle der oberen Atemwege ist, führt eine Verengung sehr schnell zu einer deutlichen Verringerung des Lichtungsquerschnitts, wodurch ein Sauerstoffmangel ausgelöst werden kann (Harrison 1991a, b). Eine Schleimhautschwellung von 1 mm reduziert den Lichtungsquerschnitt bereits um 50 %. Bei Kleinkindern können geringgradige Verengungen von Luftröhre oder Bronchien den Atemwiderstand um ein Vielfaches erhöhen (Krmpotic-Nemanic et al. 1985; Tucker 1987). Entzündungen von Nasenschleimhaut oder Kehlkopf können somit bei gleichzeitig bestehenden sonstigen ungünstigen äußeren Umständen durchaus einen Triggermechanismus in der Pathogenese des plötzlichen Säuglingstods darstellen. Als ungünstige Umstände wären zu nennen: Bauch- und/oder Gesichtslage, Bedeckung des Kopfs und weiche Bettunterlagen, Hyperthermie, rauchende Eltern, Rauchen in der Schwangerschaft, individuelle dispositionelle Faktoren sowie unterschiedlich effektive Immunreaktionen.

Bei der Untersuchung der Kopfspeicheldrüsen lässt sich in etwa 10–15 % der Fälle eine Zytomegalieinfektion sichern (Püschel et al. 1988; Molz et al. 1985; Molz 1997), was sich allerdings nicht wesentlich von der Durchseuchungsrate der Normalbevölkerung unterscheidet. In der Schilddrüse wurde bei plötzlichen Säuglingstodesfällen eine verstärkte Entspeicherung der Follikel beschrieben (Riße u. Weiler 1984, 1990; Rothfuchs et al. 1995). Nebennieren und Hypophyse waren auch bei Anwendung immunhistochemischer Färbungen weitgehend unauffällig

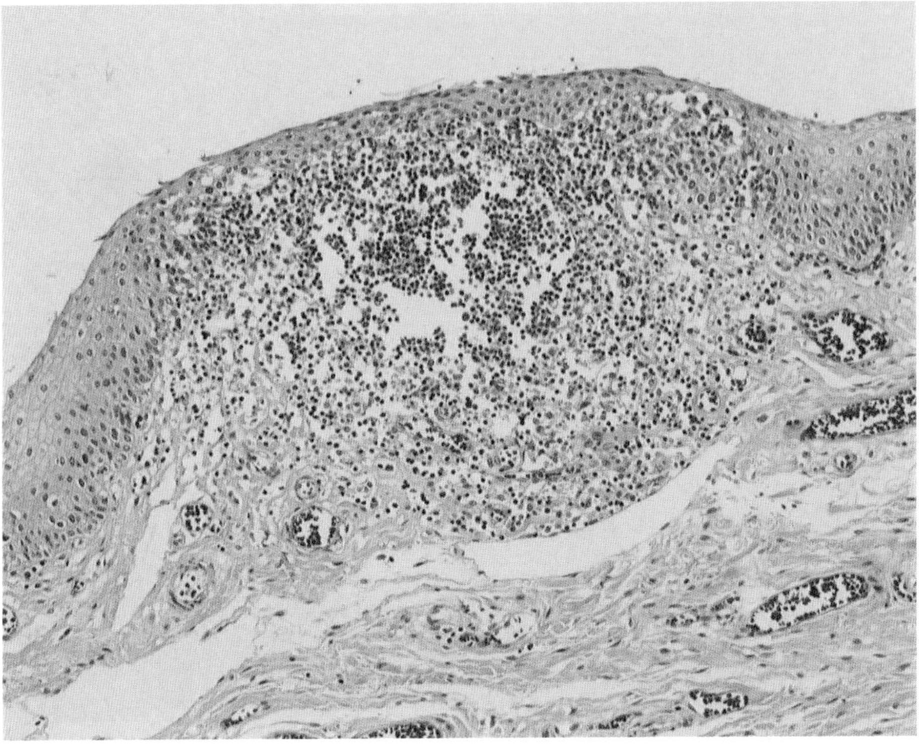

Abb. 7.11 Sogenanntes larynxassoziiertes lymphatisches Gewebe (LALT) mit Lymphzellaggregat (HE, ×150)

(Perez-Platz et al. 1994; Reuss et al. 1994). In etwa 60–80 % der Fälle zeigen die Leberzellen in unterschiedlichem Ausprägungsgrad einen Leberzellhydrops (Abb. 7.13), d. h., die Zellen haben ein ballonförmiges oder pflanzenzellartiges Aussehen (Wilske 1984; Weiler u. Ritter 1988). Ein Leberzellhydrops ist allerdings auch bei anderen Todesfällen im Säuglingsalter häufig nachweisbar (Molz 1992a). Dieser Veränderung liegt ein Zellödem als Folge einer Schädigung der Hepatozyten zugrunde. Es soll sich dabei um eine relativ typische Reaktionsform von Kindern auf Sauerstoffmangel handeln (Weiler u. Ritter 1988).

Untersuchungen des Zentralnervensystems ergeben meist unspezifische Befunde. Gelegentlich kann histologisch eine entzündliche Infiltration der weichen Hirnhaut nachgewiesen werden, die mit dem bloßen Auge nicht sichtbar war. Vielversprechende Ergebnisse lieferten zuletzt Untersuchungen des Hirnstamms der Arbeitsgruppe um die Neuropathologin Hannah Kinney (Kinney et al. 2003; Paterson et al. 2006; Kinney 2009). In solchen Zentren des verlängerten Rückenmarks (Medulla oblongata), die für die Sauerstoff- und Kohlendioxidregulation zuständig sind, fand sich bei Kindern, die am SIDS gestorben waren, eine erhöhte Dichte von Nervenzellen, die mit dem Botenstoff Serotonin arbeiten, während die Anzahl von Bindungsstellen für den Botenstoff verringert war. Defekte in dieser Region werden für eine verminderte Aufwachreaktion bei Verschluss der Atemwege oder Rückatmungsphänomenen verantwortlich gemacht. Diese Untersuchungen tragen zukünftig vielleicht maßgeblich zum Verständnis von SIDS bei, helfen aber derzeit wenig bei der Untersuchung von Einzelfällen weiter.

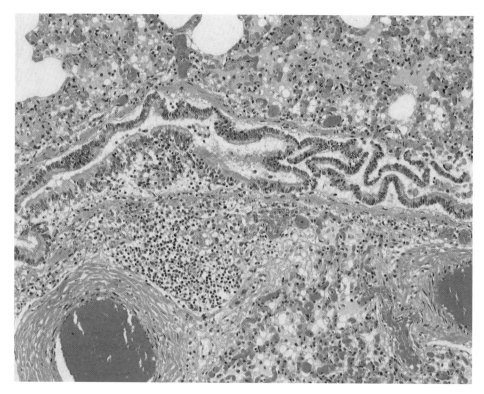

◘ Abb. 7.12 Sogenanntes bronchusassoziiertes lymphatisches Gewebe (BALT) mit Lymphzellaggregat (HE, ×150)

7.6 Weiterführende Untersuchungen

Die San-Diego-Definition erfordert für die Einordnung eines Todesfalls in die Kategorie SIDS IA negative Ergebnisse folgender Zusatzuntersuchungen:

- Toxikologie („giftchemische" Analytik),
- Mikrobiologie (Untersuchung auf Bakterien, Pilze und Viren),
- Radiologie (Röntgenuntersuchung),
- Untersuchung der chemischen Zusammensetzung der Glaskörperflüssigkeit des Auges,
- Stoffwechseluntersuchungen.

Wird eine oder mehrere dieser Untersuchungen nicht durchgeführt, darf zwar in Abwesenheit krankhafter Befunde von SIDS gesprochen werden, die korrekte Klassifizierung lautet dann aber SIDS IB. Eine Absicht der Definition war es, Studien international besser vergleichen zu können, indem die Diagnose SIDS mit all ihren Abstufungen hinsichtlich des Umfangs der durchgeführten Untersuchungen vereinheitlicht wird. In der Praxis wird die Definition indes wenig genutzt. Wendet man die Kriterien der SIDS-Definition retrospektiv für Obduktionsfälle an, erfüllt wohl keine einzige postmortale Untersuchung die Kriterien von SIDS IA (Bajanowski et al. 2006; Jensen 2012). Dies hat wohl mehrere Gründe. Für aufwendige, je nach Umfang sehr kostspielige laborchemische Untersuchungen fehlen außerhalb von geförderten Studien sowohl Auftraggeber als auch Kostenträger. Während Röntgenuntersuchungen und toxikologische Analysen der Aufdeckung nichtnatürlicher Todesfälle dienen können und insofern auch regelmäßig von der

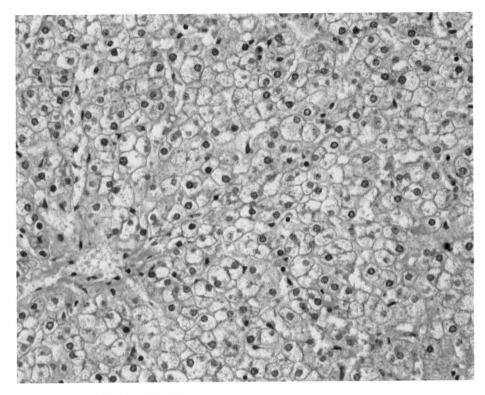

❑ Abb. 7.13 Leberzellhydrops (HE, ×300)

Staatsanwaltschaft in Auftrag gegeben werden, gilt dies für Untersuchungen des Erregerspektrums und der Biochemie des Körpers nur sehr eingeschränkt. Für die Todesursachenklärung im Einzelfall steht der Nutzen dieser Untersuchungen in keinem Verhältnis zu den enormen Kosten. Der Umfang, den die von der San-Diego-Definition geforderten Untersuchungen haben sollten, ist ohnehin nicht klar umrissen. Welches Bakterienspektrum soll nachgewiesen werden? Welche Stoffwechselparameter sollen – über das in Deutschland ohnehin obligatorische Stoffwechselscreening des Neugeborenen hinausgehend – zusätzlich bestimmt werden? Und was sind negative Ergebnisse einer Untersuchung der Glaskörperflüssigkeit auf Elektrolyte? Diese Fragen stehen weitgehend unbeantwortet im Raum. Für die Praxis hat dies zur Folge, dass Zusatzuntersuchungen, die über Histologie, Toxikologie und Radiologie hinausgehen, nur in ausgewählten Einzelfällen (und dann aber wenig einheitlich) durchgeführt werden. Bei diesen besteht entweder ein wissenschaftliches Interesse, oder es ergeben sich aus Anamnese und/oder Obduktion konkrete Hinweise darauf, dass mit positiven Ergebnissen weitergehender Analytik zu rechnen ist. Dieses Vorgehen in der Praxis könnte zwangsläufig dazu führen, dass ein (kleiner?) Teil der unerwarteten Todesfälle bei Säuglingen *vermeidbar* nicht aufgeklärt wird, was bei erblichen Erkrankungen auch negative Folgen für andere Kinder in der betroffenen Familie haben könnte.

Letztlich führt die Forderung nach einer „metabolischen Autopsie" bei SIDS (Olpin 2004; Yamamoto et al. 2011) wiederum zu der Kernfrage, ob der nachgewiesene Stoffwechseldefekt *ohne vorherige Krankheitszeichen* im konkreten Fall auch den Tod des Kindes (mit-)verursacht haben kann, wenn die meisten von derartigen Krankheiten betroffenen Kinder eben nicht plötzlich und unerwartet sterben. Entscheidend für die Wertigkeit einer Auffälligkeit hinsichtlich der Todesursache ist daher immer, ob in Studien klar gezeigt werden konnte, dass bestimmte genetische Merkmale, Krankheitserreger oder blutchemische Befunde bei am SIDS verstorbenen Kindern signifikant häufiger gefunden werden als in der Normalbevölkerung.

7.7 Differenzialdiagnosen

Nicht bei jedem plötzlich verstorbenen Säugling wird nach der Obduktion die Diagnose SIDS gestellt. Bajanowski et al. (2005b) fanden im Rahmen der deutschen SIDS-Studie (GeSID) 5 % nichtnatürliche Todesfälle, ein Anteil, der mit dem Erfolg der SIDS-Prävention eher noch ansteigen dürfte. Hierunter fallen insbesondere die spurenarmen Tötungsdelikte wie das weiche Bedecken der Atemwege, das Schütteltrauma oder – seltener – die Vergiftung eines Kindes. Auch der Anteil der erklärbaren natürlichen Todesfälle unter den plötzlich verstorbenen Kindern, der bei etwa 10 % angenommen wird (Bajanowski et al. 2006), dürfte aus denselben Gründen tendenziell ansteigen. Eine Auswahl von Differenzialdiagnosen zeigt im Folgenden die ▶ Übersicht. Auch natürliche Todesfälle werfen zuweilen die Frage auf, warum die zum Tod führende schwere Krankheit nicht von den Eltern bemerkt worden ist bzw. warum das Kind den Eltern bis zum Tod weitgehend gesund erschienen sein soll. Die Frage nach einer unterlassenen Hilfeleistung oder einer Vernachlässigung der Aufsichtspflicht kann durchaus mit solchen Fällen verbunden sein. Die meisten potenziell tödlichen Infektionen des Säuglingsalters werden nicht ganz plötzlich symptomatisch und führen dann rasch zum Tod, noch bevor der schlechte Zustand des Kindes bemerkt wird. Im Einzelfall (z. B. fulminanter Verlauf einer Hirnhautentzündung) muss man dies aber für möglich halten. Zuweilen wird auch die tiefer gehende Anamnese zeigen, dass Kinder, die nicht am SIDS, sondern *plötzlich und unerwartet* an einer schweren Lungenentzündung gestorben sind, in den Tagen vor dem Tod sehr wohl einem Arzt vorgestellt wurden, der das Krankheitsbild aber nicht für bedrohlich hielt. Auch solche Konstellationen rufen gelegentlich die Ermittlungsbehörden auf den Plan.

Es bleibt weitgehend der Einschätzung des Obduzenten überlassen, bei Vorliegen welcher pathologischen Veränderungen und welches Erkrankungsausmaßes zwingend von einer Todesursächlichkeit ausgegangen werden muss. Bei einer schweren eitrigen Meningitis ist dies wahrscheinlich unstrittig. Die meisten Kinder mit Lungenentzündung sterben aber in Deutschland, der Schweiz oder Österreich nicht; welche Umstände haben also im Einzelfall dazu geführt? Man kann sogar so weit gehen zu hinterfragen, warum ein krankes Kind nicht auch am SIDS sterben kann, sodass die Krankheit zwar als Kofaktor im Sinne einer Risikoerhöhung, aber nicht als alleinige Todesursache anzusehen ist. So kann der plötzliche Todesfall eines vernachlässigten, mäßig dehydrierten und mittelgradig mangelernährten Säuglings ohne sonstige Krankheiten vor Gericht die Frage aufwerfen, ob das Kind zwingend an den Folgen der Mangelernährung gestorben ist oder ob ein mangelernährtes Kind (zufällig?) am SIDS gestorben ist.

Differenzialdiagnosen zum plötzlichen Säuglingstod
- Ausgeprägte Infektionen des Atmungstrakts wie Laryngotracheobronchitis, Bronchiolitis
- Bronchopneumonie und/oder interstitielle Pneumonie
- Generalisierte Infektionen wie Sepsis, Zytomegalie

- Ausgeprägte lokale Infektionen wie Myokarditis, Endokarditis, Meningitis, Enzephalitis, Epiglottitis acutissima, toxische Enterokolitis
- Stoffwechselerkrankungen wie Fettsäureoxidationsdefekte, Pyruvatdehydrogenasemangel, Biotinidasemangel, Hyperinsulinismus mit Hypoglykämien
- Thiaminstoffwechselstörung
- Bestehende Tumorerkrankungen wie Rhabdomyom, Thymom oder Tumoren im Zentralnervensystem
- Reye-Syndrom
- Angeborene Fehlbildungen wie Endokardfibroelastose, Aortenstenose und andere Herzklappenfehler, Ventrikelseptumdefekt, Fehlabgänge der Koronararterien und Fehlmündungen sowie Fehldrainagen der Venen, Pulmonalatresie mit Ventrikelseptumdefekt
- Akzidentell, wie Hypoxie infolge Einklemmung, Hyperthermie
- Speisebreiaspiration mit Obstruktion der Bronchien
- Misshandlung/Vernachlässigung wie Schütteltrauma, Vergiftung, Münchhausen-by-Proxy-Syndrom

7

Dank und Anerkennung gebührt dem viel zu früh verstorbenen Koautor dieses Kapitels in der früheren Auflage, Herrn Prof. Werner Kleemann, einem großartigen Wissenschaftler, Lehrer und Menschen.

Stellung und Aufgaben der Behörden

B. Jauernik, J.P. Sperhake, C.F. Poets, C. Bartsch

R. Kurz et al. (Hrsg.), *Der plötzliche Säuglingstod,*
DOI 10.1007/978-3-7091-1444-5_8, © Springer-Verlag Wien 2014

8.1   In Österreich

B. Jauernik

Stellung und Aufgaben der Behörden sind in einem mittelbaren und unmittelbaren gesetzlichen Rahmen im Landesgesetz und auf bundesgesetzlicher Basis vorgegeben. Diese beinhalten die Verpflichtung zur Anzeige des Todes, zur Erfassung der Daten, zur Totenbeschau (Feststellung des eingetretenen Todes und der Todesursache), zur Ausstellung des Totenbeschauscheins und des Totenbeschauprotokolls, Führung des Sterbebuchs, Übermittlung der Primärdaten an die Statistik Austria und – im Anlassfall – Anordnung einer Obduktion. Neben den Sicherheits- und Justizbehörden sowie den Personenstandsbehörden sind auch die Gesundheitsbehörden an der Umsetzung beteiligt, wobei die Landessanitätsdirektion in der Steiermark darüber hinaus eine aktive Rolle im Rahmen der SID-Prävention einnimmt.

Die gesetzlichen Vorgaben dienen zwar vorrangig der Überwachung und Dokumentation, bieten jedoch gleichzeitig auch die Basis für epidemiologische Beobachtungen und Auswertungen der Todesfälle beim SIDS.

- **Grundsätzliches zur Vorgehensweise bei einem Todesfall**
- Die Verpflichtung zur unverzüglichen Anzeige des Todes an die betreffende Gemeinde (gemäß § 4 (3) Steiermärkisches Leichenbestattungsgesetz 2010) haben der beigezogene Arzt oder die beigezogene Hebamme; trifft dies nicht zu, so ergeht die Verpflichtung an die Angehörigen des Verstorbenen, die Mitbewohner, die Pflegepersonen oder jede weitere Person, die zuerst den Todesfall bemerkt. Erfolgt der Tod in einer Anstalt (Kranken-, Pflege-, Kuranstalt usw.), ist der Leiter der Anstalt zur Anzeige verpflichtet.
- Von der Gemeinde ist in der Folge unverzüglich der Totenbeschauarzt zu verständigen. Die Totenbeschau fällt in den Bezirken in den Aufgabenbereich der Distriktärzte (Gemeindesanitätsdienst in der Steiermark) oder Sprengelärzte (in anderen Bundesländern) bzw. obliegt den hierzu von den Gemeinden und der Landeshauptstadt Graz bestellten, zur selbstständigen Berufsausübung berechtigten Ärzten (Jus practicandi).
- Vom Totenbeschauarzt sind für jeden Sterbefall die Formblätter „Anzeige des Todes" (9 und 9a) mit Angaben zur Todesursache auszufüllen und der zuständigen Personenstandsbehörde zu übermitteln, von wo die Weiterleitung an die Bundesanstalt Statistik Österreich (Statistik Austria) zu erfolgen hat. Erst die Statistik Austria überträgt die im Klartext erhaltenen Angaben zur Todesursache (Primärdaten) nach den Kriterien der „Internationalen Klassifikation der Krankheiten" in die amtliche Todesursachenstatistik (§ 38 [5] Personenstandsgesetz des Bundes 2009).
  Zur Erstellung einer regionalen Bundesländerstatistik können diese Daten wie auch allgemein die gesamten Säuglingssterbefälle – aufgeschlüsselt nach dem Alter – über die Abteilung für Landesstatistik zum Vergleich abgerufen werden.
- Die Zahlen der Todesursachenstatistik sind elektronisch seit dem Jahr 1970 verfügbar; derzeit wird nach der „Internationalen Klassifikation der Krankheiten" (ICD 10) kodiert, dies ermöglicht auch internationale Vergleiche.
- Der Totenbeschauarzt hat darüber hinaus den Totenbeschauschein für die Bestattung sowie das Totenbeschauprotokoll mit den entsprechenden Angaben für die Personenstandsbehörde zur Übertragung in das Sterbebuch auszustellen. Die Vornahme der Totenbeschau ist durch das Leichenbestattungsgesetz der Länder geregelt, hinsichtlich der Obduktion sind diese sinngemäß weitestgehend gleichlautend formuliert; das Steiermär-

kische Leichenbestattungsgesetz 2010 regelt unter anderem im § 8 (1) Totenbeschau und Anzeigepflicht: „Wenn der Verdacht besteht, dass der Tod durch fremdes Verschulden herbeigeführt oder mit verursacht wurde, hat der Totenbeschauer unverzüglich und auf dem kürzesten Wege die Anzeige an die zuständige Staatsanwaltschaft zu erstatten. Diese Anzeige kann auch über die nächste Dienststelle der Bundespolizei erfolgen." Vonseiten der Exekutive und Justiz kann jedoch auch aufgrund von Hinweisen und Anzeigen aus anderen Quellen als durch die Feststellung des Totenbeschauers eingegriffen werden.

- Wenn die Voraussetzungen des § 8 (1) nicht vorliegen und somit keine gerichtliche Obduktion angeordnet wurde, aber die Todesursache nicht einwandfrei feststeht, hat der Totenbeschauer sogleich unmittelbar eine Anzeige an die zuständige Bezirksverwaltungsbehörde (Gesundheitsamt der Bezirkshauptmannschaft oder des Magistrats) zu erstatten. Todesfälle von Kindern unter einem Jahr sind ebenso an die zuständige Bezirksverwaltungsbehörde anzuzeigen, sofern nicht SIDS als Todesursache einwandfrei ausgeschlossen werden kann (§ 8 [2] Steiermärkisches Leichenbestattungsgesetz 2010).

- Seitens der Bezirkshauptmannschaften ist gemäß § 12 (3) Leichenbestattungsgesetz 2010 die sanitätsbehördliche Obduktion einer Leiche anzuordnen, wenn dies zur Feststellung der Ursache des Todes und der Krankheit des Verstorbenen aus Gründen der öffentlichen Gesundheitsvorsorge notwendig ist und diese Feststellung auf andere Weise nicht erreicht werden kann.

- In den Krankenhäusern verstorbene Säuglinge müssen gemäß Steiermärkischem Krankenanstaltengesetz 1999 (§ 32 [1]) auch ohne Zustimmung der Angehörigen obduziert werden, wenn die Leicheneröffnung sanitätsbehördlich oder gerichtlich angeordnet wurde oder zur Wahrung anderer öffentlicher oder wissenschaftlicher Interessen, insbesondere wegen diagnostischer Unklarheit des Falls.

- De jure sind sowohl Fachärzte für Pathologie als auch Fachärzte für Gerichtsmedizin berechtigt, sanitätsbehördlich angeordnete Obduktionen zu übernehmen.

- In der Steiermark werden gerichtlich angeordnete Obduktionen vom Institut für Gerichtsmedizin durchgeführt, ebenso die sanitätsbehördlich angeordneten Obduktionen aus dem Raum Graz; für die steirischen Bezirke werden sanitätsbehördlich angeordnete Obduktionen an den Instituten für Pathologie vorgenommen.

- Die bundesweite SIDS-Statistik („gestorbene Säuglinge nach Todesursache plötzlicher Kindstod", kodiert nach ICD 10 R95) zeigt für die vergangenen 12 Jahre eine einigermaßen konstante Abnahme von 39 verstorbenen Säuglingen im Jahr 2000 auf 15 Fälle im Jahr 2011. Hierbei sticht das Bundesland Steiermark (rund 1,2 Mio. Einwohner, Stand 01.01.2012) von allen 9 österreichischen Bundesländern – bezogen auf die Einwohnerzahl – mit 20 Todesfällen an SIDS im Zeitraum der letzten 12 Jahre als besonders erfolgreich in der Präventionsarbeit hervor.

- Wenn auch die Zahl der an SIDS verstorbenen Säuglinge in Österreich in den letzten Jahren stark rückgängig ist, können insbesondere die im Bundesland Steiermark seit dem Jahr 1995 erfreulich niedrigen Zahlen im Vergleich zu den übrigen Bundesländern auf eine erfolgreiche Präventionsarbeit und auch auf das Engagement des aus allen einschlägigen Berufsgruppen und Institutionen hervorgehenden Teams der „Arbeitsgruppe SIDS" zurückgeführt werden.

- Die für eine gesicherte Diagnose des plötzlichen Säuglingstods unumgängliche Obduktion (s. auch ► Abschn. 8.2; ► Kap. 5, 7, 9 und 11; Kurz 1996b) wurde in der Steiermark in den Jahren 2000–2009 in allen Fällen (also zu 100 %) durchgeführt. Leider hat sich diese

Vorgehensweise in den darauffolgenden beiden Jahren nicht fortgesetzt. Im Jahr 2010 wurden von den 3 gemeldeten SIDS-Todesfällen nur 2 (66,7 %) und im Jahr 2011 von 2 Fällen nur 1 verstorbener Säugling obduziert (50 %).

— Die Obduktionsrate nach der Todesursache plötzlicher Kindstod (ICD 10, Code R95) hat jedoch auch österreichweit vom Höchststand im Jahr 2006 mit 88,0 % auf 66,7 % im Jahr 2011 abgenommen. Dieser Entwicklung sollte auf Basis der oben beschriebenen eindeutigen gesetzlichen Vorgaben gegengesteuert werden.

— Parallel hierzu ist in Österreich die Obduktionsrate bei allen Todesfällen im Säuglingsalter von 71,2 % im Jahr 2000 auf 53,0 % im Jahr 2011 und in der Steiermark von 68,9 % im Jahr 2000 auf 40,0 % im Jahr 2011 gesunken.

Die Daten entstammen der Statistik Austria (2011).

Eine fundierte Landesstatistik, die auch als Grundlage für eine Evaluierung eingeleiteter Präventionsprogramme geeignet ist, ist nur über die Obduktionsprotokolle der Institute für Gerichtsmedizin und Pathologie zu führen. Dies ist auch integraler Bestandteil des „Grazer Modells" (Kerbl et al. 1994). Die in den Krankenanstalten an SIDS verstorbenen Säuglinge sind in der Regel über die Protokolle der pathologischen Institute miterfasst; es stehen auch die ICD-kodierten Entlassungsstatistiken zur Verfügung.

8.2   In Deutschland

J.P. Sperhake, C.F. Poets

In Deutschland sind bei plötzlichen und unerwarteten Todesfällen eines Säuglings oder Kleinkinds weder die Leichenschau und das Ausstellen des Leichenschauscheins noch die polizeilichen Ermittlungen oder die Obduktion einheitlich geregelt. Es ist lediglich vorgeschrieben, dass, wie bei jedem Todesfall, eine ärztliche Leichenschau vorzunehmen ist. Da das Friedhofs- und Bestattungswesen der Gesetzgebungskompetenz der Länder unterliegt, gelten die Leichenschaugesetze und Verordnungen der 16 Bundesländer, die zwar Unterschiede aufweisen, in groben Zügen jedoch übereinstimmen (Übersichten bei Schneider 1987; Dettmeyer 2006). So kann bzw. muss jeder herbeigezogene Arzt die Leichenschau durchführen, auch wenn er keine speziellen rechtsmedizinischen Kenntnisse besitzt. Die Problematik des Notarzteinsatzes bei plötzlichen Säuglingstodesfällen wurde ausführlich dargestellt (Saternus et al. 1996a, b; Helmerichs et al. 1997), sodass an dieser Stelle nicht weiter darauf eingegangen wird. Aufgaben des Arztes bei der Leichenschau sind die Feststellung

— des Todes,
— der Personalien,
— des Todeszeitpunkts,
— der Todesursache und
— der Todesart.

Zur Todesursache kann beim plötzlichen Tod eines Kindes, ohne dass äußere Verletzungen vorliegen oder sich aus der Anamnese Hinweise auf eine Erkrankung ergeben, nur eine Verdachtsdiagnose geäußert werden. Wie jedoch zahlreiche Untersuchungen zeigen, ist auch eine solche Verdachtsdiagnose mit vielen Unsicherheiten behaftet (Schneider 1987; Lockemann u. Püschel 1995; DuChesne et al. 1997). Trotzdem wird in Deutschland bei plötzlich verstorbenen Säuglingen von den Leichenschauärzten häufig als Diagnose ein plötzlicher Säuglingstod angegeben, obwohl dies definitionsgemäß eigentlich nicht möglich ist, da diese Diagnose eine Obduktion voraussetzt (Beckwith 1970b) und auch forensische Gründe dagegensprechen (▶ Kap. 9). Allerdings lässt die 2006 vorgeschlagene sogenannte San-Diego-Definition die Einordnung nicht obduzierter Todesfälle in die Kategorie „unklassifiziert" („unclassified sudden infant death" – USID) zu (Krous et al. 2004). Da sichere Aussagen zur Todesursache allein aufgrund der Leichenschau und der Anamnese bei den meisten plötzlich verstorbenen Säuglingen nicht zu treffen sind, sollte von dem leichenschauenden Arzt als Todesart „ungeklärt" angegeben werden, sofern die Todesbescheinigung diese Möglichkeit zulässt. Dies wird in allen Fällen, also auch bei Erwachsenen, von ärztlicher aber auch juristischer Seite empfohlen, wenn der Arzt Zweifel an der Todesursache hat, also vor allem bei einem unerwarteten, plötzlichen Tod (Maiwald 1978; Brettel u. Wagner 1982; Brinkmann u. Püschel 1991; Geerds 1997; Kleemann 1998). In den Bundesländern, in denen diese Rubrik auf der Todesbescheinigung nicht vorgesehen ist, wird ein handschriftlicher Eintrag empfohlen (Schwerd 1981). Da jedoch in den meisten Bundesländern in Deutschland in diesem Fall die Polizeibehörden informiert werden müssen, sollte dieses Vorgehen den Eltern erläutert werden. Die Angabe einer „ungeklärten" Todesart führt keinesfalls automatisch zu einer Obduktion.

Zunächst wird von den Polizeibehörden eine Untersuchung durchgeführt, bei der die Polizeibeamten normalerweise eine meist kurze Befragung der Eltern und des leichenschauenden Arztes durchführen und den Auffindeort des Kindes besichtigen. Wenn vor dem Tod Erkrankungen bei dem Kind bestanden, wird evtl. auch der Haus- oder Kinderarzt befragt. Welche Informationen erhoben werden, ist nicht einheitlich geregelt, regional sehr unterschiedlich und stark abhängig von der individuellen Erfahrung und Einstellung der Ermittler. Das Ermittlungsergebnis (Ermittlung im Sinne einer Vorermittlung) wird mit einer Empfehlung, dass eine bzw. keine Obduktion durchgeführt werden sollte, an die zuständige Staatsanwaltschaft weitergeleitet. Der bearbeitende Staatsanwalt beantragt bei einem Strafrichter die Obduktion, die dieser dann anordnen kann. Es kann aber auch eine Freigabe zur Bestattung ohne weitergehende Untersuchungen durch die Staatsanwaltschaft erfolgen. Die richterliche Anordnung einer Obduktion bedeutet nicht zwingend die Einleitung eines Ermittlungsverfahrens, sondern es hängt vom Ergebnis der Obduktion ab, ob strafprozessuale Ermittlungen eingeleitet werden (Haehling von Lanzenauer 1993). Gerade bei plötzlichen Todesfällen von Säuglingen bestehen in Deutschland erhebliche regionale Unterschiede in der Häufigkeit, mit der Obduktionen angeordnet werden (Brinkmann u. Püschel 1991; Kleemann et al. 1997c). Regelungen zur Obduktion und zur Durchführung der Obduktion finden sich in § 87 und § 89 der Strafprozessordnung (StPO):

» Die Leichenöffnung wird von zwei Ärzten vorgenommen. Einer der Ärzte muss Gerichtsarzt oder Leiter eines öffentlichen gerichtsmedizinischen oder pathologischen Instituts oder ein von diesem beauftragter Arzt des Instituts mit gerichtsmedizinischen Fachkenntnissen sein. Dem Arzt, welcher den Verstorbenen in der dem Tode unmittelbar vorausgegangenen Krankheit behandelt hat, ist die Leichenöffnung nicht zu übertragen. Er kann jedoch aufgefordert werden, der Leichenöffnung beizuwohnen, um aus der Krankengeschichte Aufschlüsse zu geben. Die Staatsanwaltschaft kann an der Leichenöffnung teilnehmen. Auf ihren Antrag findet die Leichenöffnung im Beisein des Richters statt. (§ 87 StPO)

Im § 89 StPO ist vorgeschrieben, dass die Obduktion stets die Eröffnung aller Körperhöhlen (Kopf-, Brust- und Bauchhöhle) umfassen muss. Das Vorgehen bei den Obduktionen und die Obduktionsprotokolle der meisten rechtsmedizinischen Institute sind vergleichbar. Es wird zunächst eine gründliche äußere Besichtigung durchgeführt und in einem Wortprotokoll festgehalten. Es folgt dann die Öffnung der Körperhöhlen und die Präparation der Organe. Die Befunde werden ebenfalls direkt bei oder nach der Obduktion diktiert. Nach Abschluss der Obduktion wird in einem vorläufigen Gutachten zur Todesursache und Todesart sowie evtl. zu weiteren wichtigen Befunden Stellung genommen. Wenn die morphologischen Befunde für einen plötzlichen Säuglingstod charakteristisch sind, lautet im Allgemeinen die Aussage in dem vorläufigen Protokoll, dass eine pathologisch-anatomisch nachweisbare Todesursache aufgrund der makroskopischen Befunde nicht festgestellt werden konnte, dass sich jedoch keine Hinweise auf einen nichtnatürlichen Tod ergaben. Ob weitergehende Aufträge (z. B. histologische, toxikologische, virologische, bakteriologische, immunologische Untersuchungen) erteilt werden, hängt vom Einzelfall und von der Entscheidung der zuständigen Staatsanwaltschaft ab. Obwohl wissenschaftlich Einigkeit darüber herrscht, dass die makroskopische Diagnose nicht ausreicht, um einen plötzlichen Säuglingstod zu diagnostizieren, wird vielfach von den Staatsanwaltschaften auf weitergehende Untersuchungen verzichtet, da für sie nicht die Klärung der Todesursache, sondern der Ausschluss einer Gewalteinwirkung das Entscheidende ist (Geerds 1997). Zwar gibt es in Deutschland von juristischer Seite keine einheitliche Regelung über den Umfang der weiterführenden Untersuchungen, es liegt aber eine Empfehlung der Arbeitsgemeinschaft Forensisch-pädiatrische Diagnostik der Deutschen Gesellschaft für Rechtsmedizin zu Art und Umfang von Obduktion, Asservierungsmaßnahmen und Zusatzuntersuchungen vor (Verhoff et al. 2007). Freilich ist deren Umsetzung nicht bindend. Während feingewebliche Untersuchungen in den meisten Fällen durchgeführt werden, gilt dies nicht in gleichem Maß für Toxikologie, Mikrobiologie, DNA-Analytik oder andere kostenintensive Zusatzuntersuchungen. Somit richtet sich das Ausmaß der weiterführenden Untersuchungen vor allem nach den erteilten oder nicht erteilten Aufträgen der Ermittlungsbehörden, den in den Instituten bestehenden Untersuchungsmöglichkeiten und der Übernahme von Untersuchungskosten. Wenn keine Obduktion angeordnet wird oder wenn auf der Todesbescheinigung ein „natürlicher Tod" bescheinigt wurde, besteht die Möglichkeit einer klinischen Obduktion, für die es in Deutschland jedoch keine gesetzliche Regelung gibt. Wegen der bestehenden rechtlichen Unsicherheiten bei den klinischen Sektionen wurden von der Deutschen Gesellschaft für Medizinrecht (1991) die „Einbecker Empfehlungen" erarbeitet, in denen u. a. festgehalten wurde:

>> II. Eine klinische Sektion ist zulässig mit individueller Einwilligung des Verstorbenen oder – soweit dieser sich nicht zu Lebzeiten geäußert hat – mit Zustimmung der totensorgeberechtigten Angehörigen. III. Die Einwilligung kann auf der Grundlage einer vorformulierten Erklärung (Krankenhausaufnahmebedingungen) erteilt werden, wenn diese nach § 2 AGBG wirksamer Bestandteil des Vertrags geworden ist. Eine derartige Klausel darf jedoch nicht überraschend sein (§ 3 AGBG). IV. Eine klinische Sektion, die nicht nach II. und III. gerechtfertigt ist, ist jedoch dann zulässig, wenn der Patient oder, nach seinem Ableben, seine Angehörigen auf die Möglichkeit einer Sektion hingewiesen wurden und diese nicht widersprochen haben. Diese Regelung sollte sich nicht auf klinische Sektionen beschränken, sondern auch Todesfälle außerhalb der Klinik umfassen, um auch dort berechtigten Anliegen – wie ärztlich fürsorgerischen und epidemiologischen – Rechnung zu tragen.

Auf regionaler Ebene gibt es Sonderregelungen, wie z. B. das Berliner „Gesetz zur Regelung des Sektionswesens und therapeutischer Gewebeentnahmen (Sektionsgesetz)" von 1996 oder das Hamburger Sektionsgesetz von 2000 (Sperhake u. Püschel 2003). Das Problem bei den klinischen Sektionen von plötzlich verstorbenen Säuglingen besteht zum einen darin, dass den Angehörigen die schwierige Entscheidung, ob eine Obduktion durchgeführt werden soll, kurz nach dem Tod des Kindes abverlangt werden muss, und zum anderen nicht geklärt ist, wer in diesem Fall die Kosten übernimmt, die z. B. durch die Überführung, die Obduktion oder nachfolgende Untersuchungen anfallen. Da die Kosten der Überführung, insbesondere bei größeren Entfernungen zwischen dem Sterbeort des Kindes und dem Obduktionsort, erheblich sein können, kommt es immer wieder vor, dass Obduktionen aus diesem Grund nicht vorgenommen werden können, obwohl einige pathologische und rechtsmedizinische Institute die Möglichkeit einer kostenlosen Sektion bieten. So kann es nicht verwundern, dass in dem Zeitraum 1985–1989 in West-Deutschland die Obduktionsrate bei den plötzlichen Säuglingstodesfällen lediglich etwa 55 % betrug (Kleemann et al. 1997). Auch wenn aktuelle Daten fehlen, dürfte sich an dieser Gesamtsituation bis heute nicht viel geändert haben. Allerdings variieren die Zahlen in Abhängigkeit von der jeweils zuständigen Polizei und Staatsanwaltschaft beträchtlich, so betrug die Obduktionsrate bei plötzlich verstorbenen Säuglingen in Hamburg zwischen 1996 und 2007 im Durchschnitt 84 % (Sperhake 2008). Deutschlandweit sind höhere Obduktionsraten offenbar nur im Rahmen von regionalen oder überregionalen Studien zu erzielen, wie beispielsweise bei der deutschen Fall-Kontroll-Studie (GeSID) mit der Datenerfassung zwischen 1998 und 2001 (Vennemann et al. 2005).

Das einzige Bundesland mit einem speziellen Sektionsgesetz für Kinder ist der Stadtstaat Bremen. 2011 wurde dort eine Obduktionspflicht für Kinder unter 6 Jahren eingeführt, bei denen die Todesursache nicht klar erkennbar ist, mithin also praktisch alle plötzlich und unerwartet verstorbenen Kleinkinder und Säuglinge. Auftraggebende Behörde ist hier aber nicht die Staatsanwaltschaft, sondern das Gesundheitsressort.

Grundsätzlich sollte auf die Bedürfnisse der Eltern, soweit es möglich ist, eingegangen werden. Wenn ein Tötungsdelikt ausscheidet, kann das Geheimhaltungsgebot der Sektionsbefunde im Ermittlungsverfahren auf formlosen Antrag bei der Staatsanwaltschaft aufgehoben werden, sodass die Eltern auch aus erster Hand durch den Obduzenten über die wesentlichen Ergebnisse der Obduktion und weitere Schritte informiert werden können und nicht erst später im Verfahren von ihrem Akteneinsichtsrecht Gebrauch machen müssen. Auch über den Umfang der Asservierungen sollten die Eltern möglichst frühzeitig ins Bild gesetzt werden. Größtmögliche Transparenz schafft Vertrauen, hilft bei der Trauerarbeit und vermeidet unnötige Konflikte.

8.3 In der Schweiz

C. Bartsch

Die einschlägige Bearbeitung und erste Fassung dieses Kapitels in der Erstauflage des Buchs stammt von G. Molz und W. Bär (2000) und wird nun aktualisiert.

Der Begriff des *außergewöhnlichen Todesfalls* (AgT) wurde in der Schweiz von dem Rechtsmediziner Fritz Schwarz geprägt und besitzt bis heute in der Praxis seine Gültigkeit (Schwarz 1947). Als AgT werden alle plötzlichen und unerwarteten sowie gewaltsam eingetretenen Todesfälle und solche, die vielleicht gewaltsam verursacht sein könnten, bezeichnet. Der plötzliche Säuglingstod entspricht diesen Kriterien und wird somit als AgT behandelt (Krous et al. 2004). In den meisten der 26 Schweizer Kantone besteht für einen AgT eine behördliche Meldepflicht, wobei die Meldung üblicherweise an die Polizei zu erfolgen hat und eine amtsärztliche Leichenschau (Legalinspektion) nach sich zieht, durch die die Todesart (natürlich oder nicht natürlich) und die Todesursache ermittelt werden sollen (Mund u. Bär 2005). Darüber hinaus bestehen in der Schweiz bis dato keine gesetzlichen Regelungen zu speziellen Maßnahmen, die im Fall eines plötzlichen Säuglingstods ergriffen werden sollten. Eine Pflicht zur Obduktion besteht nicht.

Im Kanton Zürich, dem Kanton mit der weitaus höchsten Einwohnerzahl (etwa 17 % der gesamten Schweiz), gilt z. B. folgendes Verfahren:

Bei einem AgT schreiben das Gesundheitsgesetz (GesG von 2007; 2. Teil, 1. Abschnitt, B, § 15) (Kanton Zürich 2007) und die Verordnung über die Bestattungen (1963; II, § 6) vor, dass die leichenschauende Ärztin/der Arzt unverzüglich die Polizei zu benachrichtigen hat, wenn der zu begutachtende Todesfall den Kriterien eines AgT entspricht. Die Polizei benachrichtigt ihrerseits die zuständige Untersuchungsbehörde sowie die zuständige Amtsärztin/den Amtsarzt. Im Stadtgebiet von Zürich rückt in diesen Fällen eine Rechtsmedizinerin/ein Rechtsmediziner zum Ereignisort aus, um die Legalinspektion durchzuführen und die notwendigen medizinischen Abklärungen vorzunehmen sowie Empfehlungen für das weitere Vorgehen zu geben. In den aktuellen Weisungen der Oberstaatsanwaltschaft (WOSTA 2012) wurde unter Bezugnahme auf die Schweizerische Strafprozessordnung (Schweizerische Eidgenossenschaft 2011) festgelegt, dass die pikettdienstleistende Staatsanwältin/der Staatsanwalt im Fall eines plötzlichen Säuglings- bzw. Kindstods immer an den Ereignisort ausrückt, um dort die Ermittlungen zu übernehmen. Auch wenn eine strafrechtlich relevante Dritteinwirkung fehlt, führt die Staatsanwaltschaft ein Verfahren unter dem Titel „außergewöhnlicher Todesfall XY". Durch diese Regelung wird gewährleistet, dass die Befunderhebung und notwendige Beweissicherung von erfahrenen Experten vorgenommen und hierdurch eine grundsätzliche „Kriminalisierung" vermieden wird. Die in einen AgT involvierten Polizeibeamten sind im Kontakt mit Angehörigen erfahren und weisen auf die Möglichkeit einer Unterstützung durch die Selbsthilfegruppe betroffener Eltern (Elternvereinigung SIDS Schweiz 2012) hin, die zu jeder Zeit kontaktiert werden kann. Von rechtsmedizinischer Seite werden erste Elterngespräche im Rahmen der medizinischen Abklärungen am Ereignisort als eine wesentliche Aufgabe angesehen (Hauswirth u. Bartsch 2011). In dieser speziellen Belastungssituation wird den Eltern die Möglichkeit gegeben, der Ärztin/dem Arzt Fragen – z. B. zum Ablauf der Untersuchung – zu stellen. Eine Unterstützung durch das Angebot der Elternvereinigung SIDS Schweiz wird von rechtsmedizinischer Seite in jedem Fall empfohlen, da erfahrener Beistand das grundsätzlich traumatisierende Erlebnis und die hieraus resultierenden belastenden Umstände positiv beeinflussen kann (Bär 1994, 1995).

Während die Leichenschau des verstorbenen Kindes nach Möglichkeit unter Ausschluss der Angehörigen durchgeführt wird, sollten die Eltern in der Zwischenzeit durch die Expertinnen und Experten vor Ort über den weiteren Ablauf informiert werden. Nach Beendigung der äußeren Besichtigung kann den Eltern vor dem Abtransport des verstorbenen Kindes die Abschiednahme ermöglicht werden. Aus rechtsmedizinischer Sicht wird die bei einem AgT grundsätzlich erforderliche gründliche Abklärung im Fall eines plötzlichen Säuglingstods vor allem durch die rechtsmedizinische Obduktion einschließlich der mittlerweile zusätzlich zur Verfügung stehenden diagnostischen Möglichkeiten gewährleistet. In Anlehnung an die international empfohlene standardisierte Vorgehensweise bei plötzlichen Säuglingstodesfällen werden auch am Institut für Rechtsmedizin der Universität Zürich (IRM-UZH) umfassende standardisierte Untersuchungen durchgeführt. Mittlerweile kommen im Vorfeld der Obduktion obligatorisch bildgebende Verfahren wie Computertomographie (CT) und Magnetresonanztomographie (MRT) zum Einsatz, deren Sensitivität es erlaubt, auf spezielle Auffälligkeiten aufmerksam zu werden, die dann im Anschluss im Rahmen der Obduktion gezielt untersucht werden können.

Nach der Strafprozessordnung des Kantons Zürich 1919 (1. Abschnitt; B, 5., § 118) soll der Bericht über die Obduktion folgende Angaben enthalten:

1. die Angabe, wie und wo der Leichnam angetroffen wurde;
2. die Angabe der Zeit und des Orts der Sektion;
3. die Bezeichnung des Leichnams nach Geschlecht, Alter, Gestalt und Größe;
4. die Beschreibung des äußeren Zustands der Leiche und der inneren Beschaffenheit der Kopf-, Brust- und Bauchhöhle;
5. das Gutachten über die Beschaffenheit der Verletzung und die Art der Entstehung derselben sowie über die Todesursache, unter Angabe der Gründe.

Diese Forderung wird durch die Anfertigung eines Obduktionsprotokolls, eines Bildgebungsbefunds und des rechtsmedizinischen Gutachtens erfüllt. Alle zur Gutachtenerstellung zur Verfügung stehenden Unterlagen sowie das Gutachten selbst werden abschließend der Untersuchungsbehörde zugestellt, die ihrerseits die Kosten des Verfahrens übernimmt. Nach Abschluss des Verfahrens – oder nach Zustimmung der Untersuchungsbehörde auch während des Verfahrens – ist es den Eltern möglich, Gespräche bezüglich der Untersuchungsergebnisse mit der zuständigen rechtsmedizinischen Ärztin/dem Arzt zu führen. Auf diese Möglichkeit wird im Vorfeld bei der Untersuchungsbehörde und den Eltern hingewiesen.

Plötzlicher Säuglingstod und Kriminalität

P. Roll

R. Kurz et al. (Hrsg.), *Der plötzliche Säuglingstod,*
DOI 10.1007/978-3-7091-1444-5_9, © Springer-Verlag Wien 2014

9.1   Einleitung

Der plötzliche und unerwartete Tod eines Säuglings bzw. Kleinkinds (SID = „sudden infant death") stellt eine unfassbare seelische Belastung für Eltern, nächste Verwandte und auch für die nächsten Mitmenschen dar. In den meisten dieser Todesfälle findet man einen Tod aus natürlicher innerer Ursache, wobei sich entweder entsprechende klassische pathologische Veränderungen (Missbildungen, schwerste Infekte, Tumoren etc.) finden oder ein Tod, bei dem die Todesursache nicht klar vorliegt und der nach Ausschluss sämtlicher uns derzeit zur Verfügung stehenden Untersuchungsmethoden als plötzlicher, unerwarteter Tod im eigentlichen Sinn benannt wird (SIDS = „sudden infant death syndrome"). Gegenüber einem natürlichen Tod kann man einen vorsätzlichen und akzidentellen gewaltsamen Tod abgrenzen. Dabei können die Todesursachen z. B. schwerste Verletzungen infolge stumpfer Gewalteinwirkung, Ersticken oder die absichtliche Gabe bzw. akzidentelle Gabe/Einnahme von Giftstoffen sein. In jedem Fall muss man bei gewaltsamen Todesfällen zwischen Unfall oder Tötung durch die fremde Hand unterscheiden. In einzelnen Fällen kann einem SID auch ein Tötungsdelikt zugrunde liegen. Die Tötungsrate bei Weißen der amerikanischen Bevölkerung lag im Jahr 1983 bei 100.000 Kindern unter 1 Jahr bei 3,6 und bei 100.000 Kindern zwischen 1 und 4 Jahren bei 1,5. Im Vergleich dazu betrug die Tötungsrate im Jahr 1993 in Österreich bei 100.000 Kinder unter 1 Jahr 3,2 und 1,5 bei 100.000 Kinder zwischen 1 und 4 Jahren (schriftl. Mitteilung von Statistik Austria 1997). Bei manchen dieser Delikte müssen äußere Verletzungszeichen nicht vorliegen, sodass im Rahmen der gesetzlich geregelten Totenbeschau eine Todesursache nicht angegeben werden kann. Es ist daher aus medizinischen, rechtlichen und sozialen Überlegungen die Forderung aufgestellt worden, bei SID-Fällen einfühlsame Vorerhebungen durch besonders geschulte Mediziner, Psychologen, Exekutivbeamte und Sozialdienste sowie Autopsien durch forensisch geschulte Pathologen und Forensiker im eigentlichen Sinn durchführen zu lassen.

9.2   Obduktionen

Das österreichische Obduktionswesen kennt grundsätzlich 4 Arten von Obduktionen:
- die gerichtliche Leichenöffnung, die durch die Strafprozessordnung, also durch ein Bundesgesetz geregelt ist;
- die sanitätspolizeiliche Obduktion, deren Grundlage die im Wesentlichen vergleichbaren Landesgesetze sind;
- die Spitalsobduktionen, z. B. nach dem österr. Krankenanstaltengesetz und
- Privatobduktionen.
  Das Vorgehen bei gerichtlichen Leichenöffnungen wurde im Jahr 2008 geändert.

In der Strafprozessordnung findet sich unter Leichenschau und Obduktion, § 128 (1) und (2):

» (1) Sofern nicht ein natürlicher Tod feststeht, hat die Kriminalpolizei einen Arzt beizuziehen und grundsätzlich am Ort der Auffindung die äußere Beschaffenheit der Leiche zu besichtigen, der Staatsanwaltschaft über das Ergebnis der Leichenbeschau zu berichten (§ 100 Abs. 2 Z 2) und dafür zu sorgen, dass die Leiche für den Fall der Obduktion zur Verfügung steht.

» (2) Eine Obduktion ist zulässig, wenn nicht ausgeschlossen werden kann, dass der Tod einer Person durch eine Straftat verursacht worden ist. Sie ist von der Staatsanwaltschaft anzuordnen, die mit der Durchführung eine Universitätseinheit für gerichtliche Medizin oder einen Sachverständigen aus dem Fachgebiet der Gerichtsmedizin, der kein Angehöriger des wissenschaftlichen Personals einer solchen Einrichtung ist, zu beauftragen hat. (Fabrizy 2011)

Vor dem Jahr 2008 wurde die Obduktion vom Staatsanwalt angeordnet und der Sachverständige zur Durchführung der Obduktion im Allgemeinen vom Untersuchungsrichter bestellt.

Bei welchen Todesfällen eine verpflichtende kriminalpolizeiliche Leichenbeschau durchzuführen ist, ist im Erlass des Bundesministeriums für Inneres vom 01.12.2010 geregelt. Unter Punkt 4. ist dort angeführt, Säuglinge und Kleinkinder bis zu einem Alter von 6 Jahren kriminalpolizeilich zu untersuchen (interner Erlass, Bundesministerium für Inneres 2010). Die erhebende Kriminalpolizei hat dann ihren Bericht an die Staatsanwaltschaft zu übermitteln. Dann erfolgt vom Staatsanwalt die Anordnung einer Obduktion. Es ist zu hoffen, dass mit diesem neuen Gesetz die Obduktionsrate nicht zurückgeht. In Anlehnung an den oben angeführten Erlass könnte man europaweit die Forderung aufstellen, Neugeborene, Säuglinge und Kleinkinder bis zu 6 Jahren autoptisch untersuchen zu lassen.

Hervorzuheben ist, dass es in Österreich seit 1855 ausführliche Anleitungen für gerichtliche Obduktionen nicht nur für Erwachsene, sondern auch für Neugeborene gibt (Reichs-Gesetz-Blatt 1855).

Die sanitätsbehördlichen Obduktionen sind ausschließlich für jene Fälle vorgesehen, bei denen der Verdacht eines Fremdverschuldens fehlt und durch die äußere Leichenbeschau allein, die im entkleideten Zustand vorzunehmen ist, der Grund des Todes nicht eruiert werden kann, oder für jene Fälle, bei denen der Verdacht eines Todesfalls aufgrund einer Infektionskrankheit besteht, um eventuell notwendige Maßnahmen einer epidemiologischen Prophylaxe zu ergreifen (Maresch et al. 1985). Da in Fällen des plötzlichen Kindstods sehr oft eine Todesursache bei der Totenbeschau nicht festgestellt werden kann, ist zur Todesursachenermittlung unserer Meinung nach unbedingt eine Autopsie durchzuführen. Dies wird jedoch nicht immer rigoros gehandhabt, womit sicherlich in seltenen Fällen auch Tötungsdelikte, die äußerlich bei den Säuglingen/Kleinkindern keine Verletzungen verursachen, als natürliche Todesursache im Totenschein eingetragen werden. In der Todesbescheinigung wird in Deutschland von den leichenschauhaltenden Ärzten bei fehlenden äußeren Anzeichen einer möglichen tödlichen Gewalteinwirkung entweder eine ungeklärte oder eine natürliche Todesart angekreuzt. Falls sich bei Vermerk einer ungeklärten Todesart durch polizeiliche Ermittlungen nicht der konkrete Verdacht auf ein Delikt ergibt, kommen Sektionen in diesen Fällen nur sporadisch und zufällig zustande, wobei sie bei Vermerk einer natürlichen Todesart in der Regel völlig unterbleiben. In einem 6-Jahres-Zeitraum (1990–1995) wurden am rechtsmedizinischen Institut in Münster insgesamt 337 verstorbene Säuglinge und Kleinkinder obduziert. Es bestand 63-mal seitens der Ermittlungsbehörden der primäre Verdacht auf einen nichtnatürlichen Tod, der sich in 55 Fällen bestätigte. Darunter waren 28 Tötungsdelikte. Bei den übrigen 274 Todesfällen von Säuglingen und Kleinkindern bestand im Vorfeld kein konkreter Verdacht auf ein Delikt oder einen nichtnatürlichen Tod. Dennoch ergaben sich nach Obduktion 8 Tötungen, wobei 4-mal ein Tötungsvorsatz und 4-mal der Tod aus Misshandlungsfolge festgestellt wurde. Diese 8 Tötungen würden 2,9 % ergeben. Die Gesamtzahl der Tötungsdelikte an der Gesamtheit der Obduktionen ergibt 10,7 % (DuChesne et al. 1997). Die Obduktionsstatistik des Instituts für gerichtliche Medizin der Medizinischen Universität Graz ergab in einem 20-Jahres-Zeitraum (1992–2011) 185 Todesfälle von Säuglingen und Kleinkindern, wovon 17 Tötungsdelikte waren, was einer Prozentzahl von 9,2 entspricht. Als interessant ist anzumerken, dass 16 von den 17 Getöteten Neugeborene waren (■ Tab. 9.1). Die im Jahr 2005 angeführten 4 Neugeborenentötungen wurden von einer einzigen Mutter über eine Zeitspanne von mehreren Jahren durchgeführt. 2 Neugeborene fanden sich in einer Tiefkühltruhe, die anderen beiden in Kunststoffeimern eingemörtelt. Diese waren durch eine lange Leichenliegezeit massiv durch Fäulnis verändert.

Demgegenüber berichten Emery u. Taylor (1986) in einer 24-Jahres-Studie, in der Todesfälle bei Kindern von bis zu 2 Jahren untersucht wurden, dass akzidentelles Ersticken in 10 % dieser Fälle vorkam, wobei aktives Zutun durch einen oder beide Elternteile in weiteren 10 % der Fälle für möglich gehalten wurde.

Dass ein Tötungsdelikt hinter einem SID stehen könnte, wurde in den 1960er und 1970er Jahren im deutschen Sprachraum aber eher nicht angenommen, weshalb sich offensichtlich in der Monographie über den plötzlichen Kindstod von Mueller (1963) über unnatürliche Todesfälle lediglich Hinweise auf den Begriff „Erstickung" als Unfall in Form von Strangulationen oder in Form einer sicher festgestellten luftdicht abgeschlossenen Verlegung der Luftwege finden. Weiters wird über akzidentelle Vergiftungen durch nitrathaltiges Brunnenwasser und Vergiftungsfälle im Kindesalter unter besonderer Berücksichtigung der Arznei- und Schädlingsbekämpfungsmittel hingewiesen. Althoff (1973), einer der Doyens der deutschen Gerichtsmedizin, wies hingegen in seiner Monographie darauf hin, dass die meisten plötzlichen, unerwarteten Todesfälle im Kindesalter in der häuslichen Atmosphäre auftreten und sich an der Plötzlichkeit des bei einem Kind eingetretenen Todes häufig der Verdacht eines Fremdverschuldens entzündet. Von den in den Jahren 1964–1970 durchgeführten Sektionen bei Kindern bis zu einem Alter von 2½ Jahren wurden nach Abzug der Früh-, Neu- und Totgeborenen 292 von 360 als typische plötzliche Kindstodesfälle klassifiziert, während 57 Fälle unter der Kategorie „unnatürlicher Kindstod" (Unglücksfälle, Vergiftungen, Tötungen) und 15 Fälle unter „Tod nach chronischer Erkrankung oder Missbildung" subsumiert wurden. Eine Tötungsursache ist jedoch nicht angegeben. Daraus würde sich in 15,8 % ein unnatürlicher Kindstod ergeben. Zwei „plötzliche Kindstodesfälle eines Zwillingspaares" im Abstand von 4 Monaten, wobei beim ersten Kind gedacht wurde, dass es an einem plötzlichen Kindstod gestorben wäre, und beim zweiten Kind ein Gewaltverbrechen diagnostiziert wurde, haben Wilske (1984) zu seiner Monographie angeregt. Er plädierte jedoch dafür, auch die Auffindesituation des verstorbenen Kindes in den Befund aufzunehmen. Guntheroth (1995) schenkt dem Problem der Kindesvernachlässigung und Kindstötung im Zusammenhang mit dem plötzlichen Kindstod breiteren Raum.

9.3   Einteilung

SID aus kriminalistischer Sicht im Sinne eines gewaltsamen Tods lässt sich einerseits nach der Art der kriminellen Handlung, anderseits in der Häufigkeit seines Auftretens bei bestimmten Altersgruppen differenzieren. Aus historischer Sicht wurden Tötungen von Neugeborenen teilweise aus erbrechtlichen, ethnischen, religiösen und nahrungsbedingten Überlegungen vollzogen, wobei hier die Kindsaussetzung eine der größten Rollen gespielt hat (Kellett 1992). Auch in jüngerer Zeit wurden von den Maoris (Ureinwohner Neuseelands) Säuglinge durch Zuhalten der Nase, Druck auf die Vorderhauptslücke oder durch Legen eines nassen Stoffstücks auf den Kopf getötet (Hunton 1977). In einigen Kulturen wurden Neugeborene durch Zudrücken des Kehldeckels erstickt, wobei ein Finger mit einem extrem langen Fingernagel in den

☐ Tab. 9.1 Obduktionen von Kindern (1 Tag bis 24 Monate) am Institut für gerichtliche Medizin der Medizinischen Universität Graz (Prozentangaben gerundet)

Jahr	Obduktionen		SIDS	Fehlbildungen Stoffwechselerkrankungen	Asphyxie	Unfälle	Tötungsdelikte	Infekte	Tumor
	Gesamt	Kinder							
1992	355	21	8	7	–	1	3	1	1
1993	367	15	7	4	–	2	1	1	–
1994	328	14	6	1	5	1	1	–	–
1995	381	11	4	2	1	–	1	3	–
1996	405	10	3	1	3	1	1	1	–
1997	373	11	2	5	3	1	–	–	–
1998	402	5	2	–	1	1	–	1	–
1999	426	9	3	3	–	1	–	2	–
2000	412	10	2	1	3	2	1	1	–
2001	419	6	1	–	2	1	2	–	–
2002	485	5	2	1	–	1	–	1	–
2003	440	11	2	2	4	–	–	3	–
2004	463	6	1	1	2	1	1	–	–
2005	500	13	7	2	–	–	4	–	–
2006	416	5	1	2	–	–	1	1	–
2007	414	9	2	3	2	1	–	–	1
2008	441	8	2	1	3	1	–	1	–
2009	423	8	1	–	2	1	–	4	–
2010	358	7	1	2	2	–	1	1	–
2011	354	1	1	–	–	–	–	–	–
Total	8162	185	58	38	33	16	17	21	2
Prozent		100	31,4	20,5	17,8	8,6	9,2	11,4	1,1

Mund eingeführt wurde (Molz 1997, persönliche Mitteilung). In unserem Einzugsbereich ist bei Neugeborenentötungen das Ertränken die häufigste Tötungsart. Neugeborenen- bzw. Kindstötung kann auch aus falsch verstandenem Mitleid, insbesondere bei schwersten Missbildungen, erfolgen (Harris 1997).

9.3.1 **Vergiftungen**

Bei den Vergiftungen unterscheidet man akzidentelle und kriminelle Vergiftungen. Akzidentelle Vergiftungen spielen im Kleinkindalter eine große Rolle, wobei tödliche Ausgänge als gering zu bezeichnen sind (Maresch et al. 1960; Leinzinger et al. 1978; Willenberg 1991; Baldi et al. 1993; Renier et al. 1994). Bei chemisch-toxikologischen Durchuntersuchungen von 375 Säuglingen ließen sich in 4 % der Fälle in den Körperflüssigkeiten bzw. Organen ein oder mehrere Medikamente nachweisen. Das durchschnittliche Lebensalter dieser Säuglinge hat zum Obduktionszeitpunkt bei 4–5 Monaten gelegen (Käferstein et al. 1983). Smialek u. Monforte (1977) fanden unter 130 untersuchten plötzlichen Kindstodesfällen in 4,6 % Medikamente bzw. Suchtgifte, wobei bei einem Säugling der Tod durch die Einnahme dieser Stoffe gesichert werden konnte. Akzidentelle Massenvergiftungen, wobei es auch zu Todesfällen kommen kann, sind äußerst selten. Es kann auf 3 akzidentelle Massenvergiftungen hingewiesen werden, wobei sie sich zum einen im Krankenhaus und zum anderen zu Hause ereigneten. In 2 Fällen wurden neugeborenen Kindern Kochsalzlösungen verabreicht, wobei im einen Fall durch eine Verwechslung beim Herstellen der 10%igen Glukoselösung eine dementsprechend konzentrierte Kochsalzlösung zubereitet und den Säuglingen verabreicht wurde. Durch Obduktion und toxikologische Untersuchung konnte die Todesursache Hypernatriämie (Kochsalzvergiftung) nachgewiesen werden (Finberg et al. 1963; Udermann u. Roll 1987). Im dritten Fall von Verwechslung wurden Säuglingen und Kleinkindern strychninhaltige Zäpfchen verabreicht, wobei die Konzentration des Strychnins in den Mixturen, die in einer Apotheke hergestellt wurden, irrtümlich bei Weitem überhöht war (eigene Fälle, unveröff.). In diesen Fällen konnte die Diagnose ebenfalls durch eine postmortale forensisch-chemische Untersuchung bestätigt werden. Hinsichtlich weiterer akzidenteller Vergiftungen wird auf die zahlreichen Literaturstellen verwiesen (Pasi et al. 1985; Caravati u. Litovitz 1988; Götz u. Lopez 1990; Madsen 1990; Ogbuihi et al. 1990; Cina et al. 1994; Shulman u. Wells 1997).

Nichtakzidentelle Vergiftungen im Säuglings- und Kleinkindalter sind eher selten und kommen jedoch meistens im Rahmen des Münchhausen-by-Proxy-Syndroms vor (Rogers et al. 1976; Taylor u. Betts 1983; Meadow 1993; McClure et al. 1996). Manches Mal ist es nicht möglich, zwischen akzidenteller und nichtakzidenteller Vergiftung zu unterscheiden (Rammer u. Holmgren 1995). Einzelne derartige Vergiftungen können morphologische Veränderungen herbeiführen, wie wir sie beim plötzlichen Kindstod häufig sehen, z. B. Blutungen unter den serösen Häuten der Lungen, des Herzens und der Brieseldrüse (Smialek 1978; Perrot 1988).

9.3.2 **Säuglings-/Kindstötung im eigentlichen Sinn**

In dieser Gruppe unterscheidet man verletzungsreiche, verletzungsarme und verletzungsfehlende Tötungen. In Fällen von schwerster Kindesmisshandlung wird man schon bei der Leichenbeschau auf die Tötungsart schließen können. Bei den Tötungsarten mit fehlenden Verletzungen ist eine Diagnosenstellung nur nach genauester Ektoskopie und anschließender Obduktion möglich. Wahrscheinlich ist die am häufigsten übersehene Methode von Kindstötungen das Ersticken. Beim Säugling und beim kleineren Kleinkind ist das Ersticken eher leicht auszuführen, wobei dies einerseits durch die Hände des Täters, andererseits durch Niederdrücken des Kopfs in einen Polster oder in das Bettzeug erfolgt. Auch die immer wieder zitierte Methode des Verschlusses der Atemwege durch Folien lässt sich unter diesen Tötungsmechanismen subsumieren (Harbitz 1935; Sköld 1967). In diesen Fällen finden sich bei der Obduktion ähnliche Befunde wie beim plötzlichen Kindstod (Kleemann 1997). Dies bedeutet, dass mit den derzeitgen Methoden eine sichere Unterscheidung zwischen natürlichen und kriminellen SID-Ursachen nicht immer möglich ist. Bei mehrfachen intrafamiliären, sogenannten plötzlichen Kindstodesfällen ist der Verdacht auf eine kriminelle Handlung zu prüfen.

9.3.3 Tod infolge Misshandlung

- **Battered-child-syndrome**

Dieses Kindesmisshandlungssyndrom ist dadurch charakterisiert, dass die bemitleidenswerten Kinder über einen längeren Zeitraum misshandelt werden. Man kann daher nebeneinander frische und ältere bzw. alte Verletzungen finden, wobei schwerste Verletzungen wie Knochenbrüche (Röhren- und Schädelknochen), Verbrennungen, Unterernährung und Austrocknung, aber auch schwerste Verletzungen der Bauchorgane durch stumpfe Gewalteinwirkung gegen den Bauch zu beobachten sind. Bei den ärztlichen Untersuchungen werden von den „besorgten", für die Kinder verantwortlichen Personen häufig Falschangaben zu der Entstehungsweise der Verletzungen angegeben. Es ist deshalb wichtig, dass die untersuchenden Ärzte auch Kenntnisse in der Verletzungsbegutachtung haben. Von Vorteil ist es, in derartigen Fällen einen klinischen Forensiker konsiliarisch beizuziehen. Manchmal können bei derartigen Misshandlungen auch Todesfolgen eintreten. Eisenmenger et al. (1973) beschreibt in einem 10-jährigen Beobachtungszeitraum (191 eigene Fälle und 73 von der Weiblichen Kriminalpolizei mitgeteilte Fälle) einen Todesfall.

- **Schütteltrauma**

Eine besondere Form der Kindesmisshandlung ist das Schütteltrauma des Säuglings und Kleinkinds. Dieses wurde von Caffey (1974) als „Whiplash-shaken-infant-Syndrom" erstmals beschrieben. Auch dieses Misshandlungsbild, bei dem immer wieder mit tödlichen Ausgängen gerechnet werden muss, ist äußerlich den verletzungsarmen bzw. verletzungsfehlenden Misshandlungen zuzuordnen. Dabei entstehen durch massives Schütteln oder Schlagen des Kindes gegen eine Unterlage schwerste Verletzungen im Körperinneren, wie Blutungen im Schädelinneren und Netzhautblutungen (Schneider et al. 1979; Maxeiner 1986; Rabl et al. 1991; Thyen u. Tegtmeyer 1991). Gilliland et al. (1993) zeigten in einer Studie, in der Netzhautuntersuchungen an 169 Kindern nach erfolgloser Wiederbelebung durchgeführt wurden, dass durch Wiederbelebung keine Netzhautblutungen resultierten, womit die Verletzungsduplizität (Blutungen im Schädelinneren und Netzhautblutungen) mit an Sicherheit grenzender Wahrscheinlichkeit ein Schütteltrauma annehmen lässt. In einzelnen Fällen lassen sich bei Angriff gegen die Extremitäten bei derartigen Misshandlungsfällen radiologische und feingewebliche Veränderungen („Korbhenkel-Brüche" und „Kanten-Abbrüche" der Metaphysen) finden (Kleinmann 1998). Kleinmann (1990) empfiehlt bei Verdacht auf Misshandlungen, radiologische Skelettuntersuchungen vorzunehmen, und das massive radiologische Vorgehen scheint angesichts der hohen Morbiditäts- und Mortalitätsrate mehr als gerechtfertigt. Lockemann u. Püschel (1995) führt dazu aus, dass zu einer ersten Orientierung in unklaren Fällen von plötzlichem Tod im Säuglings- bzw. Kleinkindalter Ganzkörperröntgenaufnahmen beitragen können.

- **Münchhausen-by-Proxy-Syndrom**

Wird ein Säugling oder Kleinkind durch nahe Angehörige misshandelt bzw. sogar getötet, wobei die nahen Angehörigen sehr oft eine psychische Störung aufweisen, so wird dies als

Münchhausen-Stellvertreter-Syndrom bezeichnet. Dieser Terminus wurde erstmals von Meadow (1977) beschrieben. Dabei erzeugen oder induzieren die Betreiber (meistens die Mütter) bei ihren Kindern körperliche Erkrankungen, um ärztliche Aufmerksamkeit nicht nur auf das Kind, sondern insbesondere auf sich zu lenken. Die Betreiber scheuen nicht einmal vor diesen schrecklichen Taten unter stationärer Behandlung im Krankenhaus zurück. Mit Videokameraüberwachung und Aufzeichnung der Ereignisse konnten in einzelnen Krankenhäusern die kriminellen Handlungen aufgedeckt und ein möglicher tödlicher Ausgang vereitelt werden. Die Betreiber versuchten einerseits die Kinder zu ersticken, wobei ein Vater seinem Kind mehrere Finger tief in den Rachen steckte, anderseits auch durch die Gabe von Medikamenten oder Desinfektionsmittel zu vergiften. Die mittels Videokamera überwachten 39 Kinder im Alter zwischen 2 und 44 Monaten hatten 41 Geschwister, von denen 12 plötzlich und unerwartet gestorben waren. 11 dieser Todesfälle wurden als plötzlicher Kindstod (SIDS) klassifiziert. Nach Vorhalt der Videoaufzeichnungen gaben 4 Eltern zu, 8 dieser Geschwister erstickt zu haben. Ein Geschwisterkind, das plötzlich starb, wies einen viralen Magen-Darm-Infekt auf, jedoch ergab die Nachuntersuchung eine vorsätzliche Vergiftung durch Kochsalz (Poets 1995; Southall 1997). Wie im letzten Fall ersichtlich, ist es nicht ausgeschlossen, dass einem erklärbaren Tod aus natürlicher Ursache ein Gewaltdelikt zugrunde liegen kann, wobei Rognum (1996) bei einer schwersten Lungenentzündung und Herzmuskelentzündung eines Kindes Tod durch Erdrosseln diagnostizierte.

9.4   Schlussbetrachtung

Eine prinzipielle alternative Diagnose zum plötzlichen Kindstod, und zwar eine sehr beunruhigende, ist also der Tod durch eine kriminelle Handlung (Misshandlung, Vernachlässigung) (Valdes-Dapena et al. 1993). Bei einer Autopsie eines Säuglings oder Kleinkinds sind neben den in den dementsprechenden Kapiteln angeführten medizinischen Untersuchungen noch die ärztlichen Unterlagen über die Schwangerschaft, die Geburt, mögliche weitere Behandlungen, die Ereignisse einige Zeit vor dem und bis zum Tod und über die Auffindesituation miteinzubeziehen, d. h., um mit den Worten von von Hofmann (1895) zu sprechen, „dass sämtliche Umstände des Falles in die Expertise aufzunehmen sind, weil häufig ein und derselbe Befund durch ganz verschiedene Ursachen erzeugt werden könnte". Durch ein derartiges Vorgehen sollte es gelingen, mögliche akzidentelle und gewaltsame Todesfälle von plötzlichen, unerwarteten Kindstodesfällen im eigentlichen Sinn (= SIDS) abzugrenzen. Wir selbst sind jedes Mal zutiefst betroffen, wenn wir ein Kind obduzieren müssen, um die Todesursache zu ergründen. Trotzdem darf nicht unerwähnt bleiben, dass sich hinter diesen schweren Schicksalsschlägen manches Mal ein nicht natürliches bzw. nicht akzidentelles Sterben verbergen kann. Der obduzierende Mediziner ist in diesen Fällen zum einen der Arzt, der das Kind als „letzter" behandelt und die Todesursache feststellt. Er kann Vertrauensperson für die Eltern und die nächsten Angehörigen sein und hilft, weitere derartige Schicksalsschläge zu verhindern. Zum anderen kann er im Fall eines Gewaltverbrechens der letzte Anwalt des Kindes sein.

Der plötzliche Säuglingstod und Stoffwechselstörungen

W. Sperl, E. Maier

R. Kurz et al. (Hrsg.), *Der plötzliche Säuglingstod,*
DOI 10.1007/978-3-7091-1444-5_10, © Springer-Verlag Wien 2014

10.1   Einleitung

Bereits 1976 vermuteten Sinclair Smith et al. (1976), dass angeborene Stoffwechselstörungen zumindest bei einem kleinen Prozentsatz von SIDS-Fällen eine Rolle spielen. Es fanden sich in 5 % der untersuchten SIDS-Fälle diffuse fettige Leberveränderungen. In der Folge wurden hauptsächlich Fettsäureoxidationsstörungen als Erklärung für diese Leberverfettung gefunden (Boles et al. 1994; Howat et al. 1985). Diese Defekte stellten sich als die häufigsten metabolischen Störungen heraus, die ein SIDS imitieren können (Cederbaum 1998). In dieser Gruppe wiederum fand sich der Abbaudefekt mittelkettiger Fettsäuren (MCAD-Defekt/Medium-Chain-Acyl-CoA-Dehydrogenase-Defekt) am häufigsten mit SIDS assoziiert (Howat et al. 1984). Daneben wurden in weit geringerem Ausmaß auch andere Stoffwechselstörungen in Zusammenhang mit einem plötzlichen, unerwarteten Tod bzw. einem ALTE-Ereignis beschrieben (Arens et al. 1993b; Bonham u. Downing 1992; Emery et al. 1988). Bei vielen metabolischen Defekten mit plötzlichem Todesereignis waren allerdings bereits anamnestisch und aus der klinischen Beobachtung systemische Krankheiten bei den Kindern zu erkennen. Zusammen mit den Fettsäureoxidationsstörungen kann man Stoffwechseldefekte unterscheiden, die direkt oder indirekt einen Zusammenhang mit dem Energiestoffwechsel aufweisen. Andere Stoffwechselstörungen koinzidieren unter Umständen nur zufällig mit SID.

Stoffwechselstörungen, die mit SID assoziiert sein können, kann man grob in 3 Gruppen einteilen:
1. Störungen der Fettsäureoxidation
2. Störungen der Glukoseoxidation oder der Glukoneogenese
3. Andere Stoffwechselstörungen

10.2   Störungen der Fettsäureoxidation

Metabolische Studien bestätigen den von Sinclair-Smith et al. (1976) bereits vor über 20 Jahren vermuteten Anteil von Fettsäureoxidationsstörungen im gesamten Patientengut von SIDS von etwa 5 % (Boles et al. 1998). Nach anfänglicher Überbewertung dieser Krankheiten (Harpey et al. 1990) zeigt sich in vielen Untersuchungen, dass die Prävalenz von Fettsäureoxidationsdefekten, im Besonderen die Häufigkeit von MCAD-Defekten bzw. das Vorhandensein der klassischen A985G-Mutation, bei SIDS nur eine untergeordnete Rolle spielt (Arens et al. 1993a; Lundemose et al. 1993; Miller et al. 1992). Die homozygote MCAD-A985G-Mutation kommt in weniger als 1 % der SIDS-Fälle vor (Boles et al. 1998). In der folgenden ▶ Übersicht sind die bislang mit SID beschriebenen Fettsäureoxidationsstörungen im Detail angeführt. Charakteristisch für die Fettsäureoxidation ist ihre enorme Bedeutung in der energetischen Versorgung von verschiedenen Geweben, insbesondere von Herzmuskel, Leber und Skelettmuskulatur. Im Fastenzustand ist die Mobilisierung von Fett und Fettsäuren von entscheidender Bedeutung. Darüber hinaus können Intermediärmetaboliten, die akkumulieren, hemmend auf die oxidative Phosphorylierung wirken. So ist es erklärbar, dass es bei Fettsäureoxidationsstörungen typischerweise zu fasteninduzierten Krisen kommt. Auch andere Auslöser von katabolen Zuständen wie z. B. interkurrierende Infekte können zu einer akuten, unter Umständen lebensbedrohlichen Krise führen. Es ist auffallend, dass es bei Störungen in den verschiedensten Abschnitten des Fettsäureabbaus, sowohl beim Transport der Fettsäuren mittels Carnitin ins Mitochondrium als auch im Bereich der Oxidationsschritte verschieden langkettiger Fettsäuren, zu unerwarteten plötzlichen Todesereignissen kommen kann.

Plötzlicher, unerwarteter Säuglingstod in Zusammenhang mit Stoffwechseldefekten

a) Fettsäureoxidationsdefekte
   1. Carnitintransporterdefizienz (Rinaldo et al. 1997)
   2. Carnitin-Acylcarnitintranslokasedefizienz (Chalmers et al. 1997)
   3. Carnitinpalmitoyltransferase IA (Gessner et al. 2010)
   4. Carnitinpalmitoyltransferase-II-Defizienz (Demaugre et al. 1991)
   5. Überlangkettige Acyl-CoA-Dehydrogenase-Defekte (VLCAD) (Strauss et al. 1995)
   6. Mittelkettige Acyl-CoA-Dehydrogenase-Defekte (MCAD) (Brackett et al. 1994; Duran et al. 1986; Howat et al. 1985; Manoukian et al. 2009)
   7. Langkettige 3-Hydroxyacyl-CoA-Dehydrogenase-Defekte (LCHAD) (Chalmers et al. 1987; Duran et al. 1991; Wanders et al. 1989)
   8. Defektes mitochondriales trifunktionales Protein (Trefz 1998)
   9. Hydroxymethylglutaryl (HMG)-CoA-Lyase-Defizienz (Ribes et al. 1990)
   10. Glutarazidurie Typ II (Bennett u. Powell 1994; Boles et al. 1994; Harpey et al. 1987; Angle u. Burton 2008)

b) Störungen der Glukoseoxidation oder Glukoneogenese
   1. Mitochondriale DNA-Mutationen (Dionisi et al. 1998; Fagan et al. 1999; Sweeney et al. 1993; Opdal et al. 1998a; Santorelli et al. 1996; Arnestad et al. 2002)
   2. Atmungskettendefekte (Vilarinho et al. 1997; Smeitink et al. 1993)
   3. Pyruvatdehydrogenasekomplexdefekte (PDHC-E1-Defizienzen) (Sperl et al. 1990; Wexler et al. 1988)
   4. Glykogenose Typ 1 (Burton et al. 1987)
   5. Phosphoenolpyruvatcarboxykinasemangel (PEPCK) (Clayton et al. 1986)

c) Andere Stoffwechselstörungen
   1. Ahornsirupkrankheit (Hallock et al. 1969)
   2. Biotinidasedefizienz (Burton et al. 1987)
   3. Ornithintranskarbamylasemangel (OTC) (Arens et al. 1993b; Krous 1995b)
   4. Hyperlipoproteinämie (Potter u. Hilton 1993)
   5. Barth-Syndrom (Ting-Yu et al. 2008)
   6. L-2-Hydroxyglutarazidurie (Gygax et al. 2009)

Neben dem gezielten biochemischen Screening von Metaboliten im Harn und Plasma (Dicarbonsäuren, Acylcarnitine etc.) ist nach wie vor die mikrovesikuläre Verfettung der Leber der wichtigste Hinweis für einen metabolischen Defekt im Fettabbau. Hier hat sich seit der Untersuchung von Sinclair-Smith et al. von 1976 nichts verändert. Aufgrund der Seltenheit der Fettsäureoxidationsstörungen im Gesamtfeld von SIDS war ein generelles Stoffwechselscreening vorerst nicht angedacht (Bonham u. Downing 1992; Green 1993). Nun werden aber mit Einführung der Tandemmassenspektrometrie (TMS) Störungen der Fettsäurenoxidation seit einigen Jahren (Deutschland 2004, Österreich seit 2002, Schweiz – MCAD seit 2007) flächendeckend im Neugeborenenscreening erfasst. In jedem Fall scheint es dringend notwendig zu sein, bei begründeten Verdachtsfällen gezielte metabolische Untersuchungen zu veranlassen. Die Tandemmassenspektrometrie und die neuen molekulargenetisch diagnostischen Möglichkeiten (Exom-Sequenzierung, Next-generation-sequencing) (Hempel et al. 2011) haben hier zu einer enormen Ausweitung der diagnostischen Möglichkeiten geführt. MCAD-Defekte können in allen Lebensabschnitten auftreten und plötzlich zum Tode führen. Bei den langkettigen und überlangkettigen Fettsäureabbaudefekten bestehen eindeutige Beziehungen zum Herzreizleitungssystem und eine Assoziation mit Kardiomyopathien (Riodor 1998). Die klinische Heterogenität der Fettsäureoxidationsdefekte ist beachtlich, ein Teil der Kinder wurde z. B. mit Reye-Syndrom-ähnlichem Verlauf beschrieben (Roe et al. 1986). Als eine besonders kritische Periode hat sich die Neugeborenenphase herausgestellt. Hier kann es gerade in der ersten Lebenswoche bei gestillten Kindern als Folge der initialen Nahrungskarenz und daraus resultierender Katabolie zu einer oft unerkannten metabolischen Krise kommen (Riodor 1998). Eine Reihe von plötzlichen Todesfällen, die oft fälschlicherweise als SIDS klassifiziert wurden, bzw. akut lebensbedrohliche Krisen mit Herzrhythmusstörungen wurden beobachtet (Wijburg et al. 1999).

10.3   Störungen der Glukoseoxidation bzw. Glukoneogenese

Interessanterweise sind auch Störungen im Bereich des mitochondrialen Oxidationssystems mit SIDS assoziiert worden (▶ Übersicht, Teil b). Es wurde die Häufigkeit von mitochondrialen Mutationen im Zusammenhang mit SIDS untersucht (Gerbitz u. Jaksch 1994; Opdal et al. 1998a, 1999b, 2002; Santorelli et al. 1996; Arnestad et al. 2002). Zudem gibt es vereinzelte Berichte von Störungen im Bereich der oxidativen Phosphorylierung (Smeitink et al. 1993) und auch des Pyruvatdehydrogenasekomplexes (Sperl et al. 1990; Wexler et al. 1988) bei Kindern mit einem plötzlichen, unerwarteten Todesereignis. 1989 wurden von Burchell et al. (1989) Defekte der hepatischen mikrosomalen Glukose-6-Phosphatase mit dem plötzlichen Säuglingstod in Verbindung gebracht. Allerdings waren die beschriebenen Patienten hoch selektiert und es bleibt zweifelhaft, ob ein primär genetischer Defekt der Glukose-6-Phosphatase zu einem SID führt. Alternative Erklärungen für die verminderten Enzymaktivitäten in Post-mortem-Lebergewebe sind zu diskutieren (Addison et al. 1989; Gerbitz u. Jaksch 1994; Saudubray u. Charpentier 1995). In der Folge gab es keinerlei Bestätigung dieser Befunde durch weitere Studien. Auch andere Defekte der Glukoneogenese, wie die der PEPCK (=Phosphoenolpyruvatcarboxykinase), wurden im Zusammenhang mit SID beschrieben (Clayton et al. 1986).

10.4   Andere Stoffwechselstörungen

Einzelne Stoffwechselstörungen, wie Ahornsirupkrankheit, Biotinidasedefizienz, Hyperlipoproteinämie und Ornithintranskarbamylasemangel, Barth-Syndrom, L-2-Hydroxyglutarazidurie sind vereinzelt mit unerwartetem, plötzlichem Tod bzw. ALTE assoziiert beschrieben worden (▶ Übersicht, Teil c). Hier liegen aber eindeutig systemische Erkrankungen vor, die sich bei genauer Anamnese und klinischer Beschreibung deutlich von SIDS unterscheiden.

10.5   Angeborene Stoffwechselstörungen und ALTE

Es gibt nur wenige spezifische Berichte bezüglich ALTE und angeborenen Stoffwechselstörungen. Eine Reihe von Stoffwechselstörungen sollten beim ALTE-Ereignis in Betracht gezogen werden (Emery et al. 1988), im Prinzip dieselben, wie bei einem plötzlichen, unerwarteten Todesereignis (Störungen der oxidativen Phosphorylierung, der β-Oxidation, des Harnstoffzyklus, andere Organoazidopathien etc.) (Arens et al. 1993b; Bentele 1993; Harpey et al. 1990; Rebuffat et al. 1991; Saudubray u. Charpentier 1995; Kahn 2004). Die Häufigkeit einer metabolischen Ursache für ein ALTE-Ereignis wird ähnlich wie bei SIDS Fällen mit 4–5 % angegeben (Arens et al. 1993b) und ist im Vergleich zu den anderen Ursachen selten (Kahn 2004).

10.6 Indikationen zur Stoffwechseldiagnostik

10.6.1 Post-mortem-Diagnostik

Voraussetzung bei allen SIDS-Fällen ist eine genaue Obduktion und entsprechende Asservierung von Körperflüssigkeiten bzw. Geweben, im Besonderen auch Lebergewebe, und in der Folge die biochemische und ggf. molekulargenetische Analytik. Es muss eine interdisiziplinäre Befundzusammenschau erreicht werden (Olpin 2004). Bei folgenden Indikationen sollte biochemisch weiter untersucht werden:
1. Auffälligkeiten bei der Obduktion: Eine Lebervergrößerung und mikrovesikuläre Leberverfettung, aber auch Fettansammlung in Herz, Skelettmuskel und Niere, ggf. eine Glykogenspeicherung der Leber sollten Anlass geben, das Gewebe weiter biochemisch auf Fettsäureoxidationsdefekte (Boles et al. 1994; Bove 1997) bzw. Gluc-6-Phosphatase bzw. das Vorliegen einer Glykogenose zu untersuchen.
2. Familiäre SIDS-Fälle.
3. SIDS-Fälle mit auffälliger Klinik in der Anamnese: Trinkschwäche, Somnolenz, muskuläre Hypotonie und andere neurologische Auffälligkeiten.
4. HELLP-Syndrom der Mutter.
5. SIDS-Fälle deutlich außerhalb des klassischen Altersbereichs (plötzliche Todesfälle besonders in der 1. Lebenswoche und nach dem 1. Lebensjahr).

10.6.2 In-vivo-Diagnostik (bei Geschwisterkindern)

Bei folgenden Fällen sollte eine In-vivo-Diagnostik durchgeführt werden:
1. Bei Geschwisterkindern in Familien mit gehäuften SIDS-Fällen.
2. Bei Geschwisterkindern in Familien mit gehäuften ALTE-Ereignissen.
3. Bei klinisch auffälligen SIDS-Geschwisterkindern (z. B. ungeklärte Hypoglykämien, Trinkstörung, metabolische Azidose, Bewusstseinseintrübung/Vigilanzstörung, muskuläre Hypotonie).

10.7 Durchzuführende Untersuchungen

Die Auswahl der Proben und Art der Untersuchungen erfolgen unter 2 Gesichtspunkten:

10.7.1 Direkte Stoffwechseldiagnostik

- **Post-mortem-Analyse**
- Die Analytik soll histologisch, biochemisch und ggf. molekulargenetisch erfolgen.
- Analyse von Fettsäureoxidationsstörungen (z. B. Bestimmung von Fettsäuren, Glukose und Carnitinkonzentration/freies Carnitin und Acylcarnitine) besonders in der Leber (Boles et al. 1998; Boles et al. 1994; Roe et al. 1987) bzw. Enzymanalysen in Fibroblasten.

- **In-vivo-Diagnostik (bei Geschwisterkindern)**
- Analyse des Harns mittels GC/MS, Bestimmung von Dikarbonsäuren/organischen Säuren und ihren Metaboliten, insbesondere Acylglycine.
- DNA-Analyse aus Blut und Enzymanalysen in der Leber, wenn beim verstorbenen Kind keine ausreichende Diagnostik erfolgt ist.
- Analytik von Plasma im Rahmen des Neugeborenenscreenings mittels Tandem-MS bzw. Aktivitätsbestimmung gezielter Enzyme oder ß-Oxidationsmessung in Fibroblasten (Ziadeh 1995). Damit ist die Diagnose einer ß-Oxidationsstörung bereits in der 1. Lebenswoche möglich.

10.7.2 Prospektive Probenasservierung für Forschungsaspekte

Hier enthalten die Obduktions- und Asservierungsrichtlinien bei SIDS-Fällen (Krous 1995b; Saudubray u. Charpentier 1995) eine Reihe von Vorschlägen, besonders im Hinblick auf mögliche spätere metabolische und molekulargenetische Untersuchungen. Empfohlen wird die Asservierung von DNA bzw. Gewebeproben wie Herz, Muskel, Leber, Niere, ZNS, Körperflüssigkeiten (Vollblut, Serum, Harn, Liquor, Glaskörperflüssigkeit, Galle) (Olpin 2004) bzw. die Aufbewahrung eines Bluts- bzw. Harntropfens auf Filterpapier.

10.8 Ausblick

Eine multifaktorielle Ursache von SIDS ist wahrscheinlich. Es gibt unterschiedliche Auffassungen darüber, ob eine letzte gemeinsame Endstrecke als pathophysiologisches Korrelat existiert. Zumindest liefern angeborene Stoffwechselstörungen Hinweise, dass es bei Ausfällen im Intermediärstoffwechsel, insbesondere dem Energiestoffwechsel, zu ernsten lebensbedrohlichen Störungen beim Säugling kommen kann.

Besonders die ß-Oxidation spielt hier eine besondere Rolle im Zusammenhang mit dem plötzlichen Tod von Kindern. In Zusammenschau mit dem Triple-Risk-Modell können energetischen Stoffwechselwegen (β- und Pyruvatoxidation) eine besondere Bedeutung bzgl. der genetischen Prädisposition zukommen, insbesondere durch deren Bezug zum kardialen und neuronalen Stoffwechsel. Neue Techniken wie Exom-Sequencing bzw. Next-generation-sequencing ergeben vielversprechende Ansätze zur genetischen Evaluierung bei familiären SIDS-Fällen.

Zusammenfassend geht aus zahlreichen Untersuchungen hervor, dass bei ca. 1–5 % von SIDS-Fällen angeborene Stoffwechseldefekte, und hier wiederum in der überwiegenden Mehrzahl Fettsäureoxidationsdefekte, gefunden wurden. Bei diesen Kindern ist eine genaue biochemische Diagnostik mit genetischer Beratung der betroffenen Familien notwendig.

Mögliche Ursachen für den plötzlichen Säuglingstod

Historische und theoretische Überlegungen

T. Kenner, M. Vennemann, R. Kerbl

R. Kurz et al. (Hrsg.), *Der plötzliche Säuglingstod*,
DOI 10.1007/978-3-7091-1444-5_11, © Springer-Verlag Wien 2014

Bei einem Ereignis, für das definitionsgemäß keine ersichtliche Ursache gefunden bzw. nachgewiesen werden kann, sind wir zunächst auf Vermutungen angewiesen. Es ist menschlich, zu allererst die Schuld bei einer Person oder einem einzelnen Umstand zu suchen. Sollte sich herausstellen, dass diese Überlegung nicht verallgemeinert werden kann, dann werden als nächste Stufe Zufallsbefunde zur Erklärung herangezogen. Wenn man Glück hat, kann sich einmal ein Zufallsbefund als großer Treffer herausstellen. Wenn man Pech hat, dann bleibt als Ausweg, eine multifaktorielle Genese anzunehmen.

Im Fall des SIDS ist man durch diese Phasen gegangen, ohne eine definitive Klärung zu erlangen. Diesbezügliche grundsätzliche Überlegungen wurden von Kenner et al. (1986) dargelegt. Wie Fleck (1993) und später Kuhn (1999) feststellten, ist die Überwindung einer bestehenden Lehrmeinung ein extrem schwieriges und dann oft unerwartet plötzliches Ereignis, ein „Kippen", wie man heute sagt. Und wie die Theorie der Apnoegenese des SIDS (Steinschneider 1972) zeigt, kann eine Theorie auf falschen Annahmen beruhen und trotzdem zunächst glaubhaft erscheinen. Um durch weitere Erkenntnisse, aber auch Widerlegungen, letztlich doch bei einer multifaktoriellen Genese zu landen.

Wie in vorangegangenen Kapiteln bereits ausführlich dargestellt, ist die Diagnose „plötzlicher Säuglingstod" eine Ausschlussdiagnose. Dabei gehen mittlerweile fast alle Forscher von einem fatalen Dreieck aus: ein *vulnerables* Kind (genetische Disposition) in einem vulnerablen Stadium der Entwicklung (2.–5. Lebensmonat) und ein auslösender Trigger (z. B. Bauchlage oder Überwärmung) (Filiano u. Kinney 1994; Guntheroth u. Spiers 2002).

Aber werfen wir zuerst noch einen Blick zurück …

Für die Geschichte von Graz und für die Geschichte der SIDS-Forschung spielt die Leechkirche in Graz eine bedeutende Rolle. In den gotischen Fenstern aus den Jahren 1335–1337 findet sich eine ungewöhnliche Krippendarstellung, die als Anlass für den folgenden Bericht dient.

Das Christkind in „prone position", also in Bauchlage (◨ Abb. 11.1): Schlaf in Bauchlage gilt heute als besonders wichtiger Risikofaktor (Jorch et al. 1991; Arnestad et al. 2001; Schellscheidt et al. 1997a; Vennemann et al. 2005; Mitchell et al. 2008b), und diese Erkenntnis hat letztlich viele Irrwege der SIDS-Forschung als solche „enttarnt". Zu bemerken ist, dass ein Kind in Bauchlage, das – wie die Abbildung zeigt – von der Mutter ständig beobachtet wird, wesentlich weniger gefährdet ist.

Gerade im Bereich medizinischer Probleme ist es faszinierend, wie Hypothesen aus fehlerhaften Beobachtungen entwickelt werden und wie lange sich Theorien halten können, die von Anfang an unbewiesen über Jahrzehnte, ja sogar über Jahrhunderte weiter in schriftlichen und mündlichen Lehrmeinungen überliefert wurden. Poets (1996) hat diesbezügliche Überlegungen und historische Fakten in einem sehr empfehlenswerten Artikel beschrieben. Er geht dabei von der Apnoehypothese aus, die durch eine Publikation von Steinschneider (1972) populär wurde. Durch den Nachweis, dass die von Steinschneider beschriebenen Todesfälle nicht durch spontane Apnoen verursacht waren, sondern auf Tötungsdelikten beruhten, ergab sich, dass die Erstellung dieser Hypothese auf einem tragischen Irrtum beruhte (Little u. Brooks 1994).

Aber es gab auch schon frühere Irrwege …

Die bis in die 50er Jahre des 20. Jahrhunderts immer wieder zitierte Hypothese, der plötzliche Tod von Säuglingen habe etwas mit einer ungewöhnlichen Vergrößerung des Thymus bzw. dem „Status thymicolymphaticus" zu tun, geht auf Beobachtungen von Grawitz (1888) und von Paltauf (1889, 1890) zurück. Bis zum Jahr 1923 sind, wie Poets (1996) zitiert, über 800 Publikationen über diesen Status thymicolymphaticus publiziert worden. Allerdings hat Paltauf (1890) selbst als eigentlich zu vermutende Todesursache einen plötzlichen Herztod postuliert. – Er ist leider kurz danach an einem Sarkomleiden erkrankt und sehr jung 1893 gestorben, ohne noch

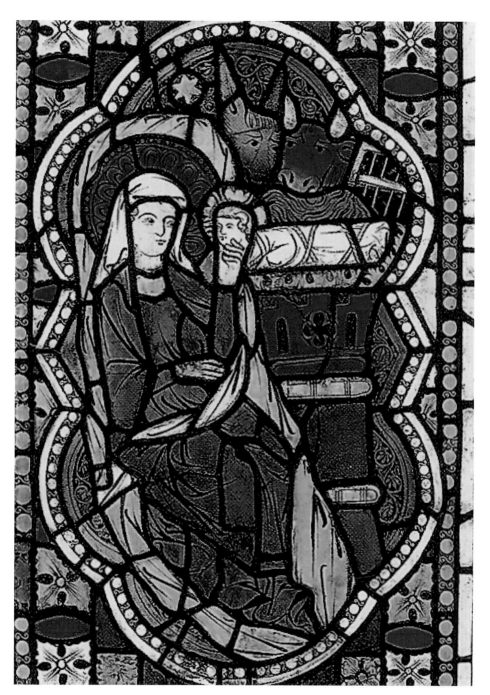

◨ **Abb. 11.1** Ungewöhnliche Krippendarstellung in den gotischen Fenstern der Leechkirche in Graz aus den Jahren 1335–1337 mit dem Christkind in Bauchlage. (Mit freundl. Genehmigung von Dom-Pfarrer Lafer, Leechkirche/Graz)

weitere Beobachtungen über das Thema „Status thymicolymphaticus" niederschreiben und damit die Fehlinterpretation seiner Untersuchungsergebnisse verhindern zu können.

Poets (1996) weist darauf hin, dass 1931 durch ein Joint Committee of the Medical Research Council and the Pathological Society of Great Britain and Ireland die Schlussfolgerung erarbeitet wurde, „dass der sogenannte Status thymicolymphaticus nicht als pathologische Gegebenheit existiert" (Young u. Turnbull 1931). Es wird des Weiteren anhand einer kritischen Studie von Greenwood u. Woods (1927) über den Status thymicolymphaticus gezeigt, wie letztlich durch das Bedürfnis, das ärztliche Selbstbewusstsein zu stärken, eine Hypothese quasi als Rettungsanker aufgegriffen, schließlich übertrieben und als alleinige Wahrheit angepriesen wurde.

Die Probleme der Hypothesenbildung und die Schwierigkeiten eines Paradigmenwechsels wurden, wie erwähnt, zuerst im Jahre 1935 von dem polnischen Arzt Ludwik Fleck (1993) und später, im Jahr 1962, von Thomas S. Kuhn (1999) aufgegriffen. Aus Flecks ausführlicher Darstellung seien einige Aussagen zitiert:

» Ist ein ausgebautes, geschlossenes Meinungssystem, das aus vielen Einzelheiten und Beziehungen besteht, einmal geformt, so beharrt es beständig allem Widersprechendem … Ein Widerspruch gegen das System erscheint undenkbar. Was in das System nicht hineinpasst, bleibt ungesehen, oder es wird verschwiegen, auch wenn es bekannt ist, oder es wird mittels großer Kraftanstrengung dem Systeme nicht widersprechend erklärt …

Es wird immer wieder behauptet, dass die Schilderung über das „Salomonische Urteil" in der Bibel, im 1. Buch der Könige, 3. Kapitel, die erste bekannte Erzählung über einen Fall von plötzlichem Kindstod sei. Demgegenüber ist zu betonen, dass erstens der Bericht sehr genau feststellt, dass der Tod des Säuglings kurz nach der Geburt stattgefunden hat (also zu einem für SIDS nicht typischen Zeitpunkt), und dass zweitens ausdrücklich von „Tod durch Erdrücken" berichtet wird. Warum sollte man in diesem Punkt der Bibel nicht glauben? Das Erdrücken durch Aufliegen der Mutter oder der Amme ist seither immer wieder als Ursache plötzlicher, unerwarteter Todesfälle von Säuglingen angeschuldigt worden. Im Mittelalter wurden deswegen Säuglinge durch spezielle Holzkonstruktionen (Arcuccio) im Bett abgeschirmt. In diese Konstruktionen konnte durch eine Öffnung die Brust der Mutter bzw. der Amme gereicht werden. Immer wieder wird auch heute noch in Forscherkreisen diskutiert, ob in bestimmten Fällen ein Ersticken oder Überliegen durch die Mutter möglich ist (Bass et al. 1986; Arnestad et al. 2001; Mitchell et al. 2008b; Vennemann et al. 2011).

Vor allem in den USA dürfte tatsächlich der Tod durch akzidentelle mechanische Erstickung – nicht nur durch das erwähnte „Überliegen" verursacht – relativ häufig vorgekommen sein und immer noch vorkommen (Kim et al. 2012). In europäischen Ländern scheint diese Ursache des plötzlichen Säuglingstods hingegen eher selten aufzutreten.

Die Forschung zum plötzlichen Säuglingstod ist – wie bereits oben angesprochen – wesentlich mit dem Namen A. Paltauf verbunden. Paltauf, Gerichtsmediziner in Wien, berichtete 1889 und 1890 als Erster über eine epidemiologische Studie, die unter anderem die Inzidenz in Abhängigkeit vom Lebensalter beschrieb. Er konnte zeigen, dass die meisten der plötzlichen und unerwarteten Todesfälle im Alter von 2 bis 6 Monaten auftraten, ein Ergebnis, das seither immer wieder bestätigt werden konnte. Ein Zitat aus der Arbeit von Paltauf (1889):

» Solche Kinder sterben plötzlich, ohne vorausgegangenes Unwohlsein, zum Schrecken und Erstaunen ihrer Umgebung. Ich habe das mir zu Gebote stehende Materiale auch in dieser Hinsicht gesondert und gefunden, dass diese Todesart eine bei Kindern in den ersten Lebens-

☐ Tab. 11.1 Übersicht der von Paltauf (1889) beschriebenen SIDS-Todesfälle

Zeitpunkt	1. Monat	2. Monat	4. Monat	6. Monat	8. Monat	10. Monat	12. Monat	18. Monat	2. Jahr	3. Jahr	4. Jahr
Fälle	1	40	62	68	21	12	3	8	7	1	2

jahren gar nicht seltene ist. Entsprechend unseren Vorschriften über die sanitäts-polizeilichen Obductionen kommt eine nicht geringe Zahl von auch unter unverdächtigen Umständen plötzlich, d. h. ohne jegliche oder nur irgend bedeutende vorausgegangene Krankheitssymptome verstorbenen Kindern, deren Obduction auch nicht irgend ein schweres Leiden (z. B. Pneumonie, Meningitis, Hydrocephalus, Cat. Gastro-entericus u.s.w.) als Todesursache oder Nebenbefund ergeben hat, sondern nur solcher, die an Asphyxie, in Folge von Athmungsbehinderung, aus natürlichen Ursachen, in letzter Linie an Bronchitis verstorben sind …

Aus den Daten von Paltauf ergibt sich, dass in den Jahren 1887 und 1888 insgesamt 225 Kinder plötzlich starben (☐ Tab. 11.1).

Paltauf (1889) beschreibt im Folgenden einige Details, die zeigen, dass vermutlich nicht alle von ihm erfassten Todesfälle als SIDS zu bezeichnen sind:

» Der Tod dieser ohne weitere Krankheit verstorbenen Kinder erfolgte „plötzlich" (ohne weitere Angaben) im Jahre 1887 bei 88, im Jahre 1888 bei 39; als Erscheinungen während des Todes waren angeführt: „Blauwerden des Gesichts", „Husten", „Krämpfe", „Zuckungen" u.s.w.; bei 12, respective 24 findet sich angegeben: „unter Fraisen verstorben"; 23, respective 28 wurden theils während der Nacht, theils des Morgens todt im Bette aufgefunden. Ein nicht geringer Theil dieser wegen Verdachtes des Erdrückens seitens der Mutter, Amme und dergleichen, die mit dem Kinde in gemeinschaftlichem Bette geschlafen hatten, oder von Tödtung durch sonstige Vernachlässigung seitens der Aufsichtspersonen, war zur gerichtlichen Obduction gekommen; bei den meisten hiess es, dass die betreffenden Kinder kurze Zeit vor dem plötzlichen Absterben vollkommen gesund befunden worden seien. Endlich sind im Jahre 1887 drei, im Jahre 1888 aber neun Fälle verzeichnet, bei denen ausdrücklich angegeben ist, dass die Kinder in den Armen der Pflegepersonen unter „Verdrehen der Augen", „einem Schreie", „einer Zuckung" plötzlich verschieden seien. Endlich ist von zwei Kindern angegeben, dass sie einige Zeit vor dem Tode einen dem Tode vorausgegangenen ähnlichen Anfall überstanden hätten (Laryngismus?).

Nebenbei sei hier bemerkt, dass die Summe der im zitierten Text beschriebenen Fälle im Gegensatz zur Tabelle nicht 125 sondern 126 ergibt, wohl ein Schreibfehler von Paltauf. Paltauf untersuchte, ob zwischen den plötzlichen Todesfällen und der von ihm sowie schon vorher von Grawitz (1888) beobachteten auffallend großen Thymusdrüse ein Zusammenhang bestand. Paltauf selbst stellt allerdings auf Seite 879 seiner Arbeit von 1889 im Gegensatz zu Überlegungen von Grawitz 1888 klar fest: „Eine Verengung oder Verschließung der Trachea war niemals zu constatieren, nicht einmal in jenen Fällen, in denen eine auffallend große Thymus vorhanden war …"

Im zweiten Teil seiner Arbeit, die 1890 publiziert wurde, werden einige Beispiele von plötzlichen Todesfällen auch von Erwachsenen beschrieben. Paltauf spricht schließlich zusammenfassend von einer lymphatisch-chlorotischen Konstitution, die jedoch einschließlich der Thymusvergrößerung nicht Ursache des Todes, sondern nur ein Teilsymptom sei. Er schreibt ferner: „Auf das Herz den Schwerpunkt bei Erklärung dieser Todesart zu legen, glaube ich allen Grund zu haben."

Poets (1996) weist darauf hin, dass der Begriff „lymphatisch-chlorotische Konstitution" in Beziehung zur alten Doktrin des Galenus über die Temperamente zu setzen ist. Tatsächlich mag in dem Bezug zum Thema Temperament ein wichtiger Anhaltspunkt bestehen. Wie unter anderem von Einspieler et al. (1988a, b) festgestellt werden konnte, wurde bei einer retrospektiven Studie von Eltern verstorbener Säuglinge häufig darüber berichtet, dass diese Kinder ungewöhnlich still, brav und schwer weckbar gewesen seien.

Aufgrund der zuletzt aus der Publikation von Paltauf zitierten Folgerung kann man sagen, dass er sehr deutlich zwischen einer bedingenden Konstitution einerseits und der eigentlichen Todesursache, die er in einem Herzversagen vermutete, unterschieden hat. Eine mögliche Erklärung für den großen Thymus bei plötzlich Verstorbenen geben spätere Arbeiten von Selye (1953). Dort wurde in den 1950er Jahren beim Größenvergleich von Thymusdrüsen die Beobachtung gemacht, dass bei Kindern, die an länger dauernden Infekten gestorben waren, eine stressbedingte Verkleinerung des Thymus stattgefunden hatte. Im Fall des SIDS liegt solch ein länger dauernder Stress nicht vor, was den relativ größeren Thymus erklären mag.

Die Schilderung der historischen Entwicklung unserer Vorstellungen über die möglichen Ursachen oder Risikofaktoren für den plötzlichen Säuglingstod ist von etlichen Autoren publiziert worden. Besonders erwähnenswert ist die sehr persönliche und anschauliche Darstellung der Evolution der SIDS-Forschung von Valdes-Dapena (1995). Eine ausführliche Zusammenfassung aus der Sicht unserer Arbeitsgruppe wurde von Kurz et al. (1986b) publiziert. Die Liste der historischen Vermutungen betrifft u. a. virale Atemwegsinfekte, Immundefekte sowie Unterfunktion der Nebenschilddrüsen und Vergiftungen. Die weitere Aufzählung klingt wie eine Litanei quer durch die innere Medizin: Aspirationen, Rachitis, Enteropathien, Infektionen, Botulismus, Vitaminmangel, Elektrolytentgleisung, vegetative Dysfunktion, Herzrhythmusstörungen, gastroösophagealer Reflux, Hirnstammläsionen etc. (◗ Tab. 11.2).

Einige der in der Tabelle genannten Beobachtungen bzw. Theorien dürfen kursorisch aufgeführt werden:

Wie oben erwähnt, hat sich die durch Steinschneider (1972) beschriebene Apnoehypothese über viele Jahre hinweg gehalten und wurde von vielen anderen Autoren übernommen. Erst in den letzten Jahren wurde durch prospektive Untersuchungen bewiesen, dass keine Koinzidenz zwischen kurzen periodischen zentralen Apnoen und SIDS besteht. Anders verhält es sich möglicherweise mit langen – mit Hypoxämie einhergehenden – *zentralen Apnoen*. Interessanterweise sind, wie wir aus eigener Erfahrung berichten können, lebensbedrohliche Ereignisse (ALTE) oft durch eine Verknüpfung von Apnoe und zunehmender Bradykardie charakterisiert (Kurz et al. 1986a; Kerbl et al. 1995a). Unsere Arbeitsgruppe hat gut belegte Beispiele, nach denen Säuglinge während einer polygraphischen Registrierung einen ALTE-Anfall erlitten und durch rechtzeitige Reanimation gerettet werden konnten (Kurz et al. 1986a,b). Es ist zu vermerken, dass dieses Muster eine Verwandtschaft mit der vasovagalen Synkope zu haben scheint, einem Vorgang, dessen Zustandekommen auch beim Erwachsenen nur unvollständig verstanden wird (Benditt et al.1998). Heute wird allerdings von verschiedenen Autoren infrage gestellt, ob ALTE und SIDS tatsächlich einen gemeinsamen Pathomechanismus haben, bzw. es wird postuliert, dass es sich dabei um unterschiedliche Entitäten handelt (Semmekrot et al. 2010).

Im Gegensatz zur periodischen Atmung sind *obstruktive Apnoen* als mögliche Auslöser eines SIDS weitestgehend akzeptiert. Die schon 1958 von Emery beschriebene Luftwegsobstruktion gewann insbesondere durch die prospektiven Studien von Kahn et al. (1988a) an Bedeutung in

❑ **Tab. 11.2** Theorien über die Entstehung des plötzlichen Säuglingstods im Verlauf der Geschichte

Thymus	Grawitz	1888
	Paltauf	1889
	Feer	1924
Enteropathie	Kolisko	1913
Ersticken	Abramson	1944
Aspiration	Marie	1948
Immundefizienz	Spain	1954
Infekt der Luftwege	Schlemer	1956
	Althoff	1969
Reflexdysfunktion	Stowens	1957
	Kaada	1987
Luftwegsobstruktion	Emery	1958
	Shaw	1968
	Kahn et al.	1988a, b
	Schlüter	1996
Rachitis	Spann	1959
Milchallergie	Parish	1960
Infektionen	Gold	1961
	Müller	1961
Stress	Bohrod	1963
Elektrolytentgleisung	Maresch	1962
Diving-Reflex	Wolf	1964
	French et al.	1972
Anaphylaxie	Gunter	1966
Endokrine Insuffizienz	Geertinger	1967
Bakterielle Infektionen	Hoedt u. Pfeiffer	1966
	Johnstone u. Lawy	1966
	Vege u. Rognum	1999
Herzrhythmusstörung	Church	1967
	James	1968
	Stramba-Badiale et al.	1995
	Schwartz et al.	1998
Wirbelsäulentrauma	Towbin	1967
Hirnödem	Althoff	1969

◘ **Tab. 11.2** *(Fortsetzung)* Theorien über die Entstehung des plötzlichen Säuglingstods im Verlauf der Geschichte

Laryngospasmus	Bergmann et al.	1969
Virusinfekt	Ray	1970
Schlafapnoen	Steinschneider	1972
	Guilleminault	1975
	Kelly u. Shannon	1979
Härtegrad des Wassers	Crawford	1973
Autonomes Nervensystem	Salk	1974
	Schwartz	1976
Chronische Hypoxie	Naeye	1974
Zerebralschaden	Valdes-Dapena	1976
Glomus caroticum	Geertinger	1976
Diabetes der Mutter	Kirvonen	1976
Atemregulation	Shannon et al.	1977
	Kurz et al.	1986a
Überwärmung	Nelson	1989
	Fleming et al.	1992
Bauchlage	DeJonge et al.	1989
	Einspieler et al.	1992a, b
	Ponsonby et al.	1993
CO_2-Rückatmung	Kemp u. Thach	1991
	Bolton et al.	1993
	Corbyn	2000
Kollaps kleiner Luftwege	Martinez	1991
Gehirnveränderungen	Molz et al.	1992a, b
Traumerlebnis	Christos	1992
Nikotinbelastung	Milerad u. Sundell	1993
Toxine in Matratzen	Richardson	1994
Triple-Risk-Modell	Filiano u. Kinney	1994
Helicobacter pylori	Pattison u. Marshall	1997
	Kerr	2000
Zerebrale Perfusionsstörung	Deeg et al.	1998
Bedsharing	Kemp et al.	2000
Magnesiummangel	Durlach et al.	2002

◻ **Tab. 11.2** (*Fortsetzung*) Theorien über die Entstehung des plötzlichen Säuglingstods im Verlauf der Geschichte

Störung der Serotoninrezeptoren	Kinney et al.	2001
	Ozawa u. Okado	2002
	Weese-Mayer et al.	2003
Channelopathie	Tester u. Ackerman	2005
	Makielski	2006
Überdecken des Kopfs	Blair et al.	2008
	Mitchell et al.	2008a
Zytokine	Vennemann et al.	2012b

der Literatur. Diese Hypothese erscheint in Anbetracht der bei Säuglingen relativ zarten und oft instabilen Luftwege sowie der Tatsache, dass Säuglinge obligatorische Nasenatmer sind, durchaus plausibel.

Besondere Beachtung verdient der Risikofaktor *Bauchlage,* der von einzelnen Autoren sogar als kausaler Faktor für SIDS beschrieben wurde (Mitchell et al. 1992). Wie Poets (1996) zeigte, hat Abramson bereits 1944 die Empfehlung ausgesprochen, die damals offenbar in der Routine gebräuchliche Bauchlage der Säuglinge zu vermeiden. Im Gegensatz dazu haben in Österreich Reisetbauer und Csermak noch im Jahre 1972 sehr für die Bauchlage, insbesondere im Schlaf, plädiert. Die Bauchlage wurde in Deutschland erst Mitte/Ende der 1960er Jahre eingeführt. In der DDR wurden Ende der 1960er Jahre einige Kinder in Kinderkrippen tot in Bauchlage gefunden. Durch die lokalen und die zentrale Säuglingssterblichkeitskommission in Ost-Berlin wurde die Bauchlage als möglicher ursächlicher Faktor diskutiert und mit einem Erlass des Gesundheitsministeriums der DDR faktisch wieder abgeschafft – mehr als 20 Jahre bevor die Bauchlage als Risikofaktor in Westdeutschland allgemein anerkannt wurde (Vennemann et al. 2005) (▶ Kap. 4, „Der plötzliche Säuglingstod in historischen Dokumenten, Teil 3").

Seit mehreren Jahren ist die Bauchlage im Schlaf als SIDS-Risikofaktor – vor allem infolge prospektiver Studien (▶ Abschn. 13.4) – allgemein akzeptiert. Dabei bestehen verschiedene Hypothesen, in welcher Weise die Bauchlage ein SIDS (mit)bedingen kann. Diskutiert werden vagale Reaktionen im Sinne eines „Tauchreflexes" (Wolf 1964; French et al. 1972), Kohlendioxidrückatmung (Kemp u. Thach 1991; Bolton et al. 1993; Corbyn 2000), vor allem in Verbindung mit weichen Unterlagen (Kemp u. Thach 1991; Guntheroth u. Spiers 1996), veränderte Gehirndurchblutung (Deeg et al. 1998), Überwärmung im Kopfbereich (Nelson 1996; Blair et al. 2008, Mitchell et al. 2008a), Bakterienwachstum (Hoedt u. Pfeiffer 1966; Johnstone u. Lawy 1966; Vege u. Rognum 1999), Toxine (Richardson 1994) und andere. Weltweite Kampagnen gegen die Bauchlage im Schlaf haben in den letzten Jahren jedenfalls fast uniform zu einem Rückgang der SIDS-Inzidenz um etwa 40–90 % geführt (Blair et al. 2006a; Hauck u. Tanabe 2008).

Ähnliche Bedeutung wie der Bauchlage dürfte der *Überwärmung* zukommen, die zahlreiche Autoren bei SIDS-Opfern beschreiben (Fleming et al. 1990; Stewart 1990; Tuffnell et al. 1995). Wie für die Bauchlage ist auch für den Risikofaktor „Überwärmung" der pathogenetische Angriffspunkt nicht geklärt. Prinzipiell denkbar sind autonome Störungen durch generalisierte Hyperthermie, lokale Hyperthermie im Bereich der vegetativen Zentren, Hitzschlag, Begünstigung von Bakterienwachstum und Toxinfreisetzung sowie eine Änderung der Sauerstoffbindungskurve (Blackwell 2008). Nelson (1996) geht in seiner Darstellung so weit, die Überwärmung sogar als zentralen Punkt in der Pathogenese des SIDS darzustellen.

Bauchlage in Kombination mit Überwärmung scheint das Risiko für den plötzlichen Säuglingstod zu potenzieren (Ponsonby et al. 1993). Die Erkenntnis dieser ungünstigen Risikokombination hatte auch 1990 ein Lancet-Editorial mit dem Titel *„Prone, hot and dead"* zur Folge. Das Schlafen im gemeinsamen Bett („Bedsharing") scheint die Überwärmung des Säuglings zu begünstigen (Tuffnell et al. 1996) und könnte auf diese Weise das in dieser Situation erhöhte Risiko für SIDS erklären (Kemp et al. 2000).

Gut vereinbar mit den Befunden der Obduktion bei SIDS (intrathorakale Petechien als Zeichen eines übermäßigen intrathorakalen Unterdrucks) ist auch die Theorie von Martinez (1991), dass in vielen Fällen ein *Kollaps der kleinen Luftwege* zum Tod durch „Ersticken" führt. Hingewiesen sei auch auf die Beobachtung von *morphologischen Veränderungen* bei an SIDS verstorbenen Säuglingen (Molz et al. 1992b). Es konnten bei diesen Säuglingen 4-mal mehr Dysmorphismen beobachtet werden als bei gleichaltrigen Verstorbenen der nicht an SIDS verstorbenen Kontrollgruppe.

Durch epidemiologische Untersuchungen konnte *Nikotinbelastung* als eindeutiger Risikofaktor identifiziert werden. Milerad u. Sundell (1993) beschrieb, welche morphologischen und funktionellen Veränderungen nikotinbedingt möglicherweise SIDS (mit)bedingen können.

Vorübergehend hat auch die Theorie der „toxischen Gase" für großes Medieninteresse gesorgt: So beschrieb Richardson 1994, dass *feuerhemmende Substanzen in Säuglingsmatratzen* zum Tod führende Toxine (Phosphine, Arsine, Stibine) freisetzen könnten. Diese Hypothese ist mittlerweile widerlegt (Mitchell et al. 1998b; Vennemann et al. 2010), und moderne Säuglingsmatratzen sind auch frei von Substanzen, die derartige chemische Verbindungen bilden können.

Deeg et al. beschrieben 1998 eine in Bauchlage mittels Dopplersonographie nachgewiesene *veränderte Gehirndurchblutung* als mögliche Ursache autonomer Fehlfunktionen und SIDS. Auch diese Theorie ist sehr umstritten. Zwar haben Deeg u. Reisig (2010) zuletzt in einer großen Untersuchungsserie für Säuglinge mit durchgeführtem Ultraschallscreening ein deutlich reduziertes SIDS-Risiko errechnet, andere Autoren halten jedoch den Ansatz dieser Studie für methodisch nicht einwandfrei (Vennemann et al. 2011), und ein generelles Ultraschallscreening wird zur „Risikodetektion" daher nicht empfohlen (Kerbl et al. 2007).

Auch *Herzrhythmusstörungen* und andere EKG-Veränderungen wurden immer wieder im Zusammenhang mit SIDS diskutiert. So beschrieb Schwartz 1998 im Rahmen einer prospektiven Studie bei 12 von 24 SIDS-Opfern EKG-Veränderungen mit *verlängerter QT-Zeit* und führt SIDS in diesen Fällen auf Herzrhythmusstörungen zurück. Einen anderen kardiozirkulatorischen Ansatzpunkt haben Harper et al. (1999). In ihrer Hypothese werden primäre oder sekundäre *Blutdruckveränderungen* vom autonomen Nervensystem in einer „vulnerablen Lebensphase" vor allem während des Schlafs nicht adäquat korrigiert und führen so zu einer Entgleisung der lebenswichtigen autonomen Funktionen Atmung und Kreislauf.

Die Kombination *Bradykardie* (mit oder ohne Apnoe) und *Hypoxie* tritt bei verschiedensten Stimulationen als vagale Reaktion auf. So findet man dieses Muster beim Tauchreflex, bei Stimulation von Chemorezeptoren im Lungenkreislauf und bei Reflexen von Rezeptoren im Bereich des Pharynx oder der oberen Luftwege. Man kann vermuten, dass ein derartiges Reaktionsmuster in exzessiver Ausprägung letztlich zu einem Herzstillstand führen könnte (Übersicht bei Schläfke u. Koepchen 1996). Auch der Bezold-Jarisch-Reflex bewirkt eine vorwiegend über Chemorezeptoren im Myokard ausgelöste Bradykardie. Eine weitere mit Bradykardie verbundene, etwas komplexere Reaktion, die vom limbischen System aus gesteuert wird, ist die *Totstellreaktion* (Spyer 1996). Ferner kann im Zusammenhang mit der über den Hypothalamus ausgelösten *„defence reaction"* im Anschluss an eine Stimulation des Sympathicus in der Phase des Abklingens der Reaktion eine Bradykardie auftreten (Spyer 1996).

In den letzten Jahren wurde vielfach auch darüber spekuliert, dass die „Weckbarkeit" („arousability") von SIDS-Opfern gestört sein könnte (Kahn et al. 2003a; b, Zotter et al. 2003; Hanzer et al. 2007; Franco et al. 2010). Dies würde bedeuten, dass sie sich aus einer bedrohlichen Situation nicht selbst „befreien" können, weil ihre (v. a. sympathisch gesteuerte) „Fight-and-flight-Reaktion" nicht adäquat funktioniert.

Auf molekularbiologischer Ebene und im Bereich der Neurotransmitter wurden zuletzt v. a. Störungen im Bereich serotoninerger Neuronen bzw. Synapsen mit SIDS dadurch in Verbindung gebracht, dass sie Störungen autonomer Funktionen und insbesondere solche der Atemregulation (mit)bedingen, sie evtl. aber auch mit zerebralen Anfällen assoziiert sind. Anatomisch-topografisch dürfte hier v. a. das Hippocampusgebiet bzw. der hier liegende Gyrus dentatus eine Rolle spielen (Kinney et al. 2001). Auch rezente, bei der internationalen SIDS-Tagung in Baltimore 2012 vorgestellte Forschungsergebnisse bestätigen diese Befunde (Kerbl 2012).

Schließlich wird seit mehreren Jahrzehnten auf die triggernde Bedeutung von Infektionen verwiesen (◘ Tab. 11.2), die neuere Forschung scheint dies anhand erhöhter Zytokinspiegel (u. a. für IL-1 β, IL-6, IL-8 und TNF α) zu bestätigen (Vennemann et al. 2012b).

Bei Zusammenschau aller oben genannten Fakten und Hypothesen scheinen SIDS-Ereignisse schließlich doch am besten mit einer multifaktoriellen Genese erklärbar, ähnlich wie das bereits 1994 Filiano u. Kinney (1994) mit dem *Triple-Risk-Modell* darstellten. Im folgenden von Kerbl et al. 1999 publizierten Diagramm wird versucht, die möglichen Interaktionen von *Umgebungsfaktoren, anatomischen Veränderungen* und *funktionellen Störungen* zusammenzufassen und dadurch das multifaktorielle Konzept für SIDS zu unterstreichen (◘ Abb. 11.2). Ein solches Konzept könnte auch am besten erklären, warum völlig unterschiedliche Ansätze der Prävention (Vermeidung von Bauchlage, Vermeidung von Überwärmung, Schnullerverwendung etc.) in ähnlicher Weise zu einer Senkung der SIDS-Sterblichkeit führen bzw. beitragen können.

Was letztlich tatsächlich zum Todeszeitpunkt bei konkreten Fällen von SIDS geschieht, ist nach wie vor rätselhaft.

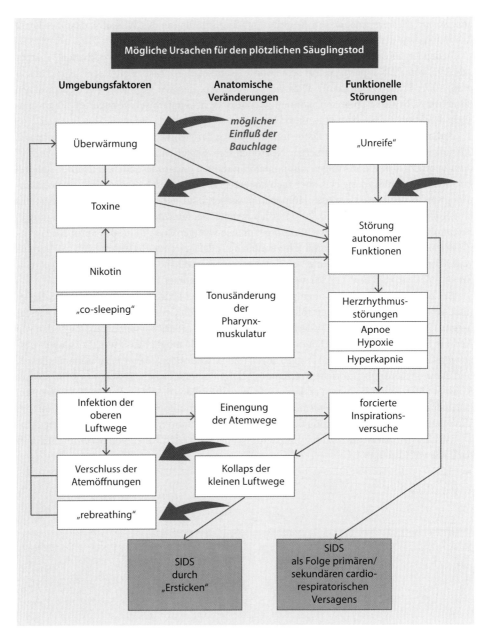

Abb. 11.2 Multifaktorielles Konzept der Pathogenese bei SIDS. (Aus Kerbl et al. 1999; mit freundl. Genehmigung)

Psychosoziale Folgen des plötzlichen Säuglingstods und Familienbetreuung

J. Helmerichs

R. Kurz et al. (Hrsg.), *Der plötzliche Säuglingstod,*
DOI 10.1007/978-3-7091-1444-5_12, © Springer-Verlag Wien 2014

Der Tod ihres Kindes gehört zu den schwerwiegendsten Verlusten, die Eltern treffen können. Sie verlieren ihr Kind, das sein Leben gerade erst begonnen hatte, und sie verlieren ihre Träume, Lebensziele und Hoffnungen, die mit ihrem Kind verbunden waren. Eltern, die ihr Kind durch den plötzlichen Säuglingstod verlieren, sind über den Verlust hinaus mit einer Reihe folgenschwerer Probleme belastet. In demokratischen Sozial- und Rechtssystemen werden sie in der Regel mit kriminalpolizeilichen Ermittlungen und einer Obduktion zum Ausschluss einer Kindstötung konfrontiert. Zumeist haben sie keine oder kaum Gelegenheit, sich von ihrem toten Kind würdig zu verabschieden. Für den Tod ihres Kindes lässt sich letztlich keine Todesursache benennen. In einem kulturellen Kontext, in dem Kausalität einen hohen Stellenwert hat, trägt dies wesentlich zu anhaltender elterlicher Schuldsuche und folgenden Selbstschuldvorwürfen bei. Außenstehende reagieren auf den plötzlichen und unerklärlichen Tod eines Säuglings zumeist mit Unsicherheit, Vermeidungstendenzen, nicht selten auch mit Diskriminierung. Die Folge ist häufig eine soziale Isolation der betroffenen Familien. Die psychischen und sozialen Folgen, die der Verlust eines Kindes durch den plötzlichen Säuglingstod für die Familie nach sich zieht, finden in der Öffentlichkeit und in den verschiedenen Bereichen der psychosozialen Versorgung erst allmählich Beachtung. Auch innerhalb der Wissenschaft entwickelte sich erst seit den 1970er und 1980er Jahren eine Plötzlicher-Säuglingstod-Trauerforschung – von anfänglich vereinzelten beschreibenden Arbeiten, in denen die Autorinnen und Autoren von ihren Erfahrungen in der Familienbetreuung nach einem plötzlichen Säuglingstod berichten, über systematische Erfahrungsauswertung zu einem eigenen Forschungsgebiet in den 1990er Jahren. Die Fragestellungen werden immer detaillierter, die Ergebnisse differenzierter. Dennoch bleibt folgendes Grundproblem in der SID-Trauerforschung bestehen: Die Studien schwanken stark in ihrer methodologischen Qualität. Einige Befragungen wurden erst Monate und Jahre nach dem Verlust durchgeführt. Es handelt sich meistens um retrospektive Studien, eher selten wurden Kontrollgruppen einbezogen, trotzdem wurden keine qualitativen, sondern quantitative Auswertungsverfahren gewählt. Die meisten Untersuchungsergebnisse wurden auf der Grundlage standardisierter Interviews, nicht selten Telefoninterviews, gewonnen. Überdies sind die Untersuchungsgruppen oft sehr klein. Ein weiteres Problem besteht darin, dass in vielen Studien die Trauer nach SID, Fehlgeburt, Totgeburt und Tod unmittelbar nach der Geburt inhaltlich kombiniert wurde. Dadurch lassen sich keine genauen Schlüsse auf die spezifischen familiären Trauerreaktionen nach plötzlichem Säuglingstod ziehen. Problematisch ist auch die Tatsache, dass die meisten Untersuchungsgruppen Mitglieder von Selbsthilfeorganisationen und somit als bereits selbstselektierte Gruppe nicht repräsentativ sind. Schließlich besteht ein zentrales Problem der SID-Trauerforschung darin, dass die Abbruchquote sehr hoch ist. Ergänzt man die Ergebnisse der SID-Trauerforschung um die inzwischen zahlreichen Erfahrungsberichte Betroffener und beratend Tätiger, ist trotz der genannten methodischen Probleme inzwischen eine fundierte Basis geschaffen, um daraus qualifizierte Leitlinien zur Unterstützung betroffener Familien in ihrer Trauer abzuleiten.

12.1 Familiäre Trauer und posttraumatische Reaktionen

Trauer erfasst und verändert den ganzen Menschen, seinen Körper, seine Empfindungen, seine Seele, sein Denken. Obwohl Trauer keine Krankheit ist, sondern ein normaler Prozess der Anpassung an einen Verlust, wird sie von den Trauernden selbst oft wie ein schweres Leiden erlebt (Jerneizik et al. 1994). Wer um den plötzlichen und unerwarteten Verlust seines Kindes trauert, ist lange Zeit – Monate bis Jahre – damit beschäftigt, in die Normalität des Alltags zurückzufinden. Gleichzeitig kann der plötzliche und unerwartete Tod des eigenen Kindes einige Wochen lang massive traumatische Stressreaktionen und nach Monaten oder Jahren in Einzelfällen auch behandlungsbedürftige psychische Erkrankungen (Traumafolgestörungen) hervorrufen.

12.1.1 Die Akutsituation

Diejenigen, die das Kind leblos auffinden – in der Regel sind es seine Mutter oder sein Vater –, werden völlig unvorbereitet mit seinem Tod konfrontiert. Stunden vor dieser traumatischen Situation, manchmal nur Minuten zuvor, hatten sie ihr offensichtlich gesundes Kind schlafen gelegt. Ihre ersten Reaktionen in dieser Extremsituation können sehr unterschiedlich sein, sie reichen von zeitweise völliger Erstarrung oder scheinbarer Unberührtheit bis zu lautem Schreien, heftigem Weinen oder auch aggressivem Verhalten. Manche versuchen, ihr Kind zu reanimieren, andere lassen ihr totes Kind zunächst dort zurück, wo sie es aufgefunden haben und versuchen, Hilfe herbeizuholen. Nicht selten rennen oder fahren Eltern auch mit ihrem toten Kind zu potenziellen Hilfsmöglichkeiten (Nachbarn, Krankenhaus, Arztpraxis, Rettungsfahrzeug) (Saternus u. Klostermann 1992b). Die Akutsituation mit den rettungsdienstlichen Maßnahmen und der Feststellung und Mitteilung, dass ihr Kind tot ist, mit den eventuellen polizeilichen Ermittlungen und einer (geforderten) Entscheidung über eine Obduktion sowie dem Abtransport ihres Kindes durch einen Bestatter wird von fast allen betroffenen Eltern im Nachhinein als „unwirklich" beschrieben. Und wenngleich jeder Mensch individuell auf einen Verlust und ein traumatisches Ereignis reagiert, so sind die verbreiteten ersten elterlichen Reaktionen Nicht-Glauben-Können, den Tod gefühlsmäßig zu verleugnen oder eine emotionale Erstarrung (Schockreaktion) (Kast 1982; Spiegel 1973), gepaart mit massiven körperlichen Stresssymptomen. Nach Cornwell dauert die Schockphase bei Eltern nach plötzlichem Säuglingstod auffällig lange an (Cornwell et al. 1977).

12.1.2 Die ersten Tage

Auch die ersten Tage nach dem Tod ihres Kindes beschreiben vom plötzlichen Säuglingstod betroffene Eltern zumeist als einen „Zustand wie im Nebel". Sie empfinden sich lange als Beobachtende all dessen, was um sie herum vor sich geht (Cornwell et al. 1977; Smialek 1978). Viele Eltern haben den Wunsch, ihr totes Kind nach der Obduktion und/oder vor der Bestattung ein letztes Mal zu sehen, zu berühren, vielleicht auch zu fotografieren, um seinen Tod zu „begreifen" und Abschied zu nehmen (Helmerichs 2011). Zu den typischen Reaktionen in der ersten Zeit nach dem Verlust gehört die Sehnsucht vieler Paare nach einem weiteren Kind (Cornwell et al. 1977; Ostfeld et al. 1993).

12.1.3 Die folgenden Wochen

Wenn der Tod ihres Kindes gefühlsmäßig zur Realität wird (manchmal nach Tagen, manchmal erst nach Wochen), beginnt für die Eltern in der Regel intensives Leid und körperlicher Schmerz. Viele sind irritiert von der Intensität, mit der sich ihre Trauer ausdrückt. Sie sind sich selbst gegenüber fremd und deshalb äußerst beunruhigt. Oft wissen sie nicht, dass Trauer nicht nur Verzweiflung ist, sondern vielfältige Empfindungen und Gedanken umfasst und ganz unterschiedliche Verhaltensweisen hervorrufen kann. So beschreiben viele Mütter nach dem Tod ihres Kindes, dass sie meinen, sein Weinen noch zu hören (Smialek 1978). Sehr typisch – und in mehrere Studien beschrieben – ist auch ein zunehmendes Angstgefühl, das sich unmittelbar nach dem Tod ihres Kindes bei den Eltern ausbreitet (Clyman et al. 1980; Limerick 1979). Diese Angst kann verschiedene Formen annehmen: Angst, allein zu sein (DeFrain u. Ernest 1978), unspezifische Angstattacken (Bluglass 1980), Angst um hinterbliebene Geschwister (DeFrain u. Ernest 1978), später Ängste während einer Folgeschwangerschaft und um Folgekinder (Dyregrov u. Matthiesen 1991; Dyregrov u. Dyregrov 1999).

Die meisten trauernden Eltern können zeitweise ihre Gedanken nicht ordnen und leiden unter Konzentrationsstörungen (DeFrain u. Ernest 1978). Sie müssen unaufhörlich über den Verlust ihres Kindes und die unklaren Todesumstände nachgrübeln. Fast alle empfinden lange eine tiefe Sehnsucht, ein Sichverzehren nach ihrem Kind (Helmerichs 1995a). Diese Sehnsucht ist in der Intensität stark abhängig davon, ob die Eltern in der Akutsituation von ihrem Kind Abschied nehmen konnten oder nicht (Helmerichs 1992; Saternus et al. 1993). Das elterliche Selbstwertgefühl schwankt sehr in der ersten Trauerzeit, nicht selten werden sie von Gefühlen der Hilflosigkeit, Einsamkeit und Gereiztheit überrascht, beschrieben werden auch Gefühle der Niedergeschlagenheit, Erschöpfung und Interessenlosigkeit (Crichton et al. 1983; Downey et al. 1990; Dyregrov u. Matthiesen 1987c; Dyregrov 1990; Helmrath u. Steinitz 1978; Mandell u. McClain 1988).

Als Traueraffekte werden ebenso Ärger und Zorn genannt, den die Eltern gegen sich selbst oder die jeweiligen Partner, manchmal gegen Ärzte und Ärztinnen oder auch gegen das Kind richten, weil es gestorben ist (Smialek 1978). Vielen erscheint ihr Glaube jetzt fragwürdig, und ihr Zorn richtet sich gegen Gott. Aus der Trauerbegleitung ist bekannt, dass diese Gefühle zu denen gehören, die von den Trauernden (aber auch von Außenstehenden) am schwersten zu akzeptieren sind und die intensive Angst und Schuldgefühle erzeugen können (Jerneizik et al. 1994; Mueller 1998; Worden 1983).

Schließlich gehört zur Trauer ein breites Spektrum körperlicher Beschwerden. Betroffene Eltern klagen über Schlaf- und Konzentrationsstörungen (Cornwell et al. 1977; DeFrain u. Ernest 1978). Andere Symptome sind Kreislaufstörungen, Kurzatmigkeit, Mundtrockenheit, Kopfschmerzen, Brustbeklemmungen, Leeregefühl im Magen, Sehstörungen oder Überempfindlichkeit gegen Lärm. Auch erhebliche Gewichtsschwankungen sind in der akuten Trauer keine Seltenheit. Viele Eltern rauchen zeitweise exzessiv (Buschbacher u. Delcampo 1987; Dyregrov u. Matthiesen 1987a, b; Schreiner et al. 1979).

Da der plötzliche und unerwartete Tod des eigenen Kindes nicht nur eine Verlusterfahrung, die mit Trauer beantwortet wird, sondern auch ein traumatisches Ereignis darstellt, können sich bei den Betroffenen sogenannte posttraumatische Belastungsreaktionen entwickeln. Diese sind größtenteils mit den beschriebenen Trauerreaktionen identisch. Die Psychotraumatologie beschreibt als typische Symptome eine anhaltende körperliche Erregung (Hyperarousal), die sich in Herzklopfen, Zittern und Schwitzen ausdrücken kann, andauernde Anspannung (besondere Wachsamkeit, Reizbarkeit, Schreckhaftigkeit), Erinnerungslücken, immer wiederkehrende Erinnerungen an die traumatische Situation (Gedanken, Bilder, Gerüche oder andere Sinneseindrücke), Vermeidungsverhalten bezogen auf alles, was an das traumatische Ereignis erinnert, und Niedergeschlagenheit. Posttraumatische Belastungsreaktionen klingen in der Regel nach 4–6 Wochen ab. In seltenen Fällen (0,1–10 %) entwickeln sich nach traumatischen Erlebnissen aus den ersten Belastungsreaktionen psychische Störungen wie eine posttraumatische Belastungsstörung (PTBS) oder andere Angststörungen, Depressionen oder psychosomatische Erkrankungen (WHO 2003; IMPACT 2007). Aufgrund der deutlich länger anhaltenden, symptomatisch vergleichbaren Trauerreaktionen ist dieses Abklingen der Symptome der posttraumatischen Belastungsreaktion allerdings schwer identifizierbar. Eine Traumafolgestörung hingegen ist für Fachleute eindeutig zu diagnostizieren (Maercker 1997; Flatten et al. 2008).

12.1.4 Monate und Jahre später

Verschiedene Wissenschaftlerinnen und Wissenschaftler versuchten zu bestimmen, wie lange es dauert, bis betroffene Eltern einen emotionalen Zustand wiedererreicht haben, der mit dem vor dem Tod ihres Kindes vergleichbar ist. Die per Interview ermittelten Angaben schwanken erheblich. DeFrain u. Ernest (1978) geben 16 Monate an. Nikolaisens Ergebnis lautet ebenfalls 1–2 Jahre (Nikolaisen u. Williams 1980). Powell hingegen betont, auch nach 2,9 Jahren habe weniger als die Hälfte der Eltern den Tod ihres Kindes gefühlsmäßig akzeptiert (Powell 1991). Dyregrov kommt bei der Literaturdurchsicht zu dem Ergebnis, dass der Zeitraum, in dem der Verlust überwunden wird, wahrscheinlich erheblich unterschätzt wird (Dyregrov 1990). Diese Ergebnisse deuten darauf hin, dass renommierten Trauerforschern wie Lindemann oder Worden, aber auch erfahrenen Trauerbegleiterinnen und -begleitern zuzustimmen ist: Ein Trauerverlauf ist nicht linear und vorhersagbar, es gibt weder den normalen oder den richtigen Trauerverlauf, noch hat Trauern ein eindeutiges Ende (Goldbrunner 1996; Jerneizik et al. 1994; Lindemann 1944; Mueller 1998; Worden 1983). Erfahrungsgemäß kann auch viele Monate und Jahre nach dem Verlust auf eine Periode, in der die Eltern ein vertrautes Gefühl für die Realität, ihren Alltag und sich selbst zurückgewonnen haben, eine Periode folgen, in der die Welt so schmerzhaft und unwirklich erscheint wie unmittelbar nach dem Tod ihres Kindes. Besonders Tage und Zeiten, die mit ihrem Kind besonders verbunden sind, wie sein Geburts- oder Todestag, können erneut die ganze Schwere der Trauer zurückholen. Allerdings werden diese Perioden allmählich kürzer und klingen schneller ab. Diese Erfahrungen konnten von Dyregrov u. Dyregrov 1999 in einer Follow-up-Studie (12–15 Jahre nach Verlust) zu langfristigen psychosozialen Auswirkungen des plötzlichen Säuglingstods wissenschaftlich bestätigt werden (Dyregrov u. Dyregrov 1999). Sie mahnen aufgrund dessen zur Vorsicht, nur aufgrund intensiver und länger anhaltender Trauerreaktionen eine pathologische Trauer zu diagnostizieren. Dennoch ist bei der Betreuung von Familien nach plötzlichem Säuglingstod immer in Betracht zu ziehen, dass sich aufgrund des traumatischen Ereignisses eine behandlungsbedürftige psychische Störung entwickeln kann. Die Psychotraumatologie geht davon aus, dass Notfall- und Katastrophenopfern, die das traumatische Ereignis erlebt und gleichzeitig Angehörige verloren haben und eine Traumafolgestörung entwickelten, erst nach erfolgreicher Behandlung dieser Störung das Trauern möglich ist. Diese Einschätzungen lassen sich m. E. auch auf Familien mit plötzlichem Säuglingstod übertragen.

12.1.5 Mütter und Väter trauern unterschiedlich

In der SID-Trauerforschung wurde oft die Frage aufgeworfen, ob Väter und Mütter unterschiedlich trauern und welche Auswirkungen der Verlust des Kindes auf die Partnerschaft hat. Es wurde festgestellt, dass viele trauernde Eltern erhebliche Spannungen in der Beziehung zueinander aufbauen, zeitweise kann es zum völligen „Zusammenbruch der Kommunikation" kommen, weil die Partner sich in sich selbst zurückziehen oder ihre Gefühle verbergen, um den anderen – in vermeintlicher Rücksicht – nicht an den Verlust zu erinnern (Klostermann 1991). Nach Dyregrov u. Matthiesen (1987a) sind etwa 6 Monate nach dem Tod des Kindes die ausgeprägtesten Partnerschaftskrisen zu erwarten. Partnerschaftskonflikte entstehen, weil Männer und Frauen aufgrund gesellschaftlicher Erwartungen und Rollenvorgaben unterschiedlich um ihr Kind trauern (Goldmann-Posch 1990, 1991) – nicht in der Intensität, aber in der Art. Frauen drücken eher ihre Gefühle aus (Bergman 1976; Bugen 1977; Price et al. 1985; Smialek 1978; Stitt 1971; Woodward et al. 1985), sprechen häufiger als Väter über den Verlust und suchen eher soziale Unterstützung (Feeley u. Gottlieb 1988). Phasenweise neigen sie wiederum dazu, sich aus dem Alltag zurückzuziehen (durch Wunschdenken, vermehrten Schlaf, exzessiven Medikamenten- und Alkoholkonsum) (Feeley u. Gottlieb 1988). Typisch für betroffene Mütter ist es, sich oft unverstanden und alleingelassen zu fühlen, sowohl innerhalb der Familie als auch im Freundeskreis und in der Nachbarschaft (Friedman 1974; Smialek 1978; Stewart u. Fleming 1993; Stewart et al. 1993). Auch fühlen sie sich von anderen, vor allem von Verwandten, für den Tod ihres Kindes verantwortlich gemacht (Smialek 1978). Studien, die das Angst- und Depressionsniveau betroffener Eltern untersuchten, zeigen, dass Mütter weitaus ängstlicher und depressiver sind als Väter (Vance et al. 1991). Vor allem gegenüber ihren überlebenden und nachgeborenen Kindern empfinden sie subjektiv sehr viel stärker Ängste als ihre Partner (Dyregrov u. Dyregrov 1987a). Mandell et al. (1980) kamen bei ihrer Befragung von 28 Vätern zu dem Ergebnis, dass Väter eher dazu neigen, ihre Trauergefühle vor sich selbst zu negieren (Mandell 1980). Mehr als die Hälfte der Befragten engagierte sich nach dem Tod ihres Kindes beruflich weitaus stärker als zuvor (Feeley u. Gottlieb 1988), versuchte ihre Trauergefühle zu intellektualisieren, ihre Gefühle nicht zu zeigen (DeFrain u. Ernest 1978) – zumindest nicht in der Öffentlichkeit (Caroll u. Shaeffer 1993) – und ging Beratungsgesprächen aus dem Weg bzw. fragte nicht aktiv um Hilfe (Mendelson 1983). Klaus u. Kennel (1976) beschreiben, dass Väter in ihrem Selbstwertgefühl stark verletzt seien, besonders, wenn sie versucht hatten, ihr Kind zu reanimieren, und dass viele sich vorwerfen, sich zu wenig um ihr Kind gekümmert zu haben. Mit der sozialen Unterstützung, die ihnen entgegengebracht wird, scheinen Väter zufrieden zu sein (Williams u. Nikolaisen 1982). Der Tod eines Kindes verändert jede Partnerschaft (Gaffney 1992; Mandell u. McClain 1988; Zebal u. Woolsey 1984). Die landläufige Meinung, dass dieser Verlust die Partner „zusammenschweißt", lässt sich nach den Ergebnissen der SID-Trauerforschung, aber auch nach den inzwischen umfänglich vorliegenden Erfahrungsberichten Betroffener (Gemeinsame Elterninitiative Plötzlicher Säuglingstod – GEPS e. V. 2012; Ide 1988; Michel 1995) nicht bestätigen. Die Partnerschaft kann wesentlich tragfähiger werden (Dyregrov u. Dyregrov 1991), ebenso wahrscheinlich ist es, dass sie den großen Belastungen der Trauer letztlich nicht standhält (Cornwell et al. 1977; Mandell 1980; Nicholas u. Lewin 1986).

12.1.6 Geschwistertrauer

Als schwierig zu bewältigen, weil in mehrfacher Hinsicht belastend, erweist sich der plötzliche und unerwartete Tod eines Säuglings für die hinterbliebenen Geschwister. Sie empfinden nicht nur – je nach Alter unterschiedlich – die eigene Trauer (Brocher 1980; Iskenius-Emmler 1984; Leist 1987). Sie empfinden gleichzeitig die Trauer ihrer Eltern und deren Probleme in der Beziehung zueinander und außerdem die Trauer weiterer Familienangehöriger (z. B. die in ihrer Intensität vielfach unterschätzte Trauer der Großeltern) (Burns et al.1986; Mandell et al.

1983). Schließlich wird ihnen, zumindest in den ersten Tagen nach dem Tod ihres Bruders oder ihrer Schwester, oft kaum Aufmerksamkeit geschenkt, was zu erheblichen Einsamkeitsgefühlen führt. Diese elterliche Deprivation erzeugt nach Carlson vor allem aber Angst und zusätzliche Irritation (Carlson 1993).

Bei vielen hinterbliebenen Geschwistern kommt hinzu, dass die Trauer von massiven Schuldgefühlen begleitet ist, weil die natürlichen aversiven Gefühle gegen das Geschwisterkind (Beck-Gernsheim 1980, Berninghausen 1980) ursächlich mit dessen Tod in Verbindung gebracht werden (Friedman 1974).

Hinterbliebene Geschwister reagieren auf die eigene Trauer und die Traueratmosphäre und emotionale Krise der Familie oft mit somatischen Störungen und mit Verhaltensauffälligkeiten (Hutton u. Bradley 1994).

12.1.7 Schuldgefühle

Die elterliche Trauer nach dem Verlust eines Kindes durch den plötzlichen Säuglingstod ist geprägt von einem tiefen Verantwortungsgefühl für diesen Tod. Das Thema „Schuldgefühl" wird in jeder Arbeit über Trauer nach SID behandelt. Bergman et al. machten bereits 1969 darauf aufmerksam, dass Schuldempfinden in unterschiedlicher Ausprägung und Intensität bei fast allen trauernden Eltern vorhanden sei (Bergman et al. 1969). DeFrain u. Ernst (1978) fanden in ihrer Untersuchung bei etwa 70 % der betroffenen Eltern „Schuld" als dominante emotionale Reaktion (DeFrain u. Ernest 1978). Powell fand noch 3 Jahre nach dem Tod eines Kindes durch SID in einem Drittel seiner elterlichen Untersuchungsgruppe Schuldgefühle, die sich in erster Linie auf die Todesumstände (Auffindesituation) bezogen (Powell 1991). Die Auswertung einer Langzeitbetreuung vom SID betroffener Familien (>0,5, <3,5 Jahre) ergab, dass das selbstbezichtigende Verhalten der Eltern oft durch rettungsdienstliche und polizeiliche Erstmaßnahmen verstärkt wird (Helmerichs u. Saternus 1997; Saternus u. Klostermann 1992a). Zerbi-Schwartz (1988) beschäftigte sich aus psychoanalytischer Sicht mit den elterlichen Schuldempfindungen. Die Gründe für die elterlichen Schuldgefühle sind vielschichtig: Die plötzliche und unerwartete Natur des SID und das Fehlen einer klar definierten Todesursache bei gleichzeitiger Verantwortung für das Wohlergehen ihres Kindes lösen bei vielen Eltern das Gefühl aus, schuldig zu sein, weil sie vermeintlich etwas übersehen oder versäumt hätten. Da ein Großteil der Kinder unter der Bettdecke tot aufgefunden wird, sie dabei zumeist in Bauchlage und mit dem Gesicht flach auf der Unterlage liegen (Kleemann et al. 1991; Saternus 1982), häufig nassgeschwitzt sind (Kleemann et al. 1996; Wilske 1984) und man gelegentlich Erbrochenes oder auch blutig tingierten Schaum vor dem Gesicht (hämorrhagisches Lungenödem) (Saternus 1992) findet, nehmen die Eltern (fälschlicherweise) an, ihr Kind sei erstickt und sie hätten es retten können, wenn sie rechtzeitig nach ihm gesehen hätten (Saternus et al. 1993; Saternus et al. 1994). Verstärkt werden die elterlichen Schuldgefühle durch die Gefühlsambivalenz gegenüber ihrem Säugling, die alle jungen Eltern kennen, die aber zumeist, weil gesellschaftlich tabuisiert, als individuelles Versagen aufgefasst wird (Beck-Gernsheim 1980; Berninghausen 1980). Eng verknüpft mit dem Gefühl, den Tod des eigenen Kindes (mit)verschuldet zu haben, ist die wachsende Überzeugung vor allem der betroffenen Mütter, keine elterliche Kompetenz mehr zu besitzen. Diese Selbstzweifel können sich als Unsicherheit im Umgang mit hinterbliebenen Kindern bemerkbar machen, sie zeigen sich spätestens nach der Geburt eines Folgekinds, dessen Pflege und Versorgung sich viele Mütter zeitweise nur noch eingeschränkt gewachsen fühlen (Helmerichs 1995a).

12.2   Das soziale Umfeld

Über die Reaktionen des sozialen Umfeldes auf den plötzlichen und unerwarteten Säuglingstod liegen bisher kaum wissenschaftliche Untersuchungsergebnisse, jedoch zahlreiche Erfahrungsberichte betroffener Familien vor (Gemeinsame Elterninitiative Plötzlicher Säuglingstod – GEPS e. V. 1998; Lutz 198; Michel 1995). Beschrieben wird, dass den Eltern gegenüber zwar unmittelbar nach dem Tod ihres Kindes von allen Seiten spontan Mitgefühl ausgedrückt wird, zumeist lässt die zugewandte Haltung Außenstehender jedoch sehr schnell nach und schlägt in Rückzug um. Hinter der sozialen Isolation der betroffenen Familien kann sich – so ist anzunehmen – Sprachlosigkeit und Unsicherheit angesichts des tragischen Ereignisses verbergen. Hintergrund kann auch die noch fehlende tiefere gefühlsmäßige Bindung entfernter Verwandter, Freundinnen und Freunde oder Bekannter zum verstorbenen Kind sein. Die Eltern- und Geschwistertrauer um das verstorbene Baby ist deshalb nicht, wie beim Tod älterer Kinder oder Erwachsener, eingebettet in eine gemeinsame Trauer mit Außenstehenden. Sie bleibt emotional eher im engen Familienkreis. Ein weiterer Grund für die soziale Isolation könnte der für Außenstehende mysteriös erscheinende Charakter der Todesumstände sein, hervorgerufen auch durch die allgemein immer noch mangelhafte Information und Aufklärung zum plötzlichen Säuglingstod in der Öffentlichkeit. Noch schwerwiegender scheint der Polizeieinsatz beim plötzlichen und unerwarteten Säuglingstod zu sein. Er gibt offensichtlich Anlass zu Misstrauen oder sogar zu Verdächtigung und führt nach Auskunft Betroffener nicht selten dazu, dass sie in ihrem sozialen Umfeld nicht nur gemieden, sondern auch diskriminiert werden. Für die Betroffenen kann der Rückzug Außenstehender die verheerende Auswirkung haben, dass sich ihre Selbstschuldvorwürfe verstärken und dass ihnen die für die Bewältigung des erlittenen Verlustes wichtige soziale Unterstützung fehlt (Kahlenberg 1993). Auch für die Verarbeitung eines traumatischen Ereignisses ist das soziale Umfeld von hoher Bedeutung. Fehlende soziale Unterstützung durch Familie, Freunde, Nachbarn und Arbeitskollegen gilt als Risikofaktor für die Entwicklung von Traumafolgestörungen (BBK 2011).

12.3   Das Folgekind

Weit über die Hälfte aller vom plötzlichen Säuglingstod betroffenen Paare bekommt weitere Kinder (Helmerichs 1995b). Die Gedanken an ein nachfolgendes Kind, die Monate der Folgeschwangerschaft und das 1. Lebensjahr des Folgekinds sind begleitet von sich scheinbar widersprechenden Empfindungen. Angst um das Folgekind, Freude über das neue Leben und Trauer um das verstorbene Kind bestimmen, eng miteinander verwoben, die elterlichen Empfindungen und Gedanken und ihr Verhalten.

12.3.1   Tendenz zur frühen Folgeschwangerschaft

Die meisten Folgeschwangerschaften treten in einem relativ kurzen zeitlichen Abstand zum Verlust ein. Über 80 % der Folgekinder werden innerhalb der ersten 15 Monate nach dem Verlust empfangen, etwa ein Drittel bereits innerhalb der ersten 1–3 Monate (Helmerichs 1995a).

Der frühe Beginn einer Folgeschwangerschaft nach Verlust eines Kindes wurde in ersten Publikationen aus den 1970er Jahren als übereilt angesehen. Er galt als Flucht vor der Trauer (Lewis u. Page 1978; Rowe et al. 1978), manchem auch als psychopathologische Trauerreaktion (Rowe et al. 1978). Spekuliert wurde, dass Schwierigkeiten bei der Pflege und Versorgung des Folgekinds (Lewis 1983), eine erschwerte Persönlichkeitsentwicklung des sogenannten Ersatzkindes, mütterliche Depressionen (Bluglass 1980) oder sogar Kindesmisshandlungen (Lewis 1979) folgen. Grundlage dieser Position waren Einzelfallbeschreibungen über trauernde Schwangere, vor allem aber die Vorstellung der Autorinnen und Autoren von einem Trauerprozess mit eindeutigem Anfang und Ende, eine Vorstellung, die durch aktuelle Erkenntnisse der Trauerforschung inzwischen als überholt gelten kann (Stroebe 1992). Alle in den letzten 10 Jahren durchgeführten Studien zur Trauer nach plötzlichem Säuglingstod zeichnen ein anderes Bild. Demnach scheint der frühe Folgeschwangerschaftseintritt (innerhalb eines Jahres nach dem Verlust) keine der oben beschriebenen Komplikationen als Regelfall nach sich zu ziehen. Es gibt sogar erste Hinweise darauf, dass der frühe Schwangerschaftseintritt nach SID das Trauern erleichtern kann (Dyregrov u. Dyregrov 1987c; Theut et al. 1989; Waite 1988). Um die Frage nach dem „geeigneten Zeitpunkt" einer Folgeschwangerschaft abschließend beantworten zu können, ist es allerdings erforderlich, die familiären Trauerverläufe und die Entwicklung von Folgekindern und Geschwistern sowohl in einer Gruppe von Eltern mit frühem als auch in einer mit spätem Folgeschwangerschaftsbeginn systematisch zu vergleichen.

12.3.2 Prägende elterliche Empfindungen

Dominierende Empfindung während einer Folgeschwangerschaft bis zum Ende des 1. Lebensjahres des Folgekinds ist die Angst der Eltern, auch das nächste Kind plötzlich und unerwartet zu verlieren (Dyregrov u. Dyregrov 1987b; Lewis 1983; Waite 1988). Daneben stehen weitere Ängste wie der Gedanke an Schwangerschafts- und Geburtskomplikationen oder eine mögliche Behinderung des Folgekinds, die Befürchtung, dass die Angst eine Fehl- oder Frühgeburt auslösen könnte, und das Nichtwahrnehmen der Kindsbewegung (Helmerichs 1995a). Dyregrov u. Matthiesen (1987b) fanden, dass für viele Schwangere auch die Vorstellung besorgniserregend sei, das Folgekind könnte dem verstorbenen Kind ähnlich sehen. Mit Unruhe wird auch dem Geburts- und Todestag des verstorbenen Kindes entgegengesehen (Helmerichs 1995a). Vom Säuglingstod betroffene Eltern haben in der Zeit der Folgeschwangerschaft ein hohes Informations- und Sicherheitsbedürfnis (Frage nach genetischer Disposition beim SID, Gefährdungsrisiko des Folgekinds, Präventionsmöglichkeiten, Anwendung des Heimmonitorings, Erlernen von Säuglingsreanimation). Überdurchschnittlich häufige Arztbesuche und vergleichsweise frühe und häufigere Schwangerschaftsvorsorgeuntersuchungen sind nach Auswertung von Doench die Folge (Doench 1995). Zu den typischen Empfindungen während einer Folgeschwangerschaft gehören außerdem starke Zweifel an der eigenen elterlichen Kompetenz, zeitweise elementare Gefühle der Trauer, Schuld und Scham gegenüber dem toten Kind aufgrund der neuen Schwangerschaft. Gleichzeitig wird aber auch von lebensbejahenden Gefühlen wie Freude, Stolz und Zuversicht berichtet. Zukunftsgedanken und -phantasien, die sich auf das Folgekind beziehen, haben in der Regel jedoch eine zeitliche Grenze, sie reichen bis zu dem Alter, das das verstorbene Kind erreicht hat (Helmerichs 1995a). Weiterhin wirken belastende soziale Erfahrungen, die viele vom SID betroffene Familien nach dem Tod ihres Kindes machen müssen (belastende Äußerungen, Gerüchte, Rückzug Außenstehender), in der Zeit der Folgeschwangerschaft als Unsicherheit und skeptische Grundhaltung nach. Als äußerst belastend wird beschrieben, dass Außenstehende das verstorbene Kind „totschweigen" (Helmerichs u. Saternus 2000).

12.3.3 Erneute Elternschaft

Das 1. Lebensjahr des Folgekinds wird als eine Zeit des ständigen Wechselns starker Empfindungen bei allen Familienmitgliedern beschrieben. Überwältigende Freude und Dankbarkeit, zeitweise tiefe Sehnsucht nach dem verstorbenen Kind und gleichzeitig große Angst vor Krankheit, Verletzung und plötzlichem und unerwartetem Tod des Folgekinds (Dyregrov u. Matthiesen 1987b; Lewis 1983). Die meisten Eltern neigen in den ersten Monaten dazu, ihr Kind ständig zu beobachten. Lewis ging in ihrer Studie der Frage nach, ob die Angst und Überbesorgtheit der Eltern Auswirkungen auf das Sicherheitsempfinden der Kinder hat. Sie stellte fest, dass SID-Folgekinder im Kleinkindalter in ihrem Sicherheitsempfinden und Vertrauensgefühl kaum eingeschränkt sind (Lewis 1983). Im Verlauf des 1. Lebensjahrs gibt es für Eltern mit SID-Folgekind 2 äußerst kritische – ängstigende und bewegende – Zeiträume. Einmal die Tage, an denen das Folgekind genauso alt wird, wie das verstorbene; das Überleben des Folgekinds wird als dessen zweite Geburt empfunden. Zum anderen, wenn das Folgekind 1 Jahr alt geworden ist und die Zeit der Gefährdung, am SID zu sterben, zu Ende geht (Helmerichs 1995a).

12.4 Familienbetreuung

Trauernde brauchen nicht zwangsläufig therapeutische Hilfe. Eine fehlende Unterstützung Trauernder kann jedoch einen komplizierten Trauerverlauf hervorbringen, der dann unter Umständen der therapeutischen Hilfe bedarf (Worden 1983). Dieser Leitsatz des erfahrenen Trauerbegleiters Worden gilt – von Einzelfällen, insbesondere von denen, bei denen sich Traumafolgestörungen entwickelten, abgesehen – auch für Familien, die ihr Kind durch den plötzlichen Säuglingstod verloren haben. Fraglich ist jedoch für viele, die im Kontakt zu betroffenen Familien stehen, welche Verhaltensweisen und Angebote für die Betroffenen sinnvoll und hilfreich sind (Mandell et al. 1987; Zebal u. Woolsey 1984). Gleichwohl hat die Auseinandersetzung mit der Frage nach einer adäquaten Unterstützung bereits eine lange Tradition: In den 1960er Jahren entstand in der australischen Stadt Brisbane das weltweit erste Beratungszentrum für vom SID betroffene Familien, wenig später eine Beratungseinrichtung in Seattle, Washington. Erste „Anweisungen" für die ärztliche Betreuung von SID-Angehörigen wurden 1974 formuliert. Kernempfehlung war, Eltern gleich nach dem Tod ihres Kindes zu einem persönlichen Gespräch einzuladen und durch gezielte Informationen vor Schuldgefühlen zu bewahren (Friedman 1974). In den darauf folgenden Jahren wurden aus praktischer Betreuungserfahrung heraus von verschiedenen klinisch Tätigen weitere Empfehlungen zur Familienbetreuung formuliert, jeweils mit unterschiedlichen Akzenten. Diese Empfehlungen haben auch heute noch Gültigkeit, sie werden inzwischen vor allem über die Elternselbsthilfeorganisationen verbreitet. So betont Smialek in einer Arbeit aus dem Jahre 1978, wie wichtig es für die Eltern sei, sich von ihrem Kind in der Akutsituation zu verabschieden. Sie empfiehlt außerdem, der Familie schon in der Akutsituation eine Broschüre mit ersten Informationen zum plötzlichen Säuglingstod und zur Trauer zu überreichen, da die Betroffenen in der akuten Schocksituation erfahrungsgemäß nicht alle Informationen sofort aufnehmen können (Smialek 1978). Saternus et al. greifen das Thema Unterstützung in der Akutsituation Jahre später wieder auf. Durch die Langzeitbetreuung vom SID betroffener Familien zeigte sich, dass Verhalten und Wortwahl der professionellen Helferinnen und Helfer in der Akutsituation (v. a. Angehörige des Rettungsdienstes, der Polizei, des Bestattungswesens sowie Geistliche) langfristig auf den Trauerprozess wirken und die Erstmaßnahmen somit eine Schlüsselrolle in der Trauerverarbeitung einnehmen. Empfohlen wird, die Eltern bei der Reanimation ihres Kindes und/oder der Todesfeststellung nicht auszugrenzen und ihnen alle Maßnahmen zu erklären. Besonders hervorgehoben wird, dass den Eltern (zu Hause) genügend Zeit zum Abschiednehmen gegeben werden sollte (Helmerichs et al. 1997, 2007; Helmerich u. Saternus 1997; Saternus u. Klostermann 1992a, Saternus et al. 1996b). Furman macht 1983 darauf aufmerksam, dass die hinterbliebenen Geschwister von Anfang an einzubeziehen seien (Furman 1983). Mandell u. McClain (1988) betonen aufgrund 12-jähriger Erfahrung am Massachusetts Center for SIDS die langfristig entlastende Wirkung einer Obduktion. Saternus et al. (1993, 1994) ergänzen den Hinweis, dass es für betroffene Eltern einen nicht zu unterschätzenden Stellenwert hat, den Obduzenten/die Obduzentin ihres Kindes persönlich kennenzulernen, weil seine/ihre Auskünfte über ihr Kind für sie authentisch sind. Mandell u. McClain (1988) betonen außerdem die Bedeutung, die die Vermittlung weiterführender Hilfe hat (Betreuungseinrichtungen, Selbsthilfegruppen). Auch Goldberg betont in seinem 1992 im SIDS-Center in Chicago entwickelten Betreuungsprogramm, dass den Eltern unbedingt ein psychosoziales Netz der Betreuung angeboten werden sollte (Goldberg 1992).

Alle diese Empfehlungen werden durch eine 2007 vorgelegte Metaanalyse von Hobfoll et al. zu Bedürfnissen von Menschen nach traumatischen Ereignissen bestätigt. Danach wird empfohlen, die psychosoziale Unterstützung Betroffener an folgenden 5 Handlungsprinzipien zu orientieren (Hobfoll et al. 2007):

- das Erleben von Sicherheit fördern,
- beruhigen und entlasten,
- Selbstwirksamkeit und Kontrolle fördern,
- Kontakt und Anbindung fördern und
- das Gefühl von Hoffnung stärken.

Die Betreuung von SID-Familien lag lange überwiegend in den Händen von Kinderärztinnen und Kinderärzten. 1982 forderten Williams u. Nikolaisen, bei der Familienbetreuung ein Team aus Ärztinnen/Ärzten und Krankenschwestern zu bilden (Williams u. Nikolaisen 1982). Auch in Schweden (Göteborg) entstanden 1989 erste Betreuungsteams aus Ärztinnen/Ärzten und Schwestern (Kjaerbeck 1995). Der Gedanke der interdisziplinären Betreuung wurde in Deutschland erstmals 1985 durch eine Arbeitsgruppe „Plötzlicher Kindstod" im rechtsmedizinischen Institut der Freien Universität Berlin realisiert (Saternus et al. 1987) und ab 1989 im rechtsmedizinischen Institut der Universität Göttingen weitergeführt. Die Elternbetreuung wurde hier von einem Rechtsmediziner (dem Obduzenten) und einer Sozialwissenschaftlerin gemeinsam angeboten (Saternus et al. 1993, 1994).

Inzwischen hat sich in Deutschland im Rettungsdienst das Konzept, bei speziellen Indikationen (Suizid, Gleisunfall, plötzlicher häuslicher Todesfall und auch Kindernotfall bzw. SID) interdisziplinäre Betreuungsteams einzusetzen und die Arbeit der Rettungsdienst- und Polizeikräfte zu ergänzen durch die Nachalarmierung von Kriseninterventionsteams, Notfallseelsorgern oder Notfallpsychologen für die psychosoziale Notfallversorgung in der Akutsituation, bundesweit verbreitet (BBK 2011).1993 beschäftigte sich Stewart mit der Frage, welche Formen der psychischen und sozialen Unterstützung für betroffene Eltern während einer Folgeschwangerschaft und nach der Geburt eines Folgekinds hilfreich seien. Betroffene Eltern nannten als besonders wesentlich: personelle Beständigkeit, Verständnis für die Überängstlichkeit der Eltern, umfassende und kontinuierliche Information sowie Ehrlichkeit und Offenheit der Beratenden auch bei unangenehmen und belastenden Informationen (Stewart u. Fleming 1993). Bei einem Teil der Eltern und hinterbliebenen Geschwister scheint auch der Kontakt zu ebenfalls Betroffenen die hohen emotionalen Belastungen in der Zeit der Folgeschwangerschaft und in den ersten Lebensmonaten eines Folgekinds mindern zu können (Helmerichs 1995a, 2011).

12.5   Selbsthilfeorganisationen

Selbsthilfegruppen und -organisationen zum SID sind inzwischen weltweit eine tragfähige und unverzichtbare Ergänzung zum klassischen Gesundheits- und Sozialwesen. Erste Initiativen entstanden in den USA und in Australien in den 1970er, in Europa in den 1980er Jahren. Innerhalb der Bevölkerung bildeten sich Interessengruppen, die es sich zur Aufgabe machten, vom SID betroffene Eltern in ihrer Trauerbewältigung zu unterstützen und private Sponsoren zur Erforschung des plötzlichen Säuglingstods zu finden (Goldberg 1992; Thearle u. Gregory 1992). Zunehmend beteiligten sich auch betroffene Eltern an diesen Initiativen, es entstand schrittweise ein weitverzweigtes System der gegenseitigen Unterstützung und Interessenvertretung. Dachorganisation ist heute SIDS International (ISPID), Untergliederungen sind American SIDS Institute und CJ Foundation USA sowie SIDS Argentinien. In Europa haben die Niederlande und Deutschland eigene nationale SIDS-Selbsthilfeorganisationen.

Folgende Aufgaben nehmen die Plötzlicher-Säuglingstod-Selbsthilfeorganisationen wahr, die sich inzwischen überwiegend aus betroffenen Eltern zusammensetzen und durch Mitglieder aus dem professionellen Umfeld (Ärzteschaft, Rettungsdienst, Polizei, Bestattungswesen, Seelsorge, Pflegewesen, Hebammenschaft, Psychologie, Sozialarbeit) unterstützt werden: Bildung und Unterstützung regionaler Gesprächs- und Informationsangebote für Betroffene, Öffentlichkeitsarbeit zum SID und seinen psychosozialen Folgen, Entwicklung und Durchführung von Fort-und Weiterbildungsprogrammen für Berufsgruppen, die in SID-Todesfälle involviert sind.

Unter den vom SID betroffenen Eltern nahmen nach einer Auswertung des Instituts für Rechtsmedizin Göttingen und der Selbsthilfeorganisation GEPS Deutschland im Zeitraum 1995–2000 in der Bundesrepublik ca. 10–15 % Kontakt zur Selbsthilfeorganisation GEPS auf. Die Quote der Inanspruchnahme stieg erheblich, wenn der Zugang zur Selbsthilfe durch professionelle Helferinnen und Helfer angeregt und unterstützt wurde. Anlass für die Kontaktaufnahme zur Selbsthilfeorganisation war die akute Trauer und/oder der Eintritt einer Folgeschwangerschaft, verbunden mit ausgeprägten Ängsten und dem Bedürfnis, sich mit Familien mit bereits geborenen Folgekindern auszutauschen (Helmerichs u. Saternus 2000).

Zur Wirkung von Selbsthilfegruppen wurde bisher erst eine systematische Studie vorgelegt: Videka-Sherman u. Lieberman (1985) kamen zu dem Ergebnis, dass die Beteiligung an einer Selbsthilfegruppe dazu beiträgt, eine selbstbewusstere und zuversichtlichere Einstellung zum Trauern, vermehrtes Verständnis für die Reaktionen des Partners oder der Partnerin und veränderte persönliche Wertvorstellungen zu entwickeln (Videka-Sherman 1982).

Risikofaktoren für den plötzlichen Säuglingstod

C.F. Poets, A. Poets, C. Einspieler, R. Kerbl, R. Kurz

R. Kurz et al. (Hrsg.), *Der plötzliche Säuglingstod*,
DOI 10.1007/978-3-7091-1444-5_13, © Springer-Verlag Wien 2014

13.1 SIDS und Frühgeburtlichkeit: perinatale Risikofaktoren und Besonderheiten des Frühgeborenen

C.F. Poets

Seit dem Bericht von Adelson u. Kenney (1956) fand man in fast jeder untersuchten Kohorte von SIDS-Opfern einen erhöhten Anteil Frühgeborener bzw. von Kindern mit niedrigem Geburtsgewicht (Malloy u. Hoffman 1995). So beschreibt z. B. Lipsky et al. (1995) dass 9 % aller Neugeborenen als Frühgeborene vor 37 Schwangerschaftswochen geboren werden, hingegen 20 % aller SIDS-Fälle zu früh (<37. SSW) geboren worden waren. Das SIDS-Risiko scheint somit für ehemalige Frühgeborene zumindest auf das Doppelte erhöht zu sein.

Dieser Sachverhalt hat sich auch nach Durchführung der Aufklärungskampagnen über vermeidbare Risikofaktoren für SIDS nicht wesentlich geändert. So lag das relative Risiko für Frühgeborene (<37 Wochen Reifealter) in einer Auswertung von landesweiten Daten aus Neuseeland zwischen 1986 und 2000 (d. h. vor und nach Aufklärung über das Risiko der Bauchlage und anderer vermeidbarer Faktoren) durchgehend zwischen 2 und 3 (Thompson u. Mitchell 2006). Zudem steigt das Risiko mit abnehmendem Geburtsgewicht bzw. zunehmender Unreife bei Geburt: Bereits Anfang der 1980er Jahre zeigte eine landesweite Auswertung aus Kalifornien, dass die SIDS-Inzidenz von 1,0/1000 für Kinder mit 3501–4000 g Geburtsgewicht auf 6,4/1000 für 1501–2000 g bzw. 7,5/1000 für jene mit ≤1500 g Geburtsgewicht anstieg (Grether u. Schulman 1989). 20 Jahre später zeigte eine britische Auswertung ganz ähnliche Zusammenhänge, nur dass jetzt die SIDS-Inzidenz insgesamt niedriger lag: Hier betrug die Inzidenz für Einlinge mit ≥3500 g 0,35/1000 Lebendgeborene, während sie für Einlinge mit <1500 g bei 2,2/1000 lag, also auch etwa 7-mal höher (Platt u. Pharoah 2003). Interessanterweise ist das chronologische Sterbealter Frühgeborener um einige Wochen nach hinten verschoben (Grether u. Schulman 1989), sodass das mittlere Reifealter von Frühgeborenen, die nach 24–28 Schwangerschaftswochen geboren worden waren, in einer Auswertung eines US-Datensatzes 46 Wochen betrug, das von reifen Kindern dagegen „nur" 52 Wochen (Malloy u. Hoffman 1995).

Zusätzlich zeigt sich in den letzten Jahren eine Interaktion zwischen dem Risiko, der dem Faktor Frühgeburt zugeschrieben wird, und den Risiken anderer Einflussfaktoren wie der Bauchlage in dem Sinne, dass sich beide Risiken potenzierten. So war in einer Multivariatanalyse aus Neuseeland das SIDS-Risiko für Frühgeborene aus <37 Wochen, in Rücken- oder Seitlage zu sterben, gegenüber Reifgeborenen in gleicher Schlaflage um das 2,4-Fache erhöht; Frühgeborene in Bauchlage zeigten dagegen ein 17,4-fach erhöhtes SIDS-Risiko (Thompson u. Mitchell 2006). In der britischen CESDI-Studie war die Kombination aus einem Geburtsgewicht unter dem 10. Perzentil und/oder Geburt vor 37 SSW und dem Sterben in Bauchlage in der Multivariatanalyse sogar mit einem 140-fachen Risiko gegenüber einem Auffinden in Rückenlage und normalem Geburtsgewicht verbunden: Diese Risikokombination zeigte sich bei 9,2 % der SIDS-Fälle, dagegen bei nur 0,2 % der Kontrollkinder (Blair et al. 2006c).

Ein ähnlich potenzierender Effekt zeigte sich in der letztgenannten Studie auch für die Kombination aus niedrigem Geburtsgewicht, elterlichem Rauchen und dem Schlafen im elterlichen Bett (sog. Co-Sleeping): Während bei Zusammentreffen der beiden letztgenannten Faktoren das SIDS-Risiko für normalgewichtige/reife Neugeborene um das 9-Fache erhöht war, stieg das Risiko bei Vorliegen beider Risikofaktoren für Kinder mit <2500 g Geburtsgewicht bzw. Geburt <37 SSW auf das 37-Fache an (Blair et al. 2006c).

Diese Daten belegen einerseits, dass die Beachtung vermeidbarer Risikofaktoren wie Bauchlage oder Co-Sleeping bei ehemaligen Frühgeborenen besonders wichtig ist. In diesem Zusammenhang sind Daten aus Europa und den USA besonders besorgniserregend, nach denen auch mehr als 10 Jahre nach Durchführung entsprechender Aufklärungskampagnen immer noch >70 % der Säuglingsstationen nicht das Schlafen in Rückenlage für die Zeit nach der Entlassung empfahlen (Guala et al. 2002). Hier besteht offenbar noch dringender Informationsbedarf für Kinderkrankenschwestern und Hebammen. Da die Bauchlage wegen der Vermeidung von Frühgeborenenapnoen und einer Verbesserung der Oxygenierung für Frühgeborene *in den ersten Wochen nach Geburt* unbestrittene Vorteile bietet, wird sie z. B. in der Klinik des Autors bei Frühgeborenen für die erste Zeit nach der Geburt durchaus angewandt. Circa 1 Woche vor der geplanten Entlassung werden die Kinder dann jedoch konsequent auf den Rücken gelegt und den Eltern erklärt, dass nun bald die Entlassung ansteht und ihr Kind ab jetzt so schlafen gelegt wird, wie es zu Hause am sichersten ist.

Andererseits werfen die vorgenannten epidemiologischen Daten zum Risiko Frühgeborener Fragen zur Pathophysiologie des plötzlichen Säuglingstods auf. Lässt sich die besonders starke Risikoerhöhung durch die Kombination aus elterlichem Rauchen, Schlafen im Elternbett und niedrigem Geburtsgewicht dadurch erklären, dass die Wahrscheinlichkeit eines unbemerkten Überrollens im Schlaf hier besonders hoch ist (Nikotin dämpft die Arousalreaktion von Säuglingen) (Parslow et al. 2004a) und solch ein Überrollen bei einem kleinen Kind leichter vorstellbar ist als bei einem größeren? Oder ist die hypoxieinduzierte Arousalreaktion Frühgeborener auch nach Erreichen ihres errechneten Geburtstermins noch weniger gut entwickelt als bei Reifgeborenen (Verbeek et al. 2008), sodass die Wahrscheinlichkeit, dass sie z. B. bei einer in Bauchlage verlegten Nasenatmung nicht aufwachen, möglicherweise höher ist? Dies sind bislang nur Erklärungsmodelle – entscheidend ist, die vorgenannten Risikofaktoren bei Frühgeborenen besonders konsequent zu vermeiden.

Ein weiterer Erklärungsansatz für das höhere SIDS-Risiko von Frühgeborenen (und von Kindern rauchender Mütter) wurde von einer schwedischen Arbeitsgruppe formuliert: Sie konnte zeigen, dass ehemalige Frühgeborene (und Kinder rauchender Eltern) in Kipptischexperimenten einen 3- bis 4-mal ausgeprägteren und länger anhaltenden Anstieg ihres mittleren arteriellen Blutdrucks zeigten als Kontrollkinder. Die Autoren folgerten daraus, dass dies einen Erklärungsansatz darstellen könnte, warum es bei Frühgeborenen unter ungünstigen Umständen eher zu einem Kreislaufversagen und damit zum SIDS kommen könnte (Cohen et al. 2008). Gestützt wird diese Hypothese durch den Befund erniedrigter Blutdruckwerte im Schlaf bei 2–3 bzw. 5–6 Monate alten Frühgeborenen im Vergleich zu Reifgeborenen (Witcombe et al. 2008).

Insgesamt sprechen die oben genannten epidemiologischen Zusammenhänge nach Ansicht des Autors unter pathogenetischen Gesichtspunkten am ehesten dafür, dass Frühgeborene möglicherweise weniger gut in der Lage sind, sich aus einer potenziell asphyxierenden Situation zu befreien – sei es aufgrund einer gestörten Aufwachreaktion, eines erhöhten Risikos, im Schlaf von einem Elternteil erdrückt zu werden, oder wegen einer gestörten Blutdruckregulation im Schlaf.

13.2 Plötzliche Todesfälle und schwere lebensbedrohliche Ereignisse am 1. Lebenstag

A. Poets, C.F. Poets

Auch wenn der Häufigkeitsgipfel des plötzlichen Säuglingstods im Alter von 2 bis 4 Monaten liegt, können solche Todesfälle und sehr schwere lebensbedrohliche Ereignisse auch schon deutlich früher auftreten.

Aus verschiedenen Ländern wurden in den letzten Jahren Fallberichte publiziert, bei denen Reifgeborene, die sich nach einer unproblematischen Geburt gut adaptiert hatten, im Kreißsaal oder auf der Wochenstation plötzlich leblos vorgefunden wurden und reanimiert werden mussten (Espagne et al. 2004; Gatti et al. 2004; Rodriguez-Alarcón et al. 1994; Nakamura u. Sano 2008; Toker-Maimon et al. 2006; Peters et al. 2009; Andres et al. 2011). Etliche dieser Kinder starben oder hatten im weiteren Verlauf neurologische Beeinträchtigungen. Ferner wurden eine retrospektive Befragung (Branger et al. 2007) und eine prospektive Erhebung in einem Teil Frankreichs (Dageville et al. 2008) publiziert. Aufgrund der geschilderten Einzelfälle wurde wiederholt die Vermutung geäußert, dass bei Erstgebärenden und während des Bondings, bei dem das Kind nach der Geburt in Bauchlage auf der Mutter liegt, ein erhöhtes Risiko für solche Ereignisse bestehen könnte.

Angesichts der noch weitgehend unbefriedigenden Datenlage führten wir eine deutschlandweite Erhebung durch, um die Häufigkeit solcher Ereignisse zu ermitteln und mögliche Risikofaktoren hierfür zu überprüfen (Poets et al. 2011; Poets et al. 2012). Über die Erhebungseinheit für seltene pädiatrische Erkrankungen in Deutschland (ESPED) wurden alle Kinderkliniken Deutschlands vom 01.01.2009 bis zum 31.12.2010 monatlich per Meldekarte gefragt, ob ein solcher Fall in ihrer Klinik aufgetreten war. Gemeldet werden sollten Reifgeborene (≥37 SSW), die sich initial gut adaptiert hatten (10-min-Apgar mind. 8) und die in den ersten 24 Lebensstunden plötzlich starben oder ein schweres lebensbedrohliches Ereignis erlitten. Dieses war definiert als ein akuter Zustand mit Zyanose oder Blässe und Bewusstlosigkeit, der einer Beutelventilation, Intubation und/oder Herzdruckmassage bedurfte. Da im Jahr 2009 zusätzlich auch 4 Frühgeborene gemeldet wurden sowie 3 Neugeborene mit einer ursächlichen Erkrankung, bei denen das Ereignis evtl. hätte vermieden werden können, wurden die Einschlusskriterien im Jahr 2010 dergestalt erweitert, dass nun auch Kinder ab 35 SSW und Ereignisse mit potenziell vermeidbarer Ursache eingeschlossen wurden. Meldende Kliniken erhielten einen Fragebogen mit Fragen zu Schwangerschaft, Geburt und Auffindesituation. Zur Auswertung wurde auch der anonymisierte Entlassbrief herangezogen.

In den 2 Jahren dieser Erhebung gingen 85 Meldungen ein, von denen 34 die Einschlusskriterien erfüllten (jeweils 17 pro Jahr), was in etwa einer Inzidenz von 2–3/100.000 entspricht. Im Jahr 2010 waren 2 Kinder Frühgeborene, und bei 3 Kindern fand sich eine vermutete Ursache (persistierende pulmonale Hypertension des Neugeborenen, Pneumonie bzw. Norovirusinfektion), bei deren früherer Kenntnis das Ereignis evtl. hätte vermieden werden können. Die 3 Fälle mit ursächlicher Erkrankung wurden von der weiteren Auswertung bzgl. Risikofaktoren ausgeschlossen. Von den 31 Fällen unklarer Ursache starben 9 Kinder (29 %) – 4 waren schon primär nicht reanimierbar gewesen, 5 starben, nachdem die lebenserhaltenden Maßnahmen aufgrund einer schlechten neurologischen Prognose beendet worden waren. Von den 22 Kindern, die ein schweres lebensbedrohliches Ereignis erlitten, waren über die Hälfte (13 Kinder) bei der Entlassung noch neurologisch auffällig. In 84 % war die Mutter eine Erstgebärende, in 83 % war die Geburt vaginal erfolgt, nur 14 % der Mütter hatten Sedativa in den 24 h vor der Entbindung erhalten. 19 von 31 (61 %) Ereignissen traten in den ersten beiden Lebensstunden auf. In 25 von 31 (81 %) Fällen wurde das Kind auf der mütterlichen Brust bzw. dem mütterlichen Bauch oder dicht an sie geschmiegt vorgefunden, also in einer Position, in der ein Ersticken als Ursache der Ereignisse vorstellbar ist. In 13 Fällen fand die Hebamme das Neugeborene leblos vor, obwohl die Mutter anwesend und wach war. In 11 Fällen bemerkte die Mutter den schlechten kindlichen Zustand selbst – bei 5 dieser Fälle, als die Mutter aufwachte.

Um mögliche Risikofaktoren zu überprüfen, wurden pro Fall 3 Kontrollen in dem jeweiligen Krankenhaus rekrutiert, in dem der Fall aufgetreten war. Ein an den Fallfragebogen angelehnter

◨ **Tab. 13.1** Vergleich zwischen Fällen und Kontrollen bzgl. möglicher Risikofaktoren für plötzliche Todesfälle und schwere lebensbedrohliche Ereignisse am 1. Lebenstag

Vermuteter Risikofaktor	Fälle (n=31)	Kontrollen (n=93)	p-Wert	OR[b]	95 % KI[c]
Erstickungsposition[a]	25/29 (86 %)	60/90 (67 %)	0,028	6,45	1,22–34,10
Primipara	25/31 (81 %)	44/93 (47 %)	0,001	6,22	2,11–18,32
Schlafende Mutter	6/29 (21 %)	11/93 (12 %)	0,202	2,53	0,61–10,52
Vaginale Geburt	26/31 (84 %)	68/93 (73 %)	0,179	2,22	0,69–7,09
Sedativa in 24 h präpartal	6/28 (21 %)	17/93 (18 %)	0,606	1,42	0,37–5,42
Männliches Geschlecht	13/31 (42 %)	51/93 (55 %)	0,165	0,51	0,20–1,32

[a]Kind auf mütterlicher Brust/Bauch liegend oder seitlich an sie angeschmiegt; [b]Odds Ratio; [c]Konfidenzintervall

Kontrollfragebogen sollte für diese Reifgeborenen (bzw. in 2010 auch fast Reifgeborenen) mit guter Adaptation ausgefüllt werden, sobald diese das Alter erreicht hatten, in dem das betreffende Fallkind leblos vorgefunden worden war. Im Fall-Kontroll-Vergleich ergaben die Faktoren „mögliche Erstickungsposition" und „Primipara" ein statistisch signifikant erhöhtes Risiko für das Eintreten solcher Ereignisse (◨ Tab. 13.1).

Zufällig wurde fast zeitgleich zu dieser deutschen Studie in Großbritannien eine sehr ähnliche landesweite Erhebung durchgeführt (Becher et al. 2012): Hier sollten von November 2008 bis November 2009 plötzliche Todesfälle und schwere lebensbedrohliche Ereignisse gemeldet werden, die bei gut adaptierten Reifgeborenen (≥37 SSW, 5-min-Apgar mind. 8) in den ersten 12 Lebensstunden auftraten. Ein schweres lebensbedrohliches Ereignis war hier definiert als ein Ereignis, bei dem das Neugeborene bebeutelt werden musste und danach auf einer Intensivstation betreut wurde. Ereignisse, die aufgrund einer Erkrankung eingetreten waren, wurden miterfasst, in der Auswertung jedoch von den Ereignissen unklarer Ursache getrennt.

Während des 13-monatigen Erhebungszeitraums gingen 91 Meldungen ein, von denen 45 den Einschlusskriterien entsprachen. Bei 30 Fällen fand sich keine für das Ereignis ursächliche Erkrankung.

Auch hier trat ein Großteil der Ereignisse in den ersten beiden Lebensstunden (73 %) und bei Primipara (77 %) auf. In 24 von 30 (80 %) Fällen wurde eine Atemwegsobstruktion während des Stillens oder in der Bauchlage als ursächlich für das Ereignis vermutet. Drei Viertel der Kinder entwickelten eine postasphyktische Enzephalopathie und ein Drittel hatte ein schlechtes neurologisches Outcome (5-mal Tod, 5-mal neurologische Schäden im Alter von 1 Jahr).

Welche Schlussfolgerungen können aus diesen Daten gezogen werden? Bei dem Ziel, diese Risikofaktoren zum Schutz der Neugeborenen zu vermeiden, entsteht folgender Zielkonflikt: Einerseits kennen wir die Präventionsmaßnahmen zum Schutz vor dem plötzlichen Säuglingstod, wie Rückenlage, freier Kopf, eigenes Bett, feste Unterlage, keine Überwärmung etc. Andererseits wissen wir, dass das postnatale Bonding für den Beziehungsaufbau zwischen Mutter und Kind und den späteren Stillerfolg sehr wichtig ist (Moore et al. 2007). Was kann also getan werden, um einerseits das Bonding zu ermöglichen, andererseits aber das Neugeborene nicht zu gefährden? Eine generelle postnatale Monitorüberwachung halten wir nicht für sinnvoll, weil dessen Wirksamkeit nicht bewiesen ist und aufgrund der insgesamt geringen Inzidenz solcher Ereignisse sehr viele Neugeborene an einen Monitor angeschlossen werden müssten, um ein solches Ereignis evtl. verhindern zu können. Das würde eine nicht angemessene Technisierung der sonst sehr intimen Zeit nach der Geburt mit sich bringen. Das Kind in dieser Situation in Rückenlage auf die Mutter zu legen erscheint wenig praktikabel. Wichtig erscheint uns daher, dass Hebammen, Ärzte und Kinderkrankenschwestern/-pfleger, die im Kreißsaal oder auf einer Wochenstation arbeiten, sich bewusst machen, dass solche Ereignisse auch bei Reifgeborenen nach einer problemlosen Adaptation auftreten können. Neugeborene sollten daher von der betreuenden Hebamme nach der Geburt sehr engmaschig überwacht werden, insbesondere in den ersten beiden Lebensstunden und bei Erstgebärenden, die noch unerfahren in der Versorgung und der Zustandsbeurteilung ihres Kindes sind. Die Eltern sollten zu dem Zeitpunkt, zu dem man ihnen das Kind in den Arm oder auf die Brust gibt, darauf aufmerksam gemacht werden, dass die kindliche Nasenatmung nicht behindert sein darf. Wenn die Mutter schlafen möchte oder durch die Geburt erschöpft ist, sollte das Neugeborene – auch schon im Kreißsaal – vorher in ein eigenes Bett in Rückenlage zum Schlafen gelegt werden. Auch wenn noch keine Daten zum Beleg dafür vorliegen, dass der hier skizzierte Ansatz ausreicht, um diese Fälle in Zukunft wirksam zu vermeiden, so ist er zumindest ein erster Schritt in diese Richtung.

13.3 Apnoen

C.F. Poets

13.3.1 Definitionen

Es gibt keine einheitliche Definition für zentrale Apnoen im Säuglingsalter; häufig werden sie definiert als ein Sistieren der Atemtätigkeit und des an der Nase gemessenen Luftstroms für mindestens 4 sec (Poets 1997). Sie treten bei jedem Menschen im Schlaf auf, je jünger, desto häufiger; ihre Dauer nimmt dagegen mit dem Alter eher zu. So lag in eigenen Untersuchungen das 95. Perzentil für die maximale Apnoedauer in einer 12-h-Aufzeichnung im Alter von 6 Wochen bei 13 sec, mit 2 Jahren dagegen bei 18 sec (Poets et al. 1991b). Danach steigt dieser Wert auf 25 sec an (Poets et al. 1993a). Im Säuglingsalter spricht man von einer prolongierten Apnoe, wenn die Atemtätigkeit für mehr als 20 sec sistiert (Nelson 1978).

Periodische Atmung wird von vielen Autoren definiert als das Auftreten von 3 oder mehr zentralen Apnoen, die jeweils durch maximal 20 sec Atmung voneinander getrennt sind. Die Dauer dieser Atemform nimmt mit dem Alter ab. So fiel in Untersuchungen von Schäfer et al. (1993) das 90er Perzentil für den Anteil an Schlafzeit, der mit periodischer Atmung verbracht wurde, von 23–25 % im 1.–3., auf 5–8 % im 6.–12. Lebensmonat ab.

Ein Teil dieses Abfalls ist allerdings nur definitionsbedingt. Angesichts der großen Variabilität der Atemfrequenz im Säuglingsalter erscheint es nämlich sinnvoller, das maximale Zeitintervall zwischen periodischen Apnoen nicht auf einen fixen Zeitraum (20 sec), sondern auf eine bestimmte Anzahl von Atemzügen zu beziehen. Definiert man periodische Atmung als das Auftreten von 3 oder mehr Apnoen, die von jeweils max. 20 Atemzügen unterbrochen werden, so bleibt der Anteil periodischer Atmung zwischen der 6. Lebenswoche und dem 2. Lebensjahr weitgehend konstant (Poets et al. 1991b).

Obstruktive Apnoen sind definiert als ein Sistieren des an der Nase gemessenen Luftstroms für >3 sec bei erhaltenen Atembewegungen. Als Sonderform werden noch die gemischten

Apnoen unterschieden, die als Kombination aus einer zentralen Apnoe, gefolgt von einer obstruktiven Apnoe (oder umgekehrt), definiert sind. Obstruktive und gemischte Apnoen nehmen in ihrer Häufigkeit mit zunehmendem Alter ab. Sie kommen jenseits der Neugeborenenzeit noch bei ca. 15–20 % aller gesunden Säuglinge und Kinder vor, sind dann jedoch nur selten länger als 10 sec.

Allgemein gilt das Auftreten von mehr als 3 obstruktiven oder gemischten Apnoen in einer über 7–8 h durchgeführten Polysomnographie im Säuglingsalter als abnorm (Poets 1997). Ob dieser abnorme Befund allerdings Krankheitswert hat, d. h., als pathologisch bezeichnet werden darf, ist unklar.

13.3.2 Bedeutung von Apnoen zur Einschätzung des Säuglingstodrisikos

Das Interesse an zentralen Apnoen in Bezug auf den plötzlichen Säuglingstod gründete sich auf eine Untersuchung von Steinschneider (1972) an 5 Kindern, von denen 2 später unter der Diagnose „plötzlicher Säuglingstod" starben. Diese stammten aus einer Familie, in der bereits zuvor 3 Säuglinge plötzlich und unerwartet gestorben waren. Für alle 5 Kinder in jener Studie wurden Episoden mit einem Sistieren der Atembewegungen für 15 sec und mehr berichtet, woraufhin der Autor die Hypothese aufstellte, dass derartige Apnoen eine wesentliche Rolle in der Pathogenese des plötzlichen Kindstods spielen könnten. Bereits damals wurde allerdings darauf hingewiesen, dass das Auftreten von 5 plötzlichen Säuglingstodesfällen in einer Familie eher den Verdacht auf eine Kindstötung lenken sollte, auf keinen Fall aber als Basis für eine Hypothese zur Pathogenese des Säuglingstods dienen könne (Hick 1973). Dennoch erfreute sich die sogenannte Apnoehypothese großer Popularität, und es dauerte weitere 20 Jahre, bis herauskam, dass die beiden Kinder in der oben genannten Untersuchung tatsächlich von ihrer Mutter erstickt und ihre angeblichen Apnoen nie polysomnographisch dokumentiert worden waren (Firstman u. Talan 1997). Inzwischen waren allerdings bereits viele Millionen Dollar zur Untersuchung von Apnoen ausgegeben und Zehntausende von Kindern mit Apnoemonitoren überwacht worden.

In diesen Untersuchungen zur Bedeutung von zentralen Apnoen in der Abschätzung des Säuglingstodrisikos zeigte sich – im Nachhinein nicht überraschend – dass zentrale Apnoen *keinen* Risikofaktor für den plötzlichen Säuglingstod darstellen. In der wichtigsten, weil einzigen populationsbasierten Untersuchung zu diesem Thema wurden 24-h-Aufzeichnungen von EKG und Atembewegungen bei 9856 Säuglingen durchgeführt. Keiner der später am plötzlichen Säuglingstod verstorbenen 29 Säuglinge wies prolongierte Apnoen (>20 sec), Herzrhythmusstörungen oder ein verlängertes QT-Intervall auf (Southall et al. 1983). Im Vergleich mit einer Kontrollgruppe zeigten diese Säuglinge sogar weniger kurze Apnoen (>4 sec) und keine vermehrte periodische Atmung (Schechtman et al. 1991). Wenn auch in dieser Untersuchung nur mit indirekten Methoden nachweisbar, so fanden sich ferner keine Hinweise auf ein vermehrtes Auftreten obstruktiver Apnoen (Waggener et al. 1990). Weitere Analysen dieser Aufzeichnungen zeigten eine eingeschränkte Herzfrequenzvariabilität sowie weniger Körperbewegungen und Aufwachreaktionen im Schlaf (Schechtman et al. 1992). Keiner dieser Befunde war jedoch spezifisch genug, um Risikokinder zu identifizieren.

Untersuchungen von Kelly et al. (1986) an 17 Kindern, die später am plötzlichen Säuglingstod starben, kamen zu ähnlichen Ergebnissen bezüglich prolongierter Apnoen. Diese Autoren fanden im Gegensatz zu Southall et al. (1983) jedoch vermehrt periodische Atmung im Tiefschlaf und ein häufigeres Auftreten von Bradykardien bei den später Verstorbenen. Die Aussagekraft dieser Studie ist jedoch dadurch eingeschränkt, dass alle Säuglinge entweder Geschwister von am Säuglingstod Verstorbenen waren oder zuvor ein anscheinend lebensbedrohliches Ereignis (ALTE) gehabt hatten, d. h. nicht repräsentativ für die Gesamtheit der plötzlichen Säuglingstodesfälle waren.

Andrè Kahns Gruppe (Kato et al. 2001) erfasste in Polygraphien von 40 später am plötzlichen Säuglingstod verstorbenen Säuglingen auch obstruktive Apnoen und fand diese – neben reduzierten Körperbewegungen im Schlaf – im Vergleich zu einer Kontrollgruppe als einzigen signifikant veränderten Parameter bei 75 % der 40 Verstorbenen und 42 % der gematchten Kontrollkinder. Diese Studie war allerdings ebenfalls nicht populationsbasiert, sondern schloss ähnlich wie die von Kelly et al. (1986) einen hohen Anteil an Kindern mit klinischen Risikofaktoren (ALTE, Geschwister) ein. Der Befund obstruktiver Apnoen in einer Polygraphie hat insofern keine ausreichende Spezifität als prognostischer Parameter, um therapeutische Konsequenzen zu rechtfertigen.

Diese mit großem Aufwand erzielten Resultate lassen zentrale Apnoen nicht als Risikofaktor von prognostischem Wert erscheinen. Die Bedeutung obstruktiver Apnoen bedarf weiterer Abklärung. In jedem Fall ist keiner der bislang erfassten Parameter geeignet, als Screeningmethode zur Identifizierung von Risikokindern eingesetzt zu werden. Daher sollte die klinische Einschätzung eines individuellen Säuglingstodrisikos nicht auf die Ergebnisse der Messung verschiedener Apnoeformen gegründet werden.

13.4   Potenzielle Risikofaktoren aus der Umgebung des Säuglings

C. Einspieler

Ein Großteil der jährlich publizierten Arbeiten über SIDS bezieht sich auf die Schlafsituation, Versorgung und Pflege des Säuglings, was insofern nicht verwundert, als die Präventionskampagnen diese Faktoren zum Ziel haben. Auch schon der 1995 in Graz abgehaltene internationale SIDS-Kongress stand unter dem Motto „Die Rolle der Umgebungsfaktoren für die Säuglingsmorbidität und -Mortalität". Seit damals hat sich mehr und mehr erhärtet, dass das Schlafen in Rückenlage, die Vermeidung von aktivem und passivem Rauchen und das Vermeiden von Wärmestress das SIDS-Risiko erheblich reduzieren können. Neu hinzugekommen sind evidenzbasierte Empfehlungen für eine sichere Schlafsituation (so z. B. Vermeidung von *Bedsharing*) sowie Ergebnisse, die zeigen konnten, dass Stillen das SIDS-Risiko um die Hälfte reduzieren kann (Moon et al. 2012).

13.4.1   Die Bauchlage ist während des Schlafens zu vermeiden

Wissenschaftliche Studien, die „Schlafen in Bauchlage" als einen der Hauptrisikofaktoren für SIDS nennen, sind zahllos. Ebenso zahllos sind jene Arbeiten, die den Rückgang von SIDS in einer Population mit dem Rückgang der Prävalenz, die Säuglinge im Schlaf auf den Bauch zu legen, begründen.

Schon 1988 konnten auch wir in der Steiermark feststellen, dass 60 von 80 SIDS-Fällen in Bauchlage aufgefunden wurden (Einspieler et al. 1988a). Nachdem sich in den folgenden Jahren der Zusammenhang zwischen Bauchlage und SIDS immer mehr erhärtet hatte, empfahl 1992 die American Academy of Pediatrics (AAP), Säuglinge während des Schlafens nicht mehr auf den Bauch zu legen. Die zunächst noch propagierte Seitenlage im Schlaf stand jedoch bald aufgrund ihrer Instabilität der Bauchlage als risikoerhöhend nicht wesentlich nach. So wurde für 4–6 Monate alte Säuglinge, die in Seitenlage schliefen, ein 6-fach erhöhtes SIDS-Risiko berechnet (Oyen et al. 1997b). Auch die Bemühungen, den Säugling durch entsprechende Stützen in Seitenlage stabil zu halten, hatten nicht den gewünschten Effekt, da sie das Rollen in die Bauchlage nicht wirklich verhindern konnten (AAP 2005).

Somit wurden die Präventionskampagnen insofern erweitert, als die Rückenlage im Lauf der Jahre als einzig sichere Schlafposition mit dem Schlagwort *„back to sleep"* empfohlen wurde (AAP 1992, 1997a, 2005). Das hat dazu geführt, dass in den USA die Prävalenz der Rückenlage von 13 % im Jahr 1992 auf 72 % im Jahr 2001 angestiegen ist. In den darauffolgenden 10 Jahren kam es jedoch nur mehr zu einem eher stagnierenden Anstieg um weitere 3 % (AAP 2011). Einer der Gründe, warum Eltern das Schlafen in Rückenlage ablehnen, ist die Angst vor Aspiration. Eine Vielzahl von Studien hat aber gezeigt, dass es kein erhöhtes Auftreten von Aspirationszwischenfällen gibt, seit die Rückenlage doch von immerhin drei Viertel der Bevölkerung als Schlafposition des Säuglings akzeptiert wurde (AAP 2011). Ebenso kommen in Ländern, in denen die Säuglinge traditionell auf dem Rücken schlafen, Aspirationszwischenfälle nicht häufiger vor (Nelson et al. 2001). Auch ein Review über den Effekt der Lagerung bei gastroösophagealem Reflux kam zu dem Ergebnis, die Säuglinge nicht mehr in Bauchlage schlafen zu legen (Craig et al. 2010).

Ein anderer Grund, warum manche Eltern nach wie vor ihren Säugling in Bauchlage schlafen legen, ist, dass sie den Eindruck haben, ihr Säugling schläft „besser" bzw. erwacht seltener. Die AAP (2011) lehnt aber genau aus diesem Grund die Bauchlage als Schlafposition ab: Besseres Schlafen ist nicht notwendigerweise sicheres Schlafen! Gegen Ende des 1. Lebensjahrs aber, wenn der Säugling sich aktiv in verschiedene Positionen dreht, kann es dem Säugling überlassen werden, in welcher Position er schläft. Dabei ist aber immer auf die Vermeidung von weichen Unterlagen zu achten.

In vielen Ländern wurde der Rückgang der SIDS-Fälle mit der Änderung der Schlafposition zum Teil sogar kausal in Beziehung gebracht. In der Steiermark hingegen mussten wir eine zeitliche Diskrepanz zwischen dem Rückgang von plötzlichen Säuglingstodesfällen und der Abnahme der Häufigkeit, Säuglinge im Schlaf auf den Bauch zu legen, zur Kenntnis nehmen (Einspieler et al. 1997b). Die SIDS-Inzidenz in der Steiermark lag in den Jahren 1984–1988 bei etwa 2 ‰. Nach Einführung des SIDS-Risikofragebogens und der damit verbundenen Aufklärungs- und Interventionskampagnen nahm die SIDS-Häufigkeit von 1988 auf 1989 um die Hälfte ab (Einspieler et al. 1992a) und blieb bis 1995 konstant. Erst mit dem Jahr 1996 fiel die SIDS-Inzidenz weiter auf 0,3 ‰. Für denselben Zeitraum gibt es Daten von über 30.000 Familien mit einem 4 Wochen alten Säugling, die zeigen, dass zwischen 1987 und 1991 noch etwa 50 % der Eltern ihre Säuglinge zum Schlafen auf den Bauch legten. Der Rückgang der SIDS-Häufigkeit im Jahr 1989 ließ sich also durch eine etwaige Änderung der Schlafposition schwer erklären. 3 Jahre später aber (1992) nahm die Prävalenz der Bauchlage als Schlafposition von 50 % auf 25 % ab; im Jahr 1994 lag sie sogar nur mehr bei 7 %. Diese beiden Reduktionen haben allerdings nicht mehr die SIDS-Inzidenz beeinflusst. Die Autoren betonten jedoch, dass unabhängig von der jeweiligen SIDS-Inzidenz die Häufigkeit der SIDS-Fälle, die man in Bauchlage gefunden hatte, bei 80 % lag (Einspieler et al. 1997b). Auch heute noch ist das SIDS-Risiko für Schlafen in Bauchlage bis zu 14-fach erhöht (Mitchell et al. 2012).

Warum Bauchlage ein erhöhtes SIDS-Risiko bedingt, bleibt bis heute spekulativ. Das Schlafen in Bauchlage begünstigt die Rückatmung von kohlendioxidreicher und sauerstoffarmer

13

Ausatmungsluft sowie die Überwärmung, da eine Wärmeabgabe über das Gesicht schlechter möglich ist (AAP 2011). Auch die zerebrale Durchblutung scheint in Bauchlage reduziert zu sein (Wong et al. 2011). Eine umfassende amerikanische Studie hat allerdings kürzlich gezeigt, dass die Schlafposition des Säuglings nicht mit pathologischen kardiorespiratorischen Vorfällen in Zusammenhang gebracht werden kann (Lister et al. 2012b). Die Autoren weisen somit darauf hin, dass die Verminderung des SIDS-Risikos durch das Schlafen in Rückenlage unabhängig von kardiorespiratorischen Steuermechanismen sein muss. Da Schlafen in Bauchlage auch mit einer Zugehörigkeit zur sozial niedrigsten Schicht assoziiert wird, und dies wiederum mit Nikotinabusus (Vennemann et al. 2009a), sollte ein diesbezüglich potenziertes Risiko in Erklärungsmodellen nicht fehlen.

Am Schluss sei noch ausdrücklich betont, dass die Bauchlage für den wachen Säugling und seine motorische Entwicklung notwendig ist (Majnemer u. Barr 2006). Zur Entwicklung der Oberkörpermuskulatur und zur Vermeidung einer positionsbedingten Schädeldeformation ist die beaufsichtigte Bauchlage im Wachzustand absolut empfehlenswert.

13.4.2 Weitere Maßnahmen zu einer sicheren Schlafsituation

Leider bilden Hochglanzmagazine und Internetseiten zu einem hohen Prozentsatz Schlafpositionen und -situationen ab, die mit den empfohlenen Richtlinien über eine sichere Schlafsituation keinesfalls übereinstimmen (Epstein et al. 2011). Daher ist eine diesbezügliche Richtigstellung und Aufklärung essenziell.

13.4.2.1 Schlafen im selben Raum, aber in einem eigenen Bett

Co-Sleeping und *Bedsharing* werden oft austauschbar verwendet, sind jedoch keine Synonyme. Unter Co-Sleeping versteht man, wenn Eltern und Kind so nahe beieinander schlafen, dass sie einander sehen, hören oder sogar berühren können. Co-Sleeping kann daher bedeuten, im selben Raum oder auch im selben Bett zu schlafen. Um hier nicht missverständlich zu sein, verwenden wir in der Folge die Begriffe *Roomsharing* für das Schlafen im selben Raum und *Bedsharing* für das Schlafen auf derselben Unterlage. Roomsharing wird international ausdrücklich befürwortet, während vor Bedsharing zumindest in den ersten Lebensmonaten gewarnt wird.

Schon 1989 empfahlen Lee et al. das Schlafen im gleichen Zimmer mit dem Säugling in Rückenlage auf einer eigenen harten Unterlage (Lee et al. 1989). Inzwischen wurde der protektive Effekt des Roomsharings mehrfach bestätigt (z. B. Gunn et al. 2000). Laut AAP (2011) wird das SIDS-Risiko durch Roomsharing sogar um die Hälfte gesenkt. Es erleichtert zudem das Beruhigen, Überwachen, aber auch das Füttern des Säuglings.

Wir dürfen hingegen nicht übersehen, dass das SIDS-Risiko auf das 10-Fache erhöht wird, wenn der Säugling mit seinen Geschwistern in einem Raum oder gar allein schläft (Blair et al. 1999). Säuglinge, die plötzlich gestorben sind und in einem Zimmer allein geschlafen haben, wurden häufiger in Bauchlage und mit Bettdecken über ihrem Kopf aufgefunden (Blair et al. 2006a). Gesundheitsbehörden empfehlen daher, dass Säuglinge während des 1. Lebensjahrs im elterlichen Schlafzimmer schlafen, jedoch in einem eigenen Bett (Vennemann et al. 2009a). Es versteht sich von selbst, dass die Eltern dieses Zimmer rauchfrei halten sollten.

13.4.2.2 Vom gemeinsamen Schlafen in einem Bett wird abgeraten

Viele Eltern vermuten, dass sie ihren Säugling am besten überwachen können, wenn er bei ihnen im Bett liegt (Joyner et al. 2010). Das spielt vor allem dann eine Rolle, wenn die sonstigen Umgebungsfaktoren eher verunsichernd sind. Einerseits scheint Bedsharing das Stillen zu erleichtern (McKenna et al. 1997; Blair et al. 2010), andererseits erhöht es die Gefahr der Überwärmung, der Rückatmung der Ausatmungsluft und natürlich auch des Überliegens durch den Erwachsenen, aber auch des Einklemmens, Hinausfallens bis hin zur Strangulierung.

Eine Videoanalyse von 20 2–3 Monate alten Säuglingen, die während einer Bedsharingsituation im Schlaflabor gefilmt wurden, dokumentierte, dass 14 von ihnen zumindest einmal pro Nacht Mund und/oder Nase bedeckt hatten, was aber weder zu Veränderungen in der Sauerstoffsättigung noch in der Herzfrequenz führte (Ball 2009). An dieser Studie nahmen allerdings nur gesunde Säuglinge und Eltern teil, deren Wachsamkeit in keiner Weise beeinträchtigt war.

Eine Metaanalyse über 11 Studien ergab, dass die *Odds Ratio* für *Bedsharing* 2,89 (95%iges Konfidenzintervall: 1,99–4,18) beträgt (Vennemann et al. 2012a). Die Odds Ratio (OR) sagt etwas über die Stärke eines Zusammenhangs von 2 Merkmalen aus. Eine OR von 2,89 bedeutet demnach, dass das Risiko für SIDS 2,89-mal höher ist, wenn ein Säugling bei einem Elternteil im Bett schläft, als wenn dies nicht der Fall ist. Das Risiko erhöht sich noch weiter, wenn a) die Mutter raucht (OR 6,27; 95%iges Konfidenzintervall: 3,94–9,99 [McGarvey et al. 2006]), b) ein Elternteil so erschöpft ist, dass eine sorgsame Achtsamkeit nicht mehr gegeben ist, c) ein Elternteil medikamentös sediert ist (Tranquilizer, Antihistaminika, Schlaftabletten), d) Alkohol und/oder Drogen konsumiert hat oder auch f) stark übergewichtig ist (Carroll-Pankhurst et al. 2001). Darüber hinaus ist Bedsharing besonders dann abzulehnen, wenn die Schlafunterlage weich ist, z. B. auf einem Sofa oder auf einem Wasserbett, bzw. wenn Pölster in Reichweite des Säuglings sind. Während Bedsharing auf einer harten Unterlage häufiger bei Eltern mit hoher Bildung und längerer Stilldauer vorkommt, steht *Sofasharing* mit einem starken Rauchverhalten in der Familie in Zusammenhang (Ball et al. 2012).

Das erhöhte Auftreten von SIDS in Familien afrikanischen Ursprungs wird unter anderem auch mit dem hohen Vorkommen von Bedsharing in Zusammenhang gebracht (Fu et al. 2010).

Da Bedsharing für das Stillen (Ball 2007), die Mutter-Kind-Bindung und zur Beruhigung des Kindes (McKenna u. Volpe 2007) von erwiesenem Vorteil ist, empfiehlt man, dass Säuglinge zur Beruhigung und zum Stillen ins elterliche Bett genommen werden und wieder ins Kinderbett zurückgelegt werden, wenn sich die Eltern zum Schlafen bereit machen. Von Bedsharing mit Babysitter oder Geschwistern wird generell abgeraten.

13.4.2.3 Die Schlafunterlage

70 % von mehr als 3000 SIDS-Fällen während der letzten Jahre in 9 amerikanischen Bundesstaaten starben in einer Schlafumgebung, die primär nicht für den Säuglingsschlaf vorgesehen war (Schnitzer et al. 2012). In Deutschland hat sich an 333 SIDS-Fällen gezeigt, dass neben Schlafen in Bauchlage, besonders auf einem Schaffell, auch das Schlafen in einer fremden Umgebung inkl. des eigenen Wohnzimmers im Gegensatz zum *Roomsharing* das Risiko für SIDS erheblich erhöhte (Vennemann et al. 2009a).

Der Gebrauch von federgefüllten oder anderen weichen Decken verdoppelt das Risiko für SIDS (Vennemann et al. 2009a; Schlaud et al. 2010). Weiche Decken können wie weiche und/oder poröse Matratzen, Pölster und Schaffelle zur Verlegung der Atemwege, zum Ersticken, aber auch zu Überwärmung führen (Mitchell et al. 2012). Das Rückatmen von Kohlendioxid erhöht sich vor allem bei Bauchlage auf weichen Unterlagen und in *Face-down-Position*, wobei in einer Simulation in der Einatemluft ein Kohlendioxidanteil von bis zu 25 % registriert wurde (verglichen mit maximal 5 % auf einem glatten Leintuch). Derartiges Rückatmen (*Rebreathing*) dürfte vor allem dann klinisch bedeutsam werden, wenn der Säugling an einem Infekt der oberen Luftwege erkrankt ist (Carleton et al. 1998). In diesem Zusammenhang sei darauf hingewiesen, dass in England jeder fünfte plötzlich verstorbene Säugling (21 %) zum Schlafen auf einen Polster gelegt wurde, während dies in der Kontrollgruppe nur in 3 % vorkam (Blair et al. 2009b). Auch Schlaud et al. (2010) geben die OR für den Gebrauch von Kopfpolster mit 4,3 (95%iges Konfidenzinterval: 1,6–11,6) an.

Völlig abzuraten ist, wie schon oben erwähnt, vom Schlafen oder auch Liegen in Bauchlage auf weichen Unterlagen: In den Mulden, die sich dabei bilden, ist die Erstickungsgefahr groß. Weiters können Matratzen, die zu klein für das jeweilige Bett sind, zu Erstickungen in dem Spalt zwischen Bettwand und Matratze führen (Mitchell et al. 2012).

Im Gegensatz zu früheren Meldungen vor allem in der Boulevardpresse gibt es keinen Hinweis darauf, dass antimon- und phosphorhaltige Gemische, die ehemals als feuerhemmende Substanzen manchen Kindermatratzen beigefügt waren, in einem ursächlichen Zusammenhang zu SIDS stehen (Mitchell et al. 1998a,b). Obwohl das Allergen der Staubmilben im Polyurethanschaum von älteren Matratzen ansteigt, ergibt auch dies keine Erklärungen für ein evtl. erhöhtes SIDS-Risiko (Jenkins u. Sherburn 2008). Da aber in länger benützten Matratzen das Bakteriumwachstum zunimmt, vor allem wenn die Matratzen keinen wasserundurchlässigen Bezug haben (Jenkins u. Sherburn 2008), wird aus hygienischen Gründen generell zu neuen Kinderbettmatratzen für jeden Säugling geraten.

13.4.2.4 Das Schlafen in Tragetaschen, Kinderwägen und Autositzen

Manche Eltern lassen ihre Säuglinge in Autositzen, Tragetaschen, Kinderwägen oder Hängesitzen schlafen, vor allem weil dies bequem erscheint. Die AAP (2011) warnt aber davor, da es vor allem bei jungen Säuglingen aufgrund der mangelnden Kopfkontrolle zum Vorwärtsbeugen des Kopfs kommen kann, damit zu einer Obstruktion der oberen Luftwege und schließlich zu einer Erniedrigung der Sauerstoffsättigung. Es kommen auch immer wieder Todesfälle vor, wenn ein solches Sitzelement von einer erhöhten Abstellfläche nach unten kippt. Liegt der Säugling in einer Tragetasche, ist streng darauf zu achten, dass beim Tragen dieser Tasche der Kopf des Säuglings höher liegt als der Rumpf, nicht bedeckt ist und das Gesicht sichtbar bleibt.

13.4.3 Der Schnuller

In Neuseeland hatte man zuerst herausgefunden, dass der Gebrauch eines Schnullers vor SIDS schützen könnte (Mitchell et al. 1993). Inzwischen gibt es zahlreiche Studien, die bestätigten, dass der Schnullergebrauch das Risiko für SIDS um ein Drittel senkt (z. B. Zotter et al. 2002; Hauck et al. 2005; Vennemann et al. 2009a), während das Risiko sogar steigt, wenn ein Säugling, der an den Schnuller gewöhnt ist, plötzlich ohne Schnuller schlafen muss (McGarvey et al. 2003). Interessanterweise wird auch dem Daumenlutschen während des Schlafens ein protektiver Effekt zugeschrieben (Li et al. 2006). Die AAP (2005, 2011) empfiehlt, den Schnuller erst nach dem erfolgreichen Etablieren des Stillens zu gebrauchen, da früher Schnullergebrauch zu einer Verminderung der Stillrate beitragen kann. Ist das Stillen jedoch einmal etabliert, scheint Schnullergebrauch die Stillfreudigkeit nicht mehr negativ zu beeinflussen (Jenik et al. 2009).

Als protektive Mechanismen bei Schnullergebrauch werden unter anderem Befeuchtung und damit Schutz der Luftwege, eine mögliche Reduktion des gastroösophagealen Refluxes durch erhöhtes nonnutritives Saugen oder auch eine Erniedrigung der Arousalschwelle diskutiert. Letzteres konnte allerdings in einer Studie an 14 Säuglingen im Alter von 1 bis 3 Monaten nicht bestätigt werden (Hanzer et al. 2009).

Da der Säugling seinen Schnuller üblicherweise nach weniger als 30 min verliert (Franco et al. 2000; Hanzer et al. 2010) und der Säugling nur während 15 % dieser Zeit aktiv saugt (Hanzer et al. 2010), scheint der protektive Effekt nicht nur auf die Zeit des tatsächlichen Schnullergebrauchs beschränkt zu sein. Während das Verlieren des Schnullers unabhängig davon ist, ob der Säugling gerade daran saugt oder nicht, bewegt sich der Säugling wesentlich mehr, nachdem er den Schnuller verloren hat. Weiss u. Kerbl (2001) nehmen daher an, dass der Schnullerverlust einen Schlafstadienwechsel bewirkt. Auch eine erhöhte oropharyngeale Beseitigung von Bakterien (*Clearance*) könnte man als protektiven Effekt in Betracht ziehen.

13.4.4 Schützt Stillen vor SIDS?

Säuglinge, die plötzlich gestorben sind, wurden häufig gar nicht oder weniger lang gestillt als Kontrollsäuglinge (Gunn et al. 2000). Vennemann et al. (2009b) konnten an 333 SIDS-Fällen und nahezu 1000 Kontrollen zeigen, dass ausschließliches Stillen im Alter von 1 Monat das SIDS-Risiko halbiert (OR = 0,48; 95%iges Konfidenzintervall: 0,28–0,82). Auch Hauck et al. (2011) gaben in ihrer Metaanalyse über 18 Studien ähnliche Werte an. Über mehrere Monate dauerndes, ausschließliches Stillen senkt das Risiko sogar auf eine OR von 0,27 mit einem 95%igen Konfidenzintervall von 0,24–0,31 (Zotter u. Pichler 2012).

Gestillte Säuglinge sind leichter weckbar als nicht gestillte Säuglinge (Franco et al. 2000) und erkranken seltener an Infektionen der oberen und unteren Atemwege sowie des gastrointestinalen Trakts. Gerade Atemwegsinfektionen, wenn auch von milder Ausprägung, sind häufig während der Tage vor dem plötzlichen Tod zu beobachten. Blackwell u. Weir (1999) nahmen daher an, dass einige plötzliche Todesfälle im Säuglingsalter auf entzündliche Reaktionen, vor allem auf das Pyrogentoxin des *Staphylococcus aureus,* zurückgehen. Die dadurch ausgelösten Zytokine könnten Arousaldefekte, aber auch Atem- und Herzversagen verursachen. Vor allem im Alter von 2 bis 4 Monaten, dem Gipfel des SIDS, ist die Produktion des Immunglobulins G niedrig, was eine Infektion in diesem Alter begünstigt (Vennemann et al. 2009b).

13.4.5 Thermische Umgebungsreize

Zwischen 1984 und 1994 wurden in Tirol rund 100 SIDS-Fälle untersucht. Für Säuglinge, die bei ihrem Tod älter als 120 Tage waren, spielte vor allem die winterliche Jahreszeit eine Rolle (Kohlendorfer et al. 1998a). Das Leben in höheren Regionen in Verbindung mit kälteren Außentemperaturen und dadurch bedingten vermehrten respiratorischen Infekten erhöhte das SIDS-Risiko erheblich (Kohlendorfer et al. 1998b). Die Kombination von kalten Außentemperaturen und vermehrter Infekthäufigkeit wurde vielfach im Zusammenhang mit SIDS berichtet (z. B. Einspieler et al. 1988a; Douglas et al. 1997; Mitchell 2009). Interessanterweise ereignet sich SIDS aber auch in Regionen mit geringeren saisonalen Temperaturunterschieden, wie z. B. in Hawaii, häufiger im Winter, was ebenfalls mit einer erhöhten Infektanfälligkeit erklärt wurde (Mage 2004).

13.4.5.1 Wärmestress

Schon 1971 wurde Wärmestress als Ursache einiger plötzlicher Säuglingstodesfälle diskutiert (Forrester 1971). Auch in unserer eigenen Untersuchung an 80 SIDS-Fällen berichteten die

Eltern in nahezu 50 % von schweißnassem Kopf und dampfender Kleidung und Bettzeug (Einspieler et al. 1988a). Diese Beobachtung wurde nicht nur beim Auffinden des toten Säuglings gemacht, sondern auch immer wieder in den Wochen vor dem Tod (Einspieler et al. 1988b). Zu warme Kleidung in zu warmer Umgebung, Zudecken des Kopfs und Thermoregulationsstörungen wurden in der Folge immer wieder als Trigger für SIDS diskutiert. Beim Säugling wird Wärme vor allem über den Kopf und im Besonderen über das Gesicht abgegeben. Etwa ein Viertel der plötzlich verstorbenen Säuglinge wird allerdings mit bedecktem Kopf aufgefunden, häufig unter der Bettdecke (Blair et al. 2008). Dicke Kleidung und Zudecken, aber auch das Schlafen in Bauchlage verhindern die physiologische Wärmeabgabe. Dabei kann sich die Umgebungstemperatur um den Kopf um bis zu 3,3 °Celsius erhöhen (Oriot et al. 1998). Auch in einer engen Schlafumgebung, wie etwa in einer Tragetasche, vor allem bei hoher Umgebungstemperatur, kann es beim Säugling zu einem Wärmestress kommen. Überwärmung scheint auch eine Rolle bei gleichzeitigem SIDS von Zwillingen zu spielen (Mitchell et al. 2010).

In einer kalifornischen Studie hat sich gezeigt, dass der Gebrauch eines Zimmerventilators das SIDS-Risiko auf eine OR von 0,28 (95%iges Konfidenzintervall: 0,10–0,77) senkt (Coleman-Phox et al. 2008). Die Autoren vermuteten, dass neben der gewünschten Abkühlung auch die durch einen Zimmerventilator entstehende Luftturbulenz eine Akkumulation von Kohlendioxid verringern könnte.

13.4.5.2 Der Schlafsack

Um Überwärmung zu verhindern, wird das Schlafen im Schlafsack empfohlen. Eine Grazer Studie mit Infrarotthermographie hat allerdings gezeigt, dass sich bei Säuglingen im Schlafsack vs. Säuglingen, die mit konventioneller Zudecke schliefen, – allerdings unter kontrollierten Laborbedingungen – sowohl Körperkern- als auch Körperoberflächentemperatur nicht unterschieden haben (Sauseng et al. 2011). Die Autoren betonten aber, dass es unter weniger kontrollierten häuslichen Bedingungen bei verschiedenen Schlafsituationen durchaus zu erheblichen Temperaturschwankungen kommen könnte, während das Schlafen im Schlafsack konstante thermische Bedingungen gewährleistet.

Das Schlafen im Schlafsack verhindert in jedem Fall das Kriechen bzw. Rutschen unter die Decke. In diesem Zusammenhang muss auch die niedrige SIDS-Inzidenz in China gesehen werden, wo Säuglinge traditionsgemäß am Rücken und relativ fest gefatscht schlafen, was eine Änderung der Schlafposition sowie ein Unter-die-Decke-Kriechen bzw. -Rutschen verhindert (Beal u. Porter 1991).

13.4.5.3 Swaddling, eine alte Tradition

Das feste Umwickeln oder Fatschen, im englischen *Swaddling,* ist auch heute noch in manchen Kulturen und Bevölkerungsgruppen verbreitet. Dabei wird ein Säugling mehrere Monate lang fest mit Stoffbinden umwickelt bzw. gefatscht, sodass die Bewegungen eingeschränkt sind. Einer der häufigsten Gründe dafür ist, die Säuglinge zu beruhigen und zum Schlafen zu bringen. Wird der Säugling so auf den Rücken gelegt, reduziert sich das SIDS-Risiko, vor allem auch, da ein Rollen in die Bauchlage nicht möglich ist (Gerard et al. 2002).

Andererseits haben Blair et al. (2009a, b) berichtet, dass ein Viertel von 80 plötzlich verstorbenen Säuglingen im Südwesten von England eng gefatscht waren, während nur 6 % der Kontrollgruppe gefatscht zum Schlafen gelegt wurden. Diese Studie berücksichtigt allerdings nicht die Schlafposition. Auch Richardson et al. (2009, 2010) geben zu bedenken, dass Swaddling das spontane Erwachen reduziert und ein Risiko für Wärmestress bedeuten könnte.

13.4.6 Elterlicher Nikotin- und Drogenmissbrauch erhöht das SIDS-Risiko

Nur 2 Faktoren unterscheiden Säuglinge, die plötzlich und unerwartet sterben, von jenen, die an einer bekannten Ursache sterben: zum einen die typische Alterskurve von SIDS und zum anderen, dass die plötzlich verstorbenen Säuglinge zu einem hohen Prozentsatz dem Rauchen ausgesetzt waren (Fleming u. Blair 2007).

13.4.6.1 Rauchen und SIDS

Aktives aber auch passives Rauchen erhöht das Risiko für niedriges Geburtsgewicht, Frühgeburtlichkeit und respiratorische Infekte des Säuglings. Es beeinträchtigt aber auch kardiorespiratorische Abwehrmechanismen einschließlich der Weckbarkeit (Gunn et al. 2000). Mehr als 60 Studien haben darüber hinaus ein erhöhtes Risiko für SIDS belegt (Mitchell 2012), und dies selbst dann, wenn man die Zugehörigkeit zur sozialen Schicht berücksichtigte (Fleming u. Blair 2007). Man schätzt, etwa ein Drittel der SIDS-Fälle könnte verhindern werden, würden Frauen in der Schwangerschaft nicht rauchen bzw. sich nicht dem passiven Rauchen aussetzen (Gunn et al. 2000; Fleming u. Blair 2007).

An dieser Stelle muss aber auch erwähnt werden, dass sowohl Schwangere als auch Mütter von jungen Säuglingen relativ unbeeindruckt auf entsprechende Anti-Raucher-Kampagnen reagiert haben. Die meisten Frauen, die während der Schwangerschaft rauchen, tun dies auch nach der Geburt des Kindes. Die Avon-Längsschnittstudie hat gezeigt, dass trotz Kampagnen der Anteil jener Mütter eines plötzlich verstorbenen Säuglings, die in der Schwangerschaft geraucht haben, von 57 % (1984–1988) auf 86 % (1999–2003) angestiegen ist. Während desselben Zeitraums ist die Zahl der Säuglinge, die in Bauchlage gefunden wurden, von 89 % auf 24 % gesunken. Dies zeigt, dass die „Back-to-sleep-Kampagne" erfolgreich war, während der Aufruf, im Verlauf der Schwangerschaft nicht zu rauchen, im Wesentlichen ignoriert wurde (Blair et al. 2006a). Besonders in sozial benachteiligten Familien hat sich während der letzten 10 Jahre wenig am Rauchverhalten während der Schwangerschaft bzw. in Gegenwart des Säuglings geändert (Gartner u. Hall 2012).

Auch väterliches Rauchen erhöht das SIDS-Risiko, selbst wenn die Mutter Nichtraucherin ist (Mitchell u. Milerad 2006). Da der risikoerhöhende Effekt abhängig von der Dosis ist, erhöht sich das Risiko mit der Anzahl der im selben Haushalt wohnenden Raucher und Raucherinnen, der Anzahl der Personen, die im Zimmer des Säuglings rauchen, der Anzahl der Zigaretten (◻ Abb. 13.1a) und natürlich auch der Anzahl der Stunden, die der Säugling dem Rauchen ausgesetzt ist (◻ Abb. 13.1b) (Fleming u. Blair 2007).

Eine Fülle von Hypothesen wurde vorgeschlagen, um die enge Beziehung zwischen Rauchen (und vor allem der Anzahl der Zigaretten) und SIDS zu erklären, darunter auch eine genetische Prädisposition: Flavinmonooxigenase-3 (FMO3) ist eines der Enzyme, die beim Nikotinstoffwechsel eine Rolle spielen. Poetsch et al. (2010) vermuteten, dass der Polymorphismus G472 A des FMO3 als zusätzlicher genetischer SIDS-Risikofaktor gelten könnte, wenn eine Nikotinbelastung vorliegt.

Rauchen während der Schwangerschaft wird außer mit SIDS mit reduzierter Lungenfunktion, niedrigem Geburtsgewicht, erhöhtem Vorkommen von Fehlbildungen, späterem Auftreten von Aufmerksamkeitsstörungen (ADHS), kognitiven Einschränkungen und affektiven Störungen in Zusammenhang gebracht (Abbott u. Winzer-Serhan 2012). Mütterliches Rauchen ist außerdem mit geringem Interesse an Stillen bzw. einer kurzen Stilldauer assoziiert (Weiser et al. 2009). Weiters erhöht Rauchen die kindliche Infektanfälligkeit und reduziert die notwendige

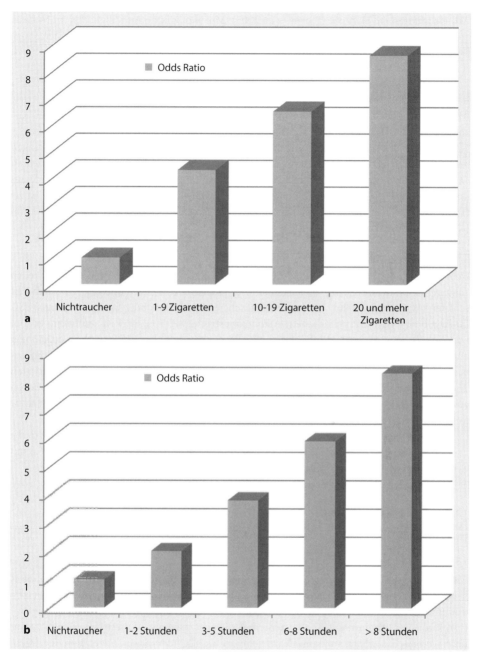

◘ **Abb. 13.1** Risikoerhöhung für SIDS (Odds Ratio) bezogen auf (**a**) die Anzahl der in der Schwangerschaft gerauchten Zigaretten und (**b**) auf die Stundenanzahl, die der Säugling täglich dem Rauchen ausgesetzt war. (Adapiert nach Daten von Fleming u. Blair 2007)

Arousalreaktion auf Hypoxie (Horne et al. 2005). Morphologische Auffälligkeiten im Nucleus arcuatus des Hirnstamms (kardiorespiratorische Kontrolle) von plötzlich verstorbenen Säuglingen waren besonders ausgeprägt, wenn die Mutter in der Schwangerschaft geraucht hatte (Lavezzi et al. 2004).

13.4.6.2 Illegale Drogen

Ähnlich wie Nikotin schädigt auch Kokain die Zellen des Hirnstamms. Durch pränatalen Kokainabusus kann es zu erhöhter Vasokonstriktion und in der Folge zu hypoxisch-ischämischen Schädigungen des Fötus kommen. Im Tiermodell zeigte sich aber, dass pränatale Schädigungen durch Kokain leichter reversibel waren als nikotinbedingte. Auch die Konsequenzen waren weniger schwerwiegend als jene durch Nikotin (Slotkin 1998). Trotzdem erhöhte sich für Säuglinge, die pränatal Kokain oder Cannabis ausgesetzt waren, das SIDS-Risiko um das 4-Fache (Fares et al. 1997). Dies galt auch gleichermaßen für pränatalen Heroin- und Methadonkonsum (Kandall et al. 1993).

13.4.6.3 Alkohol und SIDS

Neben pränataler Alkoholexposition ist ein alkoholkranker Elternteil sicher ein Risiko für jeden Säugling. Alkoholabusus wird vor allem dann zum Risiko, wenn Eltern und Kind in einem Bett schlafen (Blair et al. 2009b). In einer europäischen Multicenterstudie fand man heraus, dass innerhalb von 24 h nach elterlichem Alkoholabusus die SIDS-Häufigkeit signifikant erhöht war (Carpenter et al. 2004). Phillips et al. (2010) wiesen nach, dass SIDS zu Neujahr häufiger auftritt, wobei in diesen Tagen auch der Alkoholkonsum ansteigt. Weiters kommen SIDS sowie Alkoholkonsum häufiger am Wochenende vor. Da aber auch die Anzahl der erklärbaren Todesfälle im Säuglingsalter nach mütterlichem Alkoholkonsum erhöht ist, kann man davon ausgehen, dass Mütter die Alkohol trinken, generell weniger gut in der Lage sind, adäquat für ihre Kinder zu sorgen (Phillips et al. 2010).

In Kombination mit Alkohol und/oder Drogenabusus treten manchmal auch psychiatrische Erkrankungen eines oder beider Elternteile auf. Für diesen Fall erhöht sich die OR auf 6,8 mit einem 95%igen Konfidenzintervall von 4,7 bis 10,0 (Webb et al. 2010).

13.4.7 Die Sozialstruktur der Familie und ethnische Faktoren

13.4.7.1 Das Dilemma der Definition

Schulbildung der Eltern (angegeben durch die Anzahl der abgeschlossenen Schuljahre), elterliches Einkommen, Arbeitsbereich bzw. Arbeitslosigkeit, Anzahl der Wohnräume pro Person und immer noch der Familienstand der Mutter werden häufig als Kriterien für die Zugehörigkeit zu einer bestimmten sozialen Schicht verwendet. Leider sind diese Kriterien nicht nur unterschiedlich, sondern auch unpräzise definiert. Daher bleibt die Interpretation der Ergebnisse oft vage. Zwei englische Studien um 1990 zeigen dieses Dilemma: Während in der einen Studie ein Drittel der von SIDS betroffenen Familien eine Vielzahl von sozialen Problemen hatte (Carpenter u. Gardner 1990), hatten nach Angaben der anderen Studie Säuglinge von arbeitslosen Eltern mit 0,26 das niedrigste relative Risiko zu sterben (Holroyd et al. 1989). Wieder andere Ergebnisse erbrachte eine dritte, ebenfalls 1990 publizierte englische Studie: Plötzlich verstorbene Säuglinge, bei denen sich aufgrund der Obduktion eine potenziell behandelbare Ursache herausgestellt hatte, waren Kinder junger Mütter, die rauchten, erst spät zur ersten Schwangerschaftsuntersuchung kamen und eher der niedrigen Einkommensschicht angehörten. Hingegen unterschieden sich Familien, deren plötzlich verstorbener Säugling keine eindeutige Todesursache aufwies, nicht von der englischen Gesamtpopulation (Taylor u. Emery 1990). Keinen Hinweis auf soziale Deprivation in SIDS-Familien gab es in den 1990er Jahren auch in Schottland (Bartholomew et al. 1987), Schweden (Norvenius 1987) und Österreich (Einspieler et al. 1988a). Hingegen zeigte eine andere österreichische Studie, die sich nur auf die Stadt Graz beschränkte, die Tendenz, dass SIDS in Bezirken mit höherer Luftverschmutzung (über das Flechtenwachstum erhoben) häufiger vorkommt als in Bezirken mit geringerer Luftverschmutzung. Inwieweit eine Beziehung zwischen Wohnort und Zugehörigkeit zu einer bestimmten sozialen Schicht besteht und etwa niedriger Sozialstatus den Einfluss von schlechter Luftqualität potenziert, konnte dabei nicht zufriedenstellend geklärt werden (Löscher et al. 1990a,b).

13.4.7.2 Sozial benachteiligte Familien und SIDS

Um die Jahrtausendwende wurden vor allem in Staaten mit guten Sozialeinrichtungen ungünstige soziodemografische Faktoren für SIDS verantwortlich gemacht. Auch in Österreich zeigte sich an nahezu 3000 postneonatalen Todesfällen, dass Mütter mit geringer Schulbildung ein erhöhtes Risiko hatten (Kytir u. Paky 1997). Die Autoren forderten daher, dass sich Präventivprogramme vor allem an sozial benachteiligte Familien richten sollten.

In der Steiermark wurde 1989 ein SIDS-Risikofragebogen eingeführt (Einspieler et al. 1992b). In den Jahren 1989–1995 wurden 84 SIDS-Fälle registriert. In diesen Jahren hatten 40 % aller Familien mit einem Neugeborenen am Vorsorgeprogramm aktiv teilgenommen, d. h. als ersten Schritt den SIDS-Risikofragebogen ausgefüllt und zur Bearbeitung ans Zentrum geschickt. In dieser Gruppe ereigneten sich in obigem Zeitraum nur 18 der 84 SIDS-Fälle (Inzidenz: 0,49 ‰). Die anderen 66 Fälle (Inzidenz: 1,18 ‰) ereigneten sich in jenen Familien, die sich nicht aktiv am Vorsorgeprogramm beteiligten. Besonders auffällig war dabei der hohe Anteil an betroffenen Familien mit schwerwiegenden sozialen Problemen, die den Risikofragebogen nicht ausgefüllt hatten (Einspieler u. Kerbl 1997).

Die letzten Statistiken aus Großbritannien belegten, dass SIDS nun immer häufiger in sozial benachteiligten Bevölkerungsgruppen auftritt, sodass sich nun drei Viertel aller Fälle in den 20 % der ärmsten Familien ereignen (Blair et al. 2006a). Damit hängen weitere Risikofaktoren zusammen wie Frühgeburtlichkeit, Rauchen oder Nichtstillen. Weiters waren Familien mit zumindest einem psychiatrisch erkrankten Elternteil überrepräsentiert (King-Hele et al. 2007; Webb et al. 2010). Das Risiko ist besonders dann hoch, wenn eine psychiatrische Erkrankung mit Alkohol- oder Drogenkonsum gekoppelt ist (Webb et al. 2010).

13.4.7.3 SIDS in unterschiedlichen Ethnien

Im Zusammenhang mit der Diskussion über die Sozialstruktur und ihre Einflüsse auf die Gesundheit des Säuglings muss die niedrige SIDS-Häufigkeit bei Migranten betont werden, da diese häufig die epidemiologisch geforderten Kriterien für „niedrige soziale Schicht" erfüllen. In Österreich war das SIDS-Risiko für Säuglinge von Gastarbeitern aus der Türkei oder dem vormaligen Jugoslawien um ein Drittel niedriger als in österreichischen Familien (Kytir u. Paky 1997). Auch in Hamburg war die SIDS-Häufigkeit in türkischen Familien wesentlich geringer als in deutschen Familien (Veelken 1986). In Schweden konnte man hingegen keinen eindeutigen Unterschied zwischen schwedischen und Migrantenfamilien finden. Eine Ausnahme bildeten Migranten aus Südostasien und den Pazifischen Inseln mit einer vergleichsweise höheren SIDS-Inzidenz (Oldenburg et al. 1997).

Familien aus Südasien, die in Großbritannien leben, vermeiden hingegen viel eher bestimmte Risikofaktoren wie Rauchen, Alkoholkonsum oder Sofasharing. Vor allem lassen sie ihren Säugling kaum unbeobachtet. Das mag mitverantwortlich sein für eine niedrigere SIDS-Häufigkeit in diesen Familien (Ball et al. 2012).

In den USA ist die SIDS-Inzidenz mit 2,02 ‰ am höchsten in afroamerikanischen Familien und mit 0,46‰ am niedrigsten in Familien asiatischer Herkunft (AAP 2011). In den Jahren 1988–2004 hat die SIDS-Häufigkeit in allen Ethnien abgenommen, wobei diese Abnahme am signifikantesten in Familien asiatischer Herkunft war (Chang et al. 2008). Unterschiede in der Schlafsituation inklusive der Schlafposition tragen offenbar zu diesen unterschiedlichen Inzidenzen bei (Hauck u. Tanabe 2008). Bedsharing auf weichen Unterlagen und der Gebrauch von Pölstern ist besonders häufig in der afroamerikanischen Bevölkerung (Fu et al. 2010).

In Neuseeland sind Säuglinge der Maori-Ethnie in der SIDS-Häufigkeit mit 1,6‰ überrepräsentiert, während die Inzidenz bei den Nicht-Maori 0,4 ‰ beträgt (Hutchison et al. 2011). Auch die indigene Bevölkerung Nordamerikas hat eine höhere SIDS-Inzidenz (Hauck u. Tanabe 2008).

13.4.7.4 SIDS in Kinderbetreuungsstätten

Inwieweit SIDS gehäuft in Kinderbetreuungsstätten auftritt, wurde hauptsächlich in den USA und Niederlanden untersucht. Gershon u. Moon (1997) beschrieben, dass SIDS in Kinderbetreuungsstätten 3-mal häufiger vorkommt als erwartet, und dies oft während der ersten Aufenthaltstage. Wurde dies zunächst auf eine mangelnde Kenntnis der richtigen Schlafposition zurückgeführt, hat sich nach vermehrter Aufklärung und Anwendung der Rückenlage im Schlaf nichts Wesentliches verändert. Damit wird angenommen, dass ein Wechsel der Betreuungs- und Bezugsperson bei einem vulnerablen Kind zu einem nicht unerheblichen Stress führen kann (Kiechl-Kohlendorfer u. Moon 2008).

13.5 Infektionen

R. Kerbl, R. Kurz

13.5.1 Einleitung

Aus der klinischen Praxis sind unerwartete und plötzliche Todesfälle bei Säuglingen (SID) sehr wohl bekannt, bei denen die Obduktionsuntersuchungen überraschend schwere Infektionen als Todesursache nachgewiesen haben (Byard 1994a). Myokarditis, Epiglottitis, Pneumonien, Enzephalitis, schwere Gastroenteritis (z. B. durch Rotaviren hervorgerufen) und Septikämien sind einige Beispiele dafür. Aber auch bei SIDS ohne erklärbare Todesursache wird ein möglicher Zusammenhang mit den bei histologischen Untersuchungen nachgewiesenen milden Infektionen, vor allem der oberen Luftwege, diskutiert (Werne 1942, Werne u. Garrow 1953a; Althoff 1980; Naeye 1983; Wilske 1984; Molz u. Hartmann 1984; Molz et al. 1992b; Lancet 1989; Williams 1980; Kleemann et al. 1995a; An et al. 1993; Byard u. Krous 1995; Weber et al. 2008; Blood-Siegfried 2009). Die immunologischen und mikrobiologischen Untersuchungen bei Obduktionen werden im ▶ Kap. 7 ausführlich beschrieben.

13.5.2 **Indirekte Hinweise**

Immunologische Gewebsuntersuchungen weisen auf Immunreaktionen der Schleimhäute hin, wie sie im Rahmen von Infektionen auftreten (Forsyth et al. 1989; Thrane et al. 1990; Stoltenberg et al. 1992; Blackwell et al. 1995a; Cutz et al. 1996). In der Lungen-Lavage-Flüssigkeit weisen SIDS-Opfer gegenüber gleichaltrigen Kontrollkindern etwas erhöhte IgG- und IgM-Antikörperspiegel auf, weniger deutlich im IgA-Bereich (Forsyth et al. 1989). Da der SIDS-Altersgipfel mit dem maximalen Abfall der transplanzentaren IgG-Mitgift der Mutter zusammenfällt (Blackwell et al. 1995a), können die erhöhten IgG-Konzentrationen als eine Folge erster autochthoner Immunprozesse des Säuglings gedeutet werden (s. auch ▶ Kap. 11). Dies steht im Einklang mit der Beobachtung einer Stimulation der T-Lymphozyten im Gewebe von SIDS-Opfern (Forsyth u. Althowe 1995). Newmann (1986) konnte eine stärkere saisonale Überlappung von SIDS und Atemwegsinfektionen aufzeigen, die dem in älteren Studien beobachteten SIDS-Gipfel in den Wintermonaten entsprachen (Douglas et al. 1997), der allerdings heute nicht mehr nachweisbar ist.

Auch auf Zytomegalieeinschlusskörperchen in der Parotis wurde wiederholt hingewiesen (Molz u. Hartmann 1985; Molz et al. 1985; Variend u. Pearse 1986; Huff u. Carpenter 1987), die sich allerdings auch bei Obduktionen von Säuglingen fanden, die nicht an SIDS verstorben waren (Smith et al. 1992).

Eine Studie von Vege et al. (1994a) beschrieb als Hinweis auf eine Luftwegsinfektion bei ca. der Hälfte der SIDS-Opfer im Larynxsekret eine Interleukin-1β- und -6-Vermehrung (IL 1β und IL 6). Diese Vermehrung korrelierte mit dem Nachweis von RS-Viren („respiratory syncytial virus", RSV), die auch von anderen Autoren als mögliche Trigger für SIDS angesehen wurden, zumal die Altersverteilung von RSV-Bronchiolitis und SIDS sehr ähnlich ist (Nelson 1996; Gupta et al. 1996). Vege et al. (1995) fanden die IL-6-Vermehrung auch im Liquor von SIDS-Säuglingen. Die Vermehrung von IL 1β kann im Tierversuch zentrale Atemdepressionen auslösen (Stoltenberg et al. 1995; Guntheroth 1989; Lindgren u. Grogaard 1996). Dieser Befund hat Bedeutung im Zusammenhang mit der im Säuglingsalter vorhandenen Instabilität der Atemregulation im Schlaf (Kurz et al. 1986b). Darüber hinaus besteht bei allen Infektionen der oberen Luftwege das Risiko der obstruktiven Apnoen (Abreu et al. 1996), die per se einen höheren Risikofaktor für SIDS darstellen (Kahn et al. 1992b). Dadurch wird auch die Erhöhung des SIDS-Risikos durch Koinzidenz von Obstruktionen der oberen Luftwege und Bauchlage im Schlaf plausibel (Bell et al. 1996), zumal kleine Säuglinge vorwiegend Nasenatmer sind (Steinschneider 1977).

In neuerer Zeit wurden Genpolymorphismen für verschiedene Interleukine bei SIDS-Opfern gefunden, die eine Beeinträchtigung der Regulierung der Entzündungsreaktionen und der Infektabwehr bedingen können (Blackwell et al. 2005; Weese-Mayer et al. 2007). Die möglichen genetischen Zusammenhänge mit SIDS werden im ▶ Kap. 11 ausführlich beschrieben.

13.5.3 **Impfungen**

In früheren Publikationen wurde über Zusammenhänge zwischen SIDS und Keuchhustenimpfungen berichtet (Baraff et al. 1983). Mehrere umfangreiche epidemiologische Studien konnten keinen Zusammenhang (Griffin et al. 1988) und sogar niedrigere SIDS-Raten bei grundimmunisierten Säuglingen im Gegensatz zu ungeimpften finden (Walker et al. 1987; Hoffman et al. 1987; Taylor u. Emery 1982; Valdes-Dapena 1988b; Vennemann et al. 2007). In Schweden stieg die SIDS-Rate nach Reduktion der Keuchhustenimpfung wieder an, dagegen stand das Vorziehen der 1. Impfung vom 3. in den 2. Lebensmonat im zeitlichen Zusammenhang mit einer Abnahme der SIDS-Rate (Blackwell et al. 1996). Die Gefahr des Keuchhustens liegt bei kleinen Säuglingen in atypischen Verläufen mit schweren zentralen Apnoen anstelle von typischen Hustenanfällen. Einen hohen Stellenwert hat neuerdings auch die repetitive prophylaktische Gabe von Palivizumab (Antikörper gegen RSV) an extrem Frühgeborene (ÖGKJ 2008).

13.5.4 Erregernachweis

Systematische Untersuchungen konnten zwischen 25 % und 50 % Viruserkrankungen bei an SIDS verstorbenen Säuglingen nachweisen (Blackwell et al. 1995a; Helweg-Larsen et al. 1999; Findeisen et al. 2004), meist Influenza-, RS-, Rhino-, Rota-, Adenoviren. Dem entspricht auch der Nachweis von viraler DNA bei SIDS-Opfern (An et al. 1993). Mikrobiologische Untersuchungen, die Viren und Bakterien einschließen, kommen bei SIDS auf einen bis 80%igen Erregernachweis (Rambaud et al. 1997; Harrison et al. 1999). Es muss jedoch immer berücksichtigt werden, dass postmortales Überwuchern von Keimen und Kontamination bei der Obduktion möglich sind (Carmichael et al. 1996). Es wurde kein signifikantes Überwiegen eines einzelnen Erregertyps gefunden, außer in einer Studie mit vermehrtem Nachweis von Adenoviren (Bajanowski et al. 1996b). Allerdings wird auch von ähnlich häufiger Kontamination bei gleichaltrigen gesunden Kontrollsäuglingen berichtet (Gilbert et al. 1992). RS-Viren müssen besonders bei Säuglingen nach Frühgeburtlichkeit wegen der Neigung zu obstruktiven Apnoen als gefährlich eingestuft werden (ÖGKJ 2008).

Neuerdings wird das Augenmerk auf spezielle toxinbildende Bakterien gerichtet. Blackwell et al. (1995a) fanden im Blut von über 50 % der SIDS-Opfer Faktoren (z. B. Lewis-a-Antigen), die die Kolonisation von Bakterien begünstigen. Weber et al. (2008) wiesen bei SIDS-Opfern 16 % mehr Staphylococcus aureus und 6 % mehr Escherichia coli nach als bei anderen, nicht-infektiösen Todesfällen. Außerdem fand sich, dass es zwischen Bakterientoxinen und Viren synergistische Effekte gibt (Blackwell et al. 1995a, b; Blackwell 2008), sodass ein „überfallartiger" septischer Schock eintreten kann, bevor histopathologische Entzündungszeichen nachweisbar sind. Auch überschießend gebildete Entzündungsmediatoren werden diskutiert, wie z. B. der Tumor-Nekrose-Faktor mit der Konsequenz einer Hypoglykämie bzw. eines Hitzeschocks (Blackwell et al. 1995a). Das C-reaktive Protein ist jedoch im Allgemeinen nicht erhöht (Benjamin u. Siebert 1990). Verschiedene Bakterien wie Staphylococcus aureus, Bordetella pertussis und Haemophilus influenzae binden sich vermehrt an sogenannte HEp-2 Zellen, das sind von RS-Viren infizierte Epithelien der oberen Luftwege (Blackwell et al. 1995a; Saadi et al. 1994). Die bei SIDS im Speichel gefundenen Nikotinabbauprodukte (z. B. Cotinin) begünstigen außerdem die Bakterienbindung und damit Infektionen (Saadi et al. 1994).

Potenziell pathogene Keime bei SIDS

- ▬ Blut
  - – E. coli
- ▬ Respirationstrakt
  - – *Bakterien:* Staphylococcus aureus, Streptokokken, Enterokokken, Haemophilus influenzae, Bordetella pertussis, Mykoplasma, Chlamydien, E. coli, Korynebakterien
  - – *Viren:* RSV, Influenza, Rhinoviren, Adenoviren, Zytomegalie-, Parainfluenza-, Enteroviren
  - – *Pilze:* Pneumocystis carinii/jirovecii

■ Gastrointestinaltrakt
  – *Bakterien:* pathogene E. coli, Clostridium botulinum, difficile und perfringens, Salmonellen
  – *Viren:* Rotaviren, Enteroviren

Auch der infantile Botulismus wurde als Ursache für SIDS angeschuldigt (Arnon et al. 1981). Nachfolgende Studien ließen keinen Unterschied im Nachweis von Clostridium difficile bei SIDS und bei Säuglingstodesopfern anderer Ursache erkennen (Byard et al. 1992). Schon frühzeitig wurde auf Schleimhautveränderungen wie bei Enteritis (Werne 1942; Werne u. Garrow 1953a; Althoff 1980) und auf die Assoziation mit Rotaviren (Yolken u. Murphy 1982) hingewiesen. Diese wurden auch mit Elektrolytverschiebungen im Herzmuskel in Verbindung gebracht (Maresch 1962), die jedoch durch spätere Studien nicht belegt werden konnten. Auch extraintestinale Isolate von virulenten Escherichia-coli-Stämmen wurden bei SIDS vermehrt im Blut und in der Lunge gefunden (Pearce u. Bettelheim 1996). Im Tierversuch produzierten nasopharyngeale Bakterien (Staphylococcus aureus, Streptokokken, Enterobakterien), die von SIDS-Opfern gewonnen wurden, signifikant mehr letale Toxine als Bakterien von Kontrollsäuglingen (Sayers et al. 1996a). Der Einfluss von Nikotin potenzierte die letale Wirkung der Toxine (Sayers et al. 1996b). Tierexperimentell erzeugte die konsekutive Inokulation von Viren und Bakterientoxin bei neonatalen Ratten am 12. Lebenstag in 70 % plötzliche Todesfälle (Blood-Siegfried et al. 2004)

Kerr (2000) fand bei SIDS-Opfern in 88 % Hinweise auf eine Helicobacter-pylori-Infektion, die jedoch von Ho et al. (2001) in keinem einzigen Fall nachgewiesen werden konnte.

13.5.5 Hitzestress

Säuglinge unter 3 Monaten weisen eine erhöhte Vulnerabilität gegenüber Hitzestress auf und reagieren überschießend auch bei leichteren Infekten mit erhöhten Temperaturen, womit eine Beziehung zum bekannten Risiko der Überwärmung im Schlaf besteht. Die Kombination von Infekten und dickem Zudecken erhöht das SIDS-Risiko um das 50-Fache (Gilbert et al. 1992). Die Beobachtung gehäufter Mutationen der DNA-Erbsubstanz in Mitochondrien von SIDS-Opfern, wo energiereiche Phosphate (ATP) für den Zellstoffwechsel hergestellt werden, weist auf ein gestörtes Gleichgewicht zwischen Energieproduktion und erhöhtem Energiebedarf im Rahmen von Infektionen hin (Opdal et al. 1997). Diese Beobachtungen bauen eine Brücke zwischen Infektionen, der altersbedingten Vulnerabilität des zentralen Nervensystems und einer genetischen Disposition.

13.5.6 ALTE (▶ Kap. 15)

Bei einer Untersuchung der Ursachen für ALTE konnte bei 20 von 60 ALTE-Patienten eine Infektion der Luftwege als möglicher Trigger gefunden werden, wobei 6-mal RS-Viren die vermutlich kausale Rolle spielten (Kurz et al. 1997). In den meisten Fällen manifestierten sich die charakteristischen klinischen Symptome der Infektion erst in den Tagen nach dem ALTE. In einer Zusammenfassung von ALTE-assoziierten krankhaften Befunden (Byard 1994a, b) bestehen Ähnlichkeiten zu den bei SIDS beschriebenen Organveränderungen.

13.5.7 Zusammenfassung

Es gibt zahlreiche Hinweise, dass Infektionen speziell bei Säuglingen eine Rolle als wegbereitender Trigger zum SIDS spielen können, auch wenn sie nicht für sich allein als Todesursache angeschuldigt werden können. Es kommen verschiedene Infektionserreger vor, wobei synergistische Effekte zwischen Bakterientoxinen und Viren und die altersspezifische Reaktionsweise bedeutsam erscheinen. Mehrfache Verbindungen bestehen zu anderen Risikofaktoren (Bauchlage, passives Mitrauchen, Überwärmung, obstruktive und zentrale Apnoen), was wiederum die Hypothese der multifaktoriellen Pathogenese unterstützt (Kurz et al. 1986b; Helweg-Larsen et al. 1999; Blood-Siegfried 2009). Dabei können sich verschiedene Risikofaktoren gegenseitig verstärken. Allein die Bauchlage kann zur Erhöhung der Temperatur, zur bakteriellen Kolonisierung und zur Produktion von bakteriellen Toxinen führen (Morris 1999; Molony et al. 1999; Harrison et al. 1999). Auch genetische und soziale Faktoren müssen berücksichtigt werden (◘ Abb. 13.2). Da seit der weltweiten Back-to-sleep-Präventionskampagne der früher beobachtete, mit gehäuften Infektionen vergesellschaftete Wintergipfel der SIDS-Häufigkeit nicht mehr nachweisbar ist (Weber et al. 2008), scheint die Triggerfunktion der Infektionen für SIDS eine geringere Wertigkeit als z. B. Bauchlage im Schlaf zu besitzen.

13.6   Andere Krankheiten und Bedingungen

R. Kurz, R.Kerbl

In ▶ Kap. 7 sind jene Krankheitsursachen beschrieben, die zu plötzlichen Todesfällen bei Säuglingen führen können, aber nicht zum SIDS im engeren Sinn gezählt werden. Daneben gibt es zahlreiche pathologische Zustände, die primär nicht als Todesursachen betrachtet werden, jedoch im Zusammenhang mit SIDS beschrieben wurden und daher als Trigger für SIDS infrage kommen:

Zerebrale Anfälle während des Schlafs können Apnoen mit Hypoxämie erzeugen, wie Polysomnographien bei Säuglingen mit wiederholten ALTE-Episoden beweisen konnten (Hewertson et al. 1994).

Für eine mögliche Beteiligung einer *kardiovaskulären Pathologie* sprechen QT-Verlängerungen im EKG bei der Hälfte der späteren SIDS-Opfer (Stramba-Badiale et al. 1995) (s. auch ▶ Kap. 11). Damit ist nicht das kongenitale QT-Verlängerungssyndrom nach Romano-Ward gemeint, das zu plötzlichen Todesfällen in jedem Alter führen kann und damit eine potenzielle Todesursache ist. Auch eine Palette von subtilen histologischen Veränderungen im Reizleitungssystem des Herzens wurde beschrieben (Rossi u. Matturri 1995). Dennoch gibt es derzeit keine „harten Daten", die dafür sprechen, dass eine verlängerte QT-Zeit oder Herzrhythmusstörungen in der Pathogenese des SIDS eine Rolle spielen (Southall et al. 1983,1986a, b; Weinstein u. Steinschneider 1985).

Der Nachweis von *Elektrolytentgleisungen* in Form intrazellulärer Kalziumverminderung und Kaliumvermehrung im Herzmuskel im Rahmen von Gastroenteritis bei SIDS-Opfern (Maresch 1962) konnte später nicht reproduziert werden (Geertinger 1967).

Einige Studien ließen einen Zusammenhang mit dem Einfluss einer *Kuhmilchallergie* vermuten (Devey et al. 1970), was andere Autoren nicht finden konnten (Byard 1994a).

Die klinische Beobachtung unerwarteter Atemstillstände bei Säuglingen nach Operationen in der *postnarkotischen Phase* führte zu einer polygraphischen Studie bei operierten Säuglingen

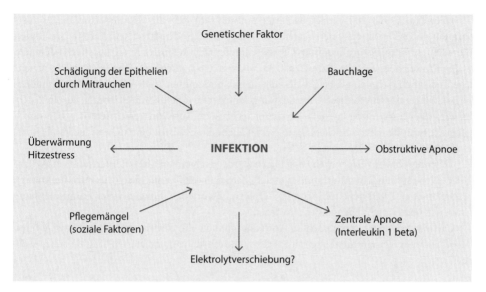

◘ Abb. 13.2 Interaktion zwischen Infektion und anderen Risikofaktoren für SIDS

mit vorher bekanntem Schlafapnoesyndrom und ergab eine postoperative Vermehrung von verlängerten Apnoen mit Bradykardien (Kurz et al. 1983). Diese Beobachtungen sind jedoch eher dem ALTE (▶ Kap. 15) zuzurechnen als dem plötzlichen Säuglingstod.

Wie bereits in der Erstauflage dieses Buchs von Kenner (2000) und im ▶ Kap. 15 dieser Ausgabe dargestellt, wird der gastroösophageale Reflux (GÖR) sowohl als Auslöser für SIDS als auch für ALTE sehr widersprüchlich diskutiert. Obwohl Stimulationen im Glottisbereich, z. B. durch sauren Reflux, Laryngospasmus, Bradykardien und obstruktive Apnoen hervorrufen können (Wetmore 1993; Gomes 1994; Baumann et al. 1994), bleibt weiterhin unklar, ob der gastroösophageale Reflux mit dem plötzlichen Säuglingstod in direktem Zusammenhang steht oder ob er eine Begleiterscheinung der bei kleinen Säuglingen multifaktoriellen Instabilität ist. Ein Review aus dem Jahr 2000 sieht einen kausalen Zusammenhang zwischen GÖR und SIDS als unwahrscheinlich an (Thach 2000). Die längere Zeit empfohlene Bauchlage zur Behandlung des GÖR sollte nach einer Konsensuskonferenz (Faure et al. 1996) bei Säuglingen im Schlaf wegen des eindeutig höheren Risikos für SIDS jedenfalls nicht mehr in Erwägung gezogen werden. Dies auch deshalb, weil die Gefahr für Aspirationen in Rückenlage nicht größer ist als in Bauchlage (Malloy 2002).

Der Einfluss der „*Luftverschmutzung*" mit NO und SO_2 lässt sich aus einer Studie ablesen (Löscher et al. 1990a, b), wonach Gegenden mit höherer Schadstoffbelastung der Luft eine höhere SIDS-Rate aufwiesen (s. auch ▶ Kap. 11).

Die 1995 verbreitete Annahme, dass aus *Antimonverbindungen* in harngetränkten Windeln unter Einfluss von Bakterien toxische Dämpfe entstehen (Richardson 1990, 1994), die zu SIDS führen können, ist inzwischen widerlegt worden (Fleming et al. 1996) (s. auch ▶ Kap. 11).

Als *nutritive Mangelzustände* sind Vitamin-D-, Vitamin-E- und Selenmangel mit SIDS in Zusammenhang gebracht worden. In älteren Studien wurde bei SIDS-Opfern häufig Rachitis gefunden (Althoff 1980). Aber auch nach dem Verschwinden der Rachitis durch Vitamin-D-Prophylaxe blieb SIDS ein häufiges Ereignis. Der Selenmangel ist gerade in Neuseeland ein häufiger Befund, wo lange Zeit besonders hohe SIDS-Raten bestanden (Money 1970). Die drastische Abnahme der SIDS-Rate ist dort nicht durch Selensubstitution, sondern durch die Kampagne gegen die Bauchlage im Schlaf zustande gekommen (Mitchell et al. 1994a).

Deeg et al. (1998, 2001) machten darauf aufmerksam, dass die Verminderung der Blutversorgung des Hirnstamms eine Ursache für den plötzlichen Kindstod sein könnte. Sie fanden diese Durchblutungsstörung mittels Ultraschalluntersuchungen der Arteria basilaris bei einem kleinen Anteil der gesunden Babys (ca. 0,33 %) durch ein seitliches Drehen des Kopfs in Bauchlage und sahen darin eine Ursache des allgemein anerkannten SIDS-Risikos infolge Schlafens in Bauchlage, das durch diese Untersuchung reduziert werden könnte (Deeg u. Reisig 2010). Es wird allerdings infrage gestellt, ob dieser technische Aufwand gerechtfertigt ist, da durch generelle Einführung der Rückenlage im Schlaf allein dieses Risiko beseitigt werden kann (Kerbl et al. 2007).

Unter den *endokrinologischen Pathologien* wurden Nebennierenfunktionsschwächen (Wilske 1984), Nebenschilddrüsenunterfunktionen (Geertinger 1967) und Schilddrüsendysfunktionen (Peterson et al. 1983) bei einzelnen SIDS-Opfern beschrieben. Ein genereller Zusammenhang ist jedoch bisher nicht nachgewiesen worden.

Die immer wieder vorgebrachten Anschuldigungen von *elektromagnetischen Strahlen* und *Mondphasen* im Zusammenhang mit SIDS sind durch keine qualifizierten Studien belegt worden.

13

Schlaf, autonome Regulationen und Arousals

T. Kenner, H. Zotter

R. Kurz et al. (Hrsg.), *Der plötzliche Säuglingstod*,
DOI 10.1007/978-3-7091-1444-5_14, © Springer-Verlag Wien 2014

14.1 Vorbemerkung

Wir sind durch alltägliche Erfahrung an die Tatsache gewöhnt, dass ein großer Teil unseres Lebens in einem Zustand verbracht wird, den wir Schlaf nennen, in dem uns die Umwelt nicht durch bewusste Wahrnehmung zugänglich ist. Auf der einen Seite verbinden wir den Begriff Schlaf mit Erholung und Ausruhen. Auf der anderen Seite werden die Zustände Schlaf und Tod gedanklich, intuitiv und in Mythen miteinander in Verbindung gebracht. Dies hängt unter anderem damit zusammen, dass wir eigentlich nicht wissen, welchen Sinn und welche Funktion dieser Zustand hat. In einer Ende der 1990er Jahre publizierten Übersichtsarbeit (Krueger et al. 1998) wurde sogar die These vertreten, dass nur über das Verständnis des Schlafs die Funktionsweise unseres Gehirns einer Klärung nähergebracht werden könne: „To understand how the brain produces thought, memory, emotion or regulates bodily functions, it is very likely that we will first have to understand what sleep does to the brain." Ich möchte diese Aussage dahin gehend erweitern, dass auch die Klärung der Ursachen des plötzlichen Säuglingstods ohne das Verständnis, „was der Schlaf dem Gehirn tut", nicht möglich sein wird.

Das folgende Schema soll einen Eindruck über die Komplexität der vielen Einflüsse geben, die ständig auf unsere Atmung einwirken (◘ Abb. 14.1).

Das Atemzentrum im Hirnstamm erzeugt die Signale für Inspiration (Einatmung) und Exspiration (Ausatmung) und garantiert die notwendige Atemtiefe und Atemfrequenz.

Geregelt werden die Konzentration bzw. die Partialdrucke von CO_2 und O_2 sowie der pH-Wert im arteriellen Blut. Hierfür gibt es Sensoren, die als Chemorezeptoren bezeichnet werden. Wenn im arteriellen Blut das pCO_2 steigt oder/und der pH-Wert sinkt, wird die Atmung ebenso stimuliert wie bei Absinken des pO_2 (Hypoxie).

Im Schlaf wird die Atmung fast ausschließlich über die erwähnten Chemorezeptoren gesteuert. Diese Chemorezeptoren sind überdies im Schlaf weniger empfindlich eingestellt als im Wachzustand, sodass die Atmung eingeschränkt wird. Damit ist angedeutet, dass das Atemzentrum im Schlaf anders arbeitet als im Wachzustand. Der Schlaf und seine verschiedenen Stadien werden von Zentren im Hirnstamm gesteuert. Von dem ständigen Einfluss dieser Zentren hängt auch die Funktion des Atemzentrums wesentlich ab. Im Wachzustand wird das Atemzentrum von einer großen Zahl von zusätzlichen Signalen beeinflusst: Im Hirnstamm gibt es ein Zentrum, das den Wachzustand regelt und das auch im Schlaf quasi als Alarmschalter dient. Ein Netzwerk von Neuronen aktiviert bei drohender Gefahr bzw. bei verschiedensten Reizen, die jeder aus eigener Erfahrung kennt (von Berührung über Lärm bis zu Schmerz), einen Mechanismus, der im Englischen als „Arousal" bezeichnet wird. Arousal hat eine Doppelfunktion; es soll zunächst den Schlaf schützen, indem Korrekturreaktionen (bspw. Vertiefung der Atmung bei Sauerstoffmangel) automatisch ablaufen. Bei entsprechender Intensität des Reizes tritt eine Weckreaktion auf.

Dem Wach- und Schlafzustand übergeordnet ist die innere Uhr, die im Hypothalamus lokalisiert ist und die jeden Tag (so wie eine etwas ungenaue Uhr) vor allem durch das Tageslicht richtig eingestellt wird. Bemerkenswert ist des Weiteren, dass Atem- und Kreislaufzentrum untrennbar miteinander verknüpft sind. Das bedeutet, dass die dort generierten Rhythmen beide Funktionsbereiche beeinflussen.

SIGNALE VON HÖHEREN ZENTREN

Tag-Nacht-Rhythmus

Innere Uhr (Hypothalamus)

Verhaltenszustände, Stimmung, Emotionen (Limbisches System)

Hormonelle Einflüsse

Willkürliche Vorgänge (Sprache, Singen)

Information über Muskelkontraktion vom Großhirn

Steuerung von „Arousal", Wecken, Wachen, Schlafen (Zentren im Hirnstamm)

ZENTRUM

Atemzentrum und Kreislaufzentrum im Hirnstamm (Rhythmusgeneratoren)

Zentrale Chemorezeptoren im Zentrum (reagieren auf pCO_2 und pH)

SIGNALE VON REZEPTOREN UND AFFERENZEN ZUM ZENTRUM

Periphere Chemorezeptoren in den großen Arterien

(reagieren vor allem auf Hypoxie)

Information von der Muskelarbeit (Bewegung und Stoffwechsel – Information durch

Mechanorezeptoren und metabolische Rezeptoren)

Lungendehnung (Mechanorezeptoren)

Verschiedene weitere Rezeptoren in der Atemmuskulatur, in den Atemwegen,

von der Schluckregion, von der Haut (Temperatur, Berührung etc.)

EFFERENZEN VOM ZENTRUM

zu den Atemmuskeln

zum Kehlkopf und zum Schluckmechanismus

zum Herz und zum Kreislauf

■ **Abb. 14.1** Schema der Zusammenhänge zwischen Atemregulation, Wachzustand und Schlaf

14.2   Schlaf und SIDS

Es mag aufgrund der Berichte von Eltern erscheinen, dass das Ereignis des plötzlichen Säuglingstods vorwiegend im Schlaf auftritt. Tatsächlich ist zu bedenken, dass in der Regel niemand die Kinder unmittelbar vor Todeseintritt beobachtet. Wir wissen nur, dass der Tod überwiegend zu einer Zeit auftritt, zu der die Bezugspersonen schlafen, also ihr Kind nicht beobachten können. Nach einer Untersuchung von Kahn et al. (1995) trat die Mehrzahl anscheinend lebensbedrohlicher Ereignisse (ALTE) am Tag auf, SID-Fälle dagegen überwiegend nachts. Es ist zu erwähnen, dass auch pathologische schlafähnliche Zustände im Spiel sein können. Schon die Beobachtungen von Paltauf (1889) weisen auf derartige Vorkommnisse. Auf jeden Fall ist es hier wichtig, das Phänomen Schlaf und seine Nebenerscheinungen ausführlicher zu erläutern.

Für die Überlegungen, die im Folgenden dargestellt sind, ist maßgebend, dass das Ereignis des plötzlichen Todes mit dem Versagen von Atem- und Kreislauffunktion in einem engen Zusammenhang stehen dürfte. Beide Funktionen erfahren im Schlaf deutliche Umstellungen. Ferner erfahren alle Funktionen, die mit Atmung, Kreislauf, Schlaf und Wachsein zusammenhängen, in der Zeitperiode vor und nach der Geburt zunächst eine Anpassung von der intrauterinen Geborgenheit an die neue Umwelt. Wie in ▶ Abschn. 14.5 besprochen wird, ist allerdings nach der Geburt eine deutliche Kontinuität der Entwicklung zu beobachten. Erst nach etwa 10–12 Wochen findet eine massive Umstellung („major transformation") in der Motorik und in der autonomen Steuerung statt (Prechtl 1984), was zur Instabilität vitaler Funktionen führen kann. Interessanterweise handelt es sich um eben die gleiche Zeitperiode, in der eine Häufung von plötzlichen und unerklärlichen Todesfällen von Säuglingen zu beobachten ist.

14.3   Schlaf und zirkadiane Rhythmik

Beim Erwachsenen erfolgt der nächtliche Schlafverlauf in mehreren Phasen, bei denen zunächst, vom Wachstadium ausgehend, 4 Schlafstadien durchlaufen werden, bis der tiefste Schlaf, das 4. Stadium, oder auch SWS („slow wave sleep") genannt, erreicht ist. Die Stadien können durch das EEG charakterisiert werden (Übersicht bei Borbély 1984). Beim Erwachsenen tritt etwa 90 min nach Schlafbeginn ein neuer Zustand ein, der mit einem dem Wachzustand gleichenden EEG-Muster einhergeht. Dieses Stadium wird wegen der zu beobachtenden schnellen Augenbewegungen als REM-Schlaf („rapid eye movement") bezeichnet. Wenn Personen aus dem REM-Schlaf geweckt werden, berichten sie über Träume, in denen optische Eindrücke und Bewegungen eine bedeutende Rolle spielen. Die anderen Schlafstadien werden oft mit dem Sammelbegriff Non-REM-Schlaf zusammengefasst. Nach 10–20 min beginnt wieder ein „Abstieg" zum tiefsten, 4. Schlafstadium, worauf sich erneut eine REM-Phase anschließt. Eine derartige Periode von REM-Schlaf zu REM-Schlaf dauert etwa 90 min (Schmidt u. Thews 1997). Beim Säugling lassen sich meist nur REM- und Non-REM-Schlaf unterscheiden; die Unterscheidung der oben genannten 4 Schlafstadien ist noch nicht möglich.

Während des REM-Stadiums entsteht eine tonische Hemmung der spinalen Motoneurone, sodass eine vollkommene Erschlaffung der Muskulatur erfolgt. Diese Hemmung wird von Kernen der medialen Medulla im Hirnstamm gesteuert, wobei die Überträgersubstanz Acetylcholin eine wichtige Rolle spielt. Vom völlig entspannten Grundzustand treten im REM-Schlaf Muskelkontraktionen auf, die man im Gegensatz zum Muskeltonus als „phasische" Kontraktionen bezeichnet. Außer der tonischen Muskelhemmung und den beschriebenen phasischen Kontraktionen im REM-Schlaf spielen sich in allen Schlafstadien eine Reihe von Umstellungen, insbesondere im autonomen System, ab, die im Folgenden besprochen werden.

Die Periodik des Schlafs ist, insbesondere beim Erwachsenen, mit dem zirkadianen Rhythmus verknüpft. Das bedeutet, dass im Hypothalamus eine zentrale innere Uhr existiert, die einen autonomen endogenen Rhythmus vorgibt, der allerdings nicht genau mit der 24-Stunden-Periodik übereinstimmt und der daher täglich durch externe „Zeitgeber" an den 24-Stunden-Rhythmus des Lichts oder/und an soziale Gegebenheiten angepasst werden muss (Übersicht bei Hildebrandt et al. 1998). Nicht nur der normale Tagesgang und viele physiologische Funktionen folgen dem zirkadianen Rhythmus. Beispielsweise ist im Zusammenhang mit dem SIDS die statistisch beobachtete Häufigkeit des Todeseintritts im Zeitraum von 4 bis 6 Uhr früh am größten (Einspieler et al. 1988a).

Alle erwähnten Vorgänge und Perioden machen eine Entwicklung durch. Zunächst ist die Periodik der beim Fötus zu beobachtenden Abfolge von Ruhe und Aktivität unregelmäßig, passt sich jedoch im Verlauf der Schwangerschaft an den mütterlichen Rhythmus an. Von Schlaf-Wach-Perioden im strengeren Sinn kann man erst nach der 31. Woche sprechen. Offensichtlich gibt es hormonelle Signale, die über die Plazenta vermittelt werden (Kolata 1985; Lunshof et al. 1997). Nach der Geburt ist der Schlaf-Wach-Rhythmus zunächst vom mütterlichen Rhythmus entkoppelt, man findet wieder unregelmäßige Perioden, die mehrmals pro Tag, also mit einer höheren Frequenz als die der zirkadianen Periodik ablaufen. Erst im Verlauf der ersten 8–12 Wochen wird der Schlaf-Wach-Rhythmus mit dem Tagesrhythmus synchronisiert (Lunshof et al. 1997; Mirmiran u. Kok 1991).

14.4 Schlafsteuerung

An der Steuerung der Schlafstadien sind Kerngebiete im Hirnstamm, etwa der Locus coeruleus und die Raphekerne, beteiligt. Wie in ▶ Abschn. 14.10 noch besprochen wird, spielen bei der Umstellung von Non-REM- auf REM-Schlaf einerseits aminerge Überträgersubstanzen, wie Noradrenalin und Serotonin, andererseits Acetylcholin eine Rolle (Hobson 1996). Die folgende Beschreibung ist an das Lehrbuch der Physiologie von Deetjen u. Speckmann (1999, S. 234 u. 556) angelehnt: In den sogenannten Raphekernen im Hirnstamm werden über den Neurotransmitter Serotonin alle Schlafmechanismen aktiviert. Ohne Serotonin tritt Schlaflosigkeit ein. In allen Schlafphasen werden vegetative Afferenzen weitgehend abgeschaltet. Gleichzeitig werden Weckmechanismen gehemmt. Die Induktion des REM-Schlafs, der im fötalen Alter und auch bei Säuglingen einen wesentlich größeren Teil des Schlafs einnimmt als bei Erwachsenen, erfolgt von sogenannten gigantozellulären Kernen in der Pons (Brücke, ein Teil des Hirnstamms) über cholinerge Neurone. Diese cholinerge Steuerung bedingt und steuert auch die muskuläre Atonie im REM-Schlaf. Noradrenerge Neurone des Locus coeruleus im Hirnstamm sind für die Beendigung des REM-Schlafs verantwortlich. Auch im Hypothalamus, der mit dem limbischen System eng zusammenhängt, befinden sich schlafsteuernde Strukturen.

Zur Klarstellung der Wichtigkeit der im REM-Schlaf auftretenden Atonien sei das folgende Zitat aus Schmidt u. Thews, 27. Aufl., (1997, S. 149) angeführt:

» Der zentrale Unterschied besteht in der tonischen Hemmung der spinalen Motoneurone während der REM Phasen, was zu vollständiger Paralyse der quergestreiften Muskulatur führt. Die spinale Hemmung geht von Kernen in der medialen Medulla oblongata aus und scheint

Acetylcholin als Transmitter zu benützen … Nach Läsion dieser medullären Kerne tritt bei Säugetieren und Menschen REM Schlaf ohne Atonie auf, die Tiere bzw. Menschen agieren motorisch entsprechend dem Trauminhalt …

Auf den folgenden, besonders wichtigen Umstand wird noch mehrfach hinzuweisen sein. Die für den REM-Schlaf charakteristische Lähmung – d. h. im Effekt eine zentrale Lähmung des ständigen Grundtonus der quer gestreiften Muskulatur – wird erstens immer wieder durch kurze „phasische" Kontraktionen, u. a. durch die für REM namensgebenden schnellen Augenbewegungen („rapid eye movements"), unterbrochen. Zweitens müssen die Funktion der Atemmuskulatur und die Offenhaltung der oberen Atemwege – einschließlich und insbesondere der Stimmritze – gewährleistet bleiben. Es scheint hier ein sehr heikler Gleichgewichtszustand notwendig zu sein, der vom Hirnstamm und von dort über die entsprechenden Motoneurone gesteuert wird (Kubin et al. 1998).

Es ist interessant, dass Acetylcholin sowohl im Zusammenhang mit der zentralen Steuerung des REM-Schlafs als auch in einem Teil des peripheren vegetativen Nervensystems, dem sogenannten Parasympathicus, dem man – global betrachtet – eine Erholungsfunktion zuschreiben kann, als wirksame Transmittersubstanz auftritt. Krueger et al. (1998) fassen unsere Kenntnisse über die humoralen Faktoren, die als Schlafstoffe infrage kommen, folgendermaßen zusammen: „Man weiß nun, dass viele Substanzen den Schlaf beeinflussen können, obwohl ein überzeugender Nachweis der Beteiligung an der physiologischen Schlafregulation nur für eine kleine Zahl von Substanzen möglich war. Die Liste dieser Substanzen schließt die Zytokine Interleukin-1 und Tumor-Nekrose-Faktor sowie GH-Releasing-Hormon, Prostaglandin D2 und Adenosin für Non-REM-Schlaf und Prolactin, vasoaktives intestinales Peptid, und Corticotropin-like-intermediate-lobe-peptide für REM-Schlaf ein." Diese Liste zeigt, dass der Schlaf von vielerlei Körperregionen und -systemen, einschließlich des Abwehrsystems, beeinflusst wird. Eine für die zirkadiane Rhythmik wichtige hormonartige Substanz ist Melatonin, das Produkt der Zirbeldrüse. Die Melatoninsekretion wird durch Licht, dem wichtigsten Zeitgeber der zirkadianen Rhythmik, gehemmt. Dem Melatonin, das ein Derivat des Serotonins ist, das ebenfalls für die Schlafregulation eine wichtige Rolle spielt, wird eine schlafinduzierende Wirkung zugeschrieben (Hildebrandt et al. 1998).

Die besondere Bedeutung des REM-Schlafs in der Entwicklungs- und Reifungsphase ist dadurch gekennzeichnet, dass beim Fötus und beim Neugeborenen die Summe aller REM-Phasen einen wesentlich größeren Zeitanteil in Anspruch nimmt als beim Erwachsenen. Der REM-Schlaf spielt eine besondere Rolle beim Erlernen bzw. bei der Verarbeitung zentral gesteuerter motorischer Vorgänge. Aus diesem Grund ist zunächst die Verquickung von Schlaf und motorischer Entwicklung im Zusammenhang mit dem SIDS-Problem zu erläutern.

14.5　Kontinuität der perinatalen Entwicklung

Aufgrund der Beobachtung der Entwicklung der Motorik konnten Prechtl et al. (Prechtl 1984, 1989, 1997; Prechtl et al. 1997; Einspieler et al. 1997a) zeigen, dass sich die motorischen Fähigkeiten des Fötus und jene des Neugeborenen in einer Weise gleichen, dass man von einem Kontinuum der Entwicklung sprechen kann. Bei der Beobachtung ist zunächst auf eine Tatsache hinzuweisen, die auch in einem anderen Zusammenhang dieser Darstellung wichtig ist, dass es nämlich in jedem Lebensalter verschiedene, unterscheidbare Verhaltenszustände gibt. Eine für die perinatale Zeit gültige Übersicht über die Verhaltenszustände ist folgendermaßen deskriptiv festgehalten (Prechtl u. Beintema 1976).

— Zustand 1: Augen geschlossen, regelmäßige Atmung, keine Bewegungen.
— Zustand 2: Augen geschlossen, unregelmäßige Atmung, selten starke Bewegungen.
— Zustand 3: Augen offen, keine groben Bewegungen.
— Zustand 4: Augen offen, grobe Bewegungen, kein Weinen.
— Zustand 5: Augen offen oder geschlossen, Weinen.
— Zustand 6: andere Zustände, wie z. B. Koma.

Die Bewegungen, die vor allem im Zustand 2, der dem REM-Schlaf entspricht, oder im ruhigen Wachzustand, Zustand 4, am besten zu beobachten sind, werden mit der Bezeichnung „general movements" beschrieben, da sie sich über die gesamte Körpermuskulatur sequenziell, mit zunächst zu- und dann abnehmender Intensität ausbreiten. Zwischen den Phasen der Bewegung, die je nach Stadium etwa 2–4 min andauern, in vielen Publikationen beschrieben und auch in einem Lehrvideo zusammengefasst wurden, sind Pausen von etwa gleicher Dauer eingeschaltet. Cioni et al. (1989) haben diesen Zeitablauf aufgrund von Videobeobachtungen in den Zuständen 1, 2 und 4 dokumentiert. Gallasch et al. (1993) haben mittels kleiner Sensoren (Akzelerometer) zur Messung lokaler Bewegungen zeigen können, wie bei einem 2 Monate alten Säugling im REM-Schlaf Aktivitätsperioden von etwa 20 min Dauer mit einer Periodik von ca. 60 min auftreten. In jeder dieser Aktivitätsphasen kann man die bereits erwähnten Bewegungs- und Ruhephasen im Minutenrhythmus finden.

Folgende Beobachtungen sind im Zusammenhang mit SIDS von Interesse. Der Charakter der Bewegungen, der beim Fötus und beim Neugeborenen mit dem Begriff „writhing" beschrieben wird, ändert sich etwa um die 10. Woche nach dem Geburtstermin. Damit ist angedeutet, dass diese Änderung nicht vom Zeitpunkt der Geburt, sondern vom postkonzeptionellen Alter abhängt. In der Zeit von der 10. bis zur 18. Woche kann man bei gesunden Säuglingen feine schnelle Bewegungen beobachten, die mit der Bezeichnung „fidgety" beschrieben werden. Das Auftreten dieser neuen Bewegungsform wird als Andeutung der im nächsten Abschnitt umrissenen massiven Umstellung („major transformation") interpretiert (Prechtl 1984, 1997; Prechtl u. Hopkins 1986).

14.6 Major Transformation

Die Atmung ist jene autonome Funktion, die im Schlaf besonders deutlich beeinflusst wird. Bezüglich der Rhythmogenese der Atmung wurden Schrittmacherzellen im sogenannten Prä-Bötzinger-Komplex beschrieben, denen eine führende Rolle für die Aufrechterhaltung der Atmung im Schlaf zukommt (Schmidt et al. 2010) Für diese Darstellung ist wichtig, dass die Zeit, in der sich die im Folgenden beschriebene Umstellung abspielt, in einem engen zeitlichen Zusammenhang mit der Phase der größten Häufigkeit der Inzidenz des SIDS (Paltauf 1889; Molz u. Hartmann 1984, 1985; Einspieler et al. 1988a; Nelson 1996) steht. Im Verlauf der ersten 8–12 Lebenswochen kommt es zu ausgeprägten Umstellungen, die, wie eben erwähnt, von Prechtl u. Hopkins (1986) als „major transformation" bezeichnet wurden und den eigentlichen Abschluss jener Entwicklungsphase darstellen, die sich bei anderen Säugetieren und insbesondere bei anderen Primaten intrauterin abspielen. Beim Menschen wird vermutlich wegen des unverhältnismäßigen Wachstums des Kopfs die Geburt vorgezogen, sodass ein Teil der kontinuierlichen Frühentwicklung extrauterin stattfinden muss. Der extrauterine Abschnitt der Frühentwicklung mündet schließlich nach 10–12 Wochen in die Phase der „major transformation", in der funktionelle und morphologische Veränderungen stattfinden und die auch mit dem Abbau von Synapsenverbindungen und mit dem gezielten Absterben (Apoptose) von Nervenzellen einhergeht. Einschließlich Atemregulation und Schlaf gibt es kaum eine Körperfunktion, die nicht von der Umstellung berührt wird. Eibl-Eibesfeldt (1984) bringt in seiner Monographie eine Übersichtsdarstellung über verschiedene Reflexe, Reaktionen und Fähigkeiten des Säuglings, die entweder vor der Umstellungsphase vorhanden sind und dann im Verlauf der „major transformation" verloren gehen oder die erst ab dem genannten Zeitpunkt auftreten bzw. sich entwickeln. Als anschauliche Änderungen in dieser Phase sind der Gewinn der Sozialkontaktfähigkeit, die zunehmende Autonomie der Bewegungsplanung und Bewegungsdurchführung sowie die Fähigkeit zur Feinabstimmung von Zielbewegungen zu erwähnen. An die Stelle von angeborenen Funktionen bzw. Automatismen treten nun in relativ kurzer Zeit erlernte bzw. willkürlich ausgelöste Mechanismen.

In der Monographie von Einspieler er al. (2004) wird die „major neural transformation" und deren Kennzeichen und Bedeutung zusammenfassend erklärt. Zu betonen ist das Wort „neural", weil es sich um zerebrale Umstellungen im Bereich der motorischen Steuerung handelt. Kennzeichnend ist das Auftreten von „fidgety movements", sehr feine schnelle Bewegungen in Fingern, Händen und Füßen. Wie schon in anderem Zusammenhang erläutert, gibt es zwischen Motorik und vegetativer Steuerungen enge Beziehungen, die teils über den lokalen Muskelstoffwechsel, teils durch Bewegungsrezeptoren nach zentral gemeldet werden.

Es sind daher Untersuchungen der Zusammenhänge zwischen Atmung und Kreislauf, die schon weiter zurückliegen, von Interesse. Die Studien, die hier erwähnt werden sollen, stammen aus dem von U. Zwiener geleiteten Physiologischen Institut in Jena. Es wird auf Analysen des Zusammenhangs zwischen den Rhythmen des Herzschlags und der Atmung (Witte et al. 1988a, b; Witte u. Rother 1989) hingewiesen. Witte hat schließlich zeigen können, dass auch Zusammenhänge zwischen Bewegungen der Extremitäten einerseits und den Rhythmen des Herzschlags und der Atmung andererseits bestehen (Witte 1988).

Ausgehend von diesen normalen Abläufen muss bedacht werden, dass während der Phase der „major transformation" nicht nur im Bereich der Atem- und Herzfunktion, sondern auch in anderen vom vegetativen Nervensystem beeinflussten Funktionen Störungen auftreten können.

14.7   Gastransport und Schlaf

Wie schon erwähnt, ist anzunehmen, dass das Ereignis des SID letztendlich mit einer Fehlregulation oder einem Defekt der Atemregulation oder/und der Kreislaufregulation im Zusammenhang stehen kann. Die von unserer Arbeitsgruppe beobachteten lebensbedrohlichen Ereignisse (ALTE) weisen die Kombination Apnoe und Bradykardie auf. Dieses Reaktionsmuster ist eine sehr typische Kombination bei verschiedenen Anlässen, die mit einer vagalen Stimulation oder/ und einer Hemmung des Sympathikus zusammenhängen. Beispielsweise findet man die beiden Symptome (Apnoe und Bradykardie) beim pulmonalen Chemoreflex, der durch Stimulation vagaler Afferenzen im Lungenkreislauf ausgelöst werden kann. Ein ähnliches Muster findet man beim Tauchreflex. Dieser Reflex findet sich deutlich ausgeprägt bei tauchenden Vögeln und Säugetieren und führt durch die Verlangsamung der Herztätigkeit und der Beschränkung der Durchblutung auf die lebenswichtigen Organe Herz und Gehirn zu einer Energieeinsparung während des Tauchens. Beim Menschen ist normalerweise dieser Tauchreflex nur schwach bemerkbar. Die mögliche verstärkte Ausprägung des Reflexes bei pathologischen Apnoen ist allerdings tatsächlich auch schon mit dem SID-Ereignis in Zusammenhang gebracht worden (Lin 1988).

Im Wachzustand wird die Atmung durch eine Reihe von „Antrieben" in Gang gehalten. Eine ständige Stimulation erfolgt von jenem System, das für die Erhaltung des Wachzustands sowie auch für Weckreaktionen (Arousal) verantwortlich ist. „Vermutlich ist ein exzitatorischer tonischer Einfluss notwendig, der durch das Zusammenspiel vieler afferenter Signale auf eine Struktur im Hirnstamm zu Stande kommt, die für eine derartige Konvergenz geeignet ist" (Schläfke u. Koepchen 1996). Unter Konvergenz ist hierbei zu verstehen, dass verschiedene, von peripheren Sensoren ankommende Nervensignale in den erwähnten Strukturen im Hirnstamm zusammenlaufen. Sowohl im Wachzustand als auch im Schlaf reagieren die Chemorezeptoren in den arteriellen Glomera (Sensoren in den großen Arterien, Aorta und Halsschlagader, die auf Hypoxie, Sauerstoffmangel, ansprechen) und im verlängerten Mark (in der Medulla oblongata – Sensoren, die auf Hyperkapnie und Azidose ansprechen) und bewirken eine Zunahme der Atmung.

Bei Muskelaktivität kommen zusätzlich Atemantriebe, die zu einem hohen Anteil für die Hyperventilation bei Arbeit verantwortlich sind und die einerseits von der Großhirnrinde (vom Kortex) ausgehende Wirkungen („corticale irradiation") betreffen, andererseits über Zentren im Hypothalamus und im Kleinhirn auf das Atem- und auch auf das Kreislaufzentrum wirken (Ward u. Whipp 1996).

Im Non-REM-Schlaf sind alle Atemantriebe mit Ausnahme der erwähnten Chemorezeptoren „abgeschaltet" (Schläfke u. Koepchen 1996; Spengler et al. 1998). Daher führt eine Hypoxie nach experimenteller Entfernung der Glomera (der hypoxieempfindlichen arteriellen Sensoren) im Tierversuch im Schlaf nicht zu einer Stimulation, sondern zu einer Depression der Atmung, da der Sauerstoffmangel das Atemzentrum lähmt. Dieser experimentelle Zustand wird als Modell des Schlafapnoesyndroms herangezogen. Hinsichtlich der CO_2 Regulation gibt es eine Störung, die als „congenital central hypoventilation syndrome" (CCHS) bezeichnet wird. Hierbei fehlt vor allem die Reaktion auf einen Anstieg des pCO_2 im Blut, der von den zentralen Chemorezeptoren registriert wird. Diese Patienten reagieren im Wachzustand nahezu normal, reagieren auf körperliche Arbeit mit Hyperventilation (Spengler et al. 1998), erleiden jedoch im Schlaf eine Hypoventilation bis zum Atemstillstand (Schläfke u. Koepchen 1996). Dieses Erscheinungsbild der Störung wird nach einer alten Sage als „Undines Fluch-Syndrom" bezeichnet. Wesentlich kennzeichnend für den Schlaf ist neben der Regulationseinschränkung die Änderung der Schwellenwerte und Empfindlichkeiten der Rezeptoren. Deswegen steigt bei Erwachsenen im Schlaf der pCO_2 um bis zu 7 mmHg an, der pH-Wert fällt entsprechend einer respiratorischen Azidose (Schläfke u. Koepchen 1996). Allerdings konnte die gleiche Arbeitsgruppe (Schäfer et al. 1993) bei Säuglingen keinen Anstieg des pCO_2 nachweisen. Insbesondere im REM-Schlaf tritt ein „non-steady-state" und, infolge der Erniedrigung des Muskeltonus, eine Reduktion der funktionellen Residualkapazität (FRC) auf, was des Weiteren zu einer Reduktion der Sauerstoffsättigung des Bluts führen kann (Henderson-Smart u. Reed 1979). Die Reduktion der Atemreaktion auf CO_2 ist im REM-Schlaf stärker als im Non-REM-Schlaf; allerdings ist bemerkenswert, dass das CO_2-Regelsystem im Schlaf eine sehr starke Variabilität aufweist (Schäfer 1993). Die Einschränkung der Regulationsvorgänge auf chemorezeptive Stimuli im Schlaf (Schläfke u. Koepchen 1996) bewirkt, dass die Regulation im Endeffekt weniger stabil wird. Beispielsweise ist im tiefen Non-REM-Schlaf nach einer Hyperventilation eine längere Apnoeperiode infolge der Hypokapnie (Absinken des arteriellen pCO_2) zu beobachten, was im Wachzustand wegen der gleichzeitigen Wirkung zusätzlicher Atemantriebe nie der Fall ist (Fink et al. 1963).

Die Systeme im Organismus, die mit dem Gastransport verknüpft sind, sind demnach auch am engsten mit jenen Mechanismen verbunden, die im Schlaf Umstellungen der Regulation bzw. Steuerung bewirken. Ferner sind die gleichen Systeme einerseits von der Ingangsetzung, andererseits auch von eventuellen Störungen des Weck- oder Arousalmechanismus betroffen.

14.8   Atemregulation vor und nach der Geburt

Bewegungen des Fötus sind schon 9 Wochen postmenstruell nachweisbar (deVries et al. 1982, 1985, 1988). Schon sehr bald danach sind auch rhythmische Atembewegungen zu beobachten, die vor allem im Zustand 2 zu sehen sind, der etwa dem REM-Schlaf entspricht (Dawes et al. 1972). Diese frühen Atembewegungen sind festzustellen, obwohl der Fötus keine Lungenatmung benötigt. Da die Atemwege, sofern sie offen sind, mit Flüssigkeit gefüllt sind, ist der Atemwegswiderstand extrem hoch, sodass die Kontraktionen der Atemmuskulatur nahezu isometrisch ablaufen. Offenbar ist die Funktion der Muskulatur für deren Entwicklung und auch für die Entwicklung der Lunge notwendig.

Bei der Geburt spielen sich massive Änderungen ab. Der unmittelbare Reiz zum In-Gang-Setzen der Atmung hängt wesentlich mit der Abkühlung bei der Geburt zusammen (Johnson 1986). Die sofortigen Umstellungen betreffen im arteriellen Blut den Sauerstoffpartialdruck, der von 20 auf nahezu 100 mmHg ansteigt, sowie die Sauerstoffsättigung des Hämoglobins, die von etwa 60 % auf nahezu 100 % zunimmt. Der arterielle Partialdruck des CO_2 sinkt von 50 auf 40 mmHg (Battaglia u. Meschia 1986).

Es erscheint plausibel anzunehmen, dass die Atemsteuerung in den ersten Lebenstagen nicht über die Chemorezeptoren, sondern zunächst über den Einfluss von Thermoregulation und Stoffwechsel erfolgt (Johnson 1986; Andrews et al. 1991). Nach Abschluss des sogenannten Resettings der Chemorezeptoren in der ersten Lebenswoche wird der Einfluss der zentralen und peripheren Chemorezeptoren immer stärker und übernimmt im Ruhezustand die Führung.

Wenn man überlegt, dass beim Erwachsenen im Schlaf die Chemorezeptoren nahezu ausschließlich die automatische Atemregulation übernehmen, dann ist vorstellbar, dass sich Störungen dieses Systems im Schlaf besonders bemerkbar auswirken können. Eine Dysfunktion der peripheren Chemorezeptoren kann sich unter diesen Bedingungen in Form einer gefährlichen Atemdepression bei Hypoxie bemerkbar machen (Naeye 1974; Millhorn et al. 1984). Ein Zusammenhang mit dem SIDS ist vorstellbar. Wie noch weiter unten besprochen wird, konnten Rigatto u. Brady (1972) zeigen, dass die hypoxische Atemdepression bei Neugeborenen, die später auch von Haidmayer u. Kenner (1988) untersucht wurde, auf einer zentralen Hemmung beruhen dürfte. Martin et al. (1998) konnten zeigen, dass die hypoxische Atemdepression, die als Persistenz des fetalen Musters aufzufassen ist, bei einigen Frühgeborenen wesentlich länger erhalten bleibt, als dies ursprünglich von Rigatto u. Brady (1972) angenommen worden war. Das Atemzentrum hat in der Phase nach der Geburt andere Rückmeldungen für die Steuerung zu verarbeiten, als dies einerseits beim Fötus, andererseits in der Phase nach der Abstillung der Fall ist. Für die Koordination von Atmung, Saugen und Schlucken und auch für die Ökonomisierung der Atemmechanik spielen Mechanismen in den oberen Atemwegen und im Bereich Larynx und Pharynx eine wichtige Rolle (Schläfke u. Koepchen 1996). Zu bemerken ist beispielsweise, dass beim Säugling die Vorgänge Trinken, Schlucken und Atmen normalerweise so gesteuert sind, dass ein Absetzen des Mundes von der Brust bzw. von der Flasche nicht notwendig ist (Kerbl et al. 1988).

Bei der erwähnten Ökonomisierung der Atemmechanik handelt es sich unter anderem um Kontraktion oder Erschlaffung von Muskeln, die im Atemrhythmus eine Weit- bzw. Engerstellung insbesondere der Glottis bewirken. Dabei ist zu bedenken, dass Mechano- und Chemorezeptoren in den Atemwegen und auch in den Blutgefäßen reflektorische Reaktionen auslösen können. Beispielsweise ist durch Stimulation von Chemorezeptoren eine Reaktion möglich, die zu einer Apnoe mit Bradykardie und Blutdruckabfall führt (Schläfke u. Koepchen 1996).

Von Bedeutung können auch Reflexe sein, die von Dehnungsrezeptoren in der Lunge oder von den Muskelspindeln in der Atemmuskulatur herrühren. Es ist bemerkenswert, dass im Gegensatz zur Interkostalmuskulatur im Zwerchfell wenig Muskelspindeln zu finden sind. Auch die efferente Innervation der wenigen Muskelspindeln über Gammafasern wird als gering beschrieben (Corda et al. 1965). Am bekanntesten ist der durch inspiratorische Lungendehnung ausgelöste Hering-Breuer-Reflex, der zu einer Hemmung der Inspiration führt.

Während des REM-Schlafs bei Neugeborenen bewirkt der Glottisöffner (M. cricothyreoideus posterior) während der Inspiration durch seine Aktivierung eine Weiterstellung des Luftwegs. Es hat sich bei neugeborenen Schafen nachweisen lassen, dass demgegenüber während der Exspiration jene Muskeln aktiviert werden, die eine Verengung der Glottis bewirken. Beim Neugeborenen hat der Schluss der Glottis zu Beginn der Exspiration die Aufgabe, den alveolären Druck zu erhöhen und eine Dehnung der weichen und kollabierbaren Atemwege und Alveolen zu bewirken. Dadurch wird gleichzeitig einem möglichen Kollaps der Atemwege während der nachfolgenden Inspiration entgegengewirkt (Johnson 1986). Es wird auch vermutet, dass durch die exspiratorische Widerstandserhöhung die funktionelle Residualkapazität (FRC) hochgehalten wird, wodurch es zu einer Verbesserung der alveolären Ventilation kommt. Das Schreien der Babys wirkt in gleichem Sinn (Schläfke u. Koepchen 1996). Die Erhöhung des exspiratorischen Widerstands, vor allem im REM-Schlaf, konnte auch bei Katzen nachgewiesen werden (Orem 1977, 1978). Beim Säugling sind die kleineren Atemwege (Bronchien und Bronchiolen) bei geringem Druckanstieg im umgebenden Lungengewebe leicht kollabierbar. Ferner kann die relativ hohe Oberflächenspannung in den Luftwegen bei mangelhafter Bildung von Surfactant einen Kollaps der Luftwege und auch Flüssigkeitsmembranen in den Bronchien und Bronchiolen hervorrufen und dadurch den Gastransport behindern (Martinez 1991). Auf diese Weise kann es unter Umständen zum Auftreten hypoxischer Zustände kommen.

Halpern u. Grotberg (1993) haben über die Modellierung derartiger Instabilitäten von Bronchiolen berichtet. Heil (1999) konnte die Verformung und den Verschlussmechanismus von Luftwegen durch erhöhte Oberflächenspannung mathematisch genauer modellieren.

Nicht unwesentlich für die Beeinflussung der Atemsteuerung durch mechanische Faktoren (z. B. bei Bauchlage) ist die schon erwähnte, nach Hering u. Breuer benannte reflektorische Hemmung der Inspiration durch die Dehnung der Lunge.

14.9   Vegetatives Lernen

Im Gegensatz zur zeitlich mehr punktuell erfolgenden Umstellung der Motorik im Rahmen der „major transformation" scheinen sich die autonomen Funktionen über einen längeren Zeitraum schrittweise an die neuen Aufgaben anzupassen. Derartige Anpassungen benötigen zumindest 2 Komponenten: erstens genetisch festgelegte Mechanismen, zweitens Lernprozesse, in dem von K. Lorenz (s. Eibl-Eibesfeldt 1984) in anderem Zusammenhang festgestellten Sinn, dass zu bestimmten gegebenen Zeitpunkten „angeborene Lehrmeister" diese Lernvorgänge auslösen und ermöglichen. Tatsächlich lässt sich nachweisen, dass auch nach dem Säuglingsalter Lernvorgänge für autonome Funktionen festgestellt werden konnten (Helbing et al. 1997; Nsegbe et al. 1997). Erst recht müssen Lernvorgänge auch im autonomen System in der Entwicklungsphase eine Bedeutung haben.

Den weiter oben beschriebenen Vorgängen im Rahmen der „major transformation" ist anzufügen, dass sich in der Zeit nach der Geburt auch der Schluss des Ductus Botalli und des Ductus Arantii, der Austausch des HbA anstelle des fötalen HBF, mit einer deutlichen Reduktion der gesamten Hb-Konzentration abspielt. Interessanterweise gibt es nach der Geburt Zusammenhänge zwischen dem Erythrozytenabbau und dem Schutz gegenüber dem plötzlich erhöhten Sauerstoffpartialdruck sowie der damit verbundenen Entstehung von freien Radikalen durch den Radikalfänger Bilirubin (Lane 1998; McDonagh 1990).

14.10 Vermutungen über die Bedeutung des Schlafs

Zu all den Vorgängen während des Schlafs und zu den noch zu besprechenden Umstellungen im autonomen, vegetativen Bereich sind vielerlei Vermutungen über die möglichen Funktionen geäußert worden. Es scheint plausibel und auch durch pathologische und experimentelle Fallbeispiele belegbar, dass im REM-Schlaf ein System „eingeschaltet" wird, das gleichzeitig eine Aktivierung zentraler Bewegungsgeneratoren mit einer Hemmung der efferenten Innervation der entsprechenden Muskulatur vereinigt. Hobson (1996) schreibt dazu: „When we enter REM sleep and begin to dream, the motor-pattern generators of our brainstem and upper brain are turned on. Motor commands like ‚run' are emitted and we feel as if we are really running or trying to get away in a hurry. Fortunately for us, however, those same commands are not relayed to our muscles because our spinal motor nerves are paralysed by inhibition."

Es konnte gezeigt werden, dass einerseits Versuchstiere mit Läsionen im Hirnstamm (Übersicht bei Borbély 1984) oder aber Patienten, die an einer bestimmten Form der Parkinson-Krankheit leiden (Comella et al. 1998), im REM-Schlaf massive Bewegungen durchführen, die so heftig sein können, dass sie dadurch sich selbst oder ihrem Partner Verletzungen zufügen können.

Aber auch das andere Extrem einer zu starken Bewegungshemmung ist vorstellbar, ein Gedanke, der – gemeinsam mit einer gestörten Erweckbarkeit – durchaus mit gewissen Risikozeichen für SIDS übereinstimmen könnte (Einspieler et al. 1988a).

Hobson (1996) nimmt an, dass die für die Steuerung des REM-Schlafs zuständigen Systeme aminerg (Noradrenalin, Serotonin) bzw. cholinerg (Acetylcholin) sind. Demnach wären die motorischen und psychischen Erscheinungen im REM-Schlaf durch einen Verlust der zentralen aminergen Hemmung und eine entsprechende „reziproke" Zunahme der cholinergen Stimulation zu erklären.

■ **Der Schlaf dient möglicherweise der Selbsttestung der autonomen Systeme**
Um die Funktionsweise eines Systems zu prüfen, kann man das zu untersuchende System belasten und die Reaktion registrieren. Als primitives Beispiel eines solchen Tests könnte man die Möglichkeit erwähnen, die Leistungsfähigkeit eines Kraftwagens durch plötzliches kurzes Niedertreten des Gaspedals und Beobachtung der Beschleunigung zu prüfen. Nicht wesentlich anders ist grundsätzlich die Vorgangsweise beim klinischen Leistungstest mittels Ergometerbelastung, bei der man die Reaktion von Ventilation, Sauerstoffverbrauch, Herzfrequenz und Blutdruck beobachten kann. Ein weiteres Beispiel wäre ein Test, bei dem der Zeitverlauf der Antwort von Interesse ist. Hier ist die bekannte Glukosebelastung zu erwähnen. Als Antwort auf die kurze Belastung durch Trinken einer Glukoselösung ergibt sich eine länger dauernde

Reaktion des Glukosespiegels im Blut, aus deren Verlauf auf die Güte des Regelkreises geschlossen werden kann.

Ein Testsignal kann verschiedene zeitliche Verläufe haben. Bei den oben erwähnten biologischen Tests kommen stufenförmige Änderungen des Eingangssignals „Leistung" infrage. Beim Glukosetest handelt es sich um einen kurzen Impuls.

Grundsätzlich kommen auch mehr oder weniger lange Folgen von Signalen verschiedener Frequenz oder Frequenzgemische infrage. Hierbei kann der Organismus auf Signale zurückgreifen, die sowieso ständig kleinen Schwankungen unterliegen. Das trifft beispielsweise auf rhythmisch ablaufende Vorgänge wie etwa Atmung, Herzschlag, Blutdruck- und Herzfrequenzvariabilität zu (Priban 1963, 1965; Monos u. Szücs 1995; Kenner et al. 1996).

Es wird beispielsweise angenommen, dass die ständige Variabilität des Blutdrucks unter anderem den Zweck verfolgt, die Eigenschaften der Arterienelastizität abzutasten und dadurch einen optimalen Blutdruckwert einzustellen (Monos u. Szücs 1995; Kenner et al. 1996; Kenner 1998). Eine Reduktion oder gar ein Verschwinden jeder Variabilität der Herzfrequenz oder des Blutdrucks ist als ein prognostisch schlechtes Zeichen, auch hinsichtlich Risiko für SIDS, bekannt (Rother et al. 1987).

Für einen Funktionstest muss nicht unbedingt eine positive Einwirkung oder Belastung verwendet werden. Es ist in technischen Systemen und, wie gezeigt werden soll, auch im Organismus gelegentlich einfacher, gewisse Funktionen – das könnte z. B. die Energieversorgung eines Geräts sein – kurzfristig vorübergehend abzuschalten.

Man kommt möglicherweise dem Phänomen Schlaf und der Frage der Bedeutung des Schlafs im Zusammenhang mit dem plötzlichen Säuglingstod etwas näher, wenn man bestimmte Vorgänge im Schlaf ebenfalls unter dem Gesichtspunkt körpereigener Systemtests betrachtet. Wir wissen jedenfalls, dass unsere autonomen Regelsysteme im Schlaf beträchtliche vorübergehende Umstellungen erfahren. Die Temperaturregulation und die Blutdruckregulation werden auf niedrigere Werte „heruntergeschaltet". Gleichzeitig wird noch dazu die Empfindlichkeit der Chemorezeptoren herabgesetzt. Durch die gleichzeitigen Änderungen von Kreislauf- und Atemregulation kann es im Schlaf leichter zu Instabilitäten beider Systeme kommen als im Wachzustand.

Ein zusätzlicher Anhaltspunkt für die Annahme, dass im Schlaf körpereigene Funktionstests im autonomen System ablaufen, ergibt sich durch das schon erwähnte „congenital central hypoventilation syndrome" (CCHS). Hierbei ist das System der chemorezeptiven Atemsteuerung gestört, das im Schlaf allein für die Atmung verantwortlich ist. Betroffene Patienten können im Wachzustand spontan atmen und ihre Atmung auch an den gesteigerten Bedarf bei körperlicher Arbeit anpassen. Im Schlaf leiden sie an Hypoventilation und müssen unter Umständen beatmet werden (Schläfke u. Koepchen 1996).

Da bei Funktionstests im beschriebenen Sinn Eingriffe in heikle Regelsysteme notwendig sind, sind sowohl in biologischen Regelsystemen als auch im Bereich technischer Einrichtungen durchaus Fehler und Defekte möglich und auch tatsächlich geschehen (Leveson 1995).

Es ist meines Erachtens anhand der geschilderten Annahme, dass auch im Schlaf körpereigene Funktionstests im autonomen Systembereich ablaufen, vorstellbar, dass gerade in dieser vulnerablen Situation ein mit technischen Beispielen vergleichbares höheres Risiko für Fehlsteuerung möglich ist. Es ist notwendig, anhand vergleichender Überprüfung nähere Anhaltspunkte für das noch immer nicht endgültig geklärte Zustandekommen des SID zu gewinnen.

Wie aus dieser kurzen Darstellung folgt, befasst man sich nicht nur im medizinisch-biologischen Bereich, sondern insbesondere auf technischem Gebiet mit den Begriffen Sicherheit und Risiko.

14.11 Katastrophentheorie und Chaostheorie

Die sogenannte Katastrophentheorie ist ein Versuch, Vorgänge der zuletzt beschriebenen Art modellmäßig-mathematisch oder auch bildhaft-anschaulich darzustellen. Insbesondere handelt es sich um Prozesse, die mit dem plötzlichen Kippen einer Funktion einhergehen (Saunders 1986). Das müssen nicht unbedingt Katastrophen im landläufigen Verständnis sein. In diese Kategorie fallen vielmehr auch Vorgänge, die mit einem Kippvorgang einhergehen, wie das etwa in einer Nervenzelle beim Übergang eines lokalen Potenzials in ein Aktionspotenzial oder beim Eintreten eines Gerinnungsvorgangs im Blut geschieht. Beide Vorgänge benötigen eine Auslösung bzw. einen kritischen Anlass. Bei allen konkreten Beispielen tritt die „Katastrophe" bzw. das Kippen nach Überschreiten einer Schwelle ein.

Die Katastrophentheorie bietet zwar keine Problemlösung, ermöglicht jedoch eine anschauliche Problemformulierung. In diesem Sinn ist der unerwartete Übergang eines Organismus vom Zustand der Funktionsfähigkeit in den Zustand des Todes nicht nur faktisch, sondern auch formal-mathematisch als Katastrophe zu bezeichnen.

Ein weiterer möglicher Zugang zum Auffinden des „Fehlers" bieten gewisse Aspekte der Chaostheorie – nicht nur wegen des griffigen Namens (Übersicht bei Bassingthwaighte et al. 1994). Chaos ist in diesem Sinn und Zusammenhang nicht, wie im Volksmund, als totales Durcheinander zu verstehen, sondern als eine wohlgeordnete, oft allerdings verwirrend kompliziert erscheinende zeitliche oder räumliche Struktur, die bei geringster Änderung beschreibender Parameter plötzlich ein anderes Aussehen bekommt. Da dieses Chaos kein Zufallsprodukt ist, sondern eindeutig berechenbar ist, wird es auch als „deterministisch" bezeichnet. Ein solches Chaos ist als ein mathematisch beschreibbares Phänomen zu verstehen, das nur in komplexen nichtlinearen Systemen vorkommen kann. Einerseits kann der Nachweis von Chaos eine Art „beruhigende" Unregelmäßigkeit bedeuten, weil Chaos in Wahrheit eine unüberschaubare aber doch deterministische Regelmäßigkeit darstellt.

Andererseits kann eine kleine Änderung der Ausgangslage in einem bislang stabilen System unter Umständen zu einer Katastrophe führen. Eines der bekannten Beispiele gipfelt in der Aussage, dass unter gewissen Bedingungen der Flügelschlag eines Schmetterlings eine Wirkung ausüben könne, die in einem weit entfernten Land schließlich einen Sturm auslöst. Es handelt sich demnach auch hier um Phänomene, die mit Auslösung und Schwellen und schließlich mit Kippen zusammenhängen. Ein Beispiel der Anwendung der Chaostheorie auf die Atemregulation bei Säuglingen im Schlaf wurde kürzlich von Pilgram et al. (1995) beschrieben. Die Autoren konnten nachweisen, dass das unregelmäßige Atemmuster von Säuglingen im REM-Schlaf einem deterministisch chaotischen Muster (im mathematischen Sinn) folgt und daher eine Vorhersage von Apnoen ermöglicht. In diesem Fall ist die deterministische Vorhersagbarkeit eine beruhigende Aussage.

14.12 Schlaf und Arousal

Arousal ist, wie schon dargestellt, ein Schutzmechanismus. Man beschreibt mit diesem Wort die Erfahrung, dass bestimmte Reize, die unsere Sinnesrezeptoren treffen, zu einer Reaktion führen. Diese Reaktion hat nach Ansicht von McNamara et al. (1998) mehrere Phasen. Die Autoren benützten als Reiz eine taktile Stimulation der Fußsohle des schlafenden Säuglings. Zuerst tritt ein spinaler Beugereflex auf. In rascher Folge tritt eine Atemreaktion sowie eine „Startle-Bewegung" (eine ruckartige Bewegung der Extremitäten und schließlich eine im EEG nachweisbare kortikale Reaktion) auf. Das Reaktionsmuster wird in dem Sinn interpretiert, dass die Komponenten der Arousalreaktion eine angemessene Antwort auf den Reiz darstellen, ohne notwendigerweise den Schlaf zu stören.

Nach dieser Einleitung ist zu bemerken, dass das Wort Arousal nicht einfach mit Weckreaktion zu übersetzen ist. Man könnte allerdings Arousal in dem Sinn interpretieren, dass Änderungen im inneren oder äußeren Milieu motorische und autonome Reaktionen hervorrufen können, die, wenn sie eine gewisse Schwelle überschreiten, zur Weckreaktion führen.

Wecken heißt Änderung des Verhaltenszustands in eine höhere Stufe, etwa vom Zustand 1 (Schlaf) zum Zustand 3 (Wachzustand) oder Zustand 5 (Weinen). Gleichzeitig werden unter normalen Bedingungen die zuständigen autonomen Funktionen in ihrer Aktivität verstärkt. Das kann betreffen: die Atmung, das sympathische Nervensystem und somit Blutdruck, Herzfrequenz und Stoffwechsel.

Weckreaktion ist demnach ein komplexer Vorgang und hängt von der Art und Stärke des Reizes ab. Es kann sich um optische, akustische, taktile Reize sowie Schmerzreize handeln. Es können aber auch Änderungen der Körpertemperatur, der Blutgase und, wenngleich weniger gewichtig, Änderungen des Blutdrucks sein. Stimulationen durch lokalisierbare Reize führen neben der Weckreaktion zu einer motorischen Reaktion. Reize, die das autonome System betreffen, führen erst, wenn eine Abweichung autonom regulierter Funktionen oder Variablen nicht automatisch korrigierbar ist, zu einer Weckreaktion. Beispielsweise konnten Campbell et al. (1998) zeigen, dass Säuglinge auf milde Hypoxie während des Schlafs mit einer Zunahme der Ventilation oder einer Weckreaktion oder mit beiden Vorgängen reagierten. Die Reaktion erwies sich abhängig vom Alter und vom Schlafstadium. Neugeborene reagierten häufiger mit Arousal als ältere Säuglinge. Arousal trat häufiger im REM- als im Non-REM-Schlaf auf.

Bei Hypoxie oder bei Hyperkapnie spielen sich 2 oder mehr gegenläufige Vorgänge ab. Einerseits führt eine Abweichung der genannten Regelgröße (Zunahme der Hypoxie bzw. des pCO_2) zu einer Arousalreaktion. Andererseits führen sowohl stärkere Grade von Hypoxie oder Hyperkapnie zu einer Hemmung der Atmung. Die Atemreaktion auf Hypoxie bei Säuglingen ist zeitabhängig und besteht zuerst aus einer Stimulation der Atmung, worauf anschließend eine Atemdepression auftreten kann (Haidmayer u. Kenner 1988). Bei längerer Einwirkung rufen sowohl Hypoxie als auch Hyperkapnie eine Atemdepression hervor. Mit anderen Worten, die Unterdrückung der schnellen Arousalstimulation kann zu einer gefährlichen Situation, d. h. zu einem Circulus vitiosus, führen. In Bezug auf die Weckreaktion durch CO_2 hat allerdings Guntheroth u. Spiers (1996) zeigen können, dass der zuständige chemorezeptive Mechanismus offenbar auch bei gefährdeten Risiko-Säuglingen effektiv funktioniert.

Gerade im Hinblick auf Arousal und Weckbarkeit ist das Zusammenwirken mit zusätzlichen Risikofaktoren bedeutsam. Beispielsweise ist der Bericht von Müttern über „schwere Weckbarkeit" von später an SID verstorbenen Säuglingen zu erwähnen (Einspieler et al. 1988a). Derartige Kinder haben offenbar ein wesentlich höheres Risiko, weil die schwere Weckbarkeit eine Erhöhung der Arousalschwelle bedeutet.

Tirosh et al. (1996) weisen auf die erhöhte Arousalschwelle bei Säuglingen von Müttern hin, die während der Schwangerschaft geraucht haben. Franco et al. (1998) konnten zeigen, dass die Weckschwelle für akustische Reize bei Säuglingen, die in Bauchlage schlafen, erhöht ist. Ferner hat sich nachweisen lassen, dass wiederholte Stimuli – allerdings bei neugeborenen Schafen – zu einer Unterdrückung der Arousalreaktion führten (Johnston et al. 1998).

Die Lokalisation der mit dem Arousal befassten Strukturen im Zentralnervensystem befindet sich im Hirnstamm, wobei je nach Art des Reizes verschiedene weitere Strukturen im Zentralnervensystem mit einbezogen sind. Filiano (1994) nimmt an, dass für die Arousalreaktion im Bereich der Chemosensitivität der Nucleus arcuatus an der ventralen Oberfläche der Medulla oblongata eine wichtige Rolle spielt. Er konnte bei an SIDS verstorbenen Säuglingen eine Hypoplasie dieses Kerns beobachten.

Aus der Sicht der praktischen neonatologischen Schlafmedizin versteht man unter dem Begriff „Arousal" eine Aufweckreaktion während des Schlafs, die aber nicht zwangsläufig zum Erwachen führen muss. Aus diesem Grund ist der Begriff Arousal nicht mit dem Begriff Awakening gleichzusetzen. Letzteres bezeichnet tatsächlich ein Erwachen aus dem Schlaf, während hingegen Arousals in regelmäßigen Abständen während des Schlafs auftreten. Arousals sind gekennzeichnet durch Körperbewegungen, Änderungen von Herz- und Atemfrequenz und EEG-Veränderungen während des Schlafs und stellen normale Phänomene während des Schlafs von Säuglingen dar. Arousals sind für ein Gleichgewicht des kardiorespiratorischen Systems und für eine normale Entwicklung von Säuglingen notwendig (McNamara et al. 1998; Horne et al. 2004a, b). Obwohl es in den letzten Jahrzehnten viele Studien zum Thema Arousals im Säuglingsalter gegeben hat, existiert erst seit dem Jahr 2005 eine einheitliche Arousaldefinition für das Säuglingsalter. Eine internationale Forschergruppe um Professor Kahn (The International Paediatric Work Group on Arousals 2005) hat Richtlinien zur Beurteilung und Klassifizierung von Arousals für Säuglinge vom 1. bis zum 6. Lebensmonat erarbeitet und publiziert. In dieser Definition wird ein Arousal eindeutig von einem tatsächlichen Erwachen (Awakening) unterschieden. Arousals werden – in Abhängigkeit von EEG-Veränderungen – in subkortikale und kortikale Arousals unterteilt. Ein Arousal muss mindestens 3 sec dauern, und in diesem Zeitraum muss es zu Veränderungen von physiologischen Parametern (Herzfrequenz, Atmung, Körperbewegungen im Schlaf usw.) kommen.

Man nimmt heute an, dass ein Arousal einen Schutzmechanismus gegen ein lebensbedrohliches Ereignis darstellt. Untersuchungen haben gezeigt, dass eine verminderte Arousability das Risiko für den plötzlichen Säuglingstod erhöht. Das haben prospektive Studien gezeigt, die bei Fällen von plötzlichem Säuglingstod weniger spontane Arousals gefunden haben (Kahn et al. 1992b; Schechtman et al. 1992). Arousals werden heute als Trainingseinheiten während des Schlafs verstanden, um gegen lebensbedrohliche Ereignisse gewappnet zu sein (Kahn et al. 2003a, b; Hunt 1992b).

Arousals werden durch einen komplexen Mechanismus, der im Hirnstamm gesteuert wird, ausgelöst. Es gibt Impulse, die Arousals begünstigen, wie beispielsweise Reize, die durch afferente Bahnen von peripheren Rezeptoren übermittelt werden, und bremsende Impulse vom Kortex (Jones 2000a). Ein Arousal ist kein isoliertes Ereignis, sondern ein komplexer Prozess, der subkortikale und kortikale Gehirnregionen mit einschließt (Jones 2000b).

Arousals können spontan – ohne ersichtlichen Grund – während des Schlafs von Säuglingen auftreten. Es gibt aber auch induzierte Arousals, die durch externe oder interne Stimuli ausgelöst werden können. Interne Stimuli wären Apnoe (Remmers et al. 1978; Davies et al. 1997; Wulbrand et al. 1995), Hypoxie (Berry u. Gleeson 1997; Parslow et al. 2004a, b; Verbeek et al. 2008) oder Hyperkapnie (Milerad et al. 1989; Hedemark u. Kronenberg 1982), laryngeale Chemostimulation – z. B. gastroösophagealer Reflux – (Jeffery et al. 1999) oder das Einnässen des Säuglings (Zotter et al. 2006a, 2006b, 2007, 2008). Externe Stimuli sind beispielsweise Lärm (Franco et al. 1998; Thomas et al. 1996; Di Nisi et al. 1990), Licht (Davidson Ward et al. 1990), taktile Reize (Newman et al. 1989; McNamara et al. 1998) oder Kippbewegungen des Kopfs (Galland et al. 1998; Yiallourou et al. 2008; Harrington et al. 2002).

Es gibt verschiedene Einflussgrößen, die Arousals sowohl in Hinblick auf Auftreten, Dauer, Häufigkeit oder Stimulationsschwelle beeinflussen. Viele dieser Faktoren oder Umstände, die einen Einfluss auf Arousals nehmen, sind auch als Risikofaktoren für den plötzlichen Säuglingstod bekannt, und sollen nun im Einzelnen besprochen werden.

Schlafstadium Arousals treten häufiger im aktiven Schlaf (REM-Schlaf) als im ruhigen Schlaf (Non-REM-Schlaf) auf (Navalet et al. 1984; Coons et al. 1981). Dieser Unterschied wird mit zunehmendem Alter des Säuglings signifikanter (Vecchierini-Blineau et al. 1994).

Häufigkeit von Stimuli Ein Gewöhnungseffekt ist vor allem bei induzierten Arousals zu beobachten (Dimitrijevic et al. 1972; Durand et al. 2004).

Alter des Säuglings Im Alter von 2 bis 5 Monaten befindet sich der Säugling in einer vulnerablen Phase (s. auch „major transformation", Einspieler et al. 2004), weil in diesem Zeitraum eine Umstellung des Arousalprozesses von subkortikalen zu kortikalen Kontrollzentren erfolgt (Montemitro et al. 2008; Hoffman u. Hillman 1992b). Bei Frühgeborenen wurde bis zum chronologischen Alter von 2 bis 3 Monaten eine Unreife des Arousalprozesses beschrieben (Horne et al. 2002; Halloran 2006).

Nikotinabusus Ein Nikotinabusus der Mutter führt zu einer Reduktion von spontanen und induzierten Arousals (Tirosh et al. 1996; Sawnani et al. 2004); des Weiteren wurde gezeigt, dass die Arousalschwelle bei Säuglingen von rauchenden Müttern höher ist (Tirosh et al. 1996, Chang et al. 2003, Lewis u. Bosque 1995).

Schlafentzug Ein Schlafentzug führt bei Säuglingen zu einer Abnahme von spontanen Arousals (Thomas et al. 1996; Rosenthal et al. 1996).

Infektionen Infektionen führen zu einer verminderten Arousability (Lindgren u. Grogaard 1996; Horne et al. 2002).

Schlafposition In Rückenlage treten vermehrt spontane und induzierte Arousals auf, die Arousalschwelle ist insgesamt niedriger, und auf dem Rücken schlafende Säuglinge zeigen eine bessere Arousability (Franco et al. 1998; Galland et al. 1889; Horne et al. 2001; Richardson et al. 2008; Groswasser et al. 2001; Kahn et al. 1993). In Bauchlage verlängert sich die Schlafdauer um 16 %, und der Anteil der ruhigen Schlafphasen (Non-REM-Schlaf) ist um 25 % erhöht (Kahn et al. 1993). In Bauchlage haben schlafende Säuglinge 40 % weniger Arousals und die Arousaldauer ist um 43 % verkürzt (Kahn et al. 1993). Falls das Gesicht während des Schlafs bedeckt wird, erhöht sich die Arousalschwelle für auditive Stimuli (Franco et al. 2002).

Schnuller Der Schnuller führt zu einer niedrigeren Arousalschwelle für auditive Reize im aktiven Schlaf (REM-Schlaf) (Franco et al. 2000), aber zu keinem Unterschied in Bezug auf Häufigkeit und Dauer von spontanen Arousals (Hanzer et al. 2009).

Ernährung Gestillte Säuglinge haben im Alter von 2 bis 3 Monaten eine niedrigere Arousalschwelle für auditive und taktile Reize (Franco et al. 2000; Horne et al. 2004b).

Temperatur Säuglinge in einer warmen Schlafumgebung haben eine höhere Arousalschwelle für auditive Stimuli (Franco et al. 2001).

Zusammenfassend kann man sagen, dass bekannte Risikofaktoren für den plötzlichen Säuglingstod (SIDS) zu einer verminderten Arousability führen können und protektive Faktoren in Hinblick auf den plötzlichen Säuglingstod die Arousability von Säuglingen erhöhen.

14.13 Was kann man von der vergleichenden Physiologie lernen?

Seehunde und Delphine können wie auch andere Meeressäugetiere überraschend lange tauchen. Tauchen bedeutet Apnoe. Der Körper reagiert mit Bradykardie und Vasokonstriktion, wodurch die Durchblutung auf lebenswichtige Organe beschränkt wird.

Seehunde können unter Wasser im Zustand einer langen Apnoe, die bis zu einer halben Stunde dauern kann, schlafen. Ob im Schlaf spontane Apnoen eher im Stadium des Tiefschlafs oder im REM-Schlaf auftreten, ist bei verschiedenen Seehundarten bzw. bei Delphinen verschieden und hängt naturgemäß von den äußeren Umständen ab, d. h. davon, ob das Tier sich im Wasser oder am Land befindet. Ebenso wie andere Säugetiere haben Seehunde und Delphine Non-REM- und REM-Schlafphasen. In den REM-Phasen tritt auch bei den genannten Säugetieren eine Muskelatonie auf, während der sie keine Schwimmbewegungen machen und daher, sofern sie sich im Wasser befinden, apnoisch absinken (Castellini 1996).

Gemeinsam haben die genannten Tauchtiere folgende Besonderheiten: Sie haben ein gegenüber dem Menschen vergleichsweise größeres Blutvolumen sowie mehr Myoglobin als Sauerstoffspeicher in den Muskeln. Ferner haben sie die Fähigkeit, größere Anteile des Stoffwechsels bei Sauerstoffmangel auf anaerobe Energiegewinnung umzustellen (Schmidt-Nielsen 1997). Von verschiedenen Tierspezies werden übrigens unterschiedliche und sehr interessante Stoffwechselwege für die anaerobe Energiegewinnung beschritten (Wieser 1986). Im Schlaf kann bei Seehunden der Energiestoffwechsel auf ein Niveau absinken, das für längere Zeit die Atmung verzichtbar macht (Blackwell u. LeBoeuf 1993). Ferner scheint die schon erwähnte Fähigkeit, die Herzfrequenz zu variieren und während der Apnoen – insbesondere der Schlafapnoen – zu erniedrigen, besonders wichtig zu sein. Die neugeborenen Seehunde lernen erst ab einem Zeitpunkt zu tauchen, wenn ihre respiratorische Sinusarrhythmie, die gleich nach der Geburt sehr wenig ausgeprägt ist, deutlich beobachtet werden kann. Erst dann ist offenbar die schnelle reflektorische Umstellung der Herzfrequenz auf energiesparende Bradykardie im Gefolge einer Apnoe im Tauchzustand möglich (Castellini 1996). Ein gewisser Bezug zur Situation von menschlichen Säuglingen ist darin zu erkennen, dass die Beobachtung einer verringerten oder fehlenden respiratorischen Sinusarrhythmie als Risikozeichen, insbesondere für SIDS, anzusehen ist (Katona et al. 1980).

Der menschliche Fötus lebt in einem ständigen Hypoxiezustand, der von Sir Joseph Barcroft sogar sehr anschaulich als „Mount Everest in utero" bezeichnet wurde (zit. nach Lagercrantz 1996). Der Fötus betätigt zwar, wie weiter vorn erklärt, seine Atemmuskulatur, kann sich – in utero – allerdings beliebig lange „Apnoephasen" leisten.

Um den über die Plazenta gelieferten Sauerstoff trotz der geringen Sauerstoffspannung im Blut transportieren zu können, bedient sich der Fötus einer gegenüber einem Erwachsenen um ca. 40–50 % höheren Hämoglobinkonzentration. Das Hämoglobin des Fötus (HbF) ist zudem fähig, den Sauerstoff auch bei geringem pO_2 fester zu binden, als es das HbA des Erwachsenen könnte.

Bei der Geburt und auch danach steht dem Neugeborenen noch immer eine Zeit lang diese hohe Hämoglobinkonzentration (bis über 22 g/dl), davon 4/5 HbF, mit den beschriebenen besonderen Transporteigenschaften zur Verfügung (Fanconi u. Wallgren 1972).

Mit dieser Ausrüstung ist das neugeborene Baby auf jeden Fall in den ersten Lebenswochen aufgrund der größeren Sauerstoffspeicher auch besser für etwaige Apnoen gerüstet als in späterem Alter. Der Abbau der fötalen Erythrozyten und der Ersatz des HbF durch HbA erstrecken sich über die ersten 3–4 Monate nach der Geburt (Fanconi u. Wallgren 1972). Danach liegen die Hämoglobinwerte zeitweise sogar unter den später für Erwachsene typischen Werten.

Es ist demnach durchaus vorstellbar, dass die Toleranz gegenüber Apnoen aufgrund der Verringerung der verfügbaren Sauerstoffspeicher gerade in dem Alter besonders gering wird, in dem tatsächlich die höchste Inzidenz des plötzlichen Säuglingstods statistisch bekannt ist. Um nochmals auf die Seehunde zurückzukommen: Es wird berichtet, dass trotz der schlafassoziierten, wiederholten Apnoen keine dem SIDS vergleichbaren Todesfälle bei diesen Tieren bekannt sind. Ferner ist allerdings auch wichtig zu bemerken, dass bei Seehunden die erwähnten Apnoen immer zentral und niemals obstruktiv sind (Castellini 1996). Delphine haben die Fähigkeit, die Hemisphären ihres Großhirns unabhängig voneinander in den Schlafzustand übergehen lassen zu können. Derartige Schaltungen, die eine Art gleichzeitigen Wach- und Schlafzustands ermöglichen, sind zwar beim Menschen nicht bekannt. Es ist jedoch kürzlich von Borbély (1999) berichtet worden, dass auch beim Menschen regionale Unterschiede der Schlafintensität in verschiedenen Regionen der Großhirnrinde beobachtet werden können. Regionen, die im Wachzustand besonders aktiv waren, weisen im Schlaf einen größeren Anteil langsamer Frequenzen im EEG auf (Borbély 1999).

14.14 Zusammenfassung

Die autonome Steuerung lebenswichtiger Funktionen, insbesondere von Kreislauf und Atmung, weist charakteristische Rhythmen auf: Atemrhythmus, Tagesrhythmus, Rhythmen des Schlaf- und Wachablaufs. Eine längerfristige Entwicklung der Funktionen spielt sich nach der Geburt ab. Die Geburt bedingt durch den Beginn der Atmung einen plötzlichen Anstieg der arteriellen Sauerstoffspannung. Danach erfolgt ein Abbau des Bluthämoglobins und damit auch der Fähigkeit, Sauerstoff zu speichern. Die anfangs noch hohe Konzentration an fötalem Hämoglobin (HbF) bewirkt eine höhere Hypoxietoleranz. Über die Bedeutung anaerober Stoffwechselvorgänge, die bei tauchfähigen Säugetieren (z. B. Seehunden) eine größere Rolle bei langem Atemanhalten spielen, ist in diesem Zusammenhang beim Menschen weniger bekannt. Die Gefährdung von Säuglingen durch Hypoxie hängt ferner mit der nach einer kurzen Stimulation (Arousal) eher zunehmend stark hemmenden Wirkung auf das Atemzentrum zusammen. Eine Hypoxie kann demnach unter solchen Bedingungen zu einem Circulus vitiosus führen. Dabei ist anzunehmen, dass die Atmung nach der Geburt zunächst hauptsächlich über thermische, später mechanische und erst in einer dritten Phase über chemische Faktoren, einschließlich Blutgasen, erfolgt. Diese und weitere Umstellungen, die im 2.–4. Lebensmonat eine besondere Intensität erreichen, führen offenbar vorübergehend zu einer Instabilität aller autonomen Regelmechanismen, die zudem im Schlaf weiter gesteigert wird. In dieser Zeit findet man die höchste Inzidenz des plötzlichen Säuglingstods (SID). Was das Ereignis des SID betrifft, muss man berücksichtigen, dass nicht nur die Liste der Risikofaktoren, sondern auch die zeitliche Aufeinanderfolge risikobedingter Ereignisse entscheidend dafür ist, wann und wie ein pathologischer Effekt, wie etwa ALTE oder SID, auftritt.

Apparent Live Threatening Events (ALTE)

R. Kurz, C. Poets

R. Kurz et al. (Hrsg.), *Der plötzliche Säuglingstod,*
DOI 10.1007/978-3-7091-1444-5_15, © Springer-Verlag Wien 2014

15.1 Definition

Ein ALTE („apparent life threatening event") ist definiert als Episode eines akuten, unerwarteten und lebensbedrohlich erscheinenden Zustands bei Säuglingen, der sich als Attacke mit Apnoe, Hautverfärbung (zyanotisch oder blass), deutlicher Änderung des Muskeltonus (schlaff, selten steif), Würgen oder Erstickungszeichen äußert (Little et al. 1987; Wennergren et al. 1987; Kahn 2004). Es kann im Schlaf, im Wachzustand oder bei der Nahrungsaufnahme auftreten. Durch rechtzeitige Wiederbelebung ist es erfolgreich zu behandeln, manchmal kommt es auch zur spontanen Erholung. Da diese Ereignisse wie „Sterbeanfälle" aussehen und sie vielfach als Vorstadium eines SIDS galten, wurden sie auch „aborted sudden infant death" (Brady et al. 1978) oder „near miss sudden infant death" (Kahn et al. 1987) genannt, was allerdings später eher infrage gestellt wurde (Kahn 2004), sodass diese Bezeichnungen wieder aufgegeben worden sind. Säuglinge mit ALTE sind meistens jünger, die Attacken treten auch in Rückenlage und bei Tag auf, und es besteht nur eine geringe Koinzidenz mit den bekannten SIDS-Risikofaktoren (Kiechl-Kohlendorfer et al. 2005; Esani et al. 2008). Das Risiko eines Säuglings, nach ALTE an SIDS zu sterben, beträgt maximal 10 % (Kahn 2004), insgesamt aber wohl eher weniger als 3 %. (Fleming u. Fleming 1996; Esani et al. 2008). Die Inzidenz liegt vermutlich bei 0,6 ‰ (Kurz et al. 1997; McGovern u. Smith 2004; Semmekrot et al. 2010). Eine Studie aus Neuseeland berichtet von 9,4 % stationär mit dieser Diagnose aufgenommener Säuglinge, wobei die Zahl sich trotz deutlich abnehmender SIDS-Fälle nicht veränderte (Mitchell u. Thompson 2001). Allerdings fehlt noch eine einheitliche Klassifikation, weil es zu viele Faktoren gibt, die eine saubere Vergleichsstudie verhindern (Fleming u. Fleming 1996; Kahn 2004) und die Validität der Ergebnisse wegen uneinheitlicher Anwendung der oben angeführten Definition bzw. Bewertung eines ALTE infrage stellen (Brand et al. 2005; DiMario 2008). Die Inkonsistenz der Befunde zeigt sich auch in ◘ Tab. 15.1.

15.2 Pathogenese

Je genauer die Untersuchungen nach einem ALTE durchgeführt werden, desto länger ist die Liste von Befunden, die als auslösende Trigger infrage kommen (Byard 1994b; Kurz et al. 1997; Kahn 2004). Auch wenn die Inzidenz der verschiedenen Befunde in den publizierten Studien unterschiedlich ist, umfassen sie doch meistens krankhafte Veränderungen im Bereich des zentralen Nervensystems, des Kreislaufsystems, des respiratorischen Systems, des Verdauungstrakts, des Stoffwechsels, selten anderer Organe (◘ Tab. 15.1) (Kahn et al. 1987, 1988a; Byard 1994a; Rahilly 1991; Tirosh et al. 1990; Trowitsch et al. 1992; Kurz et al. 1997; Kahn 2004; McGovern u. Smith 2004; Brand et al. 2005; Genizi et al. 2008; Bonkowsky et al. 2008; Koivusalo et al. 2011). Dass derartige Krankheitsbefunde Trigger für Dekompensationen vitaler Regelmechanismen sein können, lässt sich von pathophysiologischen Untersuchungen ableiten: Obstruktionen der oberen Luftwege infolge von Entzündungen oder pharyngealem Kollaps und andere Auslöser von Hypoxie können im frühen Kindesalter zur unerwarteten und raschen respiratorischen Dekompensation führen (Guilleminault u. Stoohs 1992). Vor allem während des Schlafs zeigt die Atemregulation junger Säuglinge eine paradoxe Antwort auf O_2-Verminderung in der Einatemluft (Haidmayer et al. 1982b; Haidmayer u. Kenner 1988), indem sie nicht mit der erwarteten Atemstimulation, sondern mit einer Atemdepression mit Verminderung der Atemtätigkeit reagieren. Diese physiologische Besonderheit der Atemregulation ist verstärkt bei Säuglingen, die verlängerte und vermehrte Schlafapnoen aufweisen. Eine verstärkte paradoxe

◘ **Tab. 15.1** Häufigkeit pathologischer Befunde in verschiedenen ALTE-Studien

	Apnoen	Anfälle	Atemtrakt	GÖRª	Gesamt
Guilleminault et al. 1979b			3 % obstruktive Apnoe		
Kahn et al. 1987, 1988a, b	33 %		7 %		67 %
Rahilly 1991	8 %			62 %	
Trowitsch et al. 1992	6 %			33 %	65 %
Friesen et al. 1994				82 %	
Hewertson et al. 1994		3 %			
Kurz et al. 1997	20 %	6 %	17 % obstruktive Apnoe	30 %	91 %
Vandenplas u. Hauser 2000				42 %	
McGovern u. Smith 2004		11 %	8 % Infekte	31 %	77 %
Kahn 2004		30 % u. a. Pathologie	20 %	50 %	50–70 %
Brand et al. 2005					49 %
Kiechl-Kohlendorfer et al. 2005		1 %	29 %	22 %	65 %
Maggio et al. 2006				75 %	
Genizi et al. 2008	12 %				
Bonkowsky et al. 2008	5,3 %			80 %	
Koivusalo et al. 2011				60 %	

ªGÖR: gastroösophagealer Reflux

Reaktion wurde auch bei Säuglingen nach ALTE und milder Hypoxie nachgewiesen (Brady et al. 1978). Andere Autoren fanden bei Kindern nach ALTE eine verminderte Atemantwort auf CO_2 (Shannon et al. 1977) und eine verminderte Aufwachreaktion (Arousal) bei CO_2-Erhöhung oder O_2-Verminderung (Dunne et al. 1992) bzw. vermehrte periodische Apnoen im Schlaf (Milerad et al. 1989). Bei 5 von 10 Säuglingen mit ALTE wurden vermehrt obstruktive Apnoen, verminderte Herzfrequenz- und Blutdruckvariabilitäten und eine erhöhte Arousalschwelle als Ausdruck einer von der Norm abweichenden Kontrolle des kardiovaskulären Systems festgestellt (Harrington et al. 2002). Obwohl die Studienergebnisse nicht einheitlich waren, geben sie einen Hinweis, warum jede durch unterschiedliche Ursachen zentral oder peripher erzeugte Hypoxämie ein potenzieller und potenter Trigger für ALTE sein kann (Kurz et al. 1997). Als auslösende Ursachen kommen zerebrale Störungen wie die Neigung zu exzessiven, besonders obstruktiven Schlafapnoen oder Krampfanfällen infrage, Muskelschwäche bei Stoffwechselstörungen, Keuchhusten, Obstruktionen der oberen Luftwege, RSV- und bakterielle Atemwegsinfektionen oder Erkrankungen mit verminderter Adaptierungsfähigkeit wie Septikämie (Kahn 2004). Bei frühgeborenen Kindern ist diese Besonderheit der autonomen Reaktionen noch verstärkt (Kahn et al. 1984; Samuels et al. 1994). Die Bedeutung des gastroösophagealen

Refluxes bleibt unklar und wird sowohl in Bezug auf die angewandte diagnostische Methode als auch auf die mögliche pathogenetische Rolle sehr kontroversiell diskutiert (▶ Abschn. 15.3). Ein ALTE ohne nachweisbare Ursache wird idiopathisches ALTE genannt.

15.3 Diagnostik

Durch die Vielzahl der möglichen pathologischen Befunde hat sich für Säuglinge mit ALTE ein standardisiertes Untersuchungsprogramm als zielführend erwiesen (Kahn 2004; Craig u. DeWolfe 2005). Es besteht aus einer umfangreichen und subtilen Anamnese und einer darauf bezogenen klinischen Untersuchung (◘ Tab. 15.2) und aus sowohl obligaten als auch von Anamnese und klinischem Status abhängigen fakultativen, apparativen Untersuchungen (Kurz et al. 1997; Poets 2000; Kahn 2004) (◘ Tab. 15.3). Die Bedeutung polygraphischer Schlafstudien liegt in der Erfassung respiratorischer, kardialer und/oder zerebraler Störungen im Schlaf (American Thoracic Society 1996). Pathologische zentrale und obstruktive Apnoen sind ein Risikozeichen (Kahn et al. 1987; Trowitsch et al. 1992), auch wenn manche Autoren dies nicht bestätigen konnten (Duke et al. 1992; Rahilly 1991). Eine nicht zu vernachlässigende Ursache zentraler Apnoen im Schlaf dürften zerebrale Anfälle sein (Hewertson et al. 1994; Bonkowsky et al. 2008; Genizi et al. 2008). Einen wichtigen Stellenwert bei der Erfassung rezidivierender ALTE hat das dokumentierte Monitoring („event monitors") zur Erkennung weiterer ALTE zu Hause (Farrell et al. 2002; Poets et al. 1993c).

Verschiedene Studien zeigen kombinierte autonome Regulationsstörungen auf, wie Koinzidenz von ösophagealem Reflux und Apnoen (Kurz et al. 1985) und Koordinationsstörungen von Saugen, Schlucken und Atmen bei Säuglingen mit vermehrten Schlafapnoen (Kerbl et al. 1984). Die pathogenetische Bedeutung des isolierten, bei Säuglingen häufig nachweisbaren gastroösophagealen Refluxes (GÖR) wird widersprüchlich diskutiert. Verschiedene Autoren finden ihn in 40–80 % der ALTE-Patienten (Herbst et al. 1978; See et al. 1989; Sacre u. Vandenplas 1989; Newman et al. 1989; Rahilly 1991; Trowitsch et al.1992; Friesen et al. 1994; Bonkowsky et al. 2008; Koivusalo et al. 2011). Von anderen Autoren wird er dagegen als Trigger für ALTE infrage gestellt (Kahn et al. 1990b; 1992a; Spitzer et al. 1991; Vandenplas u. Hauser 2000; Kahn 2004). Eine Schweizer Studie (Maggio et al. 2006) weist wiederum auf eine signifikant höhere Prävalenz von GÖR bei Säuglingen mit ALTE (ca. 75 %) hin, als sie in der gleichaltrigen Gesamtpopulation besteht, und sieht einen eindeutigen Erfolg einer GÖR-Therapie im Hinblick auf die Verhinderung weiterer ALTE-Episoden. Der Nachweis einer Zunahme von ALTE bei GÖR, jedoch ohne Zunahme der Mortalität, wird mit der Einführung der Rückenlage als wirksame SIDS-Prävention in Zusammenhang gebracht.

Den im ▶ Abschn. 13.5 beschriebenen Luftwegsinfekten – besonders den durch RS-Viren, aber auch durch Bakterien hervorgerufenen – wird eine größere Bedeutung zugemessen (Kurz et al. 1997; Altman et al. 2010). Bei stärkerem Schnarchen bzw. bei Stridor sollte auch an die endoskopisch nachweisbare oropharyngeale Instabilität bei Säuglingen gedacht werden (Kurz et al. 1997; Guilleminault u. Stoohs 1992). Verschiedene angeborene, in den Energiestoffwechsel eingreifende Störungen können Auslöser für ALTE sein (Harpey et al. 1987; Arens et al. 1993b; Kurz et al. 1997). Allerdings ist der vor allem angeschuldigte Medium-chain-CoA-Dehydrogenasemangel (MCAD-Defizienz) vermutlich seltener beteiligt als ursprünglich angenommen (Penzien et al. 1994). Auf die Möglichkeit einer Kindesmisshandlung (z. T. in Form eines Münchhausen-by-Proxy-Syndroms) als Ursache für Alte wird auch in der neueren Literatur immer wieder hingewiesen (Bonkowsky et al. 2008; Semmekrot et al. 2010; Vellody 2008).

◼ **Tab. 15.2** Vorschläge zur Anamnese und Diagnostik bei ALTE (mod. nach Poets et al. 1999; Kahn 2004)

1. Anamnese und klinischer Befund	Diagnostische Fragestellung
Während/nach Ereignis	
Säugling wie tot?	Abschätzung der Schwere des ALTE
Atmung?	
Erstickungszeichen?	
Hautfarbe (blass/blau/grau)?	
Muskeltonus (schlaff, steif)?	
Bewusstseinszustand (wach/schlafend/bewusstlos)?	
Dauer (Sekunden/Minuten)?	
Beendigung (spontan/Stimulation/Reanimation)?	
Zeitraum bis zur vollständigen Erholung?	
Unmittelbar vor Ereignis	
Schlafgewohnheiten (Bauchlage, Co-Sleeping, Überwärmung, Schlafplatzbeschaffenheit, Bedeckung, Gegenstände im Bett u. a.)	Atembehinderung?
Angst, Erregung	Affektkrampf („breath-holding spell")?
Plötzliches Geräusch mit Schreckreaktion	Hyperekplexie („startle disease")?
Husten, Würgen, Erbrechen	Aspiration, tracheoösophageale Fistel?
Mahlzeit	Gastroösophagealer Reflux?
Medikamentenverabreichung	Intoxikation, Aspiration?
Augenverdrehen, Steifwerden, Zuckungen	Krampfanfall?
Tremor, profuses Schwitzen	Hypoglykämie, Hypokalzämie?
Elterliche Trunkenheit (z. B. im Bett beim Kind)	Atembehinderung?
Stunden/Tage vor Ereignis	
Fieber, Infektzeichen, Durchfall beim Kind bzw. in seiner Umgebung	Infektion?
Abnorme Schläfrigkeit, Irritabilität	Meningitis, Reye-Syndrom?
Schnarchen	Obstruktive Schlafapnoen, oropharyngeale Instabilität?
Stridor	Laryngotracheomalazie?
Hungerzustand (evtl. mit Infektion)	Medium-chain-acyl-CoA-Defizienz, Carnitinmangel?
Hypoventilation im Schlaf	Bronchopulmonale Dysplasie, Undine-Syndrom?
Zyanose beim Weinen oder Füttern	Herzfehler, BPD?
Wochen/Monate vor Ereignis	

Tab. 15.2 (*Fortsetzung*) Vorschläge zur Anamnese und Diagnostik bei ALTE (mod. nach Poets et al. 1999; Kahn 2004)

Geburtskomplikationen	Zustand nach IRDS, CP u. a.?
Frühgeburtlichkeit	BPD-spells?
Familienanamnese	Zerebrale, pulmonale, kardiale u. a. Erkrankungen?
Vorerkrankungen des Kindes	
Langsame Abnahme der motorischen Aktivität	Myopathie, spinale Muskelatrophie?
Luftwegsinfektion in Umgebung	Pertussis, Bronchiolitis?
SIDS/ALTE bei Geschwistern	Stoffwechselstörung, QT-Verlängerung?
Wiederholte Ereignisse in Gegenwart derselben Person	Münchhausen-by-Proxy-Syndrom?
2. Spezielle Aspekte der körperlichen Untersuchung	
Blässe	Anämie?
Somnolenz, Schwitzen, Krampfanfall	Hypoglykämie, Epilepsie?
Stridor	Laryngotracheomalazie?
Mikrognathie	Pierre-Robin-Sequenz?
Trockener Husten	Tracheoösophageale Fistel?
Schnupfen, Rachen und Tonsillen gerötet	Infekt der oberen Luftwege?
Dyspnoe, Giemen, Rasselgeräusche	Bronchiolitis, Pneumonie?
Septisch-toxischer Zustand	Sepsis?
Betonter 2. Herzton	Rechtsherzbelastung, chronische Hypoxämie
Muskuläre Hypotonie, keine Eigenreflexe	Spinale Muskelatrophie?
Subkostale oder juguläre Einziehungen	Erhöhte Atemarbeit, z. B. erhöhter Atemwegswiderstand, reduzierte Compliance?
Neurologische Befunde	Malformation, Hirnblutung, Tumor, degenerative Erkrankung?
Retinale Blutungen, Hämatome	Kindesmisshandlung?

15

◻ Tab. 15.3 Vorschlag für Labor- und apparative Untersuchungen nach ALTE	
Obligat	**Fakultativ**
	Von Anamnese und klinischen Symptomen abhängig
Anamnese (◻ Tab. 15.2)	Ösophagusimpedanzmessung oder pH-Metrie
Klinische Untersuchung (◻ Tab. 15.2)	*Stoffwechseltests*:
Blutbild, CRP	– Aminosäureanalyse im Harn und Serum – Organische Säuren im Harn
Harnstatus	– Carnitinkonzentration, Ammoniak im Serum
Blutgasanalyse	Fiberoptische Bronchoskopie
Serochemie: – Natrium, Kalium, Kalzium – Phosphor, Magnesium – Urea, Kreatinin, Blutglukose – CPK , SGOT, SGPT, Gamma-GT	Bakterienkultur, Pertussis-PCR
	Viren: – *direkt*: RSV, Adenoviren – *indirekt*: Rota-, Noroviren
	Antikörper
	Thoraxröntgen
Polysomnographie (wenn sonst keine Erklärung): – EKG, Herzfrequenz, Atmung – Nasalthermistor und/oder Kapnographie – tpO$_2$ oder Pulsoxymetrie – Dokumentiertes Monitoring zu Hause – EEG	Echokardiographie
	Kraniale Sonographie
	MR bei neurologischen Befunden
	Videoüberwachung
	u. a.

15.4 Therapie und Prävention

Mit zunehmender Aufklärung der Bevölkerung und dem Angebot von Wiederbelebungskursen für Eltern scheint die Chance der rechtzeitigen Reanimation bei ALTE zu steigen. Die medizinische Betreuung der Kinder mit ALTE liegt heute im Allgemeinen in den Händen des Pädiaters (Kuindra et al. 2011). Zur Vermeidung einer Wiederholung ist primär die Erkennung und Beseitigung einer behandelbaren Grundkrankheit zu fordern (Craig u. DeWolfe 2005). Der Therapieerfolg hängt von Art und Schwere der Grundkrankheit, der raschen und exakten Diagnose und der Behandelbarkeit des Grundleidens ab (Kahn et al. 1988b, 2004). Vorübergehende und Spätschäden sind möglich. Als Folge von ALTE beobachteten Bonkowsky et al. (2008) in 4,9 % neurologische Schäden. Die Palette der Prognosemitteilungen reicht von normalen Entwicklungschancen (Kahn et al. 1989) bis zu zerebralen Schäden mit Epilepsie und einer Mortalität von 25 % (Orem et al. 1986). Hinsichtlich des erhöhten Risikos für SIDS (Hunt 1995) ist eine prädiktive Identifizierung künftiger SIDS-Opfer nicht möglich (Hunt 1995, Kahn et al. 1995, Kahn 2004). In der Studie von Romaneli et al. (2010) war bei Todesfällen nach einem ALTE die Assoziation mit respiratorischen und kardiovaskulären Erkrankungen signifikant. Nach Meinung verschiedener Experten ist ein Heimmonitoring mit Eventmonitoren nach idiopathischem ALTE gerechtfertigt (Little et al. 1987; Poets et al. 1994a; Kurz u. Prechtl 1995), wenngleich die Sicherheit, dadurch ein SIDS zu verhindern, nicht gegeben ist (Kahn 2004); es wird daher – in Verbindung mit einem Ereignisspeicher – primär als diagnostische Maßnahme empfohlen (Erler et al. 2009). Der Benefit liegt insofern eher in der frühzeitigen

Erkennung und Aufzeichnung einer neuerlichen lebensbedrohlichen Situation. Bei Krankheiten mit ungenügend behandelbaren, pathologischen zentralen oder obstruktiven Apnoen ist zur Verhinderung hypoxischer Schäden ein O_2-Monitoring angezeigt (Samuels u. Southall 2003). Details zum Monitoring finden sich im ▶ Abschn. 17.3.

Die Aufklärung über die Vorbeugung von SIDS-Risikofaktoren (Bauchlage, weiche Unterlage, Überwärmung im Schlaf, passives Rauchen, Pflegemängel u. a.) hat möglicherweise auch für die Verhinderung weiterer ALTE-Ereignisse einen mindestens genauso großen Schutzeffekt wie das Heimmonitoring (Kurz et al. 1997).

15

SIDS – ein multifaktorielles Geschehen?

R. Kurz, T. Kenner

R. Kurz et al. (Hrsg.), *Der plötzliche Säuglingstod,*
DOI 10.1007/978-3-7091-1444-5_16, © Springer-Verlag Wien 2014

16.1   Synopsis

R. Kurz

In der ca. 100-jährigen Geschichte der Forschung über SIDS wurden immer wieder einzelne Ursachen als Grund für das tödliche Ereignis beschrieben (Althoff 1980; Wilske 1984; Valdes-Dapena 1995). Keine dieser monofaktoriellen Betrachtungsweisen (z. B. Infekte, Rachitis, Allergien, Apnoen usw., s. auch ❏ Tab. 11.2) hat im Laufe der Zeit der praktischen Erfahrung und einer wissenschaftlichen Überprüfung standgehalten. Es lassen sich auch heute pathologische Befunde in sehr unterschiedlicher Häufigkeit bei Obduktionen der an SIDS gestorbenen Kinder nachweisen (▶ Kap. 7), ohne dass diese Befunde für sich als tödliche Ursachen interpretiert werden können (Byard 1994b). Ausgedehnte mono- und multizentrische epidemiologische Studien lassen eine Vielzahl von sehr unterschiedlichen endogenen (im Körper des Kindes gelegenen) und exogenen (von außen einwirkenden) Faktoren erkennen (❏ Abb. 16.1), die jeweils für sich und in Kombination miteinander als erhöhtes Risiko gelten, ein SIDS zu triggern (Einspieler et al. 1988b; Hunt 1995; Wigfield u. Fleming 1995; Irgens 1995). Im Vergleich zur Erstausgabe dieses Buches (Kurz et al. 2000) sind einige Risikofaktoren dazugekommen (Moon et al. 2011). Unabhängig davon gibt es eine kritische, vor allem das frühe Säuglingsalter betreffende Entwicklungsperiode mit erhöhter Instabilität und Vulnerabilität lebenswichtiger autonomer Regulationen im Schlaf (Atmung, Kreislauf, Wärmeregulation u. a., siehe auch ▶ Kap. 11 und 14) (Milerad 1995; Haidmayer 1982b; Haidmayer u. Kenner 1988). Die im ▶ Kap. 13 beschriebenen Risikofaktoren – insbesondere Bauchlage und Überwärmung im Schlaf, obstruktive Apnoen, Infekte der oberen Luftwege, Nikotineinfluss u. a. – sind potenzielle Trigger und Wegbereiter zur Destabilisierung vulnerabler Regulationssysteme. Außerdem wurden in letzter Zeit einige Polymorphismen, z. B. im Serotoninstoffwechsel, und histologische Veränderungen im Hippocampus gefunden, die zusätzlich zur Instabilität autonomer Regulationen beitragen können, ohne dass bisher eine Evidenz für eine erbliche SIDS-Belastung für SIDS bewiesen werden konnte (Moon et al. 2011).

Die Synopsis vielfältiger unterschiedlicher, an und für sich voneinander unabhängiger Befunde und Umgebungsfaktoren, deren Zusammentreffen eine kritische Belastung für lebenswichtige Funktionen bedeutet, macht weiterhin die Hypothese einer multifaktoriellen Pathogenese am plausibelsten (❏ Abb. 16.1) (Kurz et al. 1986b, 2000; Filiano u. Kinney 1994; Hunt 1995), von Guntheroth u. Spiers (2002) „Triple-Risk-Hypothese" genannt. Dabei scheint sich beim Zusammentreffen bestimmter Risikofaktoren sogar eine Potenzierung des SIDS-Risikos zu ergeben (Ponsonby et al. 1993).

16.2   Überlegungen zu den Begriffen „Synchronisation" „Risikofaktor", „protektiver Faktor", „Optimalität" und „multifaktoriell"

T. Kenner

Eingangs sei auf den biologischen Grundmechanismus der Synchronisation verschiedener Funktionen des Menschen hingewiesen, dessen normaler Ablauf beim SIDS möglicherweise gestört ist. Im Verlauf der individuellen Entwicklung sind folgende Mechanismen wesentlich: die frühe Funktionsfähigkeit sogenannter „central pattern generators" – neuronale Schaltungen,

■ Tab. 16.1 Erhöhtes SIDS-Risiko bei Säuglingen

Endogenes Risiko	Exogenes Risiko
Destabilisierende genetische Polymorphismen	Bauchlage (Seitenlage) im Schlaf
Junge Mutter	Überwärmung im Schlaf
Kurzes Schwangerschaftsintervall	Weiche Bettunterlage im Schlaf
Frühgeborene, besonders mit bronchopulmonaler Dysplasie	Unsichere und von Eltern räumlich getrennte Schlafstelle
Säuglinge drogen- und alkoholabhängiger Mütter	Co-Sleeping (Bedsharing) und Rauchen bzw. Alkoholisierung der Eltern
Geschwister von SIDS-Opfern	Passives Mitrauchen von Nikotin in und nach der Schwangerschaft
Säuglinge nach ALTE (keine SIDS-Vorstufe)	Mangelhafte Grundimmunisierung
Säuglinge mit obstruktiven Apnoen	Infekte der oberen Luftwege (besonders RSV)
Hohes, schrilles Schreien	Fehlendes Stillen
Starkes Schwitzen im Schlaf	Stress
Erschwerte Weckbarkeit	Soziale Faktoren (vermindertes Interesse für optimale prä- und postnatale Gesundheitspflege)
Bewegungsarmut	Hypoxämieerzeugende Faktoren und Erkrankungen im Schlaf

■ Abb. 16.1 Theorie der multifaktoriellen Entstehungsweise des SIDS. (Adaptiert nach Kurz et al. 2000)

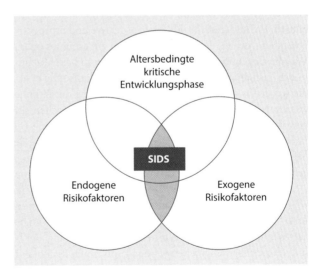

die vor allem rhythmische Vorgänge programmieren (z. B. Atmung und Kreislauf, insbesondere Herzschlag, Bewegungen wie Gehen, Kauen, Saugen etc.) (Einspieler u. Marschik 2012). Ferner ist zu beachten, dass rhythmische Mechanismen die Tendenz zu einer gegenseitigen Synchronisation haben. Es hat sich in letzter Zeit gezeigt, dass diese Synchronisationsvorgänge zwischen verschiedenen Funktionsabläufen eine große Bedeutung für deren normale Steuerung und den Ablauf der motorischen Effekte haben, die durch die erwähnten „central pattern generators" bewirkt werden.

Eine ausführliche frühe und sehr detaillierte Untersuchung von Synchronisationsvorgängen wurde schon 1939 von v. Holst publiziert. Für ein auch im Alltag bemerkbares Beispiel von Synchronisation genügt es, eine Person beim Gehen oder Laufen zu beobachten. Die Bewegung der Füße ist synchronisiert, und auch der Bewegungsablauf von Händen und Füßen erfolgt in Synchronisation.

Ebenso sind Funktionsabläufe synchronisiert, die nicht dem Bewusstsein unmittelbar zugänglich sind. Als wichtiges Beispiel sei hier die Synchronisation von Atmung und Herzschlag erwähnt. Eine einfache Methode zur anschaulichen Darstellung dieser Synchronisation von Herzschlag und Atmung wurde von Kenner et al. (1976) beschrieben. Eine übersichtliche zusammenfassende Darstellung der damit zusammenhängenden Themen wurde von unserer Arbeitsgruppe unter dem Titel „Symphony of life" publiziert (Moser et al. 2008).

Alle Vorgänge in Organismen wie etwa bei Einzellern, Pflanzen, höheren Organismen sowie beim Menschen unterliegen inneren und äußeren Einflüssen, die auf die zeitlichen Abläufe einwirken (Moser et al. 2006). Am bekanntesten sind die Tagesrhythmen, (zirkadiane Rhythmen), die einerseits durch hormonelle Vorgänge, andererseits durch sogenannte Zeitgeber, wie etwa durch das Sonnenlicht, festgelegt werden. Alle derartigen Vorgänge werden mit dem Begriff Chronobiologie zusammengefasst (Meier-Koll 1995; Hildebrandt et al. 1998).

Der plötzliche Säuglingstod ist ein Ereignis, für das es einerseits keine bekannte Ursache gibt, für das andererseits durch retrospektive und prospektive Studien eine Reihe von Faktoren gefunden wurden, deren Vorhandensein ein erhöhtes oder aber verringertes Risiko andeuten. Was die Gegenüberstellung von Wirkungen in beide Richtungen betrifft, hat zuerst Ponsonby in der Tasmanian SIDS case control study (Ponsonby et al. 1994) hingewiesen. In dieser Studie wurden u. a. Schlaf in Bauchlage, Belastung durch hohe Temperatur sowie Tabakrauch in der Umgebung als Risikofaktoren genannt. Inzwischen sind weitere Risikofaktoren bekannt geworden (◘ Tab. 13.1). Als protektiv wurden folgende Faktoren erwähnt: Alter der Mutter über 25 Jahre sowie mehr als eine Kontrolluntersuchung des Säuglings in einer Kinderklinik. Neuerdings gilt dies auch für Schnuller beim Einschlafen, Stillen, Grundimmunisierung, regelmäßige Gesundenuntersuchungen und für einen geeigneten Schlafsack (Moon et al. 2011).

Schaefer u. Blohmke (1972) schreiben zum Begriff Risikofaktor: „Entsprechend dem Konzept einer multifaktoriellen Genese der Krankheiten müsste ein Kollektiv möglicher Krankheitsursachen ermittelt und jede von ihnen auf ihren Anteil an der Entwicklung des Krankheitsprozesses untersucht werden. Wir nennen jeden Vorgang, der bezüglich Krankheitsentstehung als mitverursachend angesehen werden kann, einen Risikofaktor."

Im Zusammenhang mit Risikofaktoren und protektiven Faktoren soll hier auf 3 Besonderheiten eingegangen werden:

1. Den genannten Faktoren sind lediglich schwache Wirkungen oder Zusammenhänge zuzuschreiben (Schaefer 1996). Alle Faktoren sind aufgrund statistischer Berechnungen in einem gewissen Prozentsatz der Indexgruppe zu beobachten (Pfeiffer u. Kenner 1986; Kenner et al. 1986). Im Einzelfall kann allerdings weder ihr Vorhandensein noch ihr Fehlen einen zwingend nachweisbaren Effekt bewirken.

2. Betreffend das Beispiel des SIDS gibt es Faktoren, die einen schädigenden oder gefähr-
denden Einfluss auf einen Säugling haben können und daher durchaus einen ursächlichen Beitrag zur Entstehung eines plötzlichen Todes leisten können. Derartige Faktoren
könnte man Risikofaktoren im engeren Sinn bezeichnen. Wenn ein Wirkungsmechanismus eines beobachteten Risikofaktors unklar oder nicht nachweisbar ist, hat es Vorteile,
von Risikoindikatoren (=Risikozeichen oder Risikosignale diagnostischer Natur) zu sprechen (Pfeiffer u. Kenner 1986; Schaefer 1996). Solche Risikoindikatoren sind dann als
Zeichen oder Signale für ein bestehendes Risiko aufzufassen (Kenner u. Kenner 2001).
Wie eingangs angedeutet, gibt es auch Faktoren oder Indikatoren, die in positiver Richtung
Schutz oder Verhinderung von Schaden andeuten. Solche Faktoren oder Indikatoren sind als
protektiv zu bezeichnen. Es sind in der Literatur weitere Bezeichnungen bzw. Definitionen
von Faktoren aus dem Blickwinkel der Gesundheitsförderung vorgeschlagen worden. Dazu
gehören etwa salutogenetische Faktoren oder das Optimalitätskonzept von Prechtl (1980).
Als Beispiel seien die perinatalen Optimalitätskriterien in einer von Perat (1993) publizierten Version mit 51 Faktoren erwähnt. Zwar bedeutet Optimalität nicht einfach den Kehrwert
von Risiko, allerdings gilt für 27 der 51 Faktoren die Antwort „nicht zutreffend" bzw. „nein"
als optimal. Damit muss gesagt sein, dass mehr als die Hälfte der angeführten Faktoren eigentlich einer Liste von Risikofaktoren entspricht, die im optimalen Zustand fehlen sollen.
Es ist notwendig und sinnvoll, für prophylaktisches Vorgehen vom Gesichtspunkt positiver
protektiver Faktoren auszugehen. In diesem Sinn ist das von Prechtl inaugurierte Optimalitätskonzept aufzufassen und zu beachten.

Es sei an dieser Stelle erlaubt, eine allgemeine Überlegung einzufügen, die einen über das
Medizinische hinausgehenden, allgemein menschlichen Bezug hat. In einem etwas erweiter-
ten Sinn ist eine Zusammenfassung einschlägiger genereller Überlegungen zu den Themen
Oszillationen, Synchronisation, Leben einerseits und Musik andererseits aufzufassen, die in
der Publikation mit dem Titel „Symphony of life" (Moser et al. 2008) zu finden ist. Wie schon
erwähnt, sind viele grundsätzliche dynamische Vorgänge in lebenden Organismen und in
der Musik außerordentlich verwandt bzw. ähnlich. Im Zusammenhang mit den erwähnten
Überlegungen betreffend die Bedeutung von Oszillationen, Perioden, Rhythmen und deren
Synchronisation in lebenden Organismen drängt sich auch die Wichtigkeit und auch der
Nutzen der Musik im menschlichen Leben auf. Nikolaus Harnoncourt , der bekannte Musi-
ker und Dirigent, äußert sich dazu immer wieder in dem Sinn, dass Musik in der Erziehung
und im Leben von wichtiger Bedeutung ist (Harnoncourt 1993). Es soll hier nicht behauptet
werden, dass etwa Musik als Mittel der Prophylaxe gegen plötzlichen Säuglingstod eingesetzt
werden sollte. Andererseits, wie eben zitiert, ist die Lebensnotwendigkeit im Sinne einer sti-
mulierenden Ordnung auch im Zusammenhang mit Erfahrungen der Musiktherapie durchaus
erwähnenswert.

Eine persönliche Erfahrung betrifft eine Mutter, die ihren mit 1 kg und 300 g Geburtsgewicht zur Welt gekommenen Sohn, der in einem Inkubator betreut werden musste, täglich an
ihrem Körper tragen durfte und ihm – da sie geschulte Sängerin war – Lieder vorgesungen hat.
Das Kind hat im weiteren Verlauf seine Entwicklung überraschend bald und gut nachgeholt
und hat auch bemerkenswert früh sprechen gelernt. Es ist klar, dass man eine solche einmalige
Beobachtung nicht verallgemeinern darf. Als Anregung zur Nachahmung und evtl. auch zu
einer entsprechenden Studie sei die Beobachtung hier berichtet.

Bezüglich SIDS haben Einspieler et al. (1988a) aufgrund retrospektiver Untersuchungen und
Befragungen von Eltern eine Liste von „Risikofaktoren" zusammengestellt, die als Grundlage

für einen Risikofragebogen genutzt werden konnte. 21 Fragen in dieser Liste beziehen sich auf Risikofaktoren bzw. Risikoindikatoren.

3. Das Konstrukt der hier beschriebenen Faktoren oder Indikatoren ist unvollständig, solange wir weder die Gewichtung noch etwaige Wechselwirkungen und Synergien verstehen. Für jedes katastrophale Ereignis, wie es eine Krankheit oder der Tod ist, gibt es bedingende und auslösende Faktoren und eine vermutlich ganz bestimmte zeitliche Abfolge des Wirksamwerdens dieser Faktoren, die man als Erkrankungsstrategie bezeichnen könnte. Die Analyse bedingender und auslösender Faktoren und ihrer zeitlichen Abfolge dürfte eines der grundlegenden Probleme für ein besseres Verständnis des SIDS sein. Folgerungen, die sich lediglich auf Ja/Nein-Antworten auf die Frage des Vorhandenseins oder Fehlens eines Faktors beziehen, sind zwar besser als nichts, sollten aber in Bälde durch quantitative Analysen ersetzt werden. Die Anwendung von Bayes Theorem könnte ein möglicher Zugang sein (Einspieler et al. 1988b).

Dazu muss in Kürze der Begriff „Bayes Theorem" erläutert werden: Reverend Thomas Bayes (1702–1761) hat sich unter anderem mit mathematisch-statistischen Fragen beschäftigt. Der Name Bayes Theorem bezieht sich auf eine statistische Beschreibung der Vorgangsweise eines Arztes bei der Erstellung einer Diagnose, die sehr anschaulich die Zusammenhänge erfasst. In Worten kann man das folgendermaßen ausdrücken: Die Wahrscheinlichkeit der Diagnose D bei Vorliegen des Symptoms S wird von 3 Faktoren beeinflusst – die Häufigkeit des Vorkommens des Symptoms S in der Umgebung des Kranken, die Häufigkeit der Diagnose D in der Gegend und die Häufigkeit des Zusammenhangs des Symptoms S mit der Diagnose D. Eine kurze Erläuterung ist bei Kenner (1980) zu finden.

Für das Problem SIDS lässt sich das Theorem folgendermaßen in Worten formulieren: Die Wahrscheinlichkeit eines als SIDS deutbaren Todesfalls hängt damit zusammen, wie häufig erstens in einem Gebiet plötzliche Todesfälle SIDS beobachtet wurden und wie häufig Säuglinge in Bauchlage schlafen. Die Tatsache, dass Bauchlage (BL) häufig bei plötzlich verstorbenen Säuglingen beobachtet wird und daher auch als Risikofaktor gilt, ist ausreichend dokumentiert. Man kann diese Aussage als trivial bezeichnen. Jedoch enthält das Theorem auch die Möglichkeit, weitere Risikofaktoren für die Diagnose und Beschreibung heranzuziehen und damit auch ihre Bedeutung zu dokumentieren. Die Darstellung einer konkreten Anwendung des Theorems zur Interpretation der SIDS-Diagnostik ist in einer Publikation von Einspieler et al. (1988b) zu finden.

16

Möglichkeiten und Ergebnisse der Prävention

C.F. Poets, R. Kerbl, R. Kurz, C. Einspieler

R. Kurz et al. (Hrsg.), *Der plötzliche Säuglingstod*,
DOI 10.1007/978-3-7091-1444-5_17, © Springer-Verlag Wien 2014

17.1   Vermeidung von Risikofaktoren

C.F. Poets

Ende der 1980er Jahre fand der niederländische Pädiater G.A. DeJonge in einer epidemiologischen Studie heraus, dass die Bauchlage ein wesentlicher Risikofaktor für den plötzlichen Säuglingstod ist (DeJonge et al. 1989). Obwohl dies bereits zuvor vereinzelt berichtet worden war (Beal u. Blundell 1978; Saternus 1985), zog er daraus als Erster praktische Konsequenzen: Er ging – unter Umgehung des üblichen Wegs der Peer-Review – mit seinen Daten direkt an die Öffentlichkeit und forderte eine Änderung der Säuglingspflegepraktiken. Der Anteil der Säuglinge, die in Bauchlage zum Schlafen gelegt wurden, ging danach in Holland innerhalb eines Jahres von ca. 60 % auf 30 % zurück und fiel im Weiteren auf unter 5 %. Parallel dazu kam es innerhalb von 2 Jahren zu einem Rückgang der Säuglingstodinzidenz von 1,04 auf 0,58/1000 (DeJonge et al. 1993) und zu einem entsprechend ausgeprägten Rückgang der postnatalen Mortalität; es handelte sich also nicht einfach um eine Änderung der diagnostischen Gewohnheiten. Aktuell, nach Hinzunahme weiterer vermeidbarer Risikofaktoren in die dortige Informationskampagne, liegt die Rate des plötzlichen Säuglingstods in den Niederlanden nur noch bei 0,09/1000 (Semmekrot et al. 2010).

Das niederländische Beispiel zeigt eindrucksvoll, wie effektiv sich die Häufigkeit eines Krankheitsbildes auch dann beeinflussen lässt, wenn weder dessen Pathogenese noch der Wirkungsmechanismus der Intervention geklärt sind. Dennoch waren es vor allem diese Unklarheiten, die in anderen Staaten die rasche Umsetzung der epidemiologischen Daten in praktische Handlungsanweisungen zur Säuglingspflege lange erschwerten. Der Erfolg der niederländischen Aufklärungskampagne dürfte u. a. dadurch erleichtert worden sein, dass dort ca. 95 % aller Neugeborenen in sogenannten Consultation Bureaus gesehen werden, in denen traditionell auch Hinweise zur Säuglingspflege gegeben werden. Es musste also nur eine relativ kleine Zahl von Schwestern und Ärzten durch de Jonges Daten überzeugt werden. In anderen Ländern mit weniger straff organisierten Versorgungsstrukturen mussten andere Wege gewählt werden. So wurde in Großbritannien im Herbst 1991 eine von der Regierung initiierte „Back-to-sleep-Kampagne" gestartet, die sich über die Massenmedien direkt an die Bevölkerung richtete, also die traditionellen Strukturen des Gesundheitsapparats umging (Department of Health 1993). Dies lag u. a. daran, dass viele der dortigen Kinderärzte zunächst große Schwierigkeiten hatten zu akzeptieren, dass ein Vermeiden der Bauchlage zu einer Reduzierung der Säuglingstodesfälle führen sollte (Southall et al. 1990b). Der britische Weg war ähnlich erfolgreich wie der niederländische: So kam es beispielsweise in der Region Avon zwischen 1988 und 1992 zu einem Rückgang des Anteils der Kinder, die in Bauchlage schliefen, von 59 % auf 2 %. Dies ging einher mit einem Rückgang der Inzidenz des plötzlichen Säuglingstods von 3,8 auf 0,3/1000 (Department of Health 1993).

In Staaten, in denen keine derart intensive Aufklärungsarbeit betrieben wurde, fiel der Rückgang sowohl der Bauchlagenprävalenz als auch der Säuglingstodinzidenz deutlich geringer aus. Vor allem in den USA tat man sich anfänglich schwer, die Bauchlage als Risikofaktor zu betrachten. Zwar gab die American Academy of Pediatrics 1992 ein Positionspapier heraus, in dem vor der Bauchlage gewarnt wurde (AAP 1992), aber noch 1 Jahr später wurden 54 % aller Säuglinge und 75 % der Zweit- und Drittgeborenen in dieser Lage schlafen gelegt (Chessare et al. 1995). Offenbar waren Eltern und Kinderärzte nicht ausreichend überzeugt worden. Dies wurde u. a. dadurch erschwert, dass namhafte Pädiater die Richtigkeit der Empfehlungen ihrer Gesellschaft öffentlich anzweifelten (Hunt u. Shannon 1992). Erst nach Eingang der Daten aus

Europa und Australien über den dortigen Rückgang der Säuglingstodinzidenz änderte sich diese Einstellung.

Das National Institute of Child Health and Development startete 1994 eine „Back-to-sleep-Kampagne", die sich allerdings nicht unmittelbar an die Öffentlichkeit, sondern vorwiegend an im Gesundheitswesen Tätige richtete (Willinger et al. 1994). Dennoch schlief auch 1996 noch ein Viertel der US-amerikanischen Säuglinge in Bauchlage (Willinger et al. 1998). Entsprechend ging die dortige Säuglingstodinzidenz zunächst „nur" um knapp 40 % zurück (Weese-Mayer 1998). Auch aktuell liegt sie mit 0,54/1000 deutlich höher als beispielsweise in Deutschland (s. u.) oder den Niederlanden (MacDorman et al. 2005).

Auch in Deutschland fand keine landesweite Aufklärungskampagne statt. Erst 1995 änderte die Akademie für Kinderheilkunde ihre Empfehlungen zugunsten einer eindeutigen Aufforderung, die Bauchlage zu vermeiden (Poets u. Jorch 1995). Einzelne Pädiater bzw. pädiatrische Arbeitsgruppen unternahmen jedoch schon Anfang der 1990er Jahre Anstrengungen, die Öffentlichkeit auf die Bauchlage als vermeidbaren Risikofaktor hinzuweisen (Jorch et al. 1991). Entsprechend gab es deutliche regionale Unterschiede im Rückgang der Säuglingstodinzidenz. So kam es in Nordrhein-Westfalen, wo bereits früh intensive Öffentlichkeitsarbeit betrieben worden war, zu einem deutlich stärkeren Abfall der Säuglingstodinzidenz als in anderen Teilen Deutschlands (Jorch et al. 1994a).

Bezüglich der diesem Rückgang zugrunde liegenden Verhaltensänderung zeigte sich als entscheidender Faktor der Rat, der in der Geburtsklinik gegeben worden war. Der relativ abrupte Rückgang der Bauchlage in den Ländern, in denen entsprechende Kampagnen liefen, bot auch die Möglichkeit zu beobachten, welche Bevölkerungsgruppen nicht oder nur schlecht von diesen Kampagnen erreicht bzw. beeinflusst worden waren. In Großbritannien konnte gezeigt werden, dass in sozial deprivierten Bezirken zwar genauso viele Mütter wie in privilegierten Vierteln von den vermeidbaren Risikofaktoren gehört hatten, jedoch nur halb so viele ihre Kinder auf den Rücken legten und fast 3-mal so viele Mütter rauchten (Shrivastava et al. 1997). In den USA waren es vor allem Farbige, junge Mütter und solche, die schon zuvor ein Kind gehabt hatten, die ihre Kinder weiterhin in Bauchlage schlafen ließen (Willinger et al. 1998) bzw. die diese bereits kurz nach dem Ende der Neugeborenenzeit wieder in diese Position legten (Lesko et al. 1998). In den USA wurde außerdem nachgewiesen, dass das Verhalten der Geburtsklinik einen wesentlichen Einfluss hat: War dort das Kind in Bauchlage hingelegt worden, so wurde diese Praxis fast immer von den Müttern übernommen (Brenner et al. 1998).

Bei der Aufklärung der Bevölkerung zur Primärprävention des plötzlichen Säuglingstods geht es in den letzten Jahren nicht mehr nur darum, Kinder in Rückenlage schlafen zu legen. Ebenso wichtig ist eine Aufklärung über weitere Maßnahmen, die die Sicherheit der Kinder im Schlaf erhöhen. Hierzu gehört vor allem die Sicherstellung einer rauchfreien Umgebung. Rauchen ist quantitativ inzwischen der wichtigste vermeidbare Risikofaktor. So wird geschätzt, dass ca. ein Drittel aller SIDS-Fälle allein durch völliges Vermeiden einer Rauchexposition während der Schwangerschaft vermieden werden könnte; das Ausmaß der durch Rauchen bedingten Risikoerhöhung hat in den letzten Jahren sogar noch zugenommen (Mitchell u. Milerad 2006). Nach englischen Untersuchungen hat der Anteil der SIDS-Opfer, deren Mütter rauchten, von 50 auf 80 % zugenommen, während gleichzeitig der Anteil an rauchenden Müttern generell in der Bevölkerung von 30 auf 20 % abnahm (Fleming u. Blair 2007). Zusätzlich erhöht auch väterliches Rauchen das SIDS-Risiko um ca. 50 %.

Die quantitative Bedeutung anderer Risikofaktoren ist teilweise weniger gut untersucht. So ist beispielsweise unklar, wie stark welche Temperaturerhöhung das SIDS-Risiko erhöht.

Generell ist aber in etlichen Studien belegt, dass Hyperthermie, z. B. aufgrund einer zu warmen Bedeckung des Kindes, ein Risikofaktor für den plötzlichen Kindstod ist (Ponsonby et al. 1992b). Am wirksamsten lässt sich Überwärmung durch eine Begrenzung der Raumtemperatur (bei Beheizung des Zimmers) und die Verwendung eines Schlafsacks vermeiden. Der Schlafsack verhindert zudem, dass das Kind unter die Bettdecke rutschen kann. Eine vollständige Bedeckung von Mund und Nase durch Bettzeug wurde z. B. in der deutschen Kindstodstudie bei 52 % der SIDS-Fälle, dagegen nur bei 2 % der Kontrollkinder beobachtet (Schlaud et al. 2010). Die Bedeckung von Mund und Nase stellt damit einen wichtigen potenziell vermeidbaren Risikofaktor dar, der in Interventionskampagnen zur SIDS-Reduktion berücksichtigt werden sollte.

Ein weiterer wesentlicher Faktor ist der Schlafort. Seit Jahren ist bekannt, dass ein Schlafen außerhalb des Kinderbetts, z. B. auf einem Sofa, das Kindstodrisiko deutlich erhöht (Byard et al. 2001). In den letzten Jahren wird aber auch zunehmend deutlich, dass sowohl das Schlafen im elterlichen Bett als auch das Schlafen im eigenen Kinderzimmer eine Risikoerhöhung mit sich bringen. In einer Metaanalyse aller verfügbaren Studien zu diesem Thema war das Kindstodrisiko beim Schlafen im Elternbett generell knapp 3-fach erhöht. Wenn die Mutter auch noch rauchte, war es 6-fach, und wenn das Kind jünger als 12 Wochen alt war, sogar 10-fach erhöht (unabhängig vom mütterlichen Rauchen; Vennemann et al. 2012a). Optimal ist insofern das Schlafen im eigenen Bett, das ins elterliche Schlafzimmer gestellt wird, vor allem in den ersten 3 Monaten.

Zum Stillen liegt gleichfalls eine aktuelle Metaanalyse vor, der zufolge Kinder, die nach der Geburt gestillt wurden, ein weniger als halb so hohes Risiko aufweisen, am plötzlichen Kindstod zu versterben (Odds Ratio 0,40, 95%iges Konfidenzintervall 0,27–0,54). Für Kinder, die ausschließlich gestillt wurden (unabhängig von der Stilldauer) lag der Effektschätzer noch niedriger (Odds Ratio 0,27, 95%iges Konfidenzintervall 0,24–0,31) (Hauck et al. 2011), d. h., das SIDS-Risiko betrug für voll gestillte Kinder nur gut ein Viertel des Risikos der nie voll gestillten Kinder. Dies sollte – zusammen mit den anderen Vorteilen des Stillens – stark motivieren, Mütter zum Stillen zu ermuntern.

Scheinbar im Widerspruch zur letzten Aussage steht die Empfehlung, zum Schlafen einen Schnuller anzubieten. Lange Zeit dachte man, durch die frühe Einführung eines Schnullers den Stillerfolg zu bedrohen. Vor Kurzem zeigte jedoch eine Metaanalyse aller verfügbaren Daten zum Thema, dass Schnullergebrauch den Stillerfolg *nicht* gefährdet: Der Anteil der Kinder, die mit 4 Monaten noch gestillt wurden, lag bei Kindern, denen ein Schnuller angeboten worden war, genauso hoch wie bei jenen, die keinen Schnuller erhalten hatten (Jaafar et al. 2011). Dagegen zeigt eine weitere Metaanalyse mit Daten aus 7 vor 2004 veröffentlichten Studien eine ca. 30%ige Risikoreduktion für den plötzlichen Säuglingstod (Odds Ratio 0,71; 95%iges Konfidenzintervall 0,59–0,85) in Verbindung mit dem regelmäßigen Gebrauch eines Schnullers (Hauck et al. 2005). In der noch aktuelleren deutschen SIDS-Studie war der Schnullergebrauch sogar mit einem um 60 % reduzierten Risiko verbunden (Vennemann et al. 2005). Daher scheint der Schnullergebrauch in Abwägung von Nutzen und möglichen Risiken einen eindeutigen Vorteil zu bringen, ohne dass dadurch der Stillerfolg gefährdet würde, und wurde deshalb in die aktuellen deutschen Empfehlungen aufgenommen. Pathogenetisch wird die Wirkung des Schnullers auf das SIDS-Risiko mit einer Erweiterung der oberen Atemwege oder einer geringeren Schlaftiefe erklärt.

In epidemiologischen Untersuchungen konnten bestimmte Konstellationen identifiziert werden, bei denen sich einzelne Risikofaktoren nicht nur addierten, sondern potenzierten. So hatten skandinavische Säuglinge mit einem Geburtsgewicht <2500 g, die in Bauchlage schliefen, ein 83-fach(!) höheres Risiko, am plötzlichen Säuglingstod zu sterben, als Säuglinge mit normalem Geburtsgewicht (≥2500 g), die in Rückenlage schliefen (Oyen et al. 1997b). In der deutschen SIDS-Studie war es vor allem die Kombination aus Bauchlage und Verwendung eines Kissens, die zu einer besonders starken Risikoerhöhung führte (Odds Ratio für Bauchlage ohne Kissen 14,3, *mit* Kissen 32,1), sowie die Verwendung eines Schaffells in Verbindung mit der Bauchlage (Vennemann et al. 2009a). Diese Beobachtungen bieten die Möglichkeit, in Zukunft Interventionskampagnen zur Reduktion des plötzlichen Säuglingstods auf ganz bestimmte Risikokonstellationen zu konzentrieren.

Erfahrungen aus der Werbebranche führten dazu, in den Interventionskampagnen nicht Verbote auszusprechen, sondern die Botschaften zur Säuglingstodprävention positiv zu formulieren (nicht: „Rauchen ist schlecht für Ihr Baby", sondern „Mein Baby mag es rauchfrei"). Aktuell lassen sich die bislang in den oben genannten Ländern aufgegriffenen Vorschläge zur Risikoreduktion zu folgenden konkreten Handlungsanweisungen zusammenfassen, die allen Eltern von jungen Säuglingen zugänglich gemacht werden sollten und auch die Grundlage der aktuellen Leitlinie zum Thema bilden:

- Legen Sie Ihr Kind zum Schlafen auf den Rücken; benutzen Sie dabei eine feste Unterlage.
- Achten Sie auf eine rauchfreie Umgebung für Ihr Kind auch schon während der gesamten Schwangerschaft.
- Vermeiden Sie Überwärmung: Während der Nacht ist eine Raumtemperatur von 18 °C optimal, anstelle einer Bettdecke empfiehlt sich die Verwendung eines Babyschlafsacks in altersentsprechender Größe. Im Zweifelsfall fühlen Sie zwischen den Schulterblättern, ob sich die Haut warm, aber nicht verschwitzt anfühlt: dann ist es Ihrem Kind weder zu warm noch zu kalt.
- Falls Sie keinen Schlafsack verwenden möchten, achten Sie darauf, dass Ihr Kind nicht mit dem Kopf unter die Bettdecke rutschen kann, indem Sie es so ins Bett legen, dass es mit den Füssen am Fußende anstößt. Verzichten sie auf Kopfkissen, Fellunterlagen, Nestchen, gepolsterte Bettumrandungen und größere Kuscheltiere, mit denen sich Ihr Kind überdecken könnte.
- Lassen Sie Ihr Kind bei sich im Zimmer, aber im eigenen Kinderbett schlafen.
- Stillen Sie im 1. Lebensjahr so lange, wie es Ihnen möglich ist.
- Bieten Sie Ihrem Kind zum Schlafengehen einen Schnuller an (kein Zwang; d. h. z. B. kein Wieder-in-den-Mund-Stecken des Schnullers beim schlafenden Kind!).

17.2   Poly(somno)graphie

R. Kerbl

17.2.1   Einleitung

Seit Jahrzehnten besteht das Bestreben, durch Registrierung physiologischer Größen wie Atmung, Herztätigkeit und Sauerstoffsättigung den pathophysiologischen Mechanismus des plötzlichen Säuglingstods zu klären, um in weiterer Folge „gefährdete Säuglinge" erkennen und entsprechend überwachen zu können.

Vor einer genaueren Beschreibung dieser Untersuchungen sind zunächst einige Fachbegriffe zu erklären:

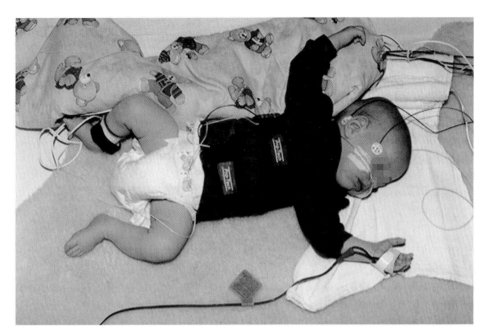

■ **Abb. 17.1** Säugling mit Sensoren für die Registrierung von EKG/Herzfrequenz, thorakale und abdominelle Atemtätigkeit, CO_2-Gehalt der Ausatemluft (Kapnographie), Sauerstoffsättigung (SaO_2), EOG und Körperaktivität

Zentrale Apnoe – Atempause, bedingt durch fehlende Impulse vom zentralen Nervensystem (ZNS); die Atemmuskulatur im Thorax- und Abdomenbereich „ruht" in Exspirationsstellung (Ausatmungsstellung).

Obstruktive Apnoe – Das Atemzentrum sendet Impulse zur Atemmuskulatur, und diese kontrahiert sich auch im Sinne von (frustraner) Atemaktivität; allerdings ist durch Behinderungen im Bereich der Atemwege kein Luftstrom möglich, woraus eine Sauerstoffmangelversorgung (Hypoxämie) und bei längerer Dauer eine Retention von Kohlendioxid (Hyperkapnie) resultiert.

Gemischte Apnoe – Kombination von zentraler und obstruktiver Apnoe.

Oxykardiorespirographie (OCRG) – Diese Untersuchung beschränkt sich auf die Registrierung von Atemtätigkeit, Herzfrequenz und Sauerstoffgehalt des Bluts (Sauerstoffsättigung [SaO_2] oder transkutan gemessener Sauerstoffpartialdruck [pO_2]). Damit können Atempausen (Apnoen), Herzfrequenzabfälle (Bradykardien) und Sauerstoffmangelzustände (Hypoxämien) diagnostiziert werden.

Polygraphie (PG) – Diese Untersuchung registriert zusätzliche Messparameter wie Körperaktivität, Bewegungen der Augen (Elektrookulogramm, EOG), Hirnströme (Elektroenzephalogramm, EEG), Körpertemperatur etc. (■ Abb. 17.1).

Polysomnographie (PSG) – Im Rahmen der PSG werden zusätzliche schlafspezifische Parameter registriert (Schlafstadienklassifikation mittels EOG, EEG und EMG [Elektromyogramm = Aktivität der Muskulatur], evtl. Videoaufzeichnung etc.).

17.2.2 Geschichtliche Entwicklung der Polygraphie

Seit Jahrzehnten werden physiologische Größen wie Atmung und Herzfrequenz mit Ein- oder Mehrkanalschreibern aufgezeichnet. Dabei wurde in der „Urzeit" ein biologisches Signal über einen Gleichspannungsverstärker auf eine Schreibtrommel übertragen (ursprünglich eine mit Ruß geschwärzte Walze, wobei ein Metallstift den Ruß abkratzte und so die Kurve registrierte).

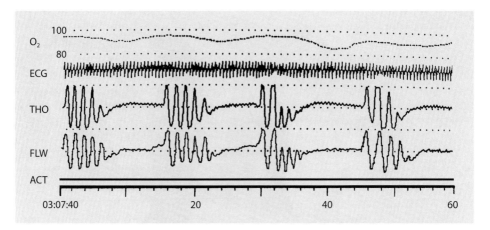

◘ **Abb. 17.2** Periodische Atmung eines 8 Wochen alten Säuglings. Periodisch wiederkehrende Atempausen von 8 bis 10 sec sind unterbrochen durch jeweils 4–5 Atemzüge. Die Sauerstoffsättigung zeigt wie die Atemtätigkeit periodische Schwankungen, sinkt jedoch nie unter 80 %. Ein derartiges Atemmuster wird heute allgemein als physiologische Normvariante angesehen. *O₂* Sauerstoffsättigung, *ECG* Elektrokardiogramm, *THO* thorakale Atemtätigkeit, *FLW* Luftstrom durch die Nase, *ACT* Bewegungsdetektor

Schon 1938 wurden periodische Apnoen im Zusammenhang mit einer gestörten Saug-Schluck-Koordination bei „lebensschwachen" Neugeborenen genannt (Peiper 1938). Eine derartige kombinierte Störung mehrerer autonomer Funktionen wurde in späteren Untersuchungen bestätigt (Kerbl et al. 1984; Galland et al. 1998), ohne jedoch eine klare Korrelation zu SIDS-Ereignissen herstellen zu können.

Einen steilen Aufschwung nahmen OCRG und P(S)G durch die 1972 in *Pediatrics* publizierte Hypothese, dass zentrale Apnoen ein Vorbote von SIDS seien (Steinschneider 1972). Diese Vermutung wurde unterstützt durch die Beobachtung, dass ALTE-Fälle (ALTE = „apparent life threatening event" = Säuglinge mit lebensbedrohlichen Zwischenfällen) vermehrt derartige periodische Apnoen aufwiesen (Kelly u. Shannon 1979). Die Berichte führten dazu, dass an vielen Zentren die OCRG bzw. Polygraphie eingeführt wurde, um SIDS-gefährdete Säuglinge mithilfe dieser Untersuchungsmethodik zu finden (Schulte et al. 1982; Haidmayer et al. 1982a; Kurz et al. 1986a).

Mehr als 2 Jahrzehnte später stellte sich heraus, dass die 1972 von Steinschneider publizierten Fälle in Wirklichkeit Opfer krimineller Handlung (Kindstötungen) gewesen waren.

Prospektive Untersuchungen hatten in der Zwischenzeit auch ergeben, dass Kinder mit vermehrten zentralen Apnoen und periodischer Atmung kein erhöhtes SIDS-Risiko besitzen (Southall et al. 1986a; Waggener et al. 1990). Es existieren sogar Studien, in denen das Risiko dieser Kinder (verglichen mit einer Kontrollgruppe) als geringer eingestuft wurde (Schechtman et al. 1991). Heute wird ein periodisches Atemmuster mit kurzen Apnoen, aber ohne Abfall der Herzfrequenz und Sauerstoffsättigung (◘ Abb. 17.2) als physiologisch angesehen (Kerbl et al. 2005; Kenzian et al. 2007). Während verschiedene Studien überhaupt den Wert der Polygraphie zur Abschätzung des SIDS-Risikos anzweifeln (Southall et al. 1982, 1986a), assoziieren andere Arbeiten lange zentrale Apnoen (◘ Abb. 17.3) mit einem gewissen SIDS-Risiko (Kahn et al. 1988a). Desgleichen ergaben prospektive Untersuchungen, dass obstruktive und gemischte Apnoen (◘ Abb. 17.4) bei späteren SIDS-Opfern überproportional häufig beobachtet wurden (Guilleminault et al. 1979a,b; Kahn et al. 1988a). Diese häufig mit Hypoxämie, mitunter auch mit Bradykardie assoziierten Episoden werden daher heute im Rahmen polygraphischer Untersuchungen vorrangig gesucht. Eine zeitgemäße Polygraphieaufzeichnung muss daher neben der

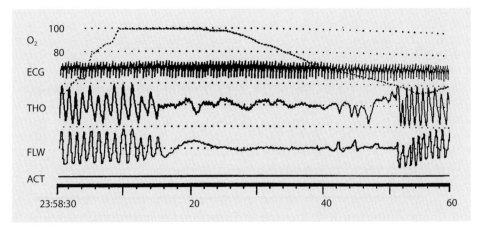

◘ Abb. 17.3 Lange zentrale Apnoe mit einer Dauer von 38 sec. Thoraxatmung und nasaler Luftstrom zeigen kein Atemsignal. Die lange Atempause führt zu einem pathologischen Absinken der Sauerstoffsättigung auf 55 %. Im Anschluss an die Atempause setzt die Atmung spontan wieder ein

thorakalen/abdominellen Atemtätigkeit auch den tatsächlichen Luftstrom durch die Atemöffnungen mit erfassen (Thermistoren oder Kapnographie). Diese Messmethodik ist insbesondere auch für Kinder mit fazialen Dysmorphien entscheidend, da diese zu obstruktiven Episoden neigen (Guilleminault et al. 2000).

Seit vielen Jahren werden auch Auffälligkeiten der Herzfrequenzvariabilität, Herzrhythmusstörungen bzw. EKG-Veränderungen im Zusammenhang mit SIDS genannt (Schechtman et al. 1988; Harrington et al. 2002). Insbesondere ein verlängertes QT-Intervall wurde längere Zeit mit SIDS assoziiert (Schwartz et al. 1998). Die publizierten Ergebnisse sind allerdings auch in diesem Punkt uneinheitlich und zum Teil einander widersprechend (Southall et al. 1982).

Neuere polygraphische Untersuchungen konzentrieren sich auch auf das Regulationsverhalten des autonomen Nervensystems (Sympathikus- und Parasympathikusaktivität). So beschreiben Franco et al. bei Säuglingen mit zugedecktem Gesicht eine Beeinträchtigung der autonomen Regulation (Franco et al. 2000, 2003a) und einen Anstieg der basalen Herzfrequenz sowie gestörte Weckbarkeit bei Schlafentzug (Franco et al. 2003b, 2004b). Im Gegensatz dazu scheint die Schnullerverwendung die autonome Kontrolle zu verbessern (Franco et al. 2004a) und die Weckbarkeitsschwelle zu senken (Franco et al. 2000). Derartige polygrafische Untersuchungen sind für die Klärung der SIDS-Pathogenese interessant, sie sind jedoch keine Routineuntersuchungen zur Feststellung des individuellen SIDS-Risikos.

Moderne Polygraphiegeräte verfügen über eine PC-Einheit und speichern die über zahlreiche Messsensoren abgeleiteten Signale in digitaler Form. Dies ermöglicht die automatische Erkennung und Analyse von Schlaf-/Wachzustand bzw. Schlafstadien, Apnoen, Bradykardien, Hypoxämien etc. Allerdings ist diese automatische Analyse für manche Parameter fehleranfällig. So ist die automatische EEG-Analyse (und damit die Schlafstadienklassifikation) im Säuglingsalter wenig zuverlässig, desgleichen die automatische Erkennung obstruktiver Apnoen (falsch-positive Resultate). Der Einsatz synchronisierter Videoaufzeichnungen (neuerdings v. a. digital) sowie der $ETCO_2$-Messung (Kapnographie) ist zur Erkennung von „Artefakten" sehr hilfreich (Pfleger et al. 1997). Die synchrone Videoaufzeichnung ermöglicht außerdem die Erkennung und Analyse von Bewegungen, Lageänderungen, neurologischen Besonderheiten (z. B. Krampfanfällen) und äußeren Störeinflüssen.

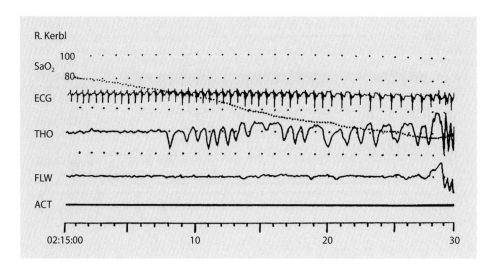

◘ Abb. 17.4 Gemischte Apnoe, beginnend als zentrale Apnoe (Sistieren von thorakalem und nasalem Atemsignal). Nach Einsetzen der thorakalen Atemtätigkeit *(THO)* erfolgt weiterhin kein Luftstrom durch die Nase *(FLW)* als Ausdruck einer Obstruktion der Luftwege. Mit der Apnoe assoziiert ist eine mäßiggradige Bradykardie (verlängerte RR-Intervalle im EKG). Durch die lange Apnoe kommt es zu einem Abfall der Sauerstoffsättigung bis 38 %, danach spontanes Wiedereinsetzen der Nasenatmung und damit suffizienter Atemtätigkeit

17.2.3 Indikationen für eine polygraphische Untersuchung

Vielfach wird die Poly(somno)graphie auch mit speziellen wissenschaftlichen Fragestellungen durchgeführt, um (v. a. in prospektiven Studien) bestimmte Untersuchungsbefunde mit einem möglichen SIDS-Risiko korrelieren zu können (Kerbl 2000). Dies betrifft in den letzten Jahren v. a. die „Arousalforschung". Dabei wird in verschiedenen Schlafstadien und Situationen die „Arousability" („Weckbarkeit") von Säuglingen untersucht (Franco et al. 2000, 2002, 2004b; Harrington et al. 2002; Kato et al. 2003, 2006; Crowell et al. 2004; Hanzer et al. 2007, 2009; Zotter et al. 2008; Miano et al. 2012). Dies geschieht in der Annahme, dass gesunde Säuglinge auf bedrohliche Situationen mit einer „Fight-and-flight-Reaktion" reagieren können und sich dadurch selbst vor lebensbedrohlichen Ereignissen schützen, während SIDS-gefährdete Säuglinge solch ein protektives Reaktionsmuster nur unvollständig ausgebildet haben. Einen derartigen bedrohlichen Zustand können obstruktive Apnoen hervorrufen. Für Säuglinge mit solchen Atemstörungen wurde gezeigt, dass ein positiver Atemwegsdruck (nasaler CPAP) nicht nur die obstruktiven Apnoen vermindert, sondern auch die Arousability verbessert (Harrington et al. 2003).

Unabhängig von derartigen wissenschaftlichen Fragestellungen ist die Polygraphie aus klinischer Sicht in folgenden Situationen zu empfehlen bzw. angezeigt:
- Vorangegangenes ALTE („apparent life threatening event")
- Ungeklärte Zyanoseattacken
- Nach komplizierter Neugeborenenperiode mit Atem-/Lungenproblematik (v. a. BPD)

Daneben bestehen einige „fakultative" Indikationen (z. B. starkes Schwitzen des Säuglings, Hinweise auf andere autonome Regulationsstörung, SIDS-Geschwister, dringender elterlicher Wunsch).

◘ **Tab. 17.1** Obligatorische und fakultative Messparameter bei der Polygraphieuntersuchung	
Obligatorisch	Thorakale und/oder abdominelle Atemexkursionen
	Nasaler Airflow (2–3 Thermistoren oder ETCO$_2$)
	EKG und Herzfrequenz
	Sauerstoffsättigung (SaO$_2$)
	Schlaf(stadien)klassifikation
Fakultativ	EEG
	EMG
	EOG
	pO$_2$, pCO$_2$ transkutan
	Bewegungsdetektor(en)/Lagedetektor
	Mikrofon/Larynxmikrofon
	Temperatur
	Blutdruck
	Synchronisierte Videoaufzeichnung („split screen")
	pH-Metrie
	NIRS („near infrared spectroscopy")

17.2.4 Welche Parameter soll eine Polygraphie untersuchen?

Die Entscheidung, ob man eine einfache OCRG oder eine zeit- und materialaufwendige PSG-Untersuchung durchführen soll, hängt von der jeweiligen Fragestellung ab (Hunt et al. 1981; Reiterer u. Fox 1992; Samuels et al. 1994; Crowell et al. 1997; Poets 1997; Urlesberger et al. 1998; Erler u. Wischniewski 2001; Kerbl et al. 2005; Kenzian et al. 2007). So wird der Verdacht auf Krampfanfälle nur durch eine EEG-Registrierung und idealerweise durch eine synchrone Videoaufzeichnung bestätigt oder widerlegt werden können, während z. B. bei Verdacht auf pathologischen gastroösophagealen Reflux eine Ösophagus-pH-Metrie oder -manometrie erforderlich ist (Gaultier 1990). Die verschiedenen möglichen Messparameter kann man entsprechend ihrer Wichtigkeit in „obligatorische" und „fakultative" unterteilen (◘ Tab. 17.1).

Teilweise werden polygraphische Untersuchungen in pädiatrischen Schlaflabors durch Heimmonitoring ersetzt. Dies hat den Vorteil, dass man Aufzeichnungen über mehrere Tage oder sogar Wochen in der gewohnten Umgebung vornehmen kann, die Aussagekraft derartiger Untersuchung ist aber wesentlich von der Mitarbeit (Compliance) der Eltern abhängig. Die Registrierung beschränkt sich dabei meist auf einige wenige Parameter wie Atemtätigkeit, Herzfrequenz und Sauerstoffsättigung (Ramanathan et al. 2001; Hunt et al. 2008) bzw. Bewegungssensor (Lister et al. 2012b).

17.2.5 Wann ist ein Polygraphieergebnis pathologisch?

Ebenso uneinheitlich und zum Teil willkürlich wie die Messanordnung ist die Bewertung der Polygraphie. Zwar wurden in den letzten 10 Jahren von den österreichischen (*Arbeitsgruppe „Schlafmedizin" der Österreichischen Gesellschaft für Kinder- und Jugendheilkunde)* (Kerbl et al. 2005; Kenzian et al. 2007) und deutschen Arbeitsgruppen (*Deutsche Gesellschaft für Schlafmedizin, Arbeitsgruppe Pädiatrie)* (Erler u. Wischniewski 2001) diesbezügliche Empfehlungen ausgearbeitet, diese sind aber nicht bindend, sodass an unterschiedlichen Kliniken und Zentren durchaus unterschiedliche Richtlinien gelten. Insbesondere wird von manchen darauf hingewiesen, dass ein Wert außerhalb des 95. oder 97. Perzentils zwar als „abnorm" qualifiziert werden könne, dass dies aber keinesfalls gleichbedeutend sei mit „pathologisch". Derartige Auffassungsunterschiede bestehen z. B. für die Dauer von zentralen Apnoen, den Grenzwert und die Dauer von Sauerstoffsättigungsabfällen und das Auftreten von Bradykardien.

In unserer eigenen Untersuchungsstelle gelten derzeit folgende Grenzwerte:

- **Zentrale Apnoen:** >15 sec (im angloamerikanischen Raum meist >20 sec)
- **Obstruktive Apnoen:** mehr als 0,5 obstruktive Apnoen/Stunde (>5 sec Dauer)
- **Bradykardie:** Abfall unter zwei Drittel der mittleren Herzfrequenz für mindestens 5(10) sec
- **Sauerstoffsättigung:** <85 % (in Ruhe)
- **ETCO$_2$:** >45 mmHg

Daneben können durch die Polygraphie – in Abhängigkeit von der gewählten Messanordnung – noch andere pathologische Befunde erhoben werden (z. B. zerebrale Anfälle, pathologische Bewegungsmuster, vermehrter gastroösophagealer Reflux u. a.).

17.2.6 Konsequenzen der Polygraphieuntersuchung

Während periodische Apnoen ohne Hypoxämie oder Bradykardie (◘ Abb. 17.2) nicht (mehr) als pathologisch angesehen werden, wird bei Vorliegen auffälliger Atemmuster (lange Apnoen mit Hypoxämie und/oder Bradykardie [◘ Abb. 17.3], obstruktive und gemischte Apnoen [◘ Abb. 17.4]) meist eine Überwachung mittels Heimmonitor eingeleitet (▶ Abschn. 17.3). Die früher häufige Behandlung mit dem atemstimulierenden Theophyllin (Hunt et al. 1983) ist heute weitestgehend verlassen.

Bei Vorliegen schwerer obstruktiver Apnoen und CO$_2$-Erhöhung sollte (sofern diese nicht mit einem akuten Infekt erklärbar sind) eine Abklärung der Luftwege mittels Endoskopie erfolgen. Weitere durch die Polygraphie erhobene Befunde (z. B. zerebrale Anfälle, pathologischer gastroösophagealer Reflux, Hypoxämie ohne Apnoe, extreme Bewegungsarmut) werden eine spezifische Therapie bzw. weitere Abklärung zur Folge haben (z. B. Echokardiografie, bildgebende Untersuchung des Schädels etc.).

17.2.7 Zusammenfassung

Die Poly(somno)grafie ermöglicht durch Aufzeichnung diverser Signale die Erkennung veränderter Lebensfunktionen, die eine mögliche Gefährdung für das Kind bedeuten. Sie ist bei entsprechendem klinischen Verdacht durchaus indiziert.

Aber: Weder die einfache OCRG noch eine aufwendige PSG können nach derzeitigem Wissensstand ein bevorstehendes SIDS-Ereignis mit zufriedenstellender Treffsicherheit (Sensitivität) vorhersagen. OCRG und P(S)G sind daher für die SIDS-Prophylaxe nur sehr bedingt brauchbar!

17.3 Heimmonitoring

C.F Poets

17.3.1 Einleitung

Die Heimüberwachung von definierten Risikogruppen war über viele Jahre die einzige in größerem Rahmen angewandte Methode zur Prävention des plötzlichen Säuglingstods. Ob sie allerdings dazu beiträgt, die Inzidenz dieser Todesfälle zu reduzieren, wurde nie überprüft. Dies hat vor allem methodische Gründe: Bei einer Säuglingstodinzidenz von ca. 1/1000 müssten 110.000 Kinder für eine Fall-Kontroll-Studie rekrutiert werden, um einen monitorbedingten Rückgang der Säuglingstodhäufigkeit um die Hälfte nachweisen bzw. ausschließen zu können. Dies scheint kaum praktikabel. Angesichts dieses fehlenden Wirksamkeitsnachweises bei gleichzeitig bestehenden Nebenwirkungen (▶ Abschn. 17.3.2) und hohen Kosten sind billigere und nebenwirkungsärmere Maßnahmen mit bewiesener Wirksamkeit eindeutig zu bevorzugen. Hierzu gehört v. a. das Propagieren der Vermeidung epidemiologisch gesicherter Risikofaktoren wie der Bauchlage oder des Rauchens (▶ Abschn. 17.1). Ein Heimmonitoring sollte auf gut definierte Gruppen beschränkt bleiben. Diese sollen im Folgenden näher skizziert werden.

17.3.2 Indikationen

Die Indikationsstellung hängt letztlich vom Ziel ab, das mit der Heimüberwachung erreicht werden soll. Monitore wurden früher vor allem verordnet, um den plötzlichen Säuglingstod zu verhindern. Die Wirksamkeit der Überwachung bei dieser Indikation ist aber nicht geprüft (▶ Abschn. 17.3.1). Zudem ergibt sich hier die paradoxe Situation, dass Monitore relativ häufig für ehemalige Frühgeborene, nicht jedoch für Kinder stark rauchender Mütter verordnet werden, obwohl Letztere ein doppelt so hohes Säuglingstodrisiko aufweisen wie Frühgeborene. Diese Inkonsequenz ist nicht zu rechtfertigen. Ein anderer Zugang zur Indikationsstellung, der nicht nur derartige Inkonsequenzen, sondern auch das Problem der ungeprüften Wirksamkeit vermeidet, ist die Verordnung von Monitoren als diagnostisches Instrument oder aber zur frühen Warnung vor einer potenziell bedrohlichen Pathophysiologie.

17.3.2.1 Monitoring als diagnostisches Instrument

Die Notwendigkeit eines diagnostischen Monitorings ergibt sich vor allem bei Säuglingen nach einem anscheinend lebensbedrohlichen Ereignis (ALE bzw. ALTE, ▶ Kap. 15), definiert als eine Episode mit Apnoe (zentral oder obstruktiv), Veränderung der Hautfarbe (Blässe oder Zyanose) und des Muskeltonus (meistens plötzlicher Tonusverlust), Würgen oder Erbrechen, die sich erst nach heftiger Stimulation oder Reanimation besserte (Little et al. 1987) (▶ Kap. 15). Daten zum Säuglingstodrisiko für diese Gruppe schwanken zwischen 0 und 13 % (Brooks 1992; Kurz et al. 1997). Bei 35–50 % dieser Säuglinge findet sich keine Ursache für das Ereignis (Kahn et al. 1987). Oft bleibt unklar, ob es sich wirklich um einen lebensbedrohlichen Zustand oder um eine elterliche Überreaktion handelt. Zur Abklärung von Ursache und Schwere der Ereignisse ist die Durchführung einer Heimüberwachung mit Dokumentationsmöglichkeit (Ereignismonitoring oder „event recording") sinnvoll. Lassen sich hierunter weitere Ereignisse dokumentieren, kann mittels dieser Aufzeichnungen u. U. eine Ursache (Poets et al. 1993b) gefunden oder aber nachgewiesen werden, dass es sich eher um eine elterliche Überreaktion handelt (Steinschneider u. Santos 1991). Da bei knapp einem Drittel aller Kinder mit ALE in den ersten 3 Tagen nach dem ersten Ereignis ein weiteres auftritt, sollte das dokumentierte Monitoring so früh wie möglich nach dem ALE beginnen, das zur stationären Aufnahme führte (Wennergren et al. 1987).

Dokumentiertes Monitoring ist auch indiziert in Familien, in denen bereits 2 Kinder am plötzlichen Säuglingstod gestorben sind. Auch hier geht es vor allem um eine Abklärung der Pathogenese (Poets et al. 1993b), also um ein diagnostisches Monitoring.

17.3.2.2 Monitoring zum Zweck der Warnung vor potenziell bedrohlicher Pathophysiologie

Hier steht die Verhinderung von Morbidität, nicht so sehr von Mortalität im Vordergrund. Im Wesentlichen lassen sich 3 Gruppen unterscheiden:
1. Technikabhängige Kinder, z. B. Frühgeborene, die zu Hause Sauerstoff erhalten, Säuglinge mit Tracheostoma oder beatmete Kinder
2. Frühgeborene, die zum Zeitpunkt der Entlassung noch signifikante Apnoen bzw. Hypoxämien aufweisen (Letztere stellen keinen Risikofaktor für den plötzlichen Säuglingstod dar, können aber ohne rechtzeitige Intervention möglicherweise zu Folgeschäden führen (Jones u. Lukeman 1982; Marlow et al. 1988; Pillekamp et al. 2007)
3. Säuglinge mit definierten Atemregulationsstörungen wie z. B. bei Pierre-Robin-Sequenz (Williams et al. 1981), Arnold-Chiari-Malformation (Cochrane et al. 1990) oder zyanotischen Affektkrämpfen mit Bewusstseinsverlust (Southall et al. 1990a)

17.3.2.3 Patientengruppen, bei denen ein Monitoring in der Regel nicht indiziert ist

■ SIDS-Geschwister

Das Risiko für diese Kinder ist maximal 4- bis 5-fach erhöht, d. h. deutlich niedriger als das von Kindern rauchender Mütter (Guntheroth et al. 1990; Irgens et al. 1984). Es besteht jedoch häufig bei den Eltern eine deutlich erhöhte Angst, erneut ihr Kind zu verlieren. Ziel sollte daher zunächst sein, diese Angst abzubauen, und zwar ohne Monitorverordnung. Hier kann eine gezielte Beratung helfen, die möglichst vor der Geburt des nächsten Kindes stattfinden sollte. In dieser Beratung sollte darauf hingewiesen werden, dass das Säuglingstodrisiko bei Nichtvorliegen vermeidbarer Risikofaktoren wie Rauchen, Bauchlage und Überwärmung extrem gering ist (<0,3/1000). Hilfreich sind hier die unter ▶ Abschn. 17.1 genannten Daten aus den Niederlanden, die zeigen, dass die Säuglingstodeszahlen landesweit von ca. 200 auf 20 pro Jahr zurückgegangen sind, seit konsequent Maßnahmen zur Risikominimierung angewandt werden; gleichzeitig werden Heimmonitore dort nur extrem selten verordnet (l'Hoir u. Well 1999). Ferner sind die Daten von Beal u. Blundell (1988) wichtig, die zeigen, dass das Risiko für Geschwister nur um den Faktor 1,6 erhöht ist, wenn das Indexkind im Alter von 0,5 bis 12 Monaten gestorben ist, nicht aus sozial deprivierten Verhältnissen kam und nicht noch weitere plötzliche und unerwartete Todesfälle in der Familie aufgetreten sind. Es sollte außerdem darauf hingewiesen werden, dass eine Monitorüberwachung erhebliche Nebenwirkungen hat, nicht nur in Form von Schlafstörungen durch Fehlalarme (Desmarez et al. 1987), sondern auch in Form von meist angstbesetzten Störungen der Eltern-Kind-Beziehung (Desmarez et al. 1987; McElroy et al. 1986).

■ Verstärkte elterliche Angst

Elterliche Angst vor dem plötzlichen Säuglingstod ohne entsprechende Familienanamnese ist ein schwieriges Thema. Grundsätzlich gilt hier dasselbe wie für SIDS-Geschwister, d. h., auch diesen Eltern sollten Informationen bezüglich vermeidbarer Risikofaktoren, jedoch kein Monitor gegeben werden. Vor allem muss versucht werden, zu den Hintergründen der Angst vorzudringen. In Einzelfällen ist das Hinzuziehen eines Psychologen sinnvoll.

■ Säuglinge drogenabhängiger Mütter

Frühe Studien zum Säuglingstodrisiko in dieser Patientengruppe brachten widersprüchliche Ergebnisse: Einige zeigten ein deutlich erhöhtes Risiko (Davidson-Ward et al. 1990b), andere dagegen nicht (Bauchner et al. 1988). Eine Studie aus New York zeigte auf den ersten Blick auch ein 5- bis 10-fach erhöhtes Risiko; nach Kontrolle möglicher Einflussfaktoren (Confounder) betrug das relative Risiko jedoch nur noch 3,6 für Methadon, 2,3 für Heroin und 1,6 für Kokain (Kandall et al. 1993). Ähnliche Daten kommen aus der britischen „Confidential Enquiry into Stillbirths and Deaths in Infancy" (CESDI-Studie). Hier war die Einnahme illegaler Drogen (Heroin, Crack, Kokain, Speed, LSD, Amphetamine, Barbiturate, Cannabis) während der Schwangerschaft in der Multivariatanalyse mit einem Effektschätzer (Odds Ratio) von 4,3 (95%iges Konfidenzintervall 1,5–12,4) assoziiert (Blair et al. 1996). Eine Erhöhung des Säuglingstodrisikos um den Faktor 4 kann nicht Anlass für eine generelle Monitorempfehlung sein, zumal bei dieser Gruppe nicht selten erhebliche Complianceprobleme bestehen.

■ Asymptomatische Frühgeborene

Die Datenlage für diese Gruppe ist uneinheitlich, was u. a. daran liegt, dass diese Kinder besonders häufig in Bauchlage schlafen gelegt werden, zahlreiche Studien ihre Daten aber nicht für diesen zusätzlichen Risikofaktor korrigierten. Nach neueren Untersuchungen ist das Säuglingstodrisiko selbst bei Kindern, die nach 24–28 Wochen geboren werden, „nur" um den Faktor 3–4 erhöht. Vermeidbare Risikofaktoren wie Bauchlage oder das sogenannte Co-Sleeping wirken jedoch multiplikativ, sodass das generell erhöhte Kindstodrisiko dieser Patientengruppe nicht primär Anlass zu einer Monitorverordnung, sondern zu einer besonders intensiven Aufklärung der Eltern über vermeidbare Risikofaktoren geben sollte.

■ Säuglinge mit bronchopulmonaler Dysplasie (BPD) ohne Heimsauerstoffverordnung

Ehemaligen Frühgeborenen mit BPD wurde früher ein extrem erhöhtes Säuglingstodrisiko zugeschrieben. Diese Einschätzung basierte auf einer Studie von 1982, in der 6 von 53 Kindern mit BPD (12 %) plötzlich und unerwartet starben (Werthammer et al. 1982). In einer vergleichbaren Studie von 1994 mit 78 Kindern starb jedoch kein einziger BPD-Patient (Gray u. Rogers 1994). Der einzige Unterschied zwischen diesen beiden Studien bestand darin, dass in der neueren Untersuchung darauf geachtet wurde, dass die O_2-Sättigung bei >92 % lag, sodass ein Viertel der Kinder Heimsauerstoff erhielt. In der früheren Untersuchung war diese Therapie nicht angewandt worden. Diese Daten wurden bestätigt durch 2 Studien mit insgesamt 841 BPD-Patienten, von denen 2 starben (Moyer-Mileur et al. 1996; Gregoire et al. 1998). Insofern kann die Hypothese, dass Säuglinge mit BPD allgemein ein stark erhöhtes Säuglingstodrisiko haben, nicht aufrechterhalten werden, zumindest nicht, wenn diejenigen Kinder, die Sauerstoffbedarf haben, identifiziert und behandelt werden.

17.3.3 Arten von Monitoren

Grundsätzlich werden 3 Gerätegruppen unterschieden: Geräte, die nur die Atemexkursionen überwachen (Apnoemonitore), Monitore mit Überwachung von Atemtätigkeit und Herzfrequenz (Herz-Atem-Monitore) und Geräte, die den Sauerstoffgehalt überwachen (v. a. Pulsoximeter).

17.3.3.1 Apnoemonitore

Apnoemonitore sind vergleichsweise preiswert und einfach in der Handhabung. Sie basieren auf der Hypothese, dass ein Aussetzen der Atmung primärer Bestandteil der Ereignisse ist, die zum plötzlichen Säuglingstod führen (Steinschneider 1972). Wie bereits oben erwähnt (▶ Abschn. 17.2.2), basierte diese Hypothese allerdings nicht auf plötzlichen Säuglingstod-, sondern auf Mordfällen (Firstman u. Talan 1997). Sie wurde zudem durch Monitoraufzeichnungen widerlegt, die zeigten, dass ein Sistieren der Atmung meist ein eher spätes Ereignis in der Sequenz der Geschehnisse ist, die zum plötzlichen Säuglingstod führen (Poets et al. 1999). Entsprechend wurden zahlreiche Todesfälle unter dieser Art von Überwachung berichtet, 80 allein in einer englischen Untersuchung, in der 16 Todesfälle sogar unter Apnoemonitorüberwachung im Krankenhaus aufgetreten waren (Samuels et al. 1993). In der oben genannten CESDI-Studie war die Benutzung eines Apnoemonitors in der Univariatanalyse zudem mit einem knapp 8-fach *erhöhten* Säuglingstodrisiko assoziiert (Odds Ratio 7,7; 95%iges Konfidenzintervall 2,3–25,9) (Fleming et al. 2000). Aufgrund dieser Daten kann die Benutzung dieser Monitore nicht mehr empfohlen werden.

17.3.3.2 Herz-Atem-Monitore

Herz-Atem-Monitore wurden eingeführt mit dem Ziel, auch obstruktive Apnoen zu erfassen. Ob eine Bradykardie allerdings wirklich frühzeitig während obstruktiver Apnoen auftritt, ist unklar. Bei älteren Säuglingen und Kleinkindern mit obstruktiven Schlafapnoen traten Bradykardien nur bei 2 von 209 hypoxämischen Episoden aus, definiert als ein Abfall der SaO_2 auf <85 % für mindestens 30 sec (D'Andrea et al. 1993). Bei Säuglingen mit ätiologisch ungeklärten ALE, die mit einem transkutanen PO_2-Monitor überwacht wurden, kam es nur bei 18 % der Ereignisse zu einer Bradykardie, obwohl der PO_2 jeweils für mindestens 40 sec auf unter 20 mmHg abgefallen war (Poets et al. 1993b). Auch bei induzierten oberen Atemwegsobstruktionen kam es bei keinem von 46 Versuchen, in denen die oberen Atemwege gesunder Früh- und Reifgeborener für im Mittel 13 sec verschlossen wurden, zu einer Bradykardie (Warburton et al. 1977). Schließlich zeigten Aufzeichnungen von plötzlichen Säuglingstodesfällen, dass 7 von 9 Kinder bereits vor oder kurz nach dem ersten Herz-Atem-Monitoralarm Schnappatmung aufwiesen (Poets et al. 1999). Da Schnappatmung erst auftritt, wenn der arterielle PO_2 auf <5–15 mmHg abgefallen ist, muss davon ausgegangen werden, dass die Mehrzahl dieser Kinder beim Auftreten des ersten Herz-Atem-Monitoralarms bereits ausgeprägt hypoxämisch war. Neben einem möglicherweise zu spätem Alarm zeigen Herz-Atem-Monitore auch eine hohe Fehlalarmrate. In einer amerikanischen Studie traten insgesamt 12.980 Alarme während 2100 Überwachungstagen auf, d. h. im Mittel 6 Alarme pro Tag (Weese-Mayer et al. 1990). Diese hohe Fehlalarmrate birgt die Gefahr einer Desensibilisierung der Eltern.

17.3.3.3 Sauerstoffmonitore

Eine hohe Fehlalarmrate war in der Vergangenheit auch der wesentliche Grund, warum Pulsoximeter lange Zeit nicht zur Heimüberwachung geeignet erschienen. Aufgrund der pathophysiologischen Vorteile, die ein Sauerstoffmonitoring bietet, hatten wir daher zunächst einen transkutanen PO_2-Monitor evaluiert und ca. 1200 Patienten damit überwacht (Poets et al. 1991b). Aufgrund der anspruchsvollen Handhabung und des zeitaufwendigen Trainings, das bei dieser Methode erforderlich ist, hat sie nie weite Verbreitung gefunden und wird inzwischen auch nicht mehr eingesetzt. Mittlerweile gibt es zudem Pulsoximeter, die eine um >90 % niedrigere Fehlalarmrate aufweisen als herkömmliche Geräte (Bohnhorst u. Poets 1998). Potenziell besteht hier allerdings die Gefahr, dass hypoxämische Ereignisse nicht erkannt werden, wenn die Geräte zur Unterdrückung von Fehlalarmen einfach den letzten „glaubhaften" (also unter guten Bedingungen gemessenen) Wert einfrieren (Bohnhorst et al. 2000). Diese ursprünglich benutzte Methode ist allerdings wieder aufgegeben worden. Dennoch sollten neu auf den Markt kommende Pulsoximeter mit niedrigerer Fehlalarmrate sorgfältig getestet werden, bevor man sie für den Heimeinsatz empfiehlt.

17.3.3.4 Ereignismonitoring

Beim Ereignis- bzw. dokumentierten Monitoring werden die überwachten Signale vor, während und nach einem Monitoralarm aufgezeichnet. Hiermit kann die elterliche Compliance überprüft (Silvestri et al. 1995), die elterliche Wahrnehmung des kindlichen Zustands bei Monitoralarmen objektiviert (Nathanson et al. 1989; Steinschneider et al. 1995) und die Pathophysiologie echter Alarme identifiziert werden (Poets et al. 1993b). Die 30- bis 90-sekündige Aufzeichnungsdauer vor Beginn des Alarms, die die meisten der derzeit kommerziell erhältlichen Monitore bieten, ist allerdings für eine Abklärung der Pathophysiologie, die zu dem Alarm geführt hat, zu kurz; hierfür sind deutliche längere Zeiten (5–10 min) erforderlich. Mit einem System, das die letzten 10 min vor einem Alarm sowie die Oxygenierung aufzeichnet, waren wir in der Lage, bei 19 von 34 Kindern (56 %) mit rezidivierenden ALE bzw. ALTE zu einer Ursachenabklärung zu gelangen (Poets et al. 1993b). Im Idealfall kann ein derartiges Monitoring mit einer Videoüberwachung gekoppelt werden (Brouillette et al. 1998).

17.3.4 Dauer der Überwachung

Die Dauer der Überwachung sollte sich nach epidemiologischen Daten richten. Bei Kindern nach ALE bzw. ALTE ist 4 Wochen nach dem letzten Ereignis die Wahrscheinlichkeit, dass ein weiteres ALE auftritt, extrem gering (Wennergren et al. 1987), sodass die Überwachung zu diesem Zeitpunkt beendet werden kann. Bei den unter ▶ Abschn. 17.3.2 genannten Kindern kann die Überwachung in der Regel ca. 1 Monat nach Beendigung der Maßnahmen bzw. Symptome, für die die Überwachung verordnet wurde, beendet werden. Diese Empfehlung basiert allerdings nicht auf epidemiologischen Daten, sondern nur auf persönlicher Erfahrung. Bei Kindern aus Familien mit ≥2 SIDS muss die Überwachung u. U. bis zu dem Alter erfolgen, in dem die Geschwister starben.

17.3.5 Probleme und Betreuung beim Monitoring

Ein erfolgreiches Monitoring setzt immer ein gutes Training der Eltern voraus. Wird der Patient ohnehin stationär betreut, so sollte die Einweisung mindestens 1 Woche vor Entlassung erfolgen, sodass die Eltern ausreichend Zeit haben, mit dem Gerät vertraut zu werden und Hilfestellung bei der Unterscheidung echter Alarme vs. Fehlalarme bekommen können.

Man sollte die Einweisung auch nicht nur der Firma überlassen, die den Monitor verkauft. Immer muss auch eine Schulung für den „Ernstfall" erfolgen, einschließlich praktischer Übungen in kardiopulmonaler Reanimation an einer Übungspuppe. Im weiteren Verlauf sollte rund um die Uhr ein kompetenter Ansprechpartner für Probleme zur Verfügung stehen, idealerweise im Rahmen einer Rufbereitschaft. Darüber hinaus sollten die Patienten in regelmäßigen Abständen (z. B. alle 3 Monate) in einer Ambulanz gesehen werden. Nur so lassen sich die in der Literatur beschriebenen Probleme, die mit einer Monitorüberwachung verbunden sind, wie z. B. vermehrte Ängste, Probleme in der Partnerschaft bis hin zur Scheidung sowie starke Einschränkung der persönlichen Freiheit (Desmarez et al. 1987; McElroy et al. 1986; Lyman et al. 1985), minimieren.

17.4   Reanimationstraining

C.F. Poets

17.4.1 Einleitung

Wie in diesem Buch schon mehrfach erwähnt, ist der plötzliche Säuglingstod in den Industrieländern die häufigste Todesursache dieser Altersgruppe. Die Sensibilisierung der Bevölkerung und das Beobachten bzw. Erkennen von Risikofaktoren erfordern auch zwingend Kenntnis im Umgang mit lebensbedrohlichen Zuständen von Säuglingen und Kleinkindern. Für das Schicksal dieser Kinder sind Maßnahmen entscheidend, die unmittelbar nach dem Ereignis eingeleitet werden. Daher ist es wichtig, dass alle Eltern, möglichst auch Verwandte, die Säuglinge betreuen, die Erfordernisse zur Ersten-Hilfe-Leistung erlernen und durch Auffrischungskurse die Kenntnisse der Wiederbelebung vertiefen. In der eigenen Klinik werden beispielsweise solche Kurse – inklusive praktischer Übungen – von Intensivkinderkrankenschwestern regelmäßig allen Eltern angeboten, die im Haus ein Kind bekommen haben.

Die einschlägige Bearbeitung und erste Fassung dieses Kapitels in der Erstauflage dieses Buches stammt von P.H. Schober (2000) und wird nun aktualisiert.

17.4.2 Die lebensnotwendigen Funktionen

Atmung und Kreislauf sind 2 hintereinander geschaltete Transportsysteme für die Zufuhr von Sauerstoff und für die Ausscheidung von Kohlendioxid.

Über die Lunge wird Sauerstoff aufgenommen, gelangt über das Lungengefäßsystem ins Blut und wird durch die Pumpfunktion des Herzens im arteriellen Gefäßsystem zu den Organen bis hin zu den einzelnen Zellen transportiert. Das beim Stoffwechsel entstehende Kohlendioxid wird in den venösen Gefäßen zur Lunge transportiert und über die Lunge ausgeatmet.

Eine schwere Störung dieses Austauschmechanismus führt in erster Linie zum Sauerstoffmangel, der wiederum die Durchblutung der Lunge und damit auch den weiteren Gasaustausch negativ beeinflusst. Vom Beginn der Störung bis zum Eintritt von lebensbedrohlichen Zuständen können oft nur wenige Minuten vergehen, und in vielen Fällen entwickelt sich schlagartig eine akute Lebensgefahr. Entscheidend für den Ablauf der Wiederbelebungsmaßnahmen ist, dass ein Herz-Atem-Stillstand beim Säugling fast immer auf eine primäre Störung des Gasaustausches in der Lunge zurückzuführen ist, während er beim Erwachsenen meist auf einem Pumpversagen des Herzens beruht.

■ **Funktionskreise mit direktem Einfluss auf lebenswichtige Funktionen**

Atmung und Kreislauf werden von 5 wichtigen Funktionskreisen – Bewusstsein, Wärmehaushalt, Stoffwechsel, Wasser- und Elektrolyt- sowie Säure-Basen-Haushalt – beeinflusst. Der Normalzustand dieser Systeme ist Voraussetzung für die normale Tätigkeit der lebenswichtigen Funktionen. Bei Notfallpatienten zeigte sich, dass sich Störungen dieser Systeme meist überlagern.

■ **Bewusstsein**

Voll erhaltenes Bewusstsein ist Voraussetzung für bewusste und gezielte Reaktionen auf unterschiedliche Reize und Gefahren. Genauso wichtig ist, dass unbewusste Abwehr- und Schutzreflexe ohne Verzögerung einsetzen. Das schnelle Wegziehen einer Hand nach einem starken Schmerzreiz ist ein Abwehrreflex, das Husten nach Eindringen von Fremdkörpern in die Luftröhre ist ein sehr wichtiger Schutzreflex. Mit zunehmender Bewusstlosigkeit verliert der Mensch die Fähigkeit, auf Reize gezielt zu reagieren und diese abzuwehren. Das heißt, dass es bei tiefer Bewusstlosigkeit auch zum Ausfall wichtiger Schutzreflexe kommt. Außerdem lässt dann der Spannungszustand der Zungen- und Kiefermuskulatur nach, die Zunge sinkt in den Rachenraum zurück und verlegt die Atemwege. Nach Wegfall des Schluck- und Hustenreflexes kann außerdem Erbrochenes durch Einatmen in die Luftröhre und in die Lunge eindringen. Als Folge kann eine lebensbedrohliche Atemnot auftreten.

17.4.3 Wiederbelebungsmaßnahmen im Säuglings- und Kleinkindesalter

Im Prinzip erfolgt die Erste Hilfe bei Bedrohung der lebensnotwendigen Funktionen, also der Atmung und des Kreislaufs, und bei Verlust des Bewusstseins in derselben Weise wie bei größeren Kindern bzw. wie beim Erwachsenen. Dennoch bestehen gewisse Unterschiede in der Hilfeleistung.

Die Besonderheiten der Reanimation (= Wiederbelebung) im Säuglings- und Kleinkindalter sind teils durch den Größenunterschied im Vergleich zum Erwachsenen, teils durch die kleinen anatomischen Verhältnisse im Körperbau gegeben. Die Folge ist, dass der Helfer für die Beatmung weniger Luft benötigt und die Herzmassage ebenfalls mit einem geringeren Kraftaufwand durchführt. Kinder haben, da meist keine Vorschädigung der lebenswichtigen Organe besteht, bessere Chancen, erfolgreich wiederbelebt zu werden. Allerdings sind sowohl ihre Blut- als auch Luftreserven geringer als bei Erwachsenen. Auch ihre Reaktion auf Hypoxie (= Sauerstoffmangel) ist intensiver, da das Gehirn geringere Energiereserven besitzt. Deshalb treten bei Kindern Sauerstoffmangel und Kreislaufstillstand schneller ein als bei Erwachsenen.

■ **Einschätzen der Situation**

Zunächst muss die Situation, in der sich das Kind befindet, auf ihre Bedrohlichkeit hin richtig eingeschätzt werden. Dazu sollte auf folgende Dinge geachtet werden:

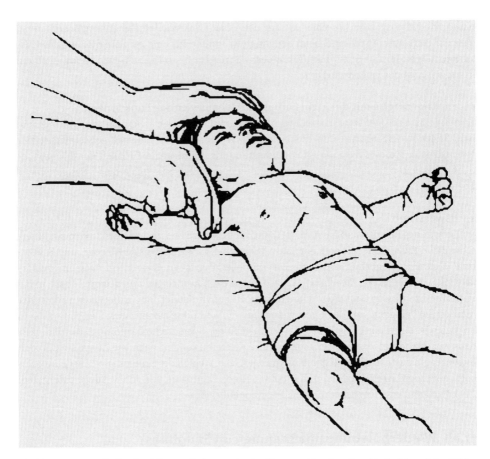

◘ **Abb. 17.5** Das Auffinden des Pulses an der Innenseite des Oberarms. (Aus American Medical Association 1992; mit freundl. Genehmigung)

— Welche Hautfarbe hat das Kind (extreme Blässe oder Blaufärbung deuten auf Sauerstoff-mangel hin)?
— Atmet es? Gegebenenfalls kann eine Hand leicht auf den Bauch des Kindes gelegt und so gefühlt werden, ob dieser sich hebt und senkt.
— Hochnehmen des Kindes: Ist es schlaff oder steif? Wird es wach, wenn man es hochnimmt?

Wenn ein Kind auf Zuruf, auf laute Geräusche sowie auf Schmerzreize (Fingerkneifen) nicht reagiert, dann ist es bewusstlos, oder es liegt ein Kreislaufstillstand vor. Unterscheiden kann man diese Zustände durch Überprüfen der Herzaktion mittels Tasten des Pulses. Die Stelle, wo dies am besten erfolgt, ist an der Innenseite des Oberarms (◘ Abb. 17.5). Der Herzschlag kann am besten über der linken Brustwarze lokalisiert und getastet werden. Aufgrund der oben genannten Besonderheiten beim Säugling wird für die Laienreanimation aber empfohlen, auf das häufig zeitraubende Aufsuchen des Pulses besser ganz zu verzichten und gleich mit den nachfolgenden Reanimationsmaßnahmen zu beginnen (Nolan et al. 2010).

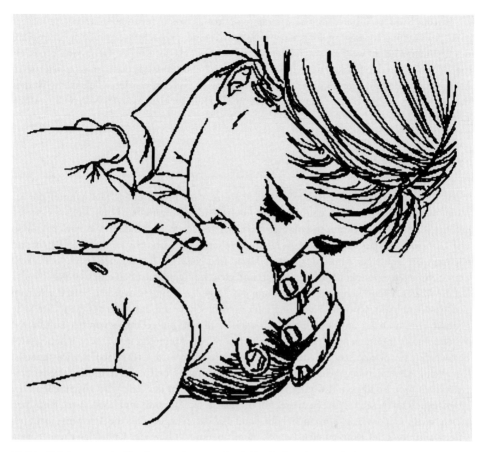

◘ Abb. 17.6 Lagerung des Säuglings zur Atemspende mit Vorschieben des Unterkiefers. (Aus American Medical Association 1992; mit freundl. Genehmigung)

17.4.4 Atemwege freimachen

Grundsätzlich erfolgt auch beim Kind die Wiederbelebung nach der ABC-Regel:
- A – Atemwege freimachen
- B – Beatmung
- C – Zirkulation

Zunächst geht es um das Freimachen der Atemwege. Wie schon eingangs beschrieben, verlegt die Zunge in Rückenlage die Atemwege. Dieser Mechanismus verstärkt sich, wenn beim liegenden Kind der Kopf noch zusätzlich angehoben wird. Einen freien Zugang zu den Atemwegen bekommt man durch leichtes Überstrecken des Kopfs. Dabei ist jedoch zu beachten, dass der Nacken eines Säuglings sehr biegsam ist und eine zu kräftige Überstreckung des Halses wiederum zu einer Verlegung der Luftwege führen kann. Die Zunge bringt man am besten nach vorn, indem der Unterkiefer durch einen Griff unter das Kinn oder an den Kieferwinkel nach vorn geschoben wird. Um eine zu starke Überstreckung zu vermeiden, legt man eine gefaltete Windel, ein Handtuch oder Ähnliches unter die Schulter des Kindes, sodass der Kopf leicht nach hinten überstreckt wird (◘ Abb. 17.6).

Um das Kind nochmal kräftig zu stimulieren und gleichzeitig für freie Atemwege zu sorgen, sollte der Säugling vor Beginn der Atemspende noch mit dem Gesicht nach unten auf den Schoß des Ersthelfers gelegt werden, sodass der Kopf tiefer liegt als der Körper. Dann klopft man einige Male fest auf den Rücken des Kindes in Höhe der Schulterblätter. So kann möglicherweise Erbrochenes oder ein Fremdkörper aus den Atemwegen entfernt werden. Gleichzeitig ist dies der Zeitpunkt, in dem bei der Laienreanimation um Hilfe gerufen, also der Notarzt angerufen werden sollte.

17.4.5 Beatmen

Wenn durch die in ◘ Abb. 17.6 abgebildete Lagerung sowie beschriebene Maßnahmen die Atmung nicht in Gang kommt, dann sollen 2 Atemspenden unmittelbar hintereinander durchgeführt werden. Das Beatmungsvolumen wird am besten dosiert, indem man jeweils nur so viel Luft einbläst, dass es zu einem sichtbaren Heben des Brustkorbs kommt. Bei Babys und Kleinkindern sollte der Mund des Retters Mund und Nase des Kindes gleichzeitig bedecken. Durch Auflegen einer Hand auf den Bauch und gleichzeitigem Ausüben eines sanften Drucks auf die Magengegend kann ggf. die Blähung des Magens verhindert werden. Falls der Magen sich trotzdem bläht, wird die Beatmung kurz unterbrochen und das Kind auf die rechte Seite gedreht. Durch Druck auf den Oberbauch kann so der Magen gefahrlos von der Luft befreit werden. Falls dabei auch Mageninhalt austritt, müssen die Atemwege von Erbrochenem gesäubert werden, bevor eine erneute Atemspende aufgenommen wird. Grundsätzlich wird zunächst 2-mal eine Atemspende gegeben und dann kurz kontrolliert, ob die Eigenatmung wieder eingesetzt hat bzw. ob das Kind wieder rosig wird. Ist dies nicht der Fall, wird anschließend die Atemspende fortgesetzt. Als Faustregel gilt hierbei: 1 sec Atemluft einblasen, 2 sec ausatmen lassen. Wenn sich der Brustkorb nicht hebt, kann dies daran liegen, dass die Atemwege nicht frei sind. Dann muss der Kopf zunächst etwas mehr überstreckt bzw. der Unterkiefer weiter nach vorn geschoben werden. Nach Ausschluss eines verlegten Atemwegs kann das Nichtansprechen auf die Beatmung am ehesten bedeuten, dass auch der Kreislauf unterstützt werden muss, also eine Herzmassage durchgeführt werden muss.

17.4.6 Zirkulation (Kreislauf) durch Herzdruckmassage sichern

Zur Herzdruckmassage wird das Brustbein etwa um einen Fingerbreit unterhalb der Brustwarzen mit Zeige- und Mittelfinger impulsiv, aber nicht zu kräftig eingedrückt (◘ Abb. 17.7). Der Brustkorb sollte dabei um etwa ein Drittel des Tiefendurchmessers (ca. 2–3 cm) eingedrückt werden. Es sollte ungefähr 100-mal pro Minute massiert werden. Stehen 2 Helfer zur Verfügung, übernimmt einer die Atemspende, der andere die Herzmassage. Dann ist es wirksamer, den kindlichen Brustkorb mit beiden Händen zu umfassen und die Herzmassage mit den Daumen durchzuführen (Nolan et al. 2010).

Die Herzmassage muss immer einhergehen mit der Atemspende. Ist nur 1 Helfer vor Ort, werden abwechselnd 2 Atemzüge und danach 30-mal die Herzmassage gegeben. Sind 2 Helfer da, gibt einer 15-mal Herzmassage im Wechsel mit je 1-mal Atemspende. Auch wenn man zu zweit ist, sollte die Herzmassage für die Atemspende jeweils kurz unterbrochen werden.

Theoretisch ist es sinnvoll, vor Durchführung der Herzmassage den Puls des Säuglings zu prüfen (▶ Abschn. 17.4.3). Da dies aber recht schwierig und zeitaufwendig sein kann, wird ak-

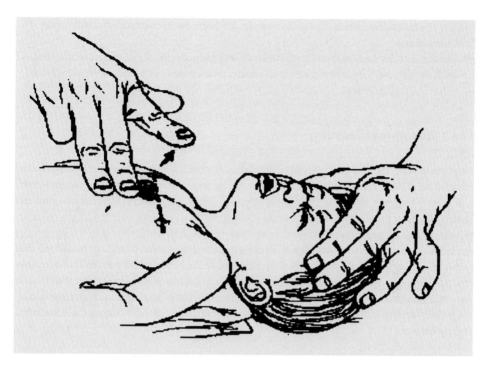

◘ Abb. 17.7 Durchführen der Herzdruckmassage. (Aus American Medical Association 1992; mit freundl. Genehmigung)

tuell empfohlen, bei erfolgloser initialer Atemspende gleich mit der Herzmassage zu beginnen (American Heart Association 2006)

17.4.7 Beginn und Beendigung der Wiederbelebungsbemühungen

Es ist wichtig, sich Gedanken über Beginn bzw. Beendigung der Reanimation unter Erste-Hilfe-Bedingungen zu machen, da diese Fragestellungen immer wieder auftauchen.

Bei festgestelltem Herz-Kreislauf-Stillstand ist in jedem Fall mit der Herz-Lungen-Wiederbelebung zu beginnen. Als Ausnahme für diese Regel gilt, dass der Eintritt des Todes durch Symptome wie kalter Körper, Totenflecke, lichtstarre, trübe Pupillen erkannt und auch für den medizinischen Laien einwandfrei feststellbar ist.

Nach Einleitung von Reanimationsmaßnahmen darf der Ersthelfer seine Hilfeleistung nur dann beenden, wenn einer der folgenden Punkte zutrifft:

- Die Wiederbelebungsmaßnahmen waren erfolgreich: Atmung, Kreislauf und Bewusstsein konnten wiederhergestellt werden. Dennoch sollte das Kind auf jeden Fall weiter überwacht und warm gehalten werden, bis der Notarzt eintrifft.
- Die Wiederbelebungsmaßnahmen waren so erfolgreich, dass zumindest die Atmung und der Kreislauf wiederhergestellt werden konnten. In diesen Fällen muss der Helfer aber noch so lange beim Patienten bleiben, bis die Betreuung von einem Arzt oder der Rettung übernommen wird.
- Ein anderer Helfer, der sich als befähigt für die Hilfeleistung ausweist, übernimmt die weitere Hilfeleistung und die Verantwortung.

━ Der Helfer ist physisch nicht mehr weiter in der Lage, die Reanimationsbemühungen fortzusetzen.

━ Der Eintritt des Todes konnte trotz dieser Bemühungen nicht abgewendet werden und ist auch für den medizinischen Laien einwandfrei feststellbar und daher offenkundig (Gorgaß u. Ahnefeld 1980).

17.4.8 Zusammenfassung

Zentraler Punkt der lebenserhaltenden Maßnahmen ist das Verhindern eines Sauerstoffmangels, der beim Kind rascher als beim Erwachsenen eintritt. Voraussetzung dafür ist das Erkennen einer Notfallsituation, die Herz- bzw. Atemstillstand zur Ursache haben kann, und das Setzen von prompten und richtigen Notfallmaßnahmen im Sinne der Herz-Lungen-Wiederbelebung. Da die Thermoregulation insbesondere von kleinen Kindern, die sich sehr von der des Erwachsenen unterscheidet, den Wärmehaushalt vor allem über Leitung, Strahlung und Konvektion regelt, sind diese Kinder gegenüber Auskühlen besonders empfindlich. Da aber eine Senkung der Temperatur des Säuglings den Sauerstoffverbrauch drastisch erhöht, kann das ein zusätzlicher negativer Faktor für einen schon bestehenden Sauerstoffmangel sein. Daher ist bei der Wiederbelebung von Kindern besonders darauf zu achten, dass das Auskühlen verhindert wird.

> **Wiederbelebungsrichtlinien – Algorithmus Basic Life Support**
> European Resuscitation Council (ERC) (Nolan et al. 2010)
> 1. Bewusstseinsprüfung: ansprechen, schütteln
> 2. Hilferuf: das Opfer nicht verlassen
> 3. Atemwege öffnen: Rückenlagerung, Kopf leicht nach hinten überstrecken (Unterlegen der Schultern), Kinn anheben
> 4. Atmung überprüfen: sehen – hören – fühlen, mindestens 10 sec, ehe man entscheidet, dass keine Atmung vorhanden ist. Keine Atmung vorhanden: jemanden um Hilfe schicken oder, falls der Helfer allein ist, primär ca. 1 min reanimieren, bevor man das Opfer kurz verlässt, um Hilfe zu holen. Nach Rückkehr erfolgt wieder der sofortige Beginn mit der lebensrettenden Atemspende in Rückenlage, vorher Entfernen von sichtbaren Fremdkörpern aus dem Mund, 2 effektive Atemspenden (auf ausreichende Brustbewegungen achten) mit einer Dauer von jeweils ca. 1 sec
> 5. Kreislauf überprüfen: Anzeichen einer Herztätigkeit vorhanden (Puls)? Nicht länger als 5 sec prüfen. Keine Zirkulation: Herzdruckmassage 100/min, je nach 1- oder 2-Helfer-Methode 30-zu-2- oder 15-zu-1-Modus, Kompressionstiefe ca. 2–3 cm; wenn Zirkulation vorhanden: weiter beatmen, Überprüfen der Zirkulationszeichen (Puls) jede Minute.

17

17.5 Modell des SIDS-Präventionsprogramms in der Steiermark (www.sids.at)

R. Kurz, R. Kerbl, C. Einspieler[1]

17.5.1 Historische Entwicklung

In den 1960er Jahren hatte sich der damalige Vorstand des gerichtsmedizinischen Instituts in Graz, W. Maresch (1962), mit dem plötzlichen Säuglingstod in der Steiermark auseinandergesetzt. Eine Häufung von plötzlichen Todesfällen im Jahr 1968 führte zu intensiven Gesprächen zwischen Gerichtsmedizinern, Pädiatern und Physiologen. Th. Kenner (Physiologisches Institut) und R. Kurz (Universitätsklinik für Kinderchirurgie, später Univ.-Kinderklinik) initiierten mit Unterstützung der in ◘ Tab. 17.2 angeführten Personen und Institutionen eine gezielte Forschung und entwickelten daraus eine multidisziplinäre Arbeitsgruppe mit einem strukturierten Präventionsprogramm. Dieses Präventionsprogramm, das um 1970 begann, hat entsprechend dem jeweiligen aktuellen Wissensstand inzwischen zahlreiche Veränderungen und Erweiterungen erfahren (Kerbl et al. 1994).

Hier soll das derzeitige Modell dargestellt werden. Am steirischen Modell beteiligen sich die Beratungs- und Untersuchungszentren der Universitätskliniken für Kinder- und Jugendheilkunde und für Kinderchirurgie in Graz, die Abteilung für Kinder und Jugendliche in Leoben, das physiologische, das gerichtsmedizinische und das pathologische Institut der Universität Graz, die geburtshilflichen Abteilungen, die Hebammen, das Rote Kreuz und die Landessanitätsabteilung der Steiermark. Für bestimmte Fragestellungen werden auch weitere Institutionen eingebunden. In Kooperation mit der steirischen Arbeitsgruppe und auf der Grundlage von österreichischen Konsensustagungen sind in allen österreichischen Bundesländern Beratungszentren entstanden, die zum Teil idente (Vorarlberg/Hächl u. a.), ähnliche (Salzburg/Sperl, Tirol/Kiechl-Kohlendorfer u. a.) oder partiell dieselben Prinzipien verfolgen (Wien/Sterniste, Kurz, Ipsiroglu u. a.; Oberösterreich/Hohenauer u. a.; Niederösterreich/Paky u. a.).

17.5.2 Vorgehen bei SID(S)-Ereignis

Wenn von den Eltern oder Betreuungspersonen ein Säugling unvermutet leblos in seinem Bett aufgefunden wird, erfolgt im Allgemeinen die notfallmäßige Verständigung des diensthabenden Arztes. Nach erfolglosen Reanimationsversuchen bzw. Feststellung des Todes wird der zuständige Amtsarzt verständigt, der den Totenschein ausfüllt und die gesetzlich vorgeschriebene Obduktion durch den Gerichtsmediziner oder Pathologen veranlasst (▶ Abschn. 8.1). Es gehört auch zu dessen Aufgaben, die Umstände des Todes zu hinterfragen, den Ort des Ereignisses und das tote Kind auf mögliche plausible Todesursachen zu untersuchen und im Fall der Vermutung einer unnatürlichen Todesursache auch die Polizei zu verständigen. In Einzelfällen werden leblose Säuglinge noch mit der Rettung in ein Krankenhaus transportiert. Alle ärztlichen und behördlichen Amtshandlungen erfordern ein hohes Maß an empathischem Verhalten, da gleichzeitig die Trauerarbeit mit den Eltern beginnen muss.

---

1 Im Namen des Steirischen SIDS-Präventionsteams

17.5.3 Diagnose bei SID(S)

Die veranlasste Obduktion wird vom Gerichtsmediziner oder Pathologen nach einem definierten Protokoll (◘ Abb. 17.8) durchgeführt, das nach Möglichkeit auch mikrobiologische Untersuchungen einschließt. Für die mikroskopischen Gewebsuntersuchungen werden die Organproben dem im Team vertretenen Pathologen überstellt, der ebenfalls die Befunde nach standardisiertem Protokoll dokumentiert (◘ Abb. 17.9). Nach Vorliegen der makroskopischen und mikroskopischen Befunde wird die definitive Diagnose erstellt. Die Definition „SIDS" richtet sich nach den Empfehlungen von Beckwith (1970a) (▶ Kap. 5, „Definition nach Beckwith"), seit 2004 in der Modifikation von Krous (▶ Kap. 5, „Definition nach Expertenkonferenz in San Diego"). Die Obduktionsprotokolle wurden dem jeweils aktuellen Stand angepasst. Die Klassifikation nach „Kategorien" entspricht seit 1993 den ESPID-Kriterien (▶ Kap. 5, Übersicht „Klassifikation"). Standardisierte Obduktion und einheitliche Klassifikation sind Voraussetzungen für eine Evaluierung der Qualität der präventiven Maßnahmen und der Ergebnisse (Kerbl et al. 1995a).

17.5.4 Diagnose bei ALTE

Wenn ein Säugling während eines unvermuteten plötzlichen lebensbedrohlichen Zustands (ALTE = „apparent life threatening event") rechtzeitig entdeckt wurde und erfolgreich reanimiert werden konnte, wird er an ein Krankenhaus mit SIDS-Beratungszentrum überwiesen (Univ.-Klinik für Kinder- und Jugendheilkunde, Univ.-Klinik für Kinderchirurgie und Abteilung für Kinder und Jugendliche des LKH Leoben) und sowohl auf mögliche autonome Regulationsschwächen als auch auf mögliche dekompensierende Trigger untersucht (Kurz et al. 1997). ALTE-Säuglinge erhalten in Abhängigkeit von den Befunden die adäquate Behandlung. Bei unklarem ALTE und Rezidivgefahr wird ein Heimmonitoring eingeleitet (▶ Abschn. 17.3).

17

AUTOPSIE-PROTOKOLL bei SIDS-Fällen

Sektions-Nr. ....
Fiebertafel-Nr. ....
Geburtsgewicht: ....

Name: ....

Alter: ....

Gestationsalter: ....

Geschlecht: ....

Hautfarbe: ....

Datum und Zeit der Aufnahme: ....

Datum und Zeit des Todes: ....

Datum und Zeit der Leichenöffnung: ....

Die Leichenöffnung wurde durchgeführt am (Institut/Abteilung) ....

von: ....

Sind ausreichende Informationen über die Auffindungssituation (Baulage?, Decke u. Pölster? etc.) und Anamnese vorhanden? ja/nein

Bei Verdacht auf Kindesmißhandlung oder Verletzung sofort Anzeige bei der zuständigen Exekutive oder Staatsanwaltschaft.

PROTOKOLL:

Der Körper ist der eines .... Kindes mit einem Gewicht von .... g.

Der Hinterhauptsstirndurchmesser mißt .... cm, jener der Brust .... cm und der des Bauches .... cm

Die Totenstarre ist ....

Die Totenflecken sind .... Ikterus ....

Zyanose .... Ödem ....

Die Sehlöcher sind ....

Die Augenbindehäute sind ....

Die Hornhäute sind ....

Die Ohren ....

Die Nase ....

Der Mund ....

Der Hals ist ....

Die Brust ist ....

Der Bauch ist ....

Der Nabel ist ....

Der After ist ....

Das äußere Genitale ist ....

Die Haut ist ....

Es finden sich .... Nadeleinstichstellen ....

◘ Abb. 17.8 Obduktionsprotokoll des gerichtsmedizinischen Instituts

Modell des Präventionsprogramms gegen den Plötzlichen Säuglingstod

SCHÄDEL:

Die weichen Schädeldecken sind ....

Die Vorderhauptslücke mißt im geraden .... cm und vertikalen Durchmesser .... cm.

Die Hinterhauptslücke ist ....

Die Nähte sind ....

Die harte Hirnhaut ist ....

Die Hirnsichel und das Gezelt sind ....

Die weiche Hirnhaut ist ....

Es besteht .... Blutung im Schädelinneren und kein Exudat, die Hirnwindungen und Hirnfurchen

sind ....

Das Hirn in toto fixieren. Die Hirnsichelleiter sind frei von Thromben, sie enthalten ....

beide Mittelohrhöhlen sind..

Die Hirnanhangsdrüse..

Rückenmark ....

HALSORGANE:

Die Brieseldrüse wiegt .... g, die Oberfläche ist ....,

die Schnittfläche ....

Die Schilddrüse und der Larynx zeigen keine oder auffällige Abnormalitäten..

Im Nasen-Rachenraum, in der Mundhöhle und im Kehlkopfeingang findet sich die Schleimhaut ....

....

Die Unterkieferdrüsen sind ....

Die Nebenschilddrüsen sind ....

Die Halslymphknoten sind ....

BRUSTHÖHLE:

Das Rippenfell, der Lungenüberzug sind ....

Die rechte Brusthöhle enthält .... , die linke Brusthöhle enthält ....

Die Lungen nehmen den Brustraum ein oder sind zusammengefallen, jede Lunge hat eine normale Anzahl von Lappen.

ATMUNGSSYSTEM:

Lungen:

Das Gewicht der Lungen beträgt .... g

Die Oberfläche ....

Die Schnittfläche..

Die Luftröhre und die größeren Luftröhrenäste sind ausgekleidet von .... Schleimhaut,

ihre Lichtung enthält ....

Die Schleimhaut der Speiseröhre ist ....

Ihre Lichtung enthält ....

17

◘ **Abb. 17.8** *(Fortsetzung)* Obduktionsprotokoll des gerichtsmedizinischen Instituts

HERZKREISLAUFSYSTEM:

Das Herzgewicht beträgt .... g, das ovale Fenster ist ....

Der Ductus arteriosus ist ....

Das Herzfell ....

Im Herzen findet sich flüssiges - / locker geronnenes Blut / Speckhautgerinnsel

Der Umfang der dreizipfeligen Klappe mißt ....cm

Der Umfang der zweizipfeligen Klappe mißt .... cm

Die Kammerwandstärke rechts beträgt .... cm, die Kammerwandstärke links beträgt .... cm.

Das Herzinnenhäutchen der Herzwände und -klappen ist ....

Die Herzkranzschlagaderabgänge sind normal positioniert, die großen Gefäße gehen vom Herz und von der Körperhauptschlagader in normaler Position ab.

Die Muskelschicht ist ....

BAUCHHÖHLE:

Der Peritonealüberzug ist ....

Die Bauchhöhle enthält ....

Das Zwerchfell an der rechten und linken Seite ist ....

Die Nabelgefäße sind ....

Die Größe der Leber beträgt .... cm, das Gewicht beträgt .... g, die Leberkapsel ist ....,

die Schnittfläche des Gewebes ist ....

Die Intermediärsinus und Ductus venosus sind ....

Die Gallenblase ist ...., sie enthält .... ml, bei Druck auf die Gallenblase tritt Galle in den Zwölffingerdarm ohne wesentlichen Widerstand.

Die Milzoberfläche (Kapsel) ist ....

Die Milzschnittfläche ....

Das Milzgewicht beträgt .... g

Die Kapsel ist ....

Die Schnittfläche des Organes ist ....

Die Malpighischen Körperchen sind...

Die Nebennieren wiegen gemeinsam .... g

Sie sind ....

Die Schnittfläche zeigt ....

Rinde..

Mark ....

Die Nieren ....

Das gemeinsame Gewicht der Nieren beträgt .... g.

Die Nierenschlagadern und -blutadern sind frei von Thromben. Die Nierenkapsel läßt sich leicht lösen, die Nierenoberfläche ....

An der Schnittfläche sind die Rinde und das Mark ....

Das Nierenbecken und Harnleiter sind ausgekleidet.

Die Harnblase enthält .... (evtl. sichern)

Die Schleimhaut der Harnblase ist ....

Die Größe des Harnblasendreieckes ist normal.

◨ **Abb. 17.8** (*Fortsetzung*) Obduktionsprotokoll des gerichtsmedizinischen Instituts

Modell des Präventionsprogramms gegen den Plötzlichen Säuglingstod

GENITALIEN:

Die Prostata ist klein und fest und zeigt keine wesentlichen Abnormalitäten.

Der Scheideneingang und die -schleimhaut sind ....

Die Gebärmutter, die Eileiter und die Eierstöcke zeigen keine großen Abnormalitäten.

Die Gebärmutter und Eierstöcke besitzen normale Größe.

MAGEN-DARMTRAKT:

Die Schleimhaut des Magens ist..

Er enthält.. (evtl. sichern)

Die Schleimhaut des Dünndarmes ist ....

Seine Lichtung enthält ....

Die Länge des Dünndarmes ist ....

Die Länge des Dickdarmes beträgt ....

Die Schleimhaut des Dickdarmes ist ....

Er enthält in seiner Lichtung ....

Die Bauchspeicheldrüse zeigt ....

Die Schnittfläche zeigt ....

Die Lymphknoten sind ....

Das Knochenmark ist ....

MUSKEL und SKELETTSYSTEM:

Knochen:

Der Griff des Brustbeines zeigt .... Verknöcherungskerne.

Es finden sich .... Rippenpaare.

Rippen, Wirbelsäule und knöchernes Becken sind .... (verletzt/unverletzt)

Abb. 17.8 *(Fortsetzung)* Obduktionsprotokoll des gerichtsmedizinischen Instituts

17

Institut für Pathologie der Universität Graz
Abteilung für Pädopathologie

Obduktionsprotokoll für Säuglinge

Familienname:...Vorname:...................................

Geburtsdatum:.............................gestorben am:............................um:...................

obduziert am:....................Obduzent:................................Obd.-Nr.:.............../......

Äußere Beschreibung:

Größe:...................Gewicht:.............Geburtsgewicht (falls bekannt):..............
Ernährungszustand:　　gut ☐　　reduziert ☐　　adipös ☐　　　　　s.B. ☐
Hautfarbe:　　AN ☐ anämisch ☐ ikterisch ☐ cyanotisch ☐ s.B. ☐
Totenflecken:　　ventral ☐ dorsal ☐ lateral li ☐ lateral re ☐ s.B. ☐
Totenstarre:　　vorhanden ☐ s.B. ☐ Ödeme: nein ☐ s.B. ☐
Narben:　　nein ☐ ja, s.B. ☐ Operationswunden:　　nein ☐ ja, s.B. ☐
Verletzungen:　　nein ☐ ja, s.B. ☐ Punktionsstellen nein ☐ ja, s.B. ☐
Obere Extremitäten:　　rechts:　　AN ☐ s.B. ☐ links:　　AN ☐ s.B. ☐
Untere Extremitäten:　　rechts:　　AN ☐ s.B. ☐ links:　　AN ☐ s.B. ☐

Augen:　　Pupillen: isocor ☐ unauffällig ☐ eng ☐ weit ☐ s.B. ☐
Conjunctiva: AN ☐ s.B. ☐ Sclera: weiß ☐ ikterisch ☐ s.B. ☐

Äußeres Genitale:

männlich AN ☐ s.B. ☐ Hoden deszendiert:　　links ☐ rechts ☐
weiblich AN ☐ s.B. ☐
Nabel:　　AN ☐ s.B. ☐ Mammae: AN ☐ s.B. ☐ Anus: AN ☐ s.B. ☐

Schädel:

weiche Schädeldecke:　　AN ☐ s.B. ☐ Fontanellen　AN ☐ s.B. ☐
knöchernes Schädeldach:　　AN ☐ s.B. ☐ Tentorium　AN ☐ s.B. ☐
Dura: AN ☐ s.B. ☐ Sinus: AN ☐ s.B. ☐ Leptomeninx:　　AN ☐ s.B. ☐
Gehirn: Gewicht:............g Ödem: nein ☐ Grad I ☐ Grad II ☐ Grad III ☐
Großhirn: AN ☐ s.B. ☐ Kleinhirn: AN ☐ s.B. ☐ Medulla: AN ☐ s.B. ☐
Ventrikel: Weite: AN ☐ s.B. ☐ Inhalt: AN ☐ s.B. ☐
Hypophyse: AN ☐ s.B. ☐ Epiphyse: AN ☐ s.B. ☐
Mittelohr: rechts: AN ☐ s.B. ☐ links: AN ☐ s.B. ☐ nicht seziert ☐
Rückenmark: AN ☐ s.B. ☐ nicht seziert ☐

Legende: AN ☐ = Altersnorm　s.B. ☐ = siehe gesonderte Beschreibung
☐ Zutreffendes bitte ankreuzen

☐ **Abb. 17.9** Obduktionsprotokoll des pathologischen Instituts

Hals- und Thoraxsitus:
Respirationstrakt:

Nase: AN ☐ s.B. ☐ Rachenschleimhaut: AN ☐ s.B. ☐

Larynx: AN ☐ s.B. ☐ Trachea ☐ s.B. ☐

Bronchien: AN ☐ s.B. ☐ Lungenlappung AN ☐   s.B. ☐

Lungen: Gewicht: rechts:...........g links:............g

Pleura: AN ☐ s.B. ☐ Lungenparenchym: AN ☐ s.B. ☐

Pleurahöhle   rechts AN ☐ s.B. ☐ links AN ☐ s.B. ☐

Hilus- und paratracheale Lymphknoten: AN ☐ s.B. ☐

Halslymphknoten: AN ☐ s.B. ☐

Schilddrüse: Gewicht:...........g AN ☐ s.B. ☐

Epithelkörperchen: AN ☐ s.B. ☐ nicht präpariert ☐

Thymus: Gewicht:............g   Kapsel und Schnittfläche: AN ☐ s.B. ☐

Herz:

Herzbeutel: Inhalt: AN ☐ ....ml Transsudat   s.B. ☐

Peri- und Epicard: AN ☐ s.B. ☐

Herzgewicht:...............g

Konfiguration: rechter Vorhof/Herzohr AN ☐ s.B. ☐

linker Vorhof/Herzohr   AN ☐ s.B. ☐

rechter Ventrikel   AN ☐ s.B. ☐ Wandstärke:.......mm

linker Ventrikel   AN ☐ s.B. ☐ Wandstärke:.......mm

Foramen ovale: geschlossen ☐ sondierbar ☐ s.B. ☐

Herzklappen: Tricuspidalis: AN ☐ s.B. ☐ Umfang:...............mm

Pulmonalis: AN ☐ s.B. ☐ Umfang:...............mm

Mitralis: AN ☐ s.B. ☐ Umfang:...............mm

Aorta: AN ☐ s.B. ☐ Umfang:...............mm

Coronararterien: AN ☐ s.B. ☐

große Gefäße:

Aorta und Hauptäste: AN ☐ s.B. ☐

Pulmonalarterien: AN ☐ s.B. ☐

Ductus arteriosus Botalli: geschlossen ☐ sondierbar ☐ ....mm Ø

Mundhöhle: AN ☐ s.B. ☐ Zähne: AN ☐ s.B. ☐

Gaumen: AN ☐ s.B. ☐ Zunge: AN ☐ s.B. ☐

Gaumenmandeln: AN ☐ s.B. ☐

Ösophagus: AN ☐ s.B. ☐ Cardia: AN ☐ s.B. ☐

Legende: AN ☐ = Altersnorm   s.B. ☐ = siehe gesonderte Beschreibung
☐ Zutreffendes bitte ankreuzen

☐ Abb. 17.9 *(Fortsetzung)* Obduktionsprotokoll des pathologischen Instituts

Bauchsitus/Bauchhöhle:

Zwerchfell: AN ☐ s.B. ☐
Zwerchfellstand: rechts.........ICR links...........ICR (bezogen auf MCL)
Peritoneum: AN ☐ s.B. ☐ ....ml Transsudat
Hernien: keine ☐ s.B. ☐ Umbilikalgefäße AN ☐ s.B. ☐
Situs der Bauchorgane: AN ☐ s.B. ☐

Leber: Gewicht:......................g, AN ☐ s.B. ☐ Pfortader: AN ☐ s.B. ☐
Milz: Gewicht:......................g, AN ☐ s.B. ☐ Nabelvene: AN ☐ s.B. ☐
Magen: AN ☐ s.B. ☐ Inhalt: leer ☐ Nahrungsbrei ☐ s.B. ☐
Duodenum: AN ☐ s.B. ☐ Inhalt: leer ☐ Nahrungsbrei ☐ s.B. ☐
Gallenblase: AN ☐ s.B. ☐ ableitende Gallenwege: AN ☐ s.B. ☐
Pancreas: AN ☐ s.B. ☐
Jejunum und Ileum: AN ☐ s.B. ☐ Inhalt: unauffällig ☐ s.B. ☐
Dickdarm: AN ☐ s.B. ☐ Inhalt: unauffällig ☐ s.B. ☐
Appendix: AN ☐ s.B. ☐ Rectum: AN ☐ s.B. ☐ Anus: AN ☐ s.B. ☐
Mesenterium: AN ☐ s.B. ☐
Lymphknoten des Verdauungstraktes: AN ☐ s.B. ☐

Urogenitaltrakt/Retroperitoneum:
Niere: rechts: Gewicht:.............g AN ☐ s.B. ☐
links: Gewicht:.............g AN ☐ s.B. ☐
Nierenbecken und Ureter: rechts: AN ☐ s.B. ☐ links: AN ☐ s.B. ☐
Harnblase: AN ☐ s.B. ☐ Inhalt: leer ☐ Harn ☐ ....ml s.B. ☐
Urethra: AN ☐ s.B. ☐
Nebenniere: rechts: Gewicht:.............g AN ☐ s.B. ☐
links: Gewicht:.............g AN ☐ s.B. ☐

Männliche Genitalorgane:
Hoden und Nebenhoden: AN ☐ s.B. ☐ Prostata: AN ☐ s.B. ☐
Weibliche Genitalorgane:
Uterus: AN ☐ s.B. ☐ Vagina: AN ☐ s.B. ☐
Adnexe rechts AN ☐ s.B. ☐ links: AN ☐ s.B. ☐

Skelettsystem:
AN ☐ s.B. ☐

Legende: AN ☐ = Altersnorm s.B. ☐ = siehe gesonderte Beschreibung
☐ Zutreffendes bitte ankreuzen

☐ **Abb. 17.9** (Fortsetzung) Obduktionsprotokoll des pathologischen Instituts

Modell des Präventionsprogramms gegen den Plötzlichen Säuglingstod

Wesentliche Daten aus der Krankengeschichte:
insbesondere: Schwangerschaftsanamnese (Frühgeburt, SSW., Sectio), Familienanamnese, Vorerkrankungen

ergänzende Beschreibungen:

Empfehlung für histologische und diverse andere Untersuchungen:
dringend empfohlen:
Gehirn (in toto fixieren), Herz (li und re Ventrikel, Septum), Lunge (1 Probe je Lappen), Larynx, Trachea, Leber, Milz, Nieren, Thymus, Pancreas, Schilddrüse, Nebennieren, Mesenteriallymphknoten
empfohlen:
Zunge, Ösophagus, Magen, Dünn-und Dickdarm, Zwerchfell, Psoas, Rippe, Nerv
falls indiziert:
Speicheldrüsen, Haut, Harnblase, Prostata, Gonaden, Uterus, Mammae, Nabel, Rückenmark, Knochenmark (Beckenkamm)
Mikrobiologische Untersuchungen (Stuhlkultur, Milzkultur, Blut, Virologie)
Tieffrieren (insbesondere bei Verdacht auf Stoffwechselerkrankungen): Leber, Lunge, Herz, Skelettmuskulatur, Hirnstamm
Toxikologische Untersuchungen: Harn, Blut, Mageninhalt, Dünndarminhalt, Glaskörperflüssigkeit

Legende: AN ☐ = Altersnorm   s.B. ☐ = siehe gesonderte Beschreibung
☐ Zutreffendes bitte ankreuzen

◻ **Abb. 17.9** (*Fortsetzung*) Obduktionsprotokoll des pathologischen Instituts

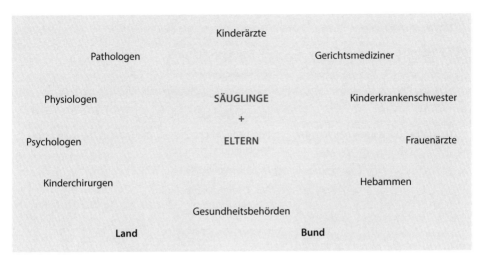

Abb. 17.10 Multidisziplinäre SIDS-Prävention

17.5.5 Interdisziplinäre Teambesprechung mit Todesfallanalyse

In regelmäßigen Abständen trifft sich das steirische „SIDS-Team", um Informationen über SIDS-Todesfälle im interdisziplinären Gespräch auszutauschen. Dabei werden die Anamnese, die Umstände des Todes, die Befunde der Obduktion sowie evtl. vorhandene Ergebnisse eines Risikofragebogens oder einer Polygraphie abgehandelt (▶ Abschn. 17.5.9). Das Team besteht aus Gerichtsmedizinern, Pathologen, Physiologen, Kinderärzten, Kinderkrankenschwestern, Hebammen, Mitgliedern der Sanitätsbehörde und Vertretern von *SIDS Austria* (◨ Abb. 17.10; ◨ Tab. 17.2). Ziel dieser Todesfallanalysen ist es, ungeklärte Säuglingstode nach den ESPID-Kriterien zu klassifizieren und aus der Analyse mehr über das Phänomen „SIDS" zu lernen, um daraus Verbesserungen für Diagnostik und Prävention ableiten zu können (Kerbl et al. 1994). Daraus erwachsen neue Forschungsprojekte, deren Ergebnisse bei lokalen, nationalen und internationalen Tagungen vorgestellt werden. Auch die Fortbildung verschiedener mit SIDS konfrontierter Berufsgruppen (z. B. Ärzte, Krankenschwestern, Rotes Kreuz u. a.) wird von den Teammitgliedern durchgeführt. Das Team organisierte im Jahr 1988 ein internationales SIDS-Symposium und im Jahr 1995 den Internationalen Kongress der ESPID.

17.5.6 Betreuung der betroffenen Familien

Hausärzte und Kinderärzte sind aufgefordert, betroffene Familien nicht alleinzulassen und bedarfsweise Hausbesuche zu machen oder zu Gesprächen einzuladen. Nehmen die Eltern das Angebot der Elternvereinigung SIDS-Austria an, werden sie in Elternrunden eingeladen, in denen sie mit anderen Betroffenen über ihre Trauer, Schuldgefühle, Familienprobleme u. a. sprechen können und Rat und Zuwendung bekommen. Die Geschwister, Großeltern und andere Bezugspersonen dürfen dabei nicht ausgeklammert werden. Die wesentlichen Ziele sind: Einbinden der Familie in ein Team der Elterngruppe SIDS-Austria, Informieren der Eltern über den heutigen Wissensstand, Aufarbeiten von Zorn, Depression, Ablehnung und Verzweiflung, Herausführen der Eltern aus den Problemen und weiterhin kompetente Beratung (▶ Kap. 12).

◘ **Tab. 17.2** Mitarbeiter des steirischen SIDS-Teams (frühere, ständige und temporäre)

SIDS-Austria	Mag. Adelheid Kremser
	Ing. Isolde Bachler
	Ing. Andrea Zügner-Lenz
	Birgit Artner (und andere Eltern)
Univ.- Klinik für Kinder- und Jugend-heilkunde Graz	Prof. Dr. Ronald Kurz (ehem. Departmentleiter und Klinik-vorstand)
	Prof. Dr. Reinhold Kerbl
	Prof. Dr. Fritz Reiterer
	OA Dr. Renate Schenkeli
	OA Dr. Andreas Pfleger
	Prof. Dr. Bernd Urlesberger
	Prof. Dr. Silvia Stöckler
	Prof. Dr. Eduard Paschke
	Prof. Dr. Herwig Lackner
	PD Dr. Klaus Pfurtscheller
	Ass. Dr. Marie Hanzer
	Dr. Elisabeth Fandler
	Dr. Birgit Ranner
	Dr. Bettina Lehner
	PD Dr. Heinz Zotter
	DKKS Erni Hoffmann
	DKKS Gisela Krenn
	DKKS Anni Perrogon
	DKKS Eveline Ziehenberger
	DKKS Waltraud Zötsch
Institut für Physiologie Graz	Prof. Dr. Thomas Kenner (ehem. Institutsvorstand)
	Prof. Dr. Reinhard Haidmayer
	Prof. Dr. Christa Einspieler
	Prof. Dr. Karl Pfeiffer (Statistik)
	Dipl.-Ing. Isolde Bachler
	Ass. Dr. Eva Maria Klug

17

☐ Tab. 17.2 (*Fortsetzung*) Mitarbeiter des steirischen SIDS-Teams (frühere, ständige und temporäre)	
Univ.-Klinik für Kinderchirurgie Graz	Prof. Dr. Michael Höllwarth (ehem. Klinikvorstand)
	Prof. Dr. Peter Schober
	OA Dr. Brigitte Weißl
	OA. Dr. Sirkka Zeder
	DKKS Regina Spannring
	DKKS Gertraud Riegler
	DKKS Monika Mair
	DKKS Maria Braunegg
Univ.-Frauenklinik Graz	Prof. Dr. Klaus Rosanelli
	Prof. Dr. Hellfried Rosegger
	Mag. Ursula Plohberger
	Dipl.-Hebamme Eva-Maria Eisner
Kinderabteilung Leoben	Prof. Dr. Reinhold Kerbl (Abteilungsvorstand)
	OA Dr. Gerhard Köstl
	OA Dr. Irina Grigorow
	OA Dr. Maja Raissakis
	OA Dr. Alois Grassmugg
Gerichtsmedizinisches Institut Graz	Prof. Dr. Wolfgang Maresch † (ehem. Institutsvorstand)
	OA Dr. Peter Roll
	Dr. Eva Hassler
Pathologisches-anatomisches Institut Graz	Prof. Dr. Hans Becker †
	Prof. Dr. Eva Karpf
	Ass.Prof. Dr. Manfred Ratschek
	OA Dr. Ekkehard Spuler
Institut für biomedizinische Technik Graz	Prof. Dr. Gert Pfurtscheller
	Doz. Dr. Gerhard. Litscher
Institut für Mathematik Graz	Dr. Jerry Batzel
Landessanitätsdirektion Steiermark	Hofrat Dr. Gernot Rauter
	Dr. Gerlinde Herlinde Rotter
	Dr. Alfred Gränz
	Dr. Brigitte Jauernik
Rotes Kreuz Österreich	Martin Bärnthaler und Mitarbeiter

17.5.7 Elternvereinigung – SIDS-Austria

Die Elternselbsthilfegruppe SIDS-Austria versucht psychosoziale Hilfestellung für betroffene Familien zu leisten, organisiert Reanimationskurse, unterstützt die Ärzte bei der Verbreitung relevanter Informationen in der Bevölkerung, sucht nach Geldspenden, ist bei Teamsitzungen dabei, und verbreitet Informationsmaterial.

17.5.8 Die Grazer Arbeitshypothese

Aufgrund eigener Untersuchungen über die Regulation autonomer Zentren (Haidmayer et al. 1982b) und die Vielzahl unterschiedlicher Risikofaktoren (Einspieler et al. 1988a, b) hat unsere Arbeitsgruppe die Arbeitshypothese des multifaktoriellen Geschehens erstellt (Kurz et al. 1986b), (▶ Kap. 16). Durch altersspezifische und/oder genetische „Instabilität" autonomer Regulationsmechanismen (Atem-, Kreislauf-, Temperaturregulation) im Schlaf entsteht eine erhöhte Vulnerabilität dieser Funktionen, die individuell unterschiedlich sein kann (endogenes Risiko). Durch verschiedene Trigger, die zu verminderter Sauerstoffversorgung führen (exogene Risikofaktoren), kann diese Instabilität zum Versagen des Atem- und Kreislaufsystems im Schlaf führen (Kurz et al. 1986b) (▶ Kap. 16). Daher bauen unsere Präventivmaßnahmen auf 3 Prinzipien auf:

- Erkennung von Kindern mit möglichem erhöhtem SIDS-Risiko
- Überwachung von potenziellen SIDS-Risikosäuglingen
- Information der Bevölkerung über SIDS-Risikofaktoren, empfehlenswerte Pflege und Verhaltensmaßnahmen bei Säuglingen

17.5.9 Präventivmaßnahmen

17.5.9.1 Erkennung von Säuglingen mit möglichem erhöhtem SIDS-Risiko
- **Der Steirische SIDS-Fragebogen (◨ Abb. 17.11)**

In der Steiermark und in Vorarlberg laufen seit Ende 1988 Präventionsprogramme mit einer Risikofragebogenaktion, die auf den Forschungsergebnissen von Einspieler et al. (1992a, b) basieren. Mittels Interviews mit Eltern von plötzlich verstorbenen Säuglingen und vergleichsweise gesunden Kindern konnten unter 385 Fragen (betreffend Schwangerschaft und Geburt, soziale Verhältnisse und Gesundheitsdaten nach der Geburt) 21 Risikofaktoren (z. B. Bewegungsarmut im Mutterleib, Schlafen in Bauchlage, vermehrtes Schwitzen im Schlaf, auffallende Blässe oder Zyanose u. a.) eruiert werden, die bei SIDS-Opfern signifikant häufiger aufgetreten waren. 86 % der plötzlich verstorbenen Säuglinge hatten 6 oder mehr Risikofaktoren in der Vorgeschichte. Daher wird seit Ende 1988 der Versuch unternommen, mithilfe eines Risikofragebogens, in dem diese Risikofaktoren enthalten sind, ein erhöhtes SIDS-Risiko bei Säuglingen zu erkennen. Alle Mütter erhalten seither im Wochenbett diesen Fragebogen und werden über den Sinn der Aktion aufgeklärt. Die Eltern werden aufgefordert, nach einer Beobachtungszeit von 3 bis 4 Wochen die ausgefüllten Fragebögen an die zentrale Auswertestelle zu schicken. Bei Säuglingen mit 6 und mehr Risikopunkten, aber auch bei solchen mit einzelnen schwerwiegenden Hinweisen auf autonome Regulationsstörungen, wird den Eltern schriftlich eine Vorstellung des Babys beim Kinderarzt empfohlen. Dieser entscheidet über evtl. weiterführende Untersuchungen. Bei Verdacht auf Atemstörungen im Schlaf er-

Bitte ausfüllen und einsenden, wenn das Baby vier Wochen alt ist!

SRFB Graz
SIDS Risikofragebogen

Christa Einspieler & Reinhard Haidmayer (Physiologisches Institut der Universität Graz)
Ronald Kurz (Universitäts-Kinderklinik Graz)
Helfried Rosegger (Geburtshilflich-Gynäkologische Universitätsklinik Graz)
Peter H. Schober (Kinderchirurgische Universitätsklinik Graz)

1988 / 3. Auflage 1995

Entbindungsklinik: ....

Vor- und Zuname des Kindes: . . . .

geboren am: . . . .

Geschlecht: ☐ weiblich   ☐ männlich   (bitte ankreuzen!)

Wohnadresse: . . . .

. . . .
Die genaue Anschrift macht die Beantwortung Ihrer Angaben möglich.

Telefon: . . . .

heutiges Datum: . . . .

Beruf der Mutter: . . . .

Geburtsjahr der Mutter: . . . .

Beruf des Vaters: . . . .

Geburtsjahr des Vaters: . . . .

Geburtsgewicht dieses Kindes: . . . .

Geburtsgröße dieses Kindes: . . . .

Dieses Baby war meine   Schwangerschaft.
. . . .

Geburtsjahre der Geschwister dieses Babys bzw. Jahresangabe bei Abortus und Totgeburten (mit entsprechendem Vermerk):

. . . .

Behandelnder Kinderarzt: . . . .

Steierm. Landesdruckerei, Graz. – 1062-95   8875666

🔲 **Abb. 17.11** Der Steirische SIDS-Risikofragebogen

Modell des Präventionsprogramms gegen den Plötzlichen Säuglingstod

Bitte Zutreffendes ankreuzen!

Familienstand der Mutter: ☐ alleinstehend
☐ verheiratet oder mit Partner lebend

Ich habe mein Baby ☐ nie gestillt
☐ gestillt – Dauer: . . . Wochen

Dieses Baby ist ☐ eine Frühgeburt
☐ keine Frühgeburt '
geboren in der . . . Schwangerschaftswoche.

Dieses Baby hat(te) ☐ Operationen
☐ angeborene Krankheiten, Mißbildungen
☐ erworbene Krankheiten, (schwere Infektionen, Unfälle)

Bitte um nähere Angaben: . . . .

. . . .

Liebe Mutter des Kindes, bitte beantworten Sie jede der folgenden Fragen!
Nach jeder Frage finden Sie Platz für nähere Erläuterungen.

		JA	NEIN
1.	Waren Sie zum Zeitpunkt der Geburt dieses Kindes **jünger** als 23 Jahre?	☐	☐
2.	Haben Sie in dieser Schwangerschaft geraucht? Wenn ja, täglich . . . . . . Zigaretten.	☐	☐
3.	Liegt eine vorangegangene Schwangerschaft **weniger als zwei Jahre** zurück?	☐	☐
4.	Neigen die Geschwister des Kindes zu Bronchitis? Wenn ja, wie oft / Jahr?	☐	☐
5.	Gibt es in Ihrer Familie Epileptiker und / oder Personen, die an Fieberkrämpfen leiden / gelitten haben?	☐	☐
6.	Ist in Ihrer Familie oder nahen Verwandtschaft jemals ein Säugling **plötzlich und unerwartet** gestorben? Wenn ja, bitte Verwandtschaftsgrad, Todesjahr, Geschlecht, Alter, evtl. Todesursache angeben:	☐	☐
7.	Haben Sie in dieser Schwangerschaft **länger** als drei Monate erbrochen?	☐	☐

17

☐ **Abb. 17.11** (*Fortsetzung*) Der Steirische SIDS-Risikofragebogen

	JA	NEIN

8. Im Mutter-Kind-Paß finden Sie Ihre Blutdruckwerte während dieser Schwanger-
schaft. Ein Meßwert setzt sich aus zwei Angaben zusammen, z. B. 120/80 mm Hg.
Lag die erste der beiden Angaben bei einer Untersuchung **unter 105 mm Hg?** ☐ ☐
Wie oft wurde in dieser Schwangerschaft ein Wert **unter 105 mm Hg** festgestellt?

. . . .

9. Hat sich Ihr Baby im Vergleich zu vorangegangenen Schwangerschaften im
Mutterleib **weniger** bewegt? ☐ ☐

10.
a. Wurde die Geburt dieses Kindes mit wehenfördernden Mitteln (welche?)
eingeleitet? ☐ ☐

b. War ein Kaiserschnitt notwendig? ☐ ☐

11. Traten bei diesem Baby nach der Geburt Komplikationen bzw. Krankheiten auf,
die eine Verlegung des Kindes in eine Neugeborenen-Intensivstation, Frühge-
burten- oder Beobachtungsstation erforderten? ☐ ☐
Wenn ja, bitte um genauere Angaben!

12. Hatte Ihr Baby so starke Gelbsucht, daß eine Phototherapie notwendig wurde? ☐ ☐

13. Hat Ihr Baby Trinkschwierigkeiten, wie auffallende Ermüdbarkeit, Ungeschick-
lichkeit beim Saugen, Atemlosigkeit, häufiges Verschlucken bzw. „Verkutzen",
bzw. wird Ihr Baby während des Trinkens blau um den Mund? (Zutreffendes
bitte unterstreichen!) ☐ ☐

14. Rauchen Sie, seit Ihr Baby geboren ist?
Wenn ja, täglich . . . . . . Zigaretten. ☐ ☐

15. Schwitzt Ihr Baby im Schlaf (trotz normaler Raumtemperatur) so stark,
daß die Windel unter dem Kopf bzw. die Haare feucht sind? ☐ ☐
Kreuzen Sie diese Frage bitte auch mit „JA" an, wenn Sie nur **selten**
diese Beobachtung machen!

16. Schläft Ihr Baby in Bauchlage? ☐ ☐

◨ **Abb. 17.11** (*Fortsetzung*) Der Steirische SIDS-Risikofragebogen

Modell des Präventionsprogramms gegen den Plötzlichen Säuglingstod

	JA	NEIN
17. Hat Ihr Baby schon einmal so tief geschlafen, daß Sie Mühe hatten, es zu wecken (heftiges Stupsen oder Rütteln erforderlich)?	☐	☐
18. Ist Ihr Baby **auffallend ruhig** (z, B. ist es ihm **gleichgültig**, wenn es die Brust / Flasche etwas später bekommt oder den Schnuller verliert), bzw. ist es **bewegungsarm** (z. B. strampelt es wenig, vor allem wenn es ausgezogen ist)?	☐	☐
19. Ist Ihr Baby im Schlaf auffallend blaß?	☐	☐
20. Hat sich die Gesichtshaut Ihres Babys schon einmal **blau** (cyanotisch) verfärbt, z. B. im Mund und Nasenbereich während des Trinkens oder während des Schlafens? (Eine Blaufärbung während des Schreiens ist damit nicht gemeint!)	☐	☐
21. Schreit Ihr Baby jäh auf (z. B. im Schlaf) bzw. beobachten Sie schrilles hohes Schreien im Zusammenhang mit Erbrechen oder Spucken?	☐	☐
22. Konnten Sie bei Ihrem schlafenden Baby **viele** oder auffällig lange (**über 8 Sekunden**) Atempausen beobachten?	☐	☐
23. Waren Sie mit Ihrem Baby bei einer Untersuchung seiner Atemregulation (OCRG)? (Kreuzen Sie die Frage auch mit „JA" an, wenn Sie dafür einen Termin haben – bitte entsprechender Vermerk!) Ihr Baby wurde / wird untersucht im Schlaflabor der	☐	☐

☐ Univ. Kinderklinik Graz   ☐ Univ. Kinderchirurgie Graz
☐ Physiol. Institut Graz   ☐ Kinderabtl. des LKH Leoben
☐ . . . .

	JA	NEIN
24. Wird Ihr Baby mit einem Heim-Monitor überwacht?	☐	☐

Wenn ja,
☐ „Piepserl" (MR 10)   ☐ Matte
☐ . . . .

	JA	NEIN
25. Bekommt Ihr Baby Euphyllin zur Verbesserung seiner Atemregulation?	☐	☐

26. Was halten Sie von dieser Fragebogen-Aktion?
☐ Ich finde sie gut.   ☐ Sie ist mir gleichgültig.   ☐ Ich finde sie schlecht.

Vielen Dank!

◻ **Abb. 17.11** (*Fortsetzung*) Der Steirische SIDS-Risikofragebogen folgt die Zuweisung an ein Schlaflabor. Allen Eltern sogenannter Risikobabys werden Informationsmaterial über vermeidbare Risikofaktoren (s. unten) und angemessene Pflege- und Verhaltensempfehlungen (◘ Abb. 17.12) mitgegeben (z. B. im Begleitheft des österreichischen Mutter-Kind-Passes).

Obwohl der SIDS-Risikofragebogen (SRFB) in der prospektiven Anwendung die guten Werte der retrospektiven Analyse für Sensitivität und Spezifität nicht halten konnte und somit als „SIDS-Risikodetektor" nur sehr bedingt verwendbar ist, wird die Fragebogenaktion bis dato fortgesetzt. Es erfolgt dies v. a. auch in der Absicht, Eltern und Professionisten für das Thema „SIDS" zu sensibilisieren. Die interaktive Auseinandersetzung mit bekannten Risikofaktoren wie Bauchlage, Überwärmung und Nikotinbelastung soll zu ihrer Vermeidung beitragen. Eine gute Kenntnislage der steirischen Eltern belegt, dass diese Intention offensichtlich „aufgeht" und entscheidend zum Präventionserfolg beiträgt. Der abgebildete Fragebogen wird derzeit aktualisiert.

- **„Atemstudie"**

Entsprechend dem zweiten österreichischen SIDS-Konsensusgespräch (Kurz u. Prechtl 1995) wird bei Säuglingen nach einem ALTE, nach ungeklärten Zyanoseanfällen und bei Verdacht auf pathologische zentrale und/oder obstruktive Schlafapnoen eine „Atemstudie" (Synonyma: OCRG = Oxykardiorespirographie, Polysomnographie) durchgeführt. Fakultative Indikationen sind andere autonome Regulationsstörungen, schwere Geburtskomplikationen (besonders bei Frühgeburtlichkeit), ein SIDS-Folgekind sowie besondere Sorge der Eltern. Anfangs wurden lediglich Atemexkursionen mittels Impedanzpneumographie registriert, mit zunehmender Verbesserung der Technik werden auch relative Atemexkursionen, obstruktive Apnoen, EKG und Herzfrequenz, Sauerstoffsättigung und Kohlendioxidkonzentration in der Ausatemluft sowie durch EEG- und EOG-Aufzeichnungen die Schlafstadien ermittelt.

Alle Messparameter werden entsprechend definierter Standards bewertet. Als auffällig und außerhalb des 95. Perzentils gelegene Befunde gelten: zentrale Apnoen über 15 sec (über 12 sec bei 2-Stunden-Kurzzeitmessung; „daytime nap"), MA-Wert (Apnoedauer in Sekunden pro 1 min Messzeit) von >7 sec/min, Sauerstoffsättigung unter 85 %, 3 oder mehr obstruktive Apnoen über 5 sec, jede obstruktive Apnoe über 10 sec Dauer, Herzfrequenz unter 80 pro Minute für mindestens 10 sec bzw. Abfall um mehr als 10 % unter die basale Herzfrequenz (Kerbl et al. 1995b). Entsprechend dem letzten Konsensusgespräch vom November 1998 (Ipsiroglu et al. 2000) wurde der MA-Wert aus der Liste der zu bewertenden Befunde herausgenommen, Gleiches gilt für die aufgrund der Arbeit von Steinschneider (1972) lange Zeit als pathologisch angesehene periodische Atmung. In den letzten Jahren hat sich der Wert polygraphischer Untersuchungen sehr relativiert; sie werden auch im steirischen Präventionsprogramm nicht mehr als Standardmaßnahme der SIDS-Prävention angesehen. Ihren Wert behält die PSG jedoch bei verdächtiger Anamnese bzw. klinischer Präsentation (Zyanose, andere autonome Regulationsstörungen, ALTE). In diesen Fällen kann die Polygraphie wertvolle Hinweise auf potenziell bedrohliche Ereignisse liefern und damit die adäquate Therapie mitbestimmen.

17.5.9.2 Überwachung potenzieller SIDS-Risikosäuglinge

- **Überwachung durch den Kinderarzt**

Säuglinge mit einem vermuteten erhöhten SIDS-Risiko werden in den Kinderarztpraxen auf mögliche Risikofaktoren untersucht und ggf. entsprechend behandelt (z. B. Infekte, gastroösophagealer Reflux u. a.). Vor allem werden die Eltern immer wieder über vermeidbare Risikofaktoren (z. B. Bauchlage und Überwärmung im Schlaf, Mitrauchen, mangelndes Stillen, Alleinlassen u. a.) aufgeklärt und auf die optimalen Pflegerichtlinien hingewiesen (◘ Abb. 17.12).

Kleiner „Leitfaden" für Säuglingspflege

Liebe Eltern!

Wir möchten Ihnen für die Pflege Ihres Kindes ein paar kleine „Tipps" mitgeben. Sie sollten sich jedoch bewusst sein, dass diese Tipps **in keinem Fall Untersuchung und Beratung durch Ihren Kinderarzt ersetzen können!**

1. Säuglinge im 1. Lebensjahr **nicht alleine lassen!** (Eine ständige „Hörverbindung" ist zu empfehlen.)
2. **Schlafposition:**
   Die **Bauchlage im Schlaf** kann **nicht mehr empfohlen** werden, da die Mehrzahl der Ereignisse des plötzlichen Säuglingstodes in dieser Position eintritt. Im Wachzustand soll der Säugling für eine normale Entwicklung natürlich auch in die Bauchlage gebracht werden. Im Schlaf sollte der Säugling daher immer in **Rückenlage** sein. Verwenden Sie nach Möglichkeit einen **Baby-Schlafsack!**
3. **Rauchen Sie bitte nicht** in den Räumen, in denen sich Ihr Kind aufhält!
4. Raumtemperatur und Kleidung:
   Die Wärmeregulation Ihres Kindes ist noch sehr labil, **eine Überwärmung solte unbedingt vermieden werden!** Ihr Kind fühlt sich bei jener Temperatur wohl, bei der auch **Sie** sich wohlfühlen! **Nicht zu fest anziehen und nicht zu fest zudecken!** (Eine dünne Decke bei Raumtemperatur reicht aus – bei Verwendung eines Schlafsacks ist gar keine zusätzliche Bedeckung erforderlich).
5. Allgemeines Verhalten des Kindes:
   Durch genaue Beobachtung Ihres Kindes können Sie selbst feststellen, ob es Ihrem Kind „gut geht" und ob es sich wohlfühlt.
   Sie sollten dabei auf folgende Punkte achten:
   a. Ist das Kind **normal aktiv?** Oder wirkt es sehr müde, teilnahmslos? Oder ist es „übererregt", ohne Grund unruhig?
   b. **Isst bzw. trinkt** Ihr Kind normal? Oder verweigert es mehrmals die Nahrungsaufnahme? Erbricht es wiederholt?
   c. Ist die **Hautfarbe** normal rosig? Oder ist die Haut sehr blass, kühl oder „marmoriert"? Oder ist die Haut bläulich?
   d. Sind im Schlaf **Atempausen über 12 Sekunden** zu beobachten?
   e. Hat Ihr Kind hohes **Fieber** (über 39 Grad)?
   BEI AUFFÄLLIGKEIT RÜCKSPRACHE MIT DEM KINDERARZT!
6. **Infekte und Fieber**
   Auch Ihr Kind wird im ersten Lebensjahr voraussichtlich mehrere „banale" Infekte (Schnupfen, Husten etc.) durchmachen. Diese gehen meist mit **Fieber** einher. Sie sollten Ihr Kind bei Fieber **leicht bekleiden** und **wenig zudecken.** Außerdem sollten Sie **reichlich Flüssigkeit** (kühlen Tee) zuführen. Das Kinderzimmer sollte **nicht überheizt sein** (maximal 20 Grad). Bei Infekten fühlt sich Ihr Kind wohler, wenn Sie (vor allem im Winter) die **Luft befeuchten** (Luftbefeuchter oder feuchte Tücher in Bettnähe). Die Nase sollte mit **Nasentropfen** (am besten Kochsalz-Tropfen aus der Apotheke) durchgängig gehalten werden.
7. **Ernährung des Säuglings**
   Die beste Nahrung für die ersten Lebensmonate ist die **Muttermilch.** Sollte das Stillen aus irgend einem Grund nicht möglich oder erwünscht sein, empfiehlt sich die sogenannte **„Anfangsnahrung".** Diese entspricht in ihrer Zusammensetzung weitgehend der Muttermilch. Vergessen Sie nicht **Vitamin-D-Tropfen** für das Knochenwachstum! (Tropfen auf oder unter die Zunge, **nicht** ins Fläschchen!).
   Das **Trinkfläschchen** sollte nicht als Maßnahme zur Beruhigung des Kindes verwendet werden, da dies die Entstehung von Zahnkaries begünstigt. Hingegen kann ein **Beruhigungsschnuller** in den ersten beiden Lebensjahren bedenkenlos verwendet werden, nach verschiedenen Studien wirkt er sogar schützend gegen SIDS. Wenn Ihr Baby einen Beruhigungsschnuller verwendet, sollte es diesen jedoch **zu jedem Einschlafen** bekommen.

◻ **Abb. 17.12** Leitfaden für die Säuglingspflege

8. **Erbrechen und „Spucken"**
   Mäßiges Erbrechen und Spucken kommt bei Säuglingen relativ häufig vor, da der Schließmuskel am Mageneingang oft noch nicht ganz funktionstüchtig ist und zudem das Baby oft „Luft schluckt". Sie sollten während und nach der Mahlzeit das Kind **gut aufstoßen lassen**. Bei Flaschenmahlzeit sollte das **Saugerloch** weder zu groß noch zu klein sein. Wenn Sie die Flasche mit dem Sauger nach unten halten, sollte **tropfenweise** Flüssigkeit herausrinnen. Bei häufigem Spucken kann eine Besserung auch erzielt werden, wenn Sie den **Oberkörper** des Kindes **hochlagern**. Bei **massivem Erbrechen, wiederholtem schwallartigem Erbrechen, Gewichts- oder Flüssigkeitsverlust ARZT AUFSUCHEN.**

9. **Haut- und Hautpflege**
   Die Haut Ihres Kindes ist noch sehr empfindlich. Nach dem Baden sollten Sie Ihr Kind mit einer „Babycreme" pflegen. Ein sensibler Bereich ist der **Windelbereich**. Sie sollten die Windel **regelmäßig wechseln** und diesen Bereich mit einer gut **abdeckenden Creme** pflegen, damit der Harn nicht an die Haut kommt. Nicht selten tritt bei Säuglingen eine **Rötung** der Haut im Windelbereich auf. Diese Entzündung lässt sich mit einer entsprechenden Salbe gut behandeln. Bei unklaren **Ausschlägen** sollten Sie Ihren Arzt aufsuchen.

10. **Das „Baucherl"**
    Viele Säuglinge leiden an **„Blähungen"**. Wenngleich sie für das Kind sehr unangenehm sind, sind sie meist harmlos. Eine Besserung lässt sich oft durch vorsichtige Massage des Bauches und warme Bäder erzielen. Eventuell kann Ihnen Ihr Arzt auch Tropfen gegen Blähungen verschreiben. Bei gestillten Kindern sollte die Mutter blähende Nahrung (frisches Brot, Hülsenfrüchte etc.) eher meiden.
    Der **Stuhlgang** Ihres Kindes kann sehr unregelmäßig sein. Insbesondere **gestillte** Kinder können oft mehrere Tage keinen Stuhl haben, da die Nahrung fast „völlig verarbeitet" wird. Bei sehr **hartem Stuhl** sollten Sie zusätzlich Tee geben.
    Keine Manipulationen mit dem Fieberthermometer oder dem Finger!
    Bei **anhaltend schmerzhaftem oder „hartem" Bauch**, wiederholtem **Erbrechen, Durchfall** oder **blutigem Stuhl ZUM ARZT!**

Mit den besten Wünschen für Sie und Ihr Kind

SIDS – Arbeitsgruppe Graz

◘ **Abb. 17.12** *(Fortsetzung)* Leitfaden für die Säuglingspflege

■ **Heimmonitoring**

Die Indikationen für das Heimmonitoring basieren ebenfalls auf dem zweiten österreichischen SIDS-Konsensusgespräch (Kurz u. Prechtl 1995). Obligate Indikationen sind ALTE und sogenannte symptomatische Frühgeborene mit rezidivierenden Apnoen, signifikante Sauerstoffsättigungsabfälle und Bradykardien. Fakultative Indikationen sind SIDS-Geschwisteranamnese, Polysomnographieergebnisse außerhalb der Norm sowie Drogenkonsum der Mutter.

Voraussetzung für die Ausgabe eines Heimmonitors ist die technische Einschulung und die Absolvierung eines Reanimationskurses durch die Eltern. Die Erreichbarkeit und Begleitung durch erfahrenes Personal muss gewährleistet sein. Je nach Indikation werden Atem-, Herz- oder Sauerstoffmonitore verordnet, wofür mit den Krankenkassen ein Leasingsystem unter der Voraussetzung strenger Indikationen vereinbart wurde. Überwachungsmatten werden von uns nicht empfohlen. Bei unklaren Alarmen wird ein Speichermonitor („event recorder") mitgegeben. Eine unkritische Verordnung von Monitoren ist kontraindiziert, da das Heimmonitoring für die ganze Familie sehr belastend sein kann (Reiterer et al. 1988) und die Kosten ohne strenge Indikation nicht gerechtfertigt sind. Es ist außerdem nicht bewiesen, dass Monitoring die SIDS-Rate vermindern kann. Über Effektivität und Nebenwirkungen des Monitoring sollten die Eltern immer ausdrücklich aufgeklärt werden (Kurz et al. 1996).

■ **Atemstimulation mit Theophyllin**

Unter der Annahme, dass das zentrale Apnoesyndrom zum SIDS führen könne, wurde in Anlehnung an andere Studien (Hunt et al. 1983) unter bestimmten Bedingungen Theophyllin zur Behandlung von pathologischen zentralen Apnoen eingesetzt (Reiterer et al. 1988). In jüngster Zeit bleibt diese Präventionsform nur mehr auf einige wenige Fälle (mit schwerem Apnoesyndrom) beschränkt. Dies auch deshalb, weil das Auftreten „idiopathischer Apnoen" in den meisten Fällen auch ohne Theophyllinbehandlung selbstlimitierend ist und Theophyllinbehandlung auch mit diversen Nebenwirkungen (Unruhe, verstärkter gastroösophagealer Reflux) einhergehen kann.

■ **Allgemeine Informationskampagne über die Vermeidung von SIDS-Risikofaktoren**

Da epidemiologische Studien gezeigt haben, dass die Vermeidung von Risikofaktoren und eine allgemeine Verbesserung der Gesundheitsvorsorge die SIDS-Häufigkeit beeinflussen können (Einspieler et al. 1997b), werden gemeinsam mit Geburtshelfern, Neonatologen, Hebammen, Kinderärzten, Allgemeinmedizinern in der Praxis, Pflegepersonen und Sozialarbeitern folgende Maßnahmen propagiert:

▬ Optimierung der Schwangerschaftsbegleitung durch regelmäßige Untersuchungen und Beratungen mindestens zu den im Mutter-Kind-Pass vorgeschlagenen Terminen durch Ärzte und Hebammen.

▬ Optimierung der Geburtsüberwachung durch entsprechende Infrastruktur von geburtshilflichen Stationen, vor allem bei Risikogeburten, und rechtzeitige Transferierung gefährdeter Neugeborener an neonatologische Zentren.

▬ Optimierung der ärztlichen Vorsorge, z. B. bei Mutter-Kind-Pass-Untersuchungen, und der ärztlichen Betreuung kranker Säuglinge.

▬ Verteilung der Broschüre „Leitfaden für Säuglingspflege" an die Eltern (■ Abb. 17.12). Seit 1994 findet sich dieser Leitfaden im Beiheft zum österreichischen Mutter-Kind-Pass.

▬ Regelmäßige Fortbildungsveranstaltungen und Schriften für Ärzte, Pflegepersonal und andere involvierte Berufsgruppen.

▬ Verteilung gezielter SIDS-Informationsbroschüren (analog zu Wien, Tirol, Salzburg) zur Vermeidung der Risikofaktoren. Sie beziehen sich nicht nur auf die Vermeidung der Bauchlage (Einspieler et al. 1997b), sondern auch auf die Vermeidung weicher Unterlagen und der Überwärmung im Schlaf, des passiven Mitrauchens, des Alleinlassens des Säuglings und auf die generelle Verbesserung der Gesundheitsvorsorge bei Säuglingen.

▬ Seit 1997 wird vom Bundesministerium für Soziales, Gesundheit und Arbeit eine neue Informationsbroschüre an alle geburtshilfliche Stationen, SIDS-Beratungszentren und Hebammen in Österreich verschickt.

▬ An manchen geburtshilflichen Abteilungen (z. B. Leoben) werden zusätzlich Gruppenberatungen mit den Müttern vor der Entlassung aus dem Wochenbett durchgeführt.

▬ Zeitschriften und Videofilm der Elternvereinigung SIDS-Austria.

▬ Seit 2002 öffentliche Website www.sids.at (Stand: August 2013)

▬ Im Jahr 2005 erfolgte eine Öffentlichkeitskampagne mit allgemeiner Empfehlung des Babyschlafsacks, diese führte zu einem signifikanten Anstieg der Schlafsackverwendung (■ Abb. 17.13)

▬ Seit dem Jahr 2007 wurde in Anlehnung an die *American Academy of Pediatrics (AAP)* und mit ähnlichem Wortlaut auch der Beruhigungsschnuller in die Präventionsempfehlungen mit aufgenommen („Ein Beruhigungsschnuller kann verwendet werden ...").

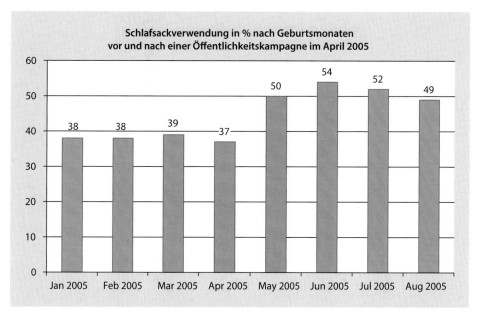

Schlafsackverwendung in % nach Geburtsmonaten
vor und nach einer Öffentlichkeitskampagne im April 2005

☐ Abb. 17.13 Eine Öffentlichkeitskampagne im Jahr 2005 führte zu einem signifikanten Anstieg der Schlafsackverwendung bei Säuglingen. Zuletzt hat sich diese bei 50–60 % eingependelt

17.5.10 Kontakte zu Behörden

Als sehr hilfreich hat sich die enge Zusammenarbeit mit Vertretern der regionalen Gesundheitsbehörde erwiesen. Dadurch konnte u. a. eine hohe Obduktionsrate von ca. 90 % erreicht werden. Großzügige Subventionen des Landes Steiermark unterstützten wiederholt die Informationskampagne, die Fragebogenaktion, die Untersuchungen in den Schlaflabors, verschiedene Forschungsprojekte und die rasche Erfassung der epidemiologischen Daten. Diesbezüglich erhielten wir auch mehrfach wertvolle Unterstützung durch das *Statistische Zentralamt* (heute *Statistik Austria*) und das *Institut für Demographie* in Wien.

17.5.11 Bisherige Ergebnisse der SIDS-Präventionskampagne in der Steiermark

Eine gezielte SIDS-Prävention begann Anfang der 1980er Jahre und wurde in den Folgejahren durch Einbeziehung verschiedener Institute und Institutionen erweitert. Von einer „systematischen" Präventionsarbeit kann man etwa ab dem Jahr 1984 sprechen, damals lag die SIDS-Rate noch bei 2,22 ‰.

Den Verlauf der steirischen SIDS-Prävention kann man in 3 Phasen unterteilen (Kerbl et al. 2012) (☐ Abb. 17.14):

- 1981–1988: polygraphische Untersuchungen und Heimmonitoring mit Atemmonitoren für Säuglinge mit vermutetem erhöhten SIDS-Risiko; **SIDS-Inzidenz: 1,67‰**
- 1989–1995: systematische Verwendung des SIDS-Risikofragebogens (Einspieler et al. 1992a, b); **Abfall der SIDS-Inzidenz auf 0,94 ‰**

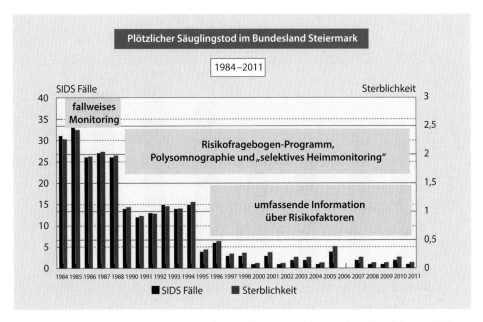

☐ Abb. 17.14 SIDS-Mortalität zwischen 1984 und 1911 in der Steiermark (www.sids.at – Stand: August 2013)

▬ 1996–2011: zusätzlich breit gestreute Informationskampagne mit Broschüren, Postern, öffentlichen Medien, Aufklärungsfilm, Internet etc.; **weiterer Abfall der SIDS-Inzidenz auf 0,19 ‰**

Die Unterschiede zwischen den 3 Phasen sind statistisch hoch signifikant und belegen somit die Effektivität der Maßnahmen. Der Rückgang der SIDS-Sterblichkeit erfolgte parallel mit einem Abfall der gesamten Säuglingssterblichkeit (1. Lebensjahr) und der Sterblichkeit im 2.–12. Lebensmonat (postneonatale Mortalität). Insgesamt ist der deutliche Rückgang der SIDS-Rate und der Säuglingssterblichkeit jedoch sicher nicht nur der SIDS-Präventionskampagne zu verdanken, sondern auch auf die gemeinsamen Anstrengungen der Geburtshilfe und der Neonatologie zurückzuführen.

An dieser Stelle ist der Steirischen Landesregierung (insbesondere Landesrat Günter Dörflinger) für die bedarfsgerechte finanzielle Unterstützung ganz besonders zu danken.

Abschließend darf festgehalten werden, dass durch das steirische SIDS-Präventionsprogramm vermutlich viele Säuglinge vor SIDS bewahrt werden konnten und somit vielen Familien das dramatische Erlebnis des Kindesverlusts erspart blieb. Es erscheint uns jedoch wichtig, gerade deshalb das Präventionsprogramm konsequent fortzusetzen, um die zuletzt erzielte, erfreulich niedrige SIDS-Prävalenz auch langfristig zu sichern.

17

Der plötzliche Säuglingstod – ein verhinderbares Ereignis?

R. Kurz

R. Kurz et al. (Hrsg.), *Der plötzliche Säuglingstod*,
DOI 10.1007/978-3-7091-1444-5_18, © Springer-Verlag Wien 2014

Die Antwort zu dieser Frage lässt sich nur aus einer Synopsis aller bisher dargestellten Aspekte zur Entstehung und zur Vermeidung des SIDS bzw. SID entwickeln. Bei SID mit fassbaren Obduktionsbefunden, die als Todesursache potenziell infrage kommen, sind viele Krankheiten bei rechtzeitiger Diagnose behandelbar bzw. vermeidbar. Die Möglichkeit der Kindstötung kann nicht in allen Fällen ausgeschlossen werden, und auch diese Todesfälle wären naturgemäß vermeidbar. Beim SIDS im engeren Sinn haben gerade die letzten Jahre gezeigt, dass unterschiedliche präventive Maßnahmen die SIDS-Raten signifikant senken können. Angesichts der offenbar multifaktoriellen Pathogenese des SIDS ist jedoch noch nicht klar zu unterscheiden, welche Wertigkeit den verschiedenen Präventionsmaßnahmen zugeschrieben werden kann, wobei die Verhinderung der Bauchlage im Schlaf sowie der Nikotinexposition (für diese gilt eine klare Dosis-Wirkungs-Beziehung) in und nach der Schwangerschaft als die wirkungsvollsten Maßnahmen beschrieben werden. Eine der wenigen Kalkulationen über die Effektivität von Einzelmaßnahmen erfolgte 2005 durch eine Metaanalyse über Beruhigungsschnuller als Präventivtool (Hauck et al. 2005). Sie errechnete, dass regelmäßiger Schnullergebrauch einen SIDS-Fall unter 2733 Säuglingen vermeiden könne, eine Aussage, die in dieser Form allerdings nicht unwidersprochen blieb.

Schon vor längerer Zeit haben skandinavische Longitudinalstudien gezeigt, dass im Zusammenhang mit der Verbesserung der gesamten Infrastruktur der Gesundheitsvorsorge (Optimierung der Schwangerschaftsbegleitung, der Geburtsüberwachung, der Neugeborenenbehandlung und des „primary health care" der Säuglinge) und mit dem Rückgang der Gesamtsterblichkeit auch die SIDS-Rate abnahm. Am Grazer Patientenkollektiv konnte jedoch gezeigt werden, dass die standardisierten spezifischen Präventionsmaßnahmen gegen den plötzlichen Säuglingstod einen signifikanten Anteil an der Verminderung der Gesamtsäuglingsmortalität hatten (◘ Abb. 17.12).

Die Erfassung von sogenannten SIDS-Risikosäuglingen mittels Risikoscores ergab unterschiedliche und teils enttäuschende Ergebnisse, an einigen Zentren jedoch einen Rückgang der SIDS-Rate bis zu 50 %. Dabei stellt sich die Frage, welchen Anteil die Risikodetektion als solche und welchen Anteil das verbesserte Wissen um die Entität „SIDS" hatte (Zotter et al. 2004).

Nicht überzeugend sind die Einflüsse der Polysomnographie und des Heimmonitorings. Zwar lassen sich durch Polygraphien in Einzelfällen überraschende und eindrucksvolle abnorme Befunde registrieren (▶ Abschn. 17.2) und durch Monitoring unerwartete bedrohliche Atem- und Herz-Kreislauf-Störungen rechtzeitig entdecken und in weiterer Folge oft beheben (▶ Abschn. 17.3). Es ist aber bisher in keiner Studie nachgewiesen worden, dass diese Maßnahmen zu einer signifikanten Senkung der SIDS-Sterblichkeit führen. Die eindrucksvollsten Erfolge brachten gezielte und strukturierte Kampagnen zur Vermeidung von Faktoren mit hoher Risikowahrscheinlichkeit (◘ Tab. 17.1), wobei der Vermeidung der Bauchlage im Schlaf ein besonderer Stellenwert zukommt. Die multidisziplinäre Zusammenarbeit und der multifaktorielle Einsatz unterschiedlicher Maßnahmen vermochten in mehreren Ländern die SIDS-Rate auf unter 0,3 ‰, in den Niederlanden bis 0,09 ‰ zu senken (▶ Kap. 13, 16, 17).

Zusammenfassend lässt sich sagen, dass die Kombination der als wirksam erkannten Maßnahmen (▶ Übersicht „Mögliche Maßnahmen der SIDS-Prävention") die Gesamtzahl der SIDS-Opfer signifikant reduzieren kann, dass v. a. aufgrund der Anamnese Babys mit erhöhtem Risiko identifiziert werden können. Es gibt aber keine Untersuchung, die die individuelle Gefährdung eines Säuglings für SIDS verlässlich vorhersagen kann. Diesbezüglich besteht eine gewisse Hoffnung aufgrund rezenter Forschungsberichte über genetische Befunde (s. auch ▶ Kap. 11). Derzeit kann allein die Gesamtpalette der Präventionsmaßnahmen eine sehr hohe, aber keine vollkommene Sicherheit vor dem plötzlichen Säuglingstod erreichen. Es kristallisierte sich dabei

18

immer deutlicher die Erfahrung heraus, dass die Gefährdung – d. h. die Nichtbeachtung der Risikofaktoren (◘ Tab. 16.1) – mit schlechterer sozialer Situation der Familien steigt. Daher richtet sich das Hauptaugenmerk der SIDS-Prävention in zunehmendem Maß auf eine wirksame Überzeugungsarbeit vor allem bei sozial schwachen Bevölkerungsschichten.

Mögliche Maßnahmen der SIDS-Prävention

(Verminderung des endogenen Risikos und Vermeidung von exogenen Risikofaktoren)

- Optimierung der Schwangerschaftsbetreuung
- Optimierung der Geburtsüberwachung
- Optimierung der Gesundheitsvorsorge bei Säuglingen, inklusive Grundimmunisierung
- Stillen, wenn möglich
- Optimierung der ärztlichen Betreuung kranker Säuglinge
- Vermeidung der Bauchlage der Babys im Schlaf
- Schlafen im eigenen Bett, aber im Zimmer der Eltern („room-sharing not bed-sharing")
- Vermeidung weicher Schlafunterlagen
- Verwendung eines zweckmäßigen Schlafsacks
- Vermeidung der Überwärmung der Babys im Schlaf
- Vermeidung des passiven Mitrauchens der Babys in und nach der Schwangerschaft
- Vermeidung von Alkohol und Drogen in und nach der Schwangerschaft
- Vermeidung von Unruhe und Stress
- Vermeidung von Gefahrensituationen im Schlaf durch weiche oder lose Gegenstände bzw. Schnüre im Bett
- Geeignete Schnuller zum Einschlafen (bei gestillten Kindern muss Stillen bereits etabliert sein)
- Beachtung der anerkannten SIDS-Präventionsrichtlinien durch Medien und Gerätehersteller
- Informationskampagnen, z. B.:
  - Wiederkehrende Fortbildungsveranstaltungen und Schriften für Ärzte
  - Verteilung von Leitfäden für die Säuglingspflege an die Eltern
  - Regelmäßige Pflegeanleitung in der ärztlichen Praxis
  - Verteilung von gezielten SIDS-Informationsbroschüren an alle geburtshilflichen Stationen und Praxen sowie Hebammen
  - Gezielte Informationsgespräche im „Wochenbett"
  - Zeitschriften für Elternvereinigungen
  - Videofilme über Präventionsmaßnahmen
  - Internetinformationen, evtl. „apps"

Serviceteil

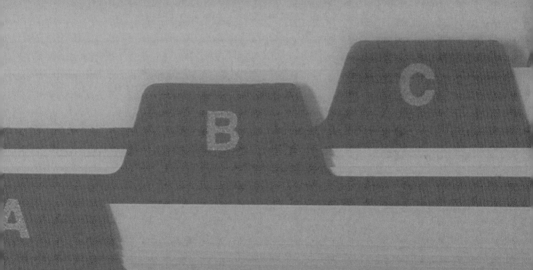

Glossar

A(rteria) carotis Halsschlagader

Abdominal Im Bauchraum befindlich

Abusus Missbrauch (z. B. Nikotin)

Adaptierung Anpassung

Adrenal Zur Nebenniere gehörig

Acetylcholin Wirkstoff des Nervus vagus

Affektiv Die Gefühle betreffend

Affektkrämpfe Durch starke Gefühlserregung ausgelöste Krämpfe

Afferenz Dem Zentralnervensystem zugeführte Information

Agonal Dem Tod vorausgehend

Agonie Todeskampf

Airflow Luftstrom

Akkumulieren Anhäufen

Aktionspotenzial Spannungsänderung bei Erregung

Akzidentell Unfallbedingt

ALE ▶ ALTE

ALTE („apparent life threatening event") Offensichtlich (anscheinend) lebensbedrohliches Ereignis

Alveolär In den Lungenbläschen befindlich

Anaerob Ohne Verbrauch von Sauerstoff

Analyse Auswertung

Anamnese Krankengeschichte

Anaphylaxie Akute allergische Reaktion

Anatomisch Den Körperbau betreffend

Angiom Gefäßgeschwulst

Anonymisiert Persönlicher Name nicht angegeben (z. B. in einer Studie)

Antagonist Gegenspieler mit entgegengesetzter Wirkung

Antigen Substanz (z. B. Bakterien oder Viren), die nach Eindringen in den Organismus eine immunologische Abwehrreaktion hervorruft

Antihistaminika Substanzen, die die Histaminwirkung (z. B. allergische Reaktionen) blockieren

Aorta Hauptschlagader

Aorta ascendens Aufsteigende Hauptschlagader

Aortenstenose Verengung der Hauptschlagader

Appendix Anhangsgebilde, z. B. Wurmfortsatz des Blinddarms

Apnoe Atempause, Atemausfall, Atemstillstand

Apparativ Mithilfe von Apparaten feststellbar

Äquivalent Gleichwertiger Ersatz

Arousalreaktion Weckreaktion

Artefakt Fehler

Asphyxie Mit Atem- und Kreislaufversagen einhergehender lebensgefährlicher Zustand (wörtlich übersetzt: Pulslosigkeit)

Asphyxierend Atem- und Kreislaufversagen auslösend

Aspirat Abgesaugtes Material

Aspiration Bei Einatmung Eindringen von Speiseresten oder Fremdkörpern in die Luftwege

Asservierung Bereitstellung, Aufbewahrung

Asservat Zur späteren Untersuchung aufbewahrtes Gewebe

Assoziiert Dazugehörig, verbunden

Astrozyten Sternförmige Gliazelle

Asymptomatisch Keine Krankheitszeichen aufweisend

Aszites Flüssigkeitsansammlung im Bauchraum zwischen den Bauchorganen und der Bauchdecke

Atelektase Luftleerer Lungenabschnitt

Atemdepression Unterdrückung des Atemantriebs

Atemexkursion Atembewegung

Atemminutenvolumen Atemvolumen der Lunge pro Minute

Ätiologie Krankheitsursache

Atonie Schlaffheit, Spannungsverlust

ATP (Adenosintriphosphat) Energiereiche Substanz

Auditiv Das Gehör betreffend

Autochthon Eigenständig

Autonom Selbstständig

Autopsie ▶ Obduktion, Leichenöffnung

Autoptisch Anhand der Leichenöffnung

AV-Blockade Zwischen Atrium (Vorhof) und Ventrikel (Kammer) des Herzens bestehende Unterbrechung der Reizleitung

Aversiv Abneigung zeigend

Azidose Übersäuerung

Bakteriämie Bakterien im Blut

BALT („bronchus associated lymphoid tissue") Lymphgewebe der Bronchien

Basal Unten gelegen

Basieren Auf etwas beruhen, begründen

Bedsharing Das gleiche Bett teilen

Benefit Vorteil, Nutzen

Beutelventilation Künstliche Beatmung mit Beatmungsbeutel

Bonding Kind liegt nach der Geburt in Bauchlage auf dem Bauch der Mutter

Borderline Grenzfall

BPD (bronchopulmonale Dysplasie) Typische Lungenerkrankung Frühgeborener nach schwerem Sauerstoffmangel nach der Geburt

Bradykardie Abnorme Verringerung der Herzfrequenz

Brieseldrüse Thymus

Bronchiolen Kleinste Verzweigungen der Bronchien

Bronchiolitis Entzündung der kleinen Bronchien

Bronchopulmonal Bronchien und Lunge betreffend

Bronchopulmonale Dysplasie Destruktion der Lungenbläschen bei Frühgeborenen nach maschineller Beatmung mit Sauerstoffüberdosierung

Chemoreflex Durch chemische Substanzen ausgelöster Reflex

Chemorezeptor Durch chemische Stoffe erregbarer ▶ Rezeptor

Chemosensitivität Empfindlichkeit auf chemische Reize

Chronobiologie Lehre von den zeitlichen Gesetzmäßigkeiten im Ablauf von Lebensvorgängen

Chronologisch Zeitlich geordnet

Circulus vitiosus „Teufelskreis"

CO_2 Kohlendioxid

Code Verschlüsselungsalphabet

Compliance Gradmesser für Mitarbeit

Co-Sleeping Zusammenschlafen im gleichen Bett

Cotinin Abbauprodukt von Nikotin

Death scene investigation Untersuchung des Orts und der Umstände eines Todesfalls (Auffindesituation)

Definition Genaue Festlegung der Bedeutung eines Begriffs

Deformation Verformung (z. B. Schädel)

Dehydrierung Flüssigkeitsverlust

Dekompensation Versagen, Entgleisen einer Körperfunktion

Deletion Schädigung

Demographisch Eine Bevölkerung beschreibend

Dendritenspines Dornartige Nervenzellausstülpung

Depression Hier im Sinne von Unterdrückung

Deprivation Vernachlässigung

Desquamieren Abschilfern

Deskriptiv Beschreibend

Detektieren Aufdecken (Detektiv)

Deterministisch Eindeutig berechenbar

Diaphragma Zwerchfell

Dislokation Fehlstellung

Disposition Anfälligkeit

Diving reflex Tauchreflex

Dizygot Zweieiig

D-loop-Sequenz Zirkelförmige Anordnung der Erbsubstanz DNA in den Mitochondrien

DNA („desoxyribonucleic acid") Desoxyribonukleinsäure (Anteil der Erbsubstanz)

Dorsal Hinten gelegen

Ductus arteriosus Botalli Verbindungen zwischen Lungenarterie und Aorta

Ductus Arantii Verbindung zwischen Pfortader und Vena cava

Dysfunktion Fehlfunktion

Dysmaturität Unreife

Dysmorphie Fehlbildung

Dysplasie Fehlentwicklung

Dyspnoe Atemnot

Dystelektase Lungenabschnitt mit vermindertem Luftgehalt

Echokardiographie Ultraschalluntersuchung des Herzens

EEG (Elektroenzephalogramm) Hirnstromkurve

Efferenz Vom Zentralnervensystem ausgesandte Information

Einling Gegensatz von Zwilling

Ekchymose Kleinflächige Blutung

EKG (Elektrokardiogramm) Herzstromkurve

Ektoskopie Betrachtung der Körperoberfläche, hier äußere Leichenbeschau

Elektrolyte In Wasser gelöste, elektrisch (+/−) geladene Elemente und Verbindungen, z. B. Natrium (+), HCO_3 (−) u. a.

Embolie Plötzlicher Gefäßverschluss durch Blutpfropf

Embryonal Das Kind während des 1. Drittels der Schwangerschaft betreffend

Emphysem Vermehrter Luftgehalt (z. B. in der Lunge)

Empirisch Auf Erfahrung beruhend

Endemie Krankheitsbefall eines größeren, aber begrenzten Bevölkerungsanteils

Endogen Von innen kommend

Endokard Innenhaut des Herzens

Endokardfibroelastose Krankhafte Vermehrung von Bindegewebe im Endokard (Herzinnenhaut)

Endokrinologie Lehre von den Hormonen

Endorphin/Endomorphin Morphiumähnliche körpereigene, im Gehirn erzeugte Substanzen

Endothel Schleimhautüberzug

Enteritis Darmentzündung

Enterokolitis Dünn- und Dickdarmentzündung

Enteropathie Erkrankung des Darmtrakts

Entität Klar umschriebene Daseinsform

Enzephalitis Hirnentzündung

Enzephalopathie Gehirnkrankheit

Enzym Substanz, die chemische Reaktionen steuert

Epikard Häutchen, die das Herz außen überzieht

Epidemiologie Lehre von der Krankheitsausbreitung und Häufigkeit in einer Bevölkerung

Epiglottis Kehldeckel

Epiglottitis Kehldeckelentzündung

Epithel Gegen außen abgrenzende, schützende Gewebsschicht

Episode Ereignis, Zeitabschnitt

Eruieren Erforschen, herausfinden

Ethnie Menschengruppe mit einheitlicher Kultur

Ethnisch Bevölkerungsspezifisch

Evaluieren Auswerten

Event recording/monitoring Aufzeichnung eines Ereignisses

Evidenzbasiert Auf der Basis wissenschaftlicher Erkenntnis

Evolution Entwicklung

Exogen Von außen kommend

Exposition Das Ausgesetztsein z. B. für ein Gift

Exspiration Ausatmung

Extraintestinal Außerhalb des Darmtrakts vorkommend

Extramedullär Außerhalb des Knochenmarks (siehe ▶ Hämatopoese)

Extrasystolen Vorzeitiges Zusammenziehen des Herzmuskels

Extrazerebral Außerhalb des Gehirns gelegen

Exzessiv Außerordentlich, übermäßig

Exzitatorisch Erregend

Fakultativ Nach Maßgabe

Fasteninduziert Durch Fasten ausgelöst

Fibroblast Bindegewebszelle

Fibrosierung Bindegewebsvermehrung

Flexion Beugung

Fokal Einen Krankheitsherd betreffend

Follikulär Als Zellhaufen vorkommend (z. B. Lymphgewebe)

Foramen ovale Loch zwischen linkem und rechtem Vorhof des Herzens

Forensisch Gerichtsmedizinisch

Fötal/fetal Das Kind während des 2. und 3. Drittels der Schwangerschaft betreffend

Frequenz Häufigkeit

Frustran Vergeblich, unwirksam

Fulminant Blitzartig, äußerst schnell verlaufend (z. B. Krankheit)

Gastroenteritis Magen-Darm-Entzündung

Gastrointestinal Magen und Darm betreffend

Gastroösophagealer Reflux Zurückrinnen von Mageninhalt in die Speiseröhre

GC-MS Gaschromatographie-Massenspektrographie: eine spezielle physikalisch-chemische Untersuchungsmethode von Stoffwechselvorgängen

Gefatscht Eingewickelt

Gematcht Zusammenpassend

Generalisiert Über den Körper verbreitet

Generieren Erzeugen

Genese Entstehungsursache

Genetisch Vererblich (in der Erbsubstanz verankert)

Gestationsalter Vorgeburtliches Alter des Kindes

GH („growth hormon") Wachstumshormon

GHRH Wachstumshormon freisetzendes Hormon

Glia Stützgewebe des Gehirns

Gliose Vermehrung von Gliagewebe des Gehirns

Glomerulum/Glomerulus Gefäßknäuelchen in der Niere

Glomus caroticum ▶ Chemorezeptor in der ▶ Arteria carotis

Glottis Stimmritze

Glukoneogenese Neubildung von Zucker im Körper

Glukoseoxidation „Verbrennung" des Zuckers im Körper mithilfe von Sauerstoff

GÖR ▶ Gastroösophagealer Reflux

Graphisch Mit Zeichnung dargestellt

Hämatom Bluterguss

Hämatopoese Blutbildung

Hämoglobin Der rote Blutfarbstoff

Hämorrhagie Blutung

Hämorrhagisch Mit Blutaustritt einhergehend

Hämosiderin Speicherform des Eisens

Hämosiderose Ablagerung von ► Hämosiderin im Gewebe

Haplogruppe Gruppe von Menschen, bei denen nur ein Chromosom des Chromosomenpaares betroffen ist

Hassal-Körperchen Retikulumzellansammlungen in Thymus mit zentralen Degenerationserscheinungen

Heimmonitoring Überwachung zu Hause

Hepatitis Leberentzündung

Hepatozyt Leberzelle

Hernie Eingeweidebruch

Herzfrequenz Herzschlaghäufigkeit

Herzvitium Herzfehler

Heterogenität Die Herkunft betreffende Verschiedenartigkeit

Hippocampus Hirnregion, Teil des ► limbischen Systems

Hirnödem Hirnschwellung

Hirnstammgliose Vermehrung von Glia (Hirnstützgewebe) im Hirnstamm

Histiozyt ► Makrophage des lockeren Bindegewebes

Histologie Lehre vom Feinbau der Körpergewebe

Homozygot Gleiche Erbanlage bei beiden Eltern

Humoral In der Blutflüssigkeit befindlich, durch Wirkstoffe bewirkt

Hydrozele Wasserbruch

Hydrops Krankhafte Ansammlung von Flüssigkeit in Körperhöhlen

Hydrozephalus Ausweitung der Liquorräume des Gehirns („Wasserkopf")

Hyperglykämie Abnorme Erhöhung des Blutzuckers

Hyperinsulinismus Insulinüberangebot

Hyperkaliämie Abnorme Vermehrung von Kalium im Blut

Hyperkapnie Vermehrung des arteriellen pCO_2 (siehe dort)

Hyperplasie Wucherung

Hyperplasie Abnorme Zunahme der Zellzahl eines Organs

Hypersekretion Vermehrte Sekretbildung

Hypertension Bluthochdruck

Hyperthermie Überwärmung

Hypertonie Bluthochdruck (► Hypertension)

Hypertrophie Abnorme Größenzunahme eines Organs

Hyperventilation Vermehrte Atemtätigkeit

Hypoglykämie Abnorme Verminderung des Blutzuckers

Hypokalzämie Abnorme Verminderung von Kalzium im Blut

Hypokapnie Absinken des arteriellen ► pCO_2

Hypoparathyreoidismus Unterfunktion der Nebenschilddrüse

Hypophyse Hirnanhangdrüse

Hypoplasie Abnorme Unterentwicklung eines Organs

Hypothalamus Regulationszentrum des Gehirns für unwillkürliche Funktionen

Hypothese Noch nicht bewiesener Erklärungsversuch

Hypotonie Verminderter Tonus, Schwäche, auch niederer Blutdruck

Hypoventilation Verminderte Atemtätigkeit

Hypoxanthin Für Sauerstoffmangel empfindliches Stoffwechselprodukt der Zelle

Hypoxie (Hypoxämie) Sauerstoffmangel (im Blut)

Identifizierung Genaue Erkennung

Idiopathisch Selbstständig, von sich aus entstanden

IgA, IgM, IgG Immunglobulin A, M, G

IL ▶ Interleukin

Imitieren Nachahmen

Immunfluoreszenz Antigennachweis mit markierten Antikörpern

Immunhistochemie Histologische Untersuchung einer immunologisch-chemischen Reaktion

Immunglobulin Antikörper zur spezifischen körpereigenen Abwehr

Immunkompetent Zur immunologischen Abwehrreaktion befähigt

Immunologie Lehre von den Abwehrreaktionen des Körpers

Immunität Unempfänglichkeit für Krankheitserreger

Impedanzplethysmographie Aufzeichnung einer Widerstandsmessung von Atembewegungen

Indexgruppe Gezielt untersuchte Gruppe (z. B. von Patienten)

Indikation Begründung, Veranlassung

Induktion Auslösung, Einleitung

Infiltration Eindringen

Inflammatorisch Entzündung hervorrufend

Infrarotthermographie Temperaturmessung mittels Infrarotstrahlen (unsichtbare Wärmestrahlen)

Initial Anfänglich

Inkonsistenz Mangelnde Übereinstimmung

Inokulation Übertragung, z. B. von Erregern

In-situ-Hybridisierung Gentechnische Untersuchungsmethode

Inspiration Einatmung

Instabilität Unbeständigkeit

Insuffizienz Funktionsschwäche

Intellektualisieren Mit dem Verstand verarbeiten

Interdisziplinär Fachübergreifend

Interaktion Gegenseitige Beeinflussung

Interkostalmuskulatur Zwischenrippenmuskeln

Interkurrieren Hinzukommen

Interleukin Botenstoff und Wirkstoff der weißen Blutkörperchen

Intermediärmetabolite Stoffwechselzwischenprodukte

Intermittierend Zeitweilig auftretend

Interpretation Erklärung, Deutung

Interstitiell Zwischen verschiedenen Gewebsstrukturen befindlich

Intervention Eingriff, Maßnahme

Interview Gezielte Befragung

Intrakraniell Im Schädel gelegen

Intrathorakal Im Brustkorb gelegen

Intrauterin In der Gebärmutter befindlich

Intrazellulär Im Inneren einer Zelle

Intubation Einführen eines Beatmungsrohrs in die Atemwege

Intuitiv Ohne Überlegung erkannt

In utero Im Mutterleib

In vivo Im lebenden Organismus

Inzidenz Häufigkeit eines Ereignisses (Erkrankung oder Tod) in einem bestimmten Zeitabschnitt

Ischämie Durchblutungsstörung

Isolat Absonderung (z. B. Bakterien)

Isometrisch Gleiche Ausdehnung beibehaltend

Kampagne Gemeinschaftliche Aktion

Kapnographie Registrierung der CO_2(Kohlensäure)-Konzentration

Kardiomyopathie Herzmuskelerkrankung

Kardiorespiratorisch Herz- und Atmung betreffend

Kardiovaskulär/kardiozirkulatorisch Herz und Kreislauf betreffend

Katabol Im Stoffwechselabbau befindlicher Zustand des Organismus

Katecholamine Stresshormone (z. B. Adrenalin)

Kausalität Ursächlicher Zusammenhang

Klassifikation Einteilung und Zuordnung in ein System

Klinisch Das Krankheitsbild betreffend

Knotenersatzrhythmus Herzrhythmus, der nicht vom Herzreizbildungszentrum (Sinusknoten) ausgeht

Kognitiv Die geistigen Funktionen betreffend

Kohlendioxid Im Normalfall vom Blut an die Lunge abgegebenes und ausgeatmetes Gas

Kofaktor Mitbeteiligter Faktor

Kohorte Nach bestimmten Kriterien ausgewählte Personengruppe

Koinzidenz Zusammentreffen

Kolitis Dickdarmentzündung

Kollabieren Zusammenfallen

Kolonisation Entwicklung von Kolonien

Kompression Zusammendrücken

Konfidenzintervall Vertrauensspanne

Kongenital Angeboren

Konjunktiva Bindehaut

Konsekutiv Aufeinanderfolgend

Konsensusgespräch Expertentreffen zwecks Übereinstimmung von Maßnahmen

Konstellation Resultierende Situation durch das Zusammentreffen bestimmter Umstände

Konstitution Veranlagung eines Organismus

Kontamination Verschmutzung

Kontext Zusammenhang

Kontinuität (Kontinuum) Ununterbrochene Fortdauer

Kontraktion Zusammenziehung

Kontroversiell Gegensätzlich

Konvektion Wärmetransport

Konventionell Herkömmlich

Konvergenz Gleichsinnige Wirkung, Zusammenspiel

Koronararterie Herzkranzgefäß

Kortikal Die Hirnrinde betreffend

Kreislaufzentralisation Durchblutung lebenswichtiger Organe (z. B. bei Schock)

Laktatazidose Durch Milchsäure bedingte Azidose

Lamina propria Unter dem Epithel gelegenes Bindegewebe

Larynx Kehlkopf

Laryngospasmus Stimmritzenkrampf

Läsion Schädigung

Leasing Vermietung, z. B. von Monitoren

Letal Tödlich

Leukomalazie Krankhafte Veränderung der weißen Hirnsubstanz

Limbisches System Regulationszentrum des Gehirns für Gefühls- und Triebverhalten

Lokal Örtlich

Lokalisiert Einen bestimmten Körperteil betreffend

Luftwegsobstruktion Verengung der Luftwege

Lumen Öffnung, Hohlraum

Lungen-Lavage-Flüssigkeit Flüssigkeit, mit der die Lungenäste gespült werden

Makrophagen Große, bewegliche Zellen, z. B. „Fresszellen" (▶ Phagozitieren)

Makroskopisch Mit freiem Auge sichtbar

Malformation Fehlbildung

Marker Markierungssubstanz

Marmorierung Marmorähnliche Hautfarbe

Mechanorezeptor Durch mechanische Reize erregbarer ▶ Rezeptor

Mechanosensorisch Auf mechanische Reize ansprechend

Meckel-Divertikel Ausstülpung im unteren Dünndarm

Media (Tunica media) Mittlere muskuläre Wandschicht der Gefäße

Medial Zur Mitte hin gelegen

Medulla oblongata Verlängertes Mark (im Hirnstamm)

Meningitis Hirnhautentzündung

Mesenterium Dünndarmgekröse (▶ Peritoneum)

Metaanalyse Vergleichende Sammeluntersuchung wissenschaftlicher Ergebnisse der gleichen Thematik

Metabolismus Stoffwechsel

Metabolite Stoffwechselprodukte

Mikrobiologie Lehre von den Infektionserregern

Mikroskopisch Feingeweblich, mit freiem Auge nicht sichtbar

Mikrovesikulär Kleinblasig

Mitochondriopathie In den Mitochondrien gelegene Krankheitsursache

Mitochondrial Die ▶ Mitochondrien betreffend

Mitochondrien Zellbestandteil, Stoffwechselfabrik der Zelle

Molekularbiologie Lehre von den biologischen Vorgängen in der Erbsubstanz der Zelle

Modifizieren Abwandeln, verändern

Molekulargenetisch Die Erbsubstanz betreffend

Monitor Überwachungsgerät

Monitoring Überwachung

Monoklonal Aus einem genetisch identischen Zellklon stammend (z. B. Antikörper)

Monozygot Eineiig

Morbidität Erkrankungshäufigkeit

Morphologie Lehre vom Aufbau und von der Gestalt der Organe

Mortalität Sterblichkeit

Motoneuron Für Bewegung verantwortliche Nervenzelle

Motorkortex Die für die Bewegungen zuständige Hirnrinde

MR Magnetresonanz, auch Kernspinresonanz

Mukös Bei Drüsensekret: schleimig

Mukosal Die Schleimhaut betreffend

Multifaktoriell Durch mehrere (viele) Faktoren hervorgerufen

Multizenter-Studie An mehreren Forschungszentren gleichzeitig durchgeführte wissenschaftliche Untersuchung

Multivariantanalyse Vergleichende Untersuchung verschiedener potenziell ursächlicher Faktoren

Münchhausen-by-Proxy-Syndrom Wiederholter, durch Angehörige hervorgerufener oder vorgetäuschter Krankheitszustand

Muskarinerg Auf Muskarin ansprechend

Mutation Änderungen in der Erbsubstanz

Myelin Spezielle Scheide der Nervenfaser

Myelinisierung Reifungsphase der Nervenfasern

Myokard Herzmuskel

Myokarditis Herzmuskelentzündung

Nahrungskarenz Aussetzen der Nahrungszufuhr

Nävus Pigmentfleck

Neonatal Die Neugeborenenperiode (bis 4. Lebenswoche) betreffend

Neoplastisch Gewebsneubildend

Neugeborenenscreening Reihenuntersuchung bei Neugeborenen

Neuronal Das Nervensystem betreffend

Neuronen Nervenzellen

Neurotransmitter Botenstoff des Nervensystems

Nonnutritiv Unabhängig von der Ernährung

Non-steady-state Stadium mit Ungleichgewicht

Non-REM-Schlaf Schlafstadium ohne ▶ REM

Nukleus Zellkern oder kernförmiges Hirngewebszentrum

Nutritiv Die Ernährung betreffend

O₂ Sauerstoffmolekül

Obduktion Synonym: Sektion, Autopsie; Leichenöffnung zur Feststellung der Todesursache

Obligatorisch (obligat) In jedem Fall

Obstruktion Verengung, Verlegung

Obstruktive Apnoe Atemausfall infolge Behinderung der Atemwege. Trotz Atembewegungen findet sich hierbei kein Luftstrom in den Atemwegen

Odds Ratio (OR) Stärke des Zusammenhangs zwischen 2 Merkmalen (Effektschätzung)

Optimalitätsprinzip Prinzip, das sich am besten Gesundheitszustand orientiert

Optimierung Bestmögliche Verbesserung

Oropharyngeal Mund und Schlund betreffend

Ösophagus Speiseröhre

Ösophagus-pH-Metrie Säuregehaltsmessung in der Speiseröhre

Oszillation Schwingen

Outcome Ergebnis, Resultat

Oxidation Energieliefernder Stoffwechselprozess mithilfe von Sauerstoff

Oxygenierung Versorgung mit Sauerstoff

Pädiatrie Kinderheilkunde

Pankreas Bauchspeicheldrüse

Paradigma Derzeit gültige Lehrmeinung

Paradox Entgegen der Erwartung

Paralyse Lähmung

Parameter Für ein System charakteristische Größe

Parotis Ohrspeicheldrüse

Pathologie Krankheitslehre

Pathogen Krankmachend

Pathogenese Krankheitsentstehung

Pathogenese/Pathomechanismus Entstehung einer Krankheit

Pathognomonisch Für eine Krankheit bezeichnend, typisch

Pathologisch Krankhaft verändert

Pathophysiologie Lehre von den krankhaft gestörten Lebensvorgängen

pCO₂ Partialdruck des Kohlendioxids

Peer review Überprüfung durch Experten

Perfusion Durchströmung

Periadrenal Um die Nebenniere herum liegend

Perikard Häutchen, die das Herz außen überdeckt, Herzbeutel

Perinatal Die Zeit vor, während und nach der Geburt betreffend

Periodische Apnoe In Perioden auftretende Atempause

Peripartal Die Zeit um die Geburt betreffend

Peritoneum Bauchfell

Periventrikulär Neben der Hirnkammer befindlich

Persistierend Bestehen bleiben, fortdauern

Pertussis Keuchhusten

Perzentil Hundertstelwert

Petechien Punktförmige Blutaustritte

pH Kurzbezeichnung der Wasserstoffionenkonzentration

Phagozytieren In eine Zelle einverleiben

Phänomenologisch Dem Erscheinungsbild entsprechend

Phänotyp Durch eine Erbanlage bedingte körperliche Erscheinungsform

Pharynx Rachenraum

Physiologie Lehre von den normalen Lebensvorgängen

Plasmazellen Antikörper (s. auch ▶ IgA, IgM, IgG) produzierende weiße Blutkörperchen (B-Lymphozyten)

Plazenta „Mutterkuchen"

Pleura Häutchen, das die Organe im Brustraum überzieht, auch Brustfell genannt

Pneumonie Lungenentzündung

Pneumozyten Lungenzellen

Polygenetisch Durch Beteiligung mehrerer Gene vererbt

Polymorphismus Vorkommen unterschiedlicher Gentypen

Polysomnographie Gleichzeitige mehrfache Registrierung (Aufzeichnung) von Körperfunktionen im Schlaf

Population Bevölkerung

Populationsbasiert Auf eine bestimmte Bevölkerung bezogen

Porös Durchlässig, löchrig

Positionell Lagebedingt

Postmenstruell Nach der Regelblutung

Post mortem Nach dem Tod

Postmortal Nach dem Tod

Postnarkotisch Nach einer Narkose

Postnatal (postneonatal) Die Zeit nach der Neugeborenenperiode (nach 4. Lebenswoche) betreffend

Postasphyktisch Nach einer ▶ Asphyxie

Postneonatal Nach der Neugeborenenperiode

Postkonzeptionell Nach der Vereinigung von Ei- und Samenzelle

Posttraumatisch Nach einer Gewalteinwirkung bzw. seelischen Erschütterung

Potent Wirksam, leistungsfähig

Potenziell Grundsätzlich möglich

Potenzieren Steigern, verstärken

Prädiktiv Vorhersagbar

Prädiktor Vorhersagezeichen

Prädisposition Anfälligkeit

Präexzitationssyndrom Krankheit mit vorzeitiger Erregung des Herzmuskels

Prämaturität Frühgeburtlichkeit

Pränatal Den Zeitraum vor der Geburt betreffend

Prävalenz Häufigkeit von Ereignissen bzw. Krankheitsfällen in einer Bevölkerung zum Zeitpunkt der Untersuchung

Prävention Vorbeugung

Primat Vormenschliche Tierspezies

Primipara Erstgebärende

Prognose Vorhersage

Proliferation Gewebswucherung

Propagieren Werben darum, sich für etwas einsetzen

Prophylaxe Vorbeugung

Prolongiert Verlängert

Prospektiv Vorausschauend

Protein Eiweiß

Protektiv Vorbeugend, schützend

Protrahiert Verzögert

Psychosozial Durch soziale Gegebenheiten die Psyche beeinflussend

Pulmonal Die Lunge betreffend

Pulmonalatresie Angeborener Verschluss der Lungenschlagader

Pulsoxymetrie Sauerstoffmessung des Bluts durch die Haut

Purkinje-Zellen Birnenförmige Nervenzellen des Kleinhirns

Pyrexie Fieber

Pyrogen Fieber erzeugende Substanz

QT-Zeit Im Elektrokardiogramm (EKG) aufgezeichneter Abschnitt der Erregungsdauer der Herzkammern

RDS („respiratory distress syndrome") Atemnotsyndrom, meist infolge der Unreife der Lunge

Reaktiv Rückwirkend

Reanimation Wiederbelebung

Reflektorisch Durch einen Reiz ausgelöst

Reflex Automatische Reaktion des Organismus auf äußeren Reiz

Regurgitation Heraufholen von Speisen aus tieferen Abschnitten des Verdauungstrakts

REM-Phase (REM: „rapid eye movement") Schlafphase mit raschen Augenbewegungen

Repetitiv Wiederholt

Repräsentativ Kennzeichnend

Resetting Wiedereinsetzen

Residualkapazität Restluftvolumen der Lunge nach Ausatmung

Respirationstrakt Atemtrakt

Retention Zurückbehaltung

Retrospektiv Rückblickend

Retikulumzelle Sternförmig verästelte Bindegewebszelle

Retinal Die Netzhaut des Auges betreffend

Reversibel Umkehrbar, z. B. heilbar

Reye-Syndrom Akute Leber-Hirn-Erkrankung

Rezent Gegenwärtig

Rezeptor Empfangseinrichtung für spezifische Reize

Reziprok Wechselseitig

Rezidiv Wiederauftreten eines Ereignisses bzw. Krankheitssymptoms

Rhabdomyom Geschwulst des Muskelgewebes

Rhinitis Nasenschleimhautentzündung

Risikoscore Risikopunktebewertung

Rhythmogenese Entstehung des Rhythmus

RNA („ribonucleic acid") Ribonukleinsäure („Anteil der Erbsubstanz")

RSV („respiratory syncitial virus") Virus, der eine spezielle Infektion der Luftwege hervorruft

Saisonal Eine bestimmte Jahreszeit betreffend

Salutogenetisch Vom Standpunkt der Gesundheit ausgehend

Schlaffragmentation Wiederholte Unterbrechungen des Schlafs

Screening Reihenuntersuchung, Siebtest

Sedativum Beruhigungsmittel

Sekret Flüssigkeitsabsonderung

Sektion ▶ Obduktion

Selbst selektiert Selbst ausgewählt

Sensor Fühler

Septikämie Blutvergiftung durch Bakterien

Sequenziell Fortlaufend

Serös Blutserum betreffend oder dünnflüssig bei Drüsensekret

Serotonin Als Gewebshormon wirksamer ▶ Neurotransmitter

Serotoninerg Auf Serotonin ansprechend

SID(S) „Sudden infant death (syndrome)" – plötzlicher Säuglingstod

Sinusarrhythmie Unregelmäßigkeit des Herzschlags mit Ursache im Reizbildungszentrum (Sinus) des Herzens

Sistieren Aufhören

Skoliose Wirbelsäulenverkrümmung

Sofasharing Gemeinsam auf dem Sofa schlafen

Somnolenz Schläfrigkeit

Soziodemographisch Die sozialen Verhältnisse einer Bevölkerung beschreibend

Spekulativ Nur auf Mutmaßung beruhend

Spezifität Bestimmtes Merkmal

Spinal Das Rückenmark betreffend

Stagnieren Stocken, stehen bleiben

Standardisiert Vereinheitlicht

Status thymicolymphaticus ▶ Status thymolymphaticus

Status thymolymphaticus Zustand, der durch eine Vergrößerung der Thymusdrüse und des lymphatischen Apparats gekennzeichnet ist

Steady-state Gleichgewichtsstadium

Stridor Schnarchendes Geräusch beim Atmen

Subepikardial Unter dem ▶ Epikard gelegen

Subglottisch Unter den Stimmbändern gelegen

Subkapsulär Unter der Kapsel gelegen

Subklinisch Mit geringen Krankheitszeichen

Subkortikal Unter dem Rindengewebe befindlich

Sublingualis (Glandula) Speicheldrüse unter der Zunge

Submandibularis (Glandula) Speicheldrüse unter dem Unterkiefer

Submukosal/submukös Unter der Schleimhaut gelegen

Subokzipital Unterhalb des Hinterhaupts (z. B. Punktion)

Subpleural Unter der Pleura gelegen

Substitution Ersatz

Sudden infant death syndrome ▶ SIDS, plötzlicher Säuglingstod

Supraventrikulär Den Herzvorhof betreffend

Surfactant Chemische Substanz zum Offenhalten der Lungenbläschen

Swaddling Einwindeln, einwickeln

Sympathicus Nerv des unwillkürlichen Nervensystems

Sympathisch Den Sympathikusnerv betreffend

Synapse Verbindungsstelle zwischen Hirnzellen

Synopsis Vergleichende Übersicht

Synchron Zeitlich übereinstimmend

Synchronisiert Zusammengeschaltet

Syndrom Für eine Krankheit typische Kombination von Symptomen

Synergistisch Gegenseitig unterstützend

Synopsis Zusammenschau, Übersicht

Synkope Anfallsartige, kurzdauernde Bewusstlosigkeit

Synthese Aufbau, Zusammenbau

Systematisch Planmäßig gegliedert

Systemisch Den ganzen Organismus betreffend

Tachykardie Abnorme Beschleunigung der Herzfrequenz

Taktil Durch Berührung hervorgerufen

Taktile Stimulation Reizung durch Berührung

Theorie Grundsätzliches Erklärungsmodell

Thermisch Temperaturabhängig

Thermistor Temperaturfühler

Thermoregulation Temperaturregulierung

These Lehrsatz

Thymom Geschwulst der Thymusdrüse

Thymus Brieseldrüse

Tingiert Verfärbt (z. B. blutig)

Tissue marker Gewebsmerkmale

TNF („tumor necrosis factor") Spezifisches ▶ Zytokin

Tonisch Spannung erzeugend

Tonsillen Gaumenmandeln

Toxämie Giftstoffe im Blut

Toxikologie Lehre von den Giftstoffen

Toxine Giftstoffe

Trachea Luftröhre

Tranquilizer Beruhigungsmittel

Transkutan Durch die Haut hindurch

Transplazentar Die Plazenta (Mutterkuchen) durchdringend

Trigger Auslöser

Univariantanalyse Vergleichende Untersuchung eines potenziell ursächlichen Faktors

Vagal Den Vagusnerv betreffend

Vaginale Geburt Natürliche Geburt durch die Scheide

Vagus Nerv des unwillkürlichen Nervensystems

Valide Tatsächlich, gültig

Validität Gültigkeit, Stichhaltigkeit

Variabilität Veränderlichkeit

Variation Verschiedenheit

Vaskulitis Gefäßentzündung

Vasokonstriktion Gefäßverengung

Vasovagal ▶ Vagusbedingter Durchblutungseffekt

Vegetatives Nervensystem Nervensystem, das die unwillkürlichen Körperfunktionen (Atmung, Kreislauf u. a.) steuert

Ventilation Belüftung

Ventral Vorne gelegen

Ventrikelseptum Herzscheidewand

Ventrikulär Die Herzkammer betreffend

Vigilanzstörung Bewusstseinsstörung

Virulent Infektionserregend

Volvulus Verdrehung eines Organs oder Verknotung von Darmschlingen

Vulnerabel Leicht verletzbar

Zellulär In der Zelle befindlich

Zentrale Apnoe Atemstillstand infolge fehlenden Antriebs des Atemzentrums

Zerebral Das Hirn betreffend, zum Gehirn gehörig, im Gehirn befindlich

Zervikal Im Halsbereich gelegen

Zirkadianer Rhythmus 24-Stunden-Rhythmus

Zirkulation Kreislauf

ZNS (Zentralnervensystem) Hirn- und Rückenmarksgewebe

Zyanose Blauverfärbung (Folge von Sauerstoffmangel im Blut)

Zytokin Von Zellen gebildeter Wirkstoff

Zytomegalie Viruserkrankung mit Einschlusskörperchen

Literatur

AAP (American Academy of Pediatrics) (1992) Task Force on Infant Positioning and SIDS: Positioning and SIDS. Pediatrics 89:1120–1126

AAP (American Academy of Pediatrics) (1997a) Task Force on Infant Positioning and SIDS. Does bed sharing affect the risk of SIDS? Pediatrics 100:272

AAP (American Academy of Pediatrics) (1997b) Committee on Environmental Health. Environmental tobacco smoke: a hazard to children. Pediatrics 99:639–642

AAP (American Academy of Pediatrics), Task Force on Sudden Infant Death Syndrome (2005) The changing concepts of Sudden Infant Death Syndrome: diagnostic coding shifts, controversies regarding the sleeping environment, and new variables to consider in reducing the risk Implications for infant sleeping environment and sleeping position. Pediatrics 116:1245–1255

AAP (American Academy of Pediatrics), Task Force on Sudden Infant Death Syndrome (2011) SIDS and other sleep-related infant deaths: expansion of recommendations for a safe infant sleeping environment. Pediatrics 128:e1341–e1367

Abbott LC, Winzer-Serhan UH (2012) Smoking during pregnancy: lessons learned from epidemiological studies and experimental studies using animal models. Crit Rev Toxicol 42:279–303

Abramson H (1944) Accidental mechanical suffocation in infants. J Pediatr 25:404–413

Abreu E, MacFadyen UM, Williams A, Simpson H (1996) Sleep apnea during upper respiratory infections and metabolic alkalosis in infancy. Arch Dis Child 61:1056–1062

Addison GM, Besley GTN, Leonard JV (1989) Sudden infant death and glycogen storage disease [letter]. Lancet:1389

Adelson L, Kinney ER (1956) Sudden and unexpected death in infancy and childhood. Pediatrics 17:663–697

Althoff H (1973) Der plötzliche und unerwartete Tod von Säuglingen und Kleinkindern. Veröffentlichungen aus der morphologischen Pathologie. Fischer, Stuttgart

Althoff H (1980) Sudden infant death syndrome. Fischer, Stuttgart, New York

Althoff H (1986a) Methodik und Ergebnisse postmortaler Nasen-Rachen-Untersuchungen bei Todesfällen im Säuglingsalter, speziell bei plötzlichen Kindstodesfällen. Der Pathologe 7:207–221

Althoff H (1986b) Der plötzliche Kindstod. In: Forster B (Hrsg) Praxis der Rechtsmedizin. Thieme, Stuttgart, S 62–75

Altman RL, Li KI, Brand DA (2010) Infections and apparent life threatening events. Clin Pediatr 47:372–378

American Heart Association (2006) American Heart Association (AHA) guidelines for cardiopulmonary resuscitation (CPR) and emergency cardiovascular care (ECC) of pediatric and neonatal patients: pediatric basic life support. Pediatrics May 117(5):e989–e1004

American Medical Association (1992) Guidelines for cardiopulmonary resuscitation and emergency cardiac care. Emergency Cardiac Care Committee and Subcommittees, American Heart Association Part V. Pediatric basic life support. JAMA 268(16):2251–2261

American SIDS Institute. http://www.sids.org. Zugegriffen: 7. Oktober 2013

American Thoracic Society (1996) Standards and indications for cardiopulmonary sleep studies in children. Am J Respir Crit Care Med 153:866–878

An SF, Gould S, Keeling JW, Fleming KA (1993) Role of respiratory viral infection in SIDS: detection of viral nucleic acid by in situ hybridization. J Pathol 171:271–278

Andres V, Garcia P, Rimet Y, Nicaise C, Simeoni U (2011) Apparent life-threatening events in presumably healthy newborns during early skin-to-skin contact. Pediatrics 127:1073–1076

Andrews DC, Symonds ME, Johnson P (1991) Thermoregulation and the control of breathing during non-REM sleep in the developing lamb. J Dev Physiol 16:27–36

Angle B, Burton BK (2008) Risk of sudden death and acute-life threatening events in patients with GA II. Mol Genet Metab 93:36–39

Anonymous (1895) The arcuccio: an apparatus to prevent the overlaying of infants. BMJ 2:380

Arens R, Gozal D, Jain K, Muscati S, Heuser ET, Williams JC, Keens TG, Ward SL (1993a) Prevalence of medium-chain acyl-coenzyme A dehydrogenase deficiency in the sudden infant death syndrome. J Pediatr 122:715–718

Arens R, Gozal D, Williams JC, Davidson Ward SL, Keens TG (1993b) Recurrent apparent life-threating events during infancy: A manifestation of inborn errors of metabolism. J Pediatr 123:415–418

Arnestad M, Andersen M, Vege A, Rognum TO (2001) Changes in the epidemiological pattern of sudden infant death syndrome in southeast Norway, 1984–1998: implications for future prevention and research. Arch Dis Child 85:108–115

Arnestad M, Opdal SH, MUsse MA, Vege A, Rognum TO (2002) Are substitutions in the first hypervariable region of the mitochondrial DNA displacement – loop in sudden infant death syndrome due to maternal inheritance? Acta Paeditar 91:1060–1064

Arnon SS, Damus K, Chin J (1981) Infant botulism: epidemiology and relation to sudden infant death syndrome. Epidemiol Rev 3:45–66

Bär W (1994) Leichenschau und Obduktion. In: Honsell H (Hrsg) Handbuch des Arztrechts. Schulthess Polygraphischer Verlag, Zürich, S 433–457

Bär W (1995) Der Beitrag der rechtsmedizinischen Abklärung beim plötzlichen Kindstod. Paediatrica 6:23

Bajanowski T, Brinkmann B (1995) Pulmonary viral infection in SIDS. In: Rognum TO (Hrsg) Sudden infant death syndrome. New trends in the nineties. Scandinavian University Press, Oslo, S 199–202

Bajanowski T, Ott A, Jorch G, Brinkmann B (1996a) Frequency and type of aspiration in cases of sudden infant death (SID) in correlation with the body position at the time of discovery. J SIDS Infant Mortal 1:271–279

Bajanowski T, Wiegand P, Cecchi R, Pring Akerblom P, Adrian T, Jorch G, Brinkmann B (1996b) Detection and significance of adenoviruses in cases of sudden infant death. Virchows Arch 428:113–118

Bajanowski T, Brinkmann B, Vennemann M (2005a) The San Diego definition of SIDS: practical application and comparison with the GeSID classification. Int J Legal Med 119:1–6

Bajanowski T, Vennemann M, Bohnert M, Rauch E, Brinkmann B, Mitchell EA (2005b) Unnatural causes of sudden unexpected deaths initially thought to be sudden infant death syndrome. Int J Legal Med 119:213–216

Bajanowski T, Brinkmann B, Vennemann M (2006) The San Diego definition of SIDS: practical application and comparison with the GeSID classification. Int J Legal Med 120:331–336

Bajanowski T, Vege A, Byard RW, Krous HF, Arnestad M, Bachs L, Banner J, Blair PS, Borthne A, Dettmeyer R, Fleming P, Gaustad P, Gregersen M, Grogaard J, Holter E, Isaksen CV, Jorgensen JV, de-Lange C, Madea B, Moore I, Morland J, Opdal SH, Rasten-Almqvist P, Schlaud M, Sidebotham P, Skullerud K, Stoltenburg-Didinger G, Stray-Pedersen A, Sveum L, Rognum TO (2007) Sudden infant death syndrome (SIDS) – standardised investigations and classification: recommendations. Forensic Sci Int 165:129–143

Baldi F, Perner A, Cali T, Baldi A (1993) Nefropatia tubulare fatale causata da una overdose di teofillina in un bambino. Pathologica 86:437–440

Ball HL (2007) Bed-sharing practices of initially breastfed infants in the first 6 months of life. Infant Child Dev 16:387–401

Ball HL (2009) Airway covering during bed-sharing. Child Care Health Dev 35:728–737

Ball HL, Moya E, Fairley L, Westman J, Oddie S, Wright J (2012) Bed- and sofa-sharing practices in a UK biethnic population. Pediatrics 129(e673):e681

Baraff LJ, Ablon WJ, Weiss RC (1983) Possible temporal association between diphtheria-tetanus toxoid-pertussis vaccination and sudden infant death syndrome. Pediatr Infect Dis 2:7–11

Bartholomew SE, MacArthur BA, Bain AD (1987) Sudden infant death syndrome in south east Scotland. Arch Dis Child 62:951–956

Bass M (1989) The fallacy of the simultaneous sudden infant death syndrome in twins. Am J Forensic Med Pathol 10:200–205

Bass M, Kravath RE, Glass L (1986) Death-scene investigation in sudden infant death. N Engl J Med 315:100–105

Bassingthwaighte JB, Liebovitch LS, West BJ (1994) Fractal Physiology. Oxford University Press, Oxford

Battaglia FC, Meschia G (1986) An introduction to fetal physiology. Academic Press, Orlando

Bauchner H, Zuckerman B, McClain M, Frank D, Fried LE, Kayne H (1988) Risk of sudden infant death syndrome among infants with in utero exposure to cocaine. J Pediatr 113:831–834

Baumann F (1969) Atemphysiologische Grundlagen und Konsequenzen bei kranklengymnastischen Übungen und Atemgymnastik. Münch Med Wochenschr 111(9):477–481

Bauman NM, Sandler AD, Schmidt C, Maher JW, Smith RJ (1994) Reflex laryngospasm induced by stimulation of distal esophageal afferents. Laryngoscope 104:209–214

BBK (Bundesamt für Bevölkerungsschutz und Katastrophenhilfe (2011) Qualitätsstandards und Leitlinien (Teil I und II). In: BBK, Praxis im Bevölkerungsschutz, Bd. 7. BBK, Bonn

Beal SM, Blundell HK (1978) Sudden infant death syndrome related to position in the cot. Med J Aust ii:217–218

Beal SM, Blundell HK (1988) Recurrence incidence of sudden infant death syndrome. Arch Dis Child 63:924–930

Beal S, Porter C (1991) Sudden infant death syndrome related to climate. Acta Paediatr Scand 80:278–287

Becher JC, Bhushan SS, Lyon AJ (2012) Unexpected collapse in apparently healthy newborns- a prospective national study of a missing cohort of neonatal deaths and near-death events. Arch Dis Child Fetal Neonatal Ed 97:F30–F34

Beck-Gernsheim E (1980) Das halbierte Leben. Männerwelt Beruf, Frauenwelt Familie. Ullstein, Frankfurt M

Beckwith JB (1970a) Discussion of terminology and definition of the sudden infant death syndrome. In: Bergman AB, Beckwith JB, Ray CG (Hrsg) Sudden infant death syndrome. Proceedings of the Second International Conference on the causes of the sudden death in infants. University of Washington Press, Seattle, S 14–22

Beckwith JB (1970b) Observations on the pathological anatomy of the sudden infant death syndrome. In:

Bergman AB, Beckwith JB, Ray CG (Hrsg) International conference on causes of sudden infant death in infants. University of Washington Press, Seattle, S 83–139

Beckwith JB (1973) The sudden infant death syndrome. Curr Probl Pediatr 3(8):1–36

Beckwith JB (1988) Intrathoracic petechial hemorrhages: a clue to the mechanism of death in sudden infant death syndrome? Ann N Y Acad Sci 533:37–47

Beckwith JB (1993) A proposed new definition of sudden infant death syndrom. In: Walker AM, McMillen C (Hrsg) Second SIDS International Conference 1992. Perinatology Press, Ithaca New York USA, S 421–424

Becroft DM, Lockett BK (1997) Intra-alveolar pulmonary siderophages in sudden infant death: a marker for previous imposed suffocation. Pathology 29:60–63

Bell S, Crawley BA, Oppenheim BA, Drucker DB, Morris JA (1996) Sleeping position and upper airways bacterial flora: relevance to cot death. J Clin Pathol 49:170–172

Benditt DG, Fabian W, Iskos D, Lurie KG (1998) Review article: heart rate and blood pressure control in vasovagal syncope. J Interv Card Electrophys 2:25–32

Benjamin DR, Siebert JR (1990) C-reactive protein and prealbumin in suspected sudden infant death syndrome. Pediatr Pathol 10:503–507

Bennett MJ, Powell S (1994) Metabolic disease and sudden, unexpected death in infancy. Hum Pathol 25:742–746

Bentele KH (1993) Klinische Diagnostik und Betreuung von Kindern mit erhöhtem Risiko für den plötzlichen Säuglingstod. In: Kruse K, Oehmichen M (Hrsg) Plötzlicher Säuglingstod. Themen der Kinderheilkunde, Bd. 6. Hansischer Verlagskantor, Lübeck, S 41–64

Bentham G (1994) Population mixing and sudden infant death syndrome in England and Wales. Int J Epidemiol 23:540–544

Berg FT (1851) Klininska förelasningar i barnsjuhdaemarne vid Stockholms Allmänna Barnhus. Hygiea 13:643

Berger G (1980) 10-Jahresanalyse der plötzlichen Todesfälle im Säuglingsalter (Stadt Dresden). Kinderärztliche Praxis 2:65–71

Bergman AB (1976) Sudden infant death syndrome: A approach to management. Prim Care 3:1–8

Bergman AB, Pomeroy M, Beckwith JB (1969) The psychiatric toll of sudden infant death syndrome. General Practice 40:99–105

Berninghausen J (1980) Der Traum vom Kind – Geburt eines Klischees. Mutterschaft: Ideologie, Wunsch und Wirklichkeit. Ullstein, Frankfurt M

Berry PJ (1992) Pathological findings in SIDS. J Clin Pathol 45:11–16

Berry PJ (1999) Intra-alveolar haemorrhage in sudden infant death syndrome: a cause for concern? J Clin Pathol 52:553–554

Berry RB, Gleeson K (1997) Respiratory arousal from sleep: mechanisms and significance. Sleep 20:654–675

Binterim AJ (1836) Pragmatische Geschichte der deutschen National-Provinzial und vorzüglichsten Diöcesanconcilien vom vierten Jahrhundert bis auf das Concilium zu Trient Bd. 2., S 503–512

Bisset GS, Frush DR (2005) Misconceptions concerning gastroesophageal reflux in children. Pediatrics 116:513

Black J, Green A (1992) Gods, demons and symbols of ancient Mesopotamia. The Trustees of the British Museum, London

Blackwell C (2008) Bacterial toxins and sudden unexpected death in infancy. Lancet 372:714

Blackwell CC, Weir DM (1999) The role of infection in sudden infant death syndrome. FEMS Immunol Med Microbiol 25:1–6

Blackwell CC, Saadi AT, Raza MW, Weir DM, Busuttil A (1993) The potential role of bacterial toxins in sudden infant death syndrome (SIDS). Int J Legal Med 105:333–338

Blackwell CC, Weir DM, Busuttil A, Saadi AT, Essery SD, Raza MW, Jorgani AA, James VS, MacKenzie DA (1995a) Infection, inflammation, and the developmental stage of infants: A new hypothesis for the aetiology of SIDS. In: Rognum TO (Hrsg) Sudden Infant Death Syndrome. New Trends in the Nineties. Scandinavian University Press, Oslo, S 189–198

Blackwell CC, Weir DM, Busuttil A (1995b) Infectious agents, the inflammatory responses of infants and sudden infant death syndrome (SIDS). Molecular Medicine Today 1:72–78

Blackwell CC, Saadi AT, Essery SD, Zorgani A, Weir DM, Busuttil A, Keeling J (1996) Has the new immunisation schedule contributed to the decline in SIDS in Britain? The 4th SIDS International Conference. Washington, S 54

Blackwell CC, Weir DM, Busuttil A (1997) Infectious agents and SIDS: Analysis of risk factors and preventive measures. J SIDS Infant Mortal 2:61–76

Blackwell CC, Moscovis SM, Gordon E, Madani AOM, Hall ST, Gleeson M, Scott RJ, Roberts-Thomson J, Weir DM, Busuttil A (2005) Cytokine responses and sudden infant death syndrome: genetic, developmental and environmental risk factors. J Leukoc Biol 78:1242–1254

Blackwell SB, LeBoeuf BJ (1993) Developmental aspects of sleep apnea in northern elephant seal pups. J Zool 231:437–447

Blair PS, Flemig PJ, Bensley D, Smith I, Bacon C, Taylor EM, Berry J, Golding J, Tripp J (1996) Smoking and the sudden infant death syndrome: results from 1993–5 case-control study for confidential inquiry into stillbirths and deaths in infancy. BMJ 313:195–198

Blair PS, Fleming PJ, Smith IJ, Platt MW, Young J, Nadin P, Berry PJ, Golding J, CESDI SUDI research group (1999) Babies sleeping with parents: case-control study of factors influencing the risk of the sudden infant death syndrome. Br Med J 319:1457–1462

Blair PS, Sidebotham P, Berry PJ, Evans M, Fleming PJ (2006a) Major epidemiological changes in sudden infant death syndrome: a 20-year population based study in the UK. Lancet 367:314–319

Blair PS, Ward-Platt M, Smith IJ, Fleming PJ, CESDI SUDI research group (2006b) Sudden infant death syndrome and the time of death: factors associated with night-time and day time deaths. Int J Epidemiol 35:1563–156

Blair PS, Platt MW, Smith IJ, Fleming PJ (2006c) CESDI SUDI Research Group. Sudden infant death syndrome and sleeping position in pre-term and low birth weight infants: an opportunity for targeted intervention. Arch Dis Child 91:101–106

Blair PS, Mitchell EA, Heckstall-Smith EM, Fleming PJ (2008) Head covering – a major modifiable risk factor for sudden infant death syndrome: a systematic review. Arch Dis Child 93:778–783

Blair P, Byard R, Fleming PJ (2009a) Proposal for an international classification of SUDI. Scand Journal of Forensic Science 15:6–9

Blair PS, Sidebotham P, Evason-Coombe C, Edmonds M, Heckstall-Smith EM, Fleming P (2009b) Hazardous cosleeping environments and risk factors amenable to change: case-control study of SIDS in south west England. Br Med J 339:b3666

Blair PS, Heron J, Fleming PJ (2010) Relationship between bed sharing and breastfeeding: longitudinal, population-based analysis. Pediatrics doi:10.1542/peds. 2010–1277

Blood-Siegfried J (2009) The role of infection and inflammation in sudden infant death syndrome. Immunopharmacol Immunotoxicol 31:516–523

Blood-Siegfried J, Nyska A, Geisenhoffer K, Lieder H, Moomaw C, Cobb K, Shelton B, Coombs W, Germolec D (2004) Alteration in regulation of inflammatory response to influenza a virus and endotoxin in suckling rat pups: a potential relationship to sudden infant death syndrome. FEMS Immunol Med Microbiol 42(1):85–93

Blood-Siegfried J, Rambaud C, Nyska A, Germolec DR (2008) Evidence for infection, inflammation and shock in sudden infant death: parallels between a neonatal rat model of sudden infant death and infants who died of sudden infant death syndrome. Innate immune 14:145–152

Bluglass K (1980) Psychiatric morbidity after cot death. Practitioner 224:533–539

Bohnhorst B, Poets CF (1998) Major reduction in alarm frequency with a new pulse oximeter. Int Care Med 24:277–278

Bohnhorst B, Peter C, Poets CF (2000) Pulse oximeters' reliability in detecting hypoxemia and bradycardia: comparison between a conventional and two new generation oximeters. Crit Care Med 28:1565–1568

Boles RG, Martin SK, Blitzer MG, Rinaldo P (1994) Biochemical diagnosis of fatty acid oxidation disorders by metabolite analysis of postmortem liver. Hum Pathol 25:735–741

Boles RG, Buck EA, Blitzer MG, Platt MS, Cowan TM, Martin SK, Yoon H, Madsen JA, Reyes Mugica M, Rinaldo P (1998) Retrospective biochemical screening of fatty acid oxidation disorders in postmortem livers of 418 cases of sudden death in the first year of life. J Pediatr 132:924–933

Bolton DP, Taylor BJ, Campbell AJ, Galland BC, Cresswell C (1993) Rebreathing expired gases from bedding: a cause of cot death ? Arch Dis Child 67:187–190

Bonham JR, Downing M (1992) Metabolic deficiencies and SIDS. J Clin Pathol 45:33–38

Bonkowsky JL, Guenther E, Filoux FM, Srivastava R (2008) Death, child abuse, and adverse neurological outcome of infants after an apparent life threatening event. Pediatrics 122:125–131

Borbély A (1984) Das Geheimnis des Schlafs. Deutsche Verlagsanstalt, Stuttgart

Borbély A (1999) Der Schlaf: ein lokaler Erholungsvorgang des Gehirns? Neue Züricher Zeitung

Borhani NO, Rooney PA, Kraus JF (1973) Postneonatal sudden unexplained death in a California community. Calif Med 118:12–16

Bove KE (1997) The metabolic crisis: A diagnostic challenge. J Pediatr 131:181–182

Brackett JC, Sims HF, Steiner RD, Nunge M, Zimmerman EM, deMartinville B, Rinaldo P, Slaugh R, Strauss AW (1994) A novel mutation in medium chain acyl-CoA dehydrogenase causes sudden neonatal death. J Clin Invest 94:1477–1483

Brady JP, Ariagno RL, Watts JL, Goldman SL, Dumpit FM (1978) Apnea, hypoxemia, and aborted sudden infant death syndrome. Pediatrics 62:686–691

Brand DA, Altman RL, Purtill K, Edwards KS (2005) Yield of diagnostic testing in infants who have had an apparent life threatening event. Pediatrics 115:885–893

Branger B, Savagner C, Winder N (2007) Eleven cases of early neonatal sudden death or near death of full term and healthy neonates in maternity wards. J Gynecol Obstet Biol Reprod (Paris) 36:671–679

Brenner RA, Simons-Morton BG, Bhaskar B, Mehta N, Melnick VL, Revenis M, Berendes HW, Clemens JD (1998) Prevalence and predictors of the prone sleep position among inner-city infants. JAMA 280:341–346

Brettel HF, Wagner HJ (1982) Die Todesursachen-Feststellung bei der Leichenschau. Dtsch Aerztebl 79:51–54

Brinkmann B, Püschel K (1991) Definition natürlicher, unnatürlicher, unklarer Tod. MedR 5:233–238

Brocher T (1980) Wenn Kinder trauern. Wir sprechen über den Tod. Kreuz, Zürich

Brooks JG (1992) Apparent life-threatening events and apnea of infancy. Clin Perinat 19:809–838

Brouardel P (1897a) Death and sudden death. Wood & Fils, New York

Brouardel P (1897b) La Pendaison, la Strangulation, la Suffocation, la Submersion. Bailliere, Paris

Brouillette RT, Tsirigotis D, Cote A, Morielli A (1998) Computerized audiovisual event recording documents infant behavior preceding bradycardia/apnea spells. Pediatr Pulmonol 26:443

Brunner H (1988) Altägyptische Weisheit. Lehren für das Leben. Die Bibliothek der Alten Welt. Reihe der Alte Orient, Zürich, München

Bschor F (1969) Beurteilung von Stauungsblutaustritten im Kopfbereich bei Strangulation und anderen Todesursachen. Beitr Gerichtl Med 25:146–152

Bugen L (1977) Human grief: A model for prediction and intervention. Am J Orthopsychiatr 47:196–206

Bundesministerium für Inneres (Österreich) (2010) Interner Erlass des Bundesministeriums für Inneres BMI-OA1300/0243-II/1/b/2010

Burchell A, Bell JE, Busuttil A, Hume R (1989) Hepatic microsomal glucose-6-phosphatase system and sudden infant death syndrome. Lancet 2:291–294

Burns EA, House JD, Ankenbauer MR (1986) Sibling grief in reaction to sudden infant death syndrome. Pediatrics 78:485–487

Burton BK, Roach ES, Wolf BH, Weissbecker KA (1987) Sudden death associated with biotinidase deficiency. Pediatrics 79:482–483

Buschbacher V, Delcampo R (1987) Parents' response to sudden infant death syndrome. J Pediatr Health Care 1:85–90

Byard RW (1994a) Infectious conditions. In: Byard RW, Cohle SD (Hrsg) Sudden Death in Infancy, Childhood and Adolescence. Cambridge University Press, Cambridge, S 95–130

Byard RW (1994b) Sudden infant death syndrom. In: Byard RW, Cohle SD (Hrsg) Sudden Death in Infancy, Childhood and Adolescence. Cambridge University Press, Cambridge, S 417–497

Byard RW, Beal SM (1997) V-shaped pillows and unsafe infant sleeping. J Paediatr Child Health 33:171–173

Byard RW, Beal SM (2000) Gastric aspiration and sleeping position in infancy and early childhood. J Paediatr Child Health 36:403–405

Byard RW, Krous HF (1995) Minor inflammatory lesions and sudden infant death: cause, coincidence, or epiphenomena? Pediatr Pathol Lab Med 15:649–654

Byard RW, Moure L, Bourne AJ, Lawrence AJ, Goldwater PN (1992) Clostridium botulinum and sudden infant death syndrome: a 10 year prospective study. J Pediatr Child Health 28:156–157

Byard RW, Beal S, Blackbourne B, Nadeau JM, Krous HF (2001) Specific dangers associated with infants sleeping on sofas. J Paediatr Child Health 37:476–478

Caffey J (1974) The whiplash shaken infant syndrome. Pediatrics 54:396–403

Campbell AJ, Bolton DP, Taylor BJ, Sayers RM (1998) Responses to an increasing asphyxia in infants: effects of age and sleep state. Respir Physiol 112:51–58

Campbell DJ, Read DJ (1980) Circulatory and respiratory factors in the experimental production of lung petechiae and their possible significance in the sudden infant death syndrome. Pathology 12:181–188

Caravati EM, Litovitz TL (1988) Pediatric cyanide intoxication and death from an acetonitrile-containing cosmetic. JAMA 260:3470–3473

Carleton JN, Donoghue AM, Porter WK (1998) Mechanical model testing of rebreathing potential in infant bedding materials. Arch Dis Child 78:323–328

Carlson JA (1993) The psychologic effects of sudden infant death syndrome on parents. J Pediatr Health Care 7:77–81

Carmichael EM, Goldwater PN, Byard RW (1996) Routine microbiological testing in sudden and unexpected infant death. J Paediatr Child Health 32:412–415

Caroll R, Shaeffer S (1993) Similarities and differences in spouses coping with SIDS. Omega 28:273–284

Carroll-Pankhurst C, jr Mortimer EA (2001) Sudden infant death syndrome, bedsharing, parental weight, and age at death. Pediatrics 107:530–536

Carpenter KH, Bonham JR, Worthy E, Variend S (1993) Vitreous humour and cerebrospinal fluid hypoxanthine concentration as a marker of pre-mortem hypoxia in SIDS. J Clin Pathol 46:650–653

Carpenter RG, Gardner A (1990) Environmental findings and sudden infant death syndrome. Lung 168:358–367

Carpenter RG, Irgens LM, Blair PS, England, Fleming P, Huber J, Jorch G, Schreuder P (2004) Sudden unexplained infant death in 20 regions in Europe: case control study. Lancet 363:185–191

Cashell AW (1987) Homicide as a cause of the sudden infant death syndrome. Am J Forensic Med Pathol 8:256–258

Castellini MA (1996) Dreaming about diving: sleep apnea in seals. News in Physiological Sciences 11:208–214

Cederbaum SD (1998) SIDS and disorders of fatty acid oxidation: where do we go from here? J Pediatr 132:913–914

Chalmers RA, English N, Hughes EA, Noble Jamieson C, Wigglesworth JS (1987) Biochemical studies on cultured skin fibroblasts from a baby with long-chain acyl CoA dehydrogenase deficiency presenting as sudden neonatal death. J Inher Metab Dis 10:260–262

Chalmers RA, Stanley CA, English N, Wigglesworth JS (1997) Mitochondrial carnitine-acylcarnitine translocase deficiency presenting as sudden neonatal death. J Pediatr 131:220–225

Chang AB, Wilson SJ, Masters IB (2003) Altered arousal response in infants exposed to cigarette smoke. Arch Dis Child 88:30–33

Chang RKR, Keens TG, Rodriguez S, Chen AY (2008) Sudden infant death syndrome: Changing epidemiologic patterns in California. J Pediatr 153:498–502

Chessare JB, Hunt CE, Bourguignon C (1995) A community-based survey of infant sleep position. Pediatrics 96:893–896

Christos GA, Christos JA (1993) A possible explanation of sudden infant death syndrome (SIDS). Med Hypotheses 41(3):245–246

Cina SJ, Downs JC, Conradi SE (1994) Hydrogen peroxide: a source of lethal oxygen embolism. Case report and review of the literature. Am J Forensic Med Pathol 15:44–50

Cioni G, Ferrari F, Prechtl HFR (1989) Posture and spontaneous motility in fullterm infants. Early Hum Dev 18:247–262

CJ Foundation USA. hppt://http://www.cjsids.org/about-us/all-about-us/history.html. Zugegriffen: 4. September 2013

Clayton PT, Hyland K, Brand M, Leonard JV (1986) Mitochondrial phosphoenolpyruvate carboxykinase deficiency. Eur J Pediatr 145:46–50

Clyman RI, Green C, Rowe JC, Mikkelsen C, Ataide L (1980) Issues concerning parents after the death of their newborn. Critical Care Medicine 8:215–218

Cochrane DD, Adderley R, White CP, Norman M, Steinbok P (1990) Apnea in patients with myelomeningocele. Pediatr Neurosurg 16:232–239

Cohen G, Vella S, Jeffery H, Lagercrantz H, Katz-Salamon M (2008) Cardiovascular stress hyperreactivity in babies of smokers and in babies born preterm. Circulation 118:1848–1853

Coleman-Phox K, Odouli R, Li DK (2008) Use of a fan during sleep and the risk of sudden infant death syndrome. Arch Pediatr Adolesc Med 162:963–968

Comella CL, Nardine TM, Diederich NJ, Stebbins GT (1998) Sleep-related violence, injurs, and REM sleep behavior disorder in Parkinson's disease. Neurology 51:526–529

Committee on Child Abuse and Neglecet (1994) Distinguishing sudden infant death syndrome from child abuse fatalities. Pediatrics 94:124–126

Constantin E, Waters KA, Morielli A, Brouillette RT (1999) Head turning and facedown positioning in prone-sleeping premature infants. J Pediatr 134:558–562

Cooke RW (1998) Smoking, intra-uterine growth retardation and sudden infant death syndrome. Int J Epidemiol 27:238–241

Coons MA, Guilleminault C (1981) development of sleep-wake patterns and non-rapid eye movement sleep stages during the first six months of life in normal infants. Pediatrics 69:793–798

Corbyn JA (2000) Mechanisms of sudden infant death and the contamination of inspired air with exhaled air. Med Hpothesis 54:345–352

Corda M, von Euler C, Lennerstrand G (1965) Proprioceptive innervation of the diaphragm. J Physiol Lond 178:161–177

Cordner SM, Willinger M (1995) The definition of the sudden infant death syndrome. In: Rognum TO (Hrsg) Sudden Infant Death Syndrom. New Trends in the Nineties. Scandinavian University Press, Oslo, S 17–20

Cornwell J, Nurcombe B, Stevens L (1977) Family response to loss of a child by sudden infant death syndrome. Med J Aust 1:656–658

Craig C, DeWolfe CC (2005) Apparent life threatening event. A Review. Ped Clin North America 52:1127–1140

Craig WR, Hanlon-Dearman A, Sinclair C, Taback SP, Moffatt M (2010) Withdrawn: Metoclopramide, thickened feedings, and positioning for gastro-oesophageal reflux in children under two years. Cochrane Database Syst Rev 12:CD003502

Crichton NS, Limerick SR et al (1983) Parents seeking help after cot death. J Epidemiol Com Health 37:208–212

Crowell DH, Brooks LJ, Colton T, Corwin MJ, Hoppenbrouwers TT, Hunt CE, Kapuniai LE, Lister G, Neuman MR, Peucker M, Ward SL, Weese Mayer DE, Willinger M (1997) Infant polysomnography: reliability. Collaborative Home Infant Monitoring Evaluation (CHIME) Steering Committee. Sleep 20:553–560

Crowell DH, Brooks LJ, Corwin M, Vidson-Ward S, Hunt CE, Weese-Mayer DE, Neuman MR, Silvestri J, Tinsley L, Kapuniai LE et al (2004) Ontogeny of arousal. J Clin Neurophysiol 21:290–300

Cutz E, Hackman R, Perrin DG, Petric M (1996) Bronchoalveolar lavage in the assessment of lung pathology in sudden unexpected death (SUD) and SIDS. The 4th SIDS International Conference. Washington, S 52

Czermak H (1982) Die erste Kindheit. Ein ärztlicher Ratgeber für das 1. und 2. Lebensjahr. Molden Schulbuch-Verlag, Wien, S 50–56

Dageville C, Pignol J, de Smet S (2008) Very early neonatal apparent life-threatening events and sudden unexpected deaths: incidence and risk factors. Acta Paediatr 97:866–869

D'Andrea LA, Rosen CL, Haddad GG (1993) Do children with airway obstruction during sleep have significant changes in heart rate during severe desaturations? Pediatr Pulmonol 16:362–369

Davidson-Ward SL, Bautista DB, Sargent CW, Keens TG (1990a) Arousal responses to sensory stimuli in infants at increased risk for sudden infant death syndrome (Abstract). Am Rev Respir Dis 141:A809

Davidson-Ward SL, Bautista D, Chan L, Derry M, Lisbin A, Durfee MJ, Mills KS, Keens TG (1990b) Sudden infant death syndrome in infants of substance-abusing mothers. J Pediatr 117:876–881

Davies DP (1985) Cot death in Hong Kong: A rare problem? Lancet 2(8468):1346–1349

Davies RJ, Bennett LS, Stradling JR (1997) What is an arousal and how should it be quantified? Sleep Med Rev 1:87–95

Dawes GS, Fox HE, Leduc BM, Liggins GC, Richards RT (1972) Respiratory movements and rapid eye movements sleep in the foetal lamb. J Physiol Lond 220:119–143

Deeg KH, Reisig A (2010) Dopplersonografisches Screening der Blutströmung in der Arteria basilaris während Kopfrotation reduziert das Risiko für den plötzlichen Säuglingstod. Ultraschall Med 31:506–514

Deeg KH, Alderath W, Bettendorf U (1998) Basilar artery insufficiency – a possible cause of sudden infant death? Results of a Doppler ultrasound study of 39 children with apparent life-threatening events. Ultraschall Med 19:250–258

Deeg KH, Erhardt P, Förtsch K, Hense A, Windschall D, Alderath W (2001) Minderperfusion des Hirnstammes durch Kompression der Vertebralarterien bei Kopfrotation – Eine Ursache von SIDS? Ergebnisse eines dopplersonographischen Neugeborenen-Screenings an 3840 Neugeborenen. Klin Padiatr 213:124–133

Deetjen P, Speckmann EJ (1999) Physiologie, 3. Aufl. Urban & Fischer, München, Stuttgart

DeFrain JD, Ernest L (1978) The psychological effects of sudden infant death syndrome on surviving family members. J Fam Pract 6:985–989

DeJonge GA, Engelberts AC, Koomen Liefting AJM, Kostense PJ (1989) Cot death and prone sleeping position in the Netherlands. Br Med J 298:722–724

DeJonge GA, Burgmeijer RJF, Engelberts AC, Hoogenboezem J, Kostense PJ, Sprij AJ (1993) Sleeping position for infants and cot death in the Netherlands. Arch Dis Child 69:660–663

Demaugre F, Bonnefont JP, Colonna M, Cepanec C, Leroux JP, Saudubray JM (1991) Infantile form of carnitine palmitoyltransferase II deficiency with hepatomuscular symptoms and sudden death. J Clin Invest 87:859–864

Department of Health (1993) Report of the Chief Medical Officer's Expert Group on the Sleeping Position of Infants and Cot Death. HSMO, London

Desmarez C, Blum D, Montauk L, Kahn A (1987) Impact of home monitoring for sudden infant death syndrome on family life. A controlled study. Eur J Pediatr 146:159–161

Dettmeyer R (2006) Medizin & Recht. Rechtliche Sicherheit für den Arzt, 2. Aufl. Springer, Heidelberg, S 257–259

Dettmeyer R, Baasner A, Haag C, Bruch S, Schlamann M (2009) Immunohistochemical and molecular-pathological diagnosis of myocarditis in cases of suspected sudden infant death syndrome (SIDS) – a multicenter study. Legal Medicine 11(1):S124–S127

Deutsche Gesellschaft für Medizinrecht (1991) Einbecker Empfehlungen zu Rechtsfragen der Obduktion. MedR 3:76

Devey ME, Anderson KJ, Coombs RRA, Henschel MJ, Coates ME (1970) The modified anaphylaxy hypothesis for cot death. Anaphylactic sensitization in guinea-pigs fed cow's milk. Clin Exp Immunol 26:542–548

DeWolfe CC (2005) Apparent life threatening event. A Review. Pediatric Clinic of North America 52:1127–1140

DiMaio VJM (1988) SIDS or murder. Pediatrics 81:747–748

DiMario FJ (2008) Apparent life threatening events: So what happens next? Pediatrics 122:190–191

Dimitrijevic MR, Faganel J, Gregoric M, Nathan PW, Trontelj JK (1972) Habituation: effects of regular and stochastic stimulation. J Neurosurg. Psychiatry 35:234–242

Di Nisi J, Muzer A, Ehrhart J, Libert JP (1990) Comparison of cardiovascular responses to noise during waking and sleeping in humans. Sleep 13:108–120

Dionisi Vici C, Seneca S, Zeviani M, Fariello G, Rimoldi M, Bertini E, DeMeirleir L (1998) Fulminant Leigh syndrome and sudden unexpected death in a family with the T 9176 C mutation of the mitochondrial ATPase 6 gene. J Inher Metab Dis 21:2–8

Dittmann V (1980) Der plötzliche Tod im Säuglings- und Kleinkindesalter (Sudden infant death syndrome). Dissertation, Medizinische Universität Lübeck

Dittmann V, Pribilla O (1983) Zur Epidemiologie des plötzlichen Säuglingstodes (Sudden Infant Death Syndrome, SIDS) im Lübecker Raum. Z Rechtsmed 90:277–292

Doench K (1995) Plötzlicher Kindstod und nachfolgende Schwangerschaft Rechtsmedizinische Forschungsergebnisse Bd. 12. Schmidt-Römhild, Lübeck

Douglas AS, Gupta R, Helms PJ, Jolliffe IT (1997) Month of birth as an independent variable in the sudden infant death syndrome. Paediatr Perinat Epidemiol 11:57–66

Downey G, Silver RC, Wortman CB (1990) Reconsidering the attribution-adjustment relation following a major negative event: coping with the loss of a child. J Personality Social Psychol 59:925–940

DuChesne A, Bajanowski T, Brinkmann B (1997) Spurenarme Tötungsdelikte an Kindern. Arch Kriminol 199:21–26

Duke JC, Sekar KC, Foubas PL, McCaffree MA (1992) Apnea in subsequent asymptomatic siblings of infants who had an apparent life threatening event. Perinatology 12:124–128

Dunne KP, Fox GP, O'Regan M, Matthews TG (1992) Arousal responses in babies at risk of sudden infant death syndrome at different postnatal ages. Ir Med J 85:19–22

Duran M, Hofkamp M, Rhead WJ, Saudubray JM, Wadmann SK (1986) Sudden child death and healthy affected family members with medium-chain acylcoenzyme A dehydrogenase deficiency. Pediatrics 78:1052–1057

Duran M, Wanders RJA, deJager JP, Dorland L, Bruinvis L, Ketting D, Ijlst L, van Sprang FJ (1991) 3-Hydroxydicarboxylic aciduria due to long-chain 3-hydroxyacyl-coenzyme A dehydrogenase deficiency associated with sudden neonatal death: protective effect of medium-chain triglyceride treatment. Eur J Pediatr 150:190–195

Durand E, Lofaso F, Dauger S, Vardon G, Gaultier C, Gallego J (2004) Intermittent hypoxia induces transient arousal delay in newborn mice. J Appl Physiol 96:1216–1222

Durlach J, Pages N, Bac P, Bara M, Guiet-Bara A (2002) Magnesium deficit and sudden infant death syndrome (SIDS): SIDS due to magnesium deficiency and SIDS due to various forms of magnesium depletion: possible importance of the chronopathological form. Magnes Res 15:269–278

Dürwald W (1990) Gerichtliche Medizin. Barth, Leipzig

Dwyer T, Ponsonby AL (2009) Sudden infant death syndrome and prone sleeping position. Ann Epidemiol 19(4):245–249

Dyregrov A (1990) Parental reactions to the loss of an infant child: a review. Scand J Psychol 31:266–280

Dyregrov A, Dyegrov K (1999) Long-term impact of sudden infant death: A 12- to 15- Year Follow up. Death Studies 23:635–661

Dyregrov A, Matthiesen SB (1987a) Anxiety and vulnerability in parents following the death of an infant. Scand J Psychol 28:16–25

Dyregrov A, Matthiesen SB (1987b) Similarities and differences in mothers' and fathers' grief following the death of an infant. Scand J Psychol 28:1–15

Dyregrov A, Matthiesen SB (1987c) Stillbirth, neonatal death and Sudden Infant Death (SIDS): parental reactions. Scand J Psychol 28:104–114

Dyregrov A, Matthiesen SB (1991) Parental grief following the death of an infant – a follow-up over one year. Scand J Psychol 32:193–205

Eibl-Eibesfeldt T (1984) Die Biologie des menschlichen Verhaltens, Grundriss der Humanethologie. Piper, München

Einspieler C, Kerbl R (1997) Low compliance of the lower social classes can reduce the efficiency of cot death prevention campaigns. An Esp Pediatr 92:29

Einspieler C, Marschik PB (2012) Central Pattern Generators und ihre Bedeutung für die fötale Motorik. Klin Neurophysiol 43:16–21

Einspieler C, Holzer A, Spannring R, Kurz R, Kenner T (1988a) Retrospektive Untersuchung über die Ereignisse vor dem plötzlichen Tod (SIDS) von 80 Säuglingen. Pädiatr Pädol 23:233–243

Einspieler C, Widder J, Holzer A, Kenner T (1988b) The predictive value of behavioural risk factors for sudden infant death. Early Hum Dev 18:101–109

Einspieler C, Löscher W, Kurz R, Rosanelli K, Rosegger H, Bachler I, Klug EM, Reiterer F, Schenkeli R, Kerbl R (1992a) Der SIDS-Risikofragebogen Graz (SRFB): Prospektive Anwendung bei 6000 Säuglingen. Klin Padiatr 204:88–91

Einspieler C, Sutter-Holzer A, Kurz R, Löscher WN, Kerbl-Meyer U, Roll P, Kenner T, Haidmayer R (1992b) Der SIDS-Risikofragebogen Graz (SRFB): I. Entwicklung und Validierung. Klin Pädiatr 204:84–88

Einspieler C, Prechtl HFR, Ferrari F, Cioni G, Bos AF (1997a) The qualitative assessment of general movements in preterm, term and young infants – review of the methodology. Early Hum Dev 50:47–60

Einspieler C, Kerbl R, Kenner T (1997b) Temporal disparity between reduction of cot death and reduction of prone sleeping prevalence. Early Hum Dev 49:123–133

Einspieler C, Prechtl HFR, Bos AF, Ferreari F, Cioni G (2004) Prechtl's Method on the Qualitative Assessment of General Movements in Praeterm, Term and Young Infants. Cambridge University Press, Cambridge

Eisenmenger W, Janzen J, Tschomakov M (1973) Kindsmißhandlungen in München in den Jahren 1961 bis 1971. Beitr Gerichtl Med 31:92–96

Elternvereinigung SIDS Schweiz (2012) http://www.sids.ch/wir/index.html. Zugegriffen: 4. September 2013

Emery JL (1986) Special report: cot deaths in Australia. Med J Aust 144:469–473

Emery JL (1989) The post-mortem examination of a baby. In: Mason JK (Hrsg) Paediatric forensic medicine and pathology. Chapman and Hall Medical. Chapman and Hall Medical Publisher, London, S 72–84

Emery JL (1990) Towards safer cot mattresses. Health Visit 63:157–159

Emery JL, Taylor EM (1986) Investigation of SIDS. N Engl J Med 315:1676

Emery JL, Howat AJ, Variend S, Vawter GF (1988) Investigation of inborn errors of metabolism in unexpected infant deaths. Lancet:29–31

Epstein J, Jolly C, Mullan L (2011) A review of images of sleeping infants in UK magazines and on internet. Community Pract 84:23–26

Erler T, Wischniewski E (2001) Sleep medicine in infants – practicability and limitations. Early Hum Dev 63:23–35

Erler T, Beyer U, Hoch B, Jorch G, Klementz K, Kramer A, Paditz E, Poets CF, Wessel L, Wiater A (2009) Heimüberwachung („home monitoring") von Kindern und Jugendlichen: Vorschläge für die praktische Anwendung. Somnologie 13:182–188

Esani N, Hodgman JE, Ehsani N, Hoppenbrowers T (2008) Apparent life-threatening events and sudden infant death syndrome: Comparison of risk factors. J Pediatr 152:365–370

Escherich T (1896) Bemerkungen über den status lymphaticus der Kinder. Berlin Klin Wschr 33:645–650

Eser A, von Lutterotti M, Sporken P (1989) Lexikon Medizin, Ethik, Recht. Herder, Freiburg

Espagne S, Hamon I, Thiebaugeorges O, Hascoet JM (2004) Sudden death of neonates in the delivery room. Arch Pediatr 11(5):436–439

ESPID (1992) Congress of European Society for the Study and Prevention of Infant Death, Lübeck/Travemünde, 10.–13. Juni 1992, Abstractband

Fabrizy EE (2011) StPO und wichtige Nebengesetze. Manzsche Verlags- und Universitätsbuchhandlung, Wien

Fagan DG, Bonham JR, Guthrie PI, Olpin SE, Downing M, Manning NJM, Polliu RJ (1999) A case of sudden unexpected infant death with mitochondrial mutation (8993 T-C, NARP). An Esp Pediatr

Fanconi G, Wallgren A (1972) Lehrbuch der Pädiatrie, 9. Aufl. Benno Schwabe, Basel

Farber JP, Catron AC, Krous HF (1983) Pulmonary petechiae: ventilatory – circulatory interactions. Pediatr Res 17:230–233

Farber W (1989) Schlaf, Kindchen, Schlaf! Mesopotamische Baby-Beschwörungen und Rituale. Winona Lake, Eisenbrauns

Fares I, McCulloch KM, Raju TN (1997) Intrauterine cocaine exposure and the risk for sudden infant death syndrome: a meta-analysis. J Perinatol 17:179–182

Farrell PA, Weiner GM, Lemons JA (2002) SIDS, ALTE, apnoea and the use of home monitors. Pediatr Rev 23:3–9

Faure C, Leluyer B, Aujard Y, de-Bethmann O, Bedu A, Briand E, Boige N, Brusquet Y, Benhamou PH, Cezard JP, Chapoy P, Dabadie A, Dehan M, Dupont C, Gabilan JC, Gottrand F, Mallet E, Maurage C, Mouterde O, Olives JP, Sarles J, Schmitz J, Turck D, Vidailhet M, Navarro J (1996) Position de sommeil, prevention de la mort subite du nourrisson et reflux gastrooesophagien. Arch Pediatr 3:598–601

Fearn SW (1834) Sudden and unexplained death of children. Lancet 1:246

Feeley N, Gottlieb L (1988) Parents' coping and communication following their infant death. Omega 19:51–67

Filiano JJ (1994) Arcuate nucleus hypoplasia in sudden infant death syndrome: a review. Biol Neonate 65:156–159

Filiano JJ, Kinney HC (1994) A perspective on neuropathologic findings in victims of the sudden infant death syndrome: the triple-risk model. Biol Neonate 65:194–197

Finberg L, Kiley J, Luttrell CN (1963) Mass Accidental Salt Poisoning in Infancy. JAMA 194:187–190

Findeisen M, Vennemann M, Brinkman B, Ortman C, Rose I, Kopcke W, Jorch G, Bajanowski T (2004) German study on sudden infant death (GeSID): Design, epidemiological and pathological profile. Int J Legal Med 118:163–169

Findeisen M, Vennemann M, Brinkmann B, Ortmann C, Rose I, Korpcke W, Jorch G, Bajanowsi T (2009) German study on sudden infant death (GeSID): design, epidemiological and pathological profile. Int J Legal Med 118:163–169

Fink BK, Hanks EC, Ngai SH, Papper EM (1963) Central regulation of respiration during anesthesia and wakefulness. Ann NY Acad Sci 109:892–899

Fink BR, Beckwith JB (1980) Laryngeal mucous gland excess in victims of sudden infant death. Am J Dis Child 134:144–146

Firstman R, Talan J (1997) The death of innocents. Bantam, New York

Fitzgerald K, Krous HF, Mitchell EA, Vance JC, Nelson EA, Wilkinson MH (1995) Second SIDS Global Strategy Meeting, Stavanger, Norway, August 5–6, 1994. In: Rognum TO (Hrsg) Sudden infant death syndrome. New trends in the nineties. Scandinavian University Press, Oslo, S 333–342

Flatten G, Hofmann A, Lempa W, Möllering A, Frommberger U, Bär O (2008) S2-Leitlinie zur Diagnostik und Behandlung von akuten Folgen psychischer Traumatisierung. http://www.awmf.org/leitlinien/detail/ll/051-027.html. Zugegriffen: 4. September 2013

Fleck L (1993) Entstehung und Entwicklung einer wissenschaftlichen Tatsache. Suhrkamp Taschenbuch Wissenschaft, Frankfurt

Fleming D, Fleming NP (1996) ALTE's, apneas and SIDS defining the relationship with a new taxonomy. The Fourth SIDS International Conference, Bethesda, S 119

Fleming P, Blair PS (2007) Sudden Infant Death Syndrome and parental smoking. Early Human Development 83:721–725

Fleming PJ, Gilbert R, Azaz Y, Berry PJ, Rudd PT, Stewart A, Hall E (1990) Interaction between bedding and sleeping position in the sudden infant death syndrome: A population based case-control study. Br Med J 301:85–89

Fleming PJ, Azaz Y, Wigfield R (1992) Development of thermoregulation in infancy: possible implications for SIDS. J Clin Pathol 45:17–19

Fleming PJ, Blair PS, Bacon C, Bensley D, Smith I, Taylor EM, Berry J, Golding J, Tripp J (1996) Environment of infants during sleep and risk of the sudden infant death syndrome: results of 1993–5 case-control study for confidential inquiry into stillbirths and deaths in infancy. BMJ 313:191–195

Fleming PJ, Blair P, Bacon C, Berry PJ (2000) Sudden unexpected deaths in infancy. The Stationary Office, London, S 50

Ford RP, Nelson KP (1995) Higher rates of SIDS persist in low income groups. J Paediatr Child Health 31:408–411

Forrester RM (1971) Sudden death in infancy. Lancet 1:757

Forster B (1986) Praxis der Rechtsmedizin. Thieme, Stuttgart

Forsyth KD, Althowe J (1995) Immune response in SIDS. In: Rognum TO (Hrsg) Sudden Infant Death Syndrome. New Trends in the Nineties. Scandinavian University Press, Oslo, S 82–188

Forsyth KD, Weeks SC, Kok L, Skinner J, Bradley J (1989) Lung immunoglobulins in the sudden infant death syndrome. Brit Med J 298:23–26

Foundation for the Study of Infant Death. www.lullabytrust.org.uk. Zugegriffen: 4. September 2013

Fracasso T, Vennemann M, Klocker M, Bajanowski T, Brinkmann B, Pfeiffer H, Group GD, Bach P, Bockholdt B, Bohnert M, Cremer U, Deml U, Freislederer A, Heide S, Huckenbeck W, Jachau K, Kaatsch HJ, Klein A, Kleemann WJ, Larsch KP, Fieguth A, Leukel HW, Mutzel E, Rublack F, Sperhake J, Zimmer G, Zweihoff R (2011) Petechial bleedings in sudden infant death. Int J Legal Med 125:205–210

Franco P, Pardou A, Hassid S, Lurquin P, Groswasser J, Kahn A (1998) Auditory arousal thresholds are higher when infants sleep in the prone position. J Pediatr 132:240–243

Franco P, Groswasser J, Hassid S, Lanquart JP, Scaillet S, Kahn A (1999) Prenatal exposure to cigarette smoking is associated with a decrease in arousal in infants. J Pediatr 135:34–38

Franco P, Scaillet S, Wermenbol V, Valente F, Groswasser J, Kahn A (2000) The influence of a pacifier on infants' arousals from sleep. J Pediatr 136:775–779

Franco P, Scaillet S, Valente F, Chabanski S, Groswasser J, Kahn A (2001) Ambient temperature is associated with changes in infants' arousability from sleep. Sleep 24:325–329

Franco P, Lipshutz W, Valente F, Adams S, Scaillet S, Kahn A (2002) Decreased arousals in infants who sleep with the face covered by bedclothes. Pediatrics 109:1112–1117

Franco P, Lipshut W, Valente F, Adams S, Groswasser J, Kahn A (2003a) Cardiac autonomic characteristics in infants sleeping with their head covered by bedclothes. J Sleep Res 12:125–132

Franco P, Seret N, Van Hees JN, jr Lanquart JP, Groswasser J, Kahn A (2003b) Cardiac changes during sleep in sleep-deprived infants. Sleep 26:845–848

Franco P, Chabanski S, Scaillet S, Groswasser J, Kahn A (2004a) Pacifier use modifies infant's cardiac autonomic controls during sleep. Early Hum Dev 77:99–108

Franco P, Seret N, Van Hees JN, Scaillet S, Vermeulen F, Groswasser J, Kahn A (2004b) Decreased arousals among healthy infants after short-term sleep deprivation. Pediatrics 114(e192):e197

Franco P, Montemitro E, Scaillet S, Groswasser J, Kato I, Lin JS, Villa MP (2010) Arousal from sleep mechanisms in infants. Sleep Med 11:603–614

Frank JP (1786) Verwahrung der Kinder vor Unglücksfällen. System einer vollständigen medizinischen Polizey Bd. 2., S 204–211

French JW, Morgan BC, Guntheroth WG (1972) Infant monkeys – a model for crib death. Am J Dis Child 123:480–484

Friedman SB (1974) Psychological aspects of sudden unexpected death in infants and children. Pediatr Clin North Am 21:103–111

Friesen CA, Streed CJ, Carney LA, Zwick DL, Roberts CC (1994) Esophagitis and modified Bernstein test in infants with apparent life threatening events. Pediatrics 94:541–544

Fu LY, Moon RY, Hauck FR (2010) Bedsharing among black infants and sudden infant death syndrome: interactions with other known risk factors. Acad Pediatr 10:376–382

Furman E (1983) Studies in childhood bereavement. Can J Psychiatry 28:241–247

Gaffney DA (1992) Sudden infant death syndrome: Loss and bereavement. New Jersey Medicine 89:680–682

Galland BC, Reeves G, Taylor BJ, Bolton DP (1998) Sleep position, autonomic function, and arousal. Arch Dis Child Fetal Neonatal Ed 78:F189–F194

Gallasch E, Löscher W, Pfurtscheller G, Kenner T (1993) Analyse spontanmotorischer Aktivität des Neugeborenen im Schlaf. Biomed Technik 38:257–258

Gartner CE, Hall WD (2012) Is the socioeconomic gap in childhood exposure to second hand smoke widening or narrowing? Tob Control. doi:10.1136/tobaccocontrol-2011-050297

Gatti H, Castel C, Andrini P, Durand P, Carlus C, Chabernaud JL, Vial M, Dehan M, Boi-thias C (2004) Cardio-respiratory arrest in full term newborn infants: six case reports. Arch Pediatr 11(5):423–425

Gaultier CL (1990) Interference between gastroesophageal reflux and sleep in near miss SIDS. Clin Rev Allergy 8:395–401

Geerds F (1997) Über rechtliche und tatsächliche Probleme von Leichenschau und Leichenöffnung (§ 87 StPO) (I. und II.). Arch Kriminol 199:41–52

Geertinger P (1967) Sudden, unexpected death in infancy with special reference to the parathyroids. Pediatrics 39:43–48

Geertinger P (1968) Sudden death in infancy. CC Thomas Publisher, Springfield, Illinois

Gemeinsame Elterninitiative Plötzlicher Säuglingstod (GEPS) Deutschland e. V. (2013). http://www.sids.de. Zugegriffen: 24. September 2013

Genizi J, Pillar G, Ravid S, Shahar E (2008) Apparent life threatening events: Neurological correlates and the mandatory work-up. J Child Neurol 23:1305–1307

Gerard CM, Harris KA, Thach BT (2002) Physiological studies on swaddling: an ancient child care practice, which may promote supine position for infant sleep. J Pediatr 141:398–403

Gerbitz D, Jaksch M (1994) Mitochondrial DNA, aging and sudden infant death syndrome. Eur J Clin Chem Clin Biochem 32:487–488

Gershon NB, Moon RY (1997) Infant sleep position in licensed child care centers. Pediatrics 100:75–78

Geserick G, Kämpfe U (1990) Zur Bedeutung von Stauungsblutungen bei der gewaltsamen Asphyxie. In: Brinkmann B, Puschel K (Hrsg) Ersticken. Fortschritte in der Beweisführung. Springer, Berlin, S 73–86

Gessner BD, Gillingham MB, Birch S, Wood T, Koeller DM (2010) Evidence for an association between infant mortality and a carnitine palmitoyltransferase 1 A genetic variant. Pediatrics 126:945–951

Gilbert-Barness EF, Hegstrand L, Chandra S, Emery JL, Barness LA, Franciosi RA, Huntington R (1991) Hazards of mattresses, beds and bedding in deaths of infants. Am J Forensic Med Pathol 12:27–32

Gilbert R, Rudd PT, Berry PJ, Fleming P, Hall E, White DK, Oreffo V, James P, Evans J (1992) Combined effect of infection and heavy wrapping on the risk of sudden unexpected infant death. Arch Dis Child 67:171–177

Gilbert R, Salanti G, Harden M, See S (2005) Infant sleeping position and the sudden infant death syndrome: systematic review of observational studies and historical review of recommendations from 1940 to 2002. Int J Epidemiol 34(4):874–887

Gilliland MGF, Waters Luckenbach M (1993) Are retinal hemorrhages found after resuscitation attempts? A study of the eyes of 169 children. Am J Forensic Med Pathol 14:187–192

Götz CM, Lopez G, Dean BS, Krenzelok EP (1990) Accidental Childhood death from Diphenhydramine overdosage. Am J Emerg 8:321–322

Goldberg J (1992) The counseling of SIDS parents. Clinics in Perinatology 19:927–938

Goldbrunner H (1996) Trauer und Beziehung. Systemische und gesellschaftliche Dimensionen der Verarbeitung von Verlusterlebnissen. Matthias Grünwald, Mainz

Golding J (1997) Sudden infant death syndrome and parental smoking – a literature review. Paediatr Perinat Epidemiol 11:67–77

Goldmann-Posch U (1990) Wenn Mütter trauern. Erinnerungen an das verlorene Kind. Kraur, München

Goldmann-Posch U (1991) Wie Männer und Frauen verschieden trauern. Verwaiste Eltern Leben mit dem Tod eines Kindes 1:18–28

Goldwater PN (2008) Intrathoracic petechial hemorrhages in sudden infant death syndrome and other infant deaths: time for re-examination. Pediatric & Developmental Pathology 11:450–455

Gomes H (1994) Reflux gastrooesophagien du nourrisson: lecture echographique de la pHmetrie. Arch Pediatr 1:639–645

Gordon I, Mansfield RA (1955) Subpleural, subepicardial and subendocardial haemorrhages. J Forensic Med 2:31–50

Gorgaß B, Ahnefeld FW (1980) Der Rettungssanitäter – Ausbildung und Fortbildung. Springer, Berlin

Gräff S (1932) Ein Verfahren zur geschlossenen Darstellung der oberen Luftwege und Speisewege außerhalb der Leiche. Allg Pathol 53:369–375

Grawitz P (1888) Über plötzliche Todesfälle im Säuglingsalter. Dtsch med Wschr 14:429–431

Gray PH, Rogers Y (1994) Are infants with bronchopulmonary dysplasia at risk for sudden infant death syndrome? Pediatrics 93:774–777

Green A (1993) Biochemical screening in newborn siblings of cases of SIDS. Arch Dis Child 68:793–796

Greene D (1931) Asymmetry of the head and face in infants and in children. Arch Pediat Adolescent Medicine 41(6):1317–1326

Greenwood M, Woods HM (1927) „Status thymico-lymphaticus" considered in the light of recent work on the thymus. J Hyg 26:305–326

Gregoire LM, Levebvre F, Glorieux J (1998) Health and neurodevelopmental autcome at 18 months in very preterm infants with bronchopulmonary dysplasia. Pediatrics 101:856–860

Grether JK, Schulman J (1989) Sudden infant death syndrome and birth weight. J Pediatr 114:561–567

Griffin MR, Ray WA, Livengood JR, Schaffner W (1988) Risk of sudden infant death syndrome after immunization with the diphtheria-tetanus-pertussis vaccine. N Engl J Med 319(10):618–623

Groswasser J, Simon T, Scaillet S, Franco P, Kahn A (2001) Reduced arousals following obstructive apneas in infants sleeping prone. Pediatr Res 49:402–406

Guala A, Guarino R, Zaffaroni M, Martano C, Fabris C, Pastore G, Bona G (2005) Neonatal Piemont Group. The impact of national and international guidelines on newborn care in the nurseries of Piemont and Aosta Valley, Italy. BMC Pediatr 5:45

Guilleminault C, Korobkin R (1979) Sudden infant death: near miss events and sleep research: Some recommendations to improve comparability of results among investigators. Sleep 1:423–433

Guilleminault C, Stoohs R (1992) From apnea of infancy to obstructive sleep apnea syndrome in the young child. Chest 102:1065–1071

Guilleminault C, Ariagno RL, Forno LS, Nagel L, Baldwin R, Owen M (1979a) Obstructive sleep apnea and near miss for SIDS: I. Report of an infant with sudden death. Pediatrics 63:837–843

Guilleminault C, Ariagno R, Korobkin R, Nagel L, Baldwin R, Coons S, Owen M (1979b) Mixed and obstructive sleep apnea and near miss for sudden infant death syndrome: 2. Comparison of near miss and normal control infants by age. Pediatrics 64:882–891

Guilleminault C, Pelayo R, Leger D, Philip P (2000) Apparent life-threatening events, facial dysmorphia and sleep-disordered breathing. Eur J Pediatr 159:444–449

Gunn AJ, Gunn TR, Mitchell EA (2000) Is changing the sleep environment enough? Current recommendations for SIDS. Sleep Med Rev 4:453–469

Guntheroth WG (1983) The pathophysiology of petechiae. In: Tildon JT, Roeder LM, Steinschneider A (Hrsg) Sudden infant death syndrome. Academic Press, New York, S 271–278

Guntheroth WG (1989) Interleukin-1 as intermediary causing prolonged sleep apnea and SIDS during respiratory infections. Med Hypotheses 28:121–123

Guntheroth WG (1995) Crib death: the sudden infant death syndrome. Brief history. Future Publ., New York

Guntheroth WG, Spiers PS (1996) Are bedding and rebreathing suffocation a cause of SIDS? Pediatr Pulmonol 22:335–341

Guntheroth WG, Spiers PS (2002) The triple risk hypothesis on sudden infant death syndrome. Pediatrics 110(5):e64

Guntheroth WG, Breazeleale D, McGough AG (1973) The significance of pulmonary petechiae in crib death. Pediatrics 52:601–603

Guntheroth WG, Lohmann R, Spiers PS (1990) Risk of sudden infant death syndrome in subsequent siblings. J Pediatr 116:520–524

Gupta R, Helms PJ, Jolliffe IT, Douglas AS (1996) Seasonal variation in sudden infant death syndrome and bronchiolitis – a common mechanism? Am J Respir Crit Care Med 154:431–435

Gygax MJ, Roulet-Perez E, Meagher-Villemure K, Jakobs C, Salomons GS, Boulat O, Superti-Furga A, Ballhausen D, Bonafé L (2009) Sudden unexpected death in an infant with L-2-hydroxyglutaric aciduria. Eur J Pediatr 168:957–962

Haehling von Lanzenauer R (1993) Leichenöffnung. Kriminalistik 6:379–380

Haidmayer R, Kenner T (1988) Physiological approaches to respiratory control mechanisms in infants. Assessing the risk for SIDS. Ann N Y Acad Sci 533:376–389

Haidmayer R, Pfeiffer KP, Kenner T, Kurz R (1982a) Statistical evaluation of respiratory control in infants to assess possible risk for the sudden infant death syndrome (SIDS). Eur J Pediatr 138:145–150

Haidmayer R, Kurz R, Kenner T, Wurm H, Pfeiffer KP (1982b) Physiological and clinical aspects of respiration control in infants with relation to the sudden infant death syndrome. Klin Wochenschr 60:9–18

Hallock J, Morrow G, Karp LA, Barness LA (1969) Postmortem diagnosis of metabolic disorders. The finding of maple syrup urine disease in a case of sudden and unexpected death in infancy. Am J Dis Child 118:649–651

Halloran D, Alexander G (2006) Preterm delivery and age of SIDS death. Ann Epidemiol 16:600–606

Halpern D, Grotberg JB (1993) Surfactant effects on fluid-elastic instabilities of liquid-lined flexible tubes: a model of airway closure. J Biomech Eng 115:271–277

Hanzer M, Kerbl R, Urlesberger B, Müller W, Pichler G, Zotter H (2007) Comparison of heart rate responses during cortical and subcortical arousals in term and preterm infant. Early Hum Dev 83:511–515

Hanzer M, Zotter H, Sauseng W, Pfurtscheller K, Müller W, Kerbl R (2009) Pacifier use does not alter the frequency or duration of spontaneous arousals in sleeping infants. Sleep Med 10:464–470

Hanzer M, Zotter H, Sauseng W, Pichler G, Müller W, Kerbl R (2010) Non-nutritive sucking habits in sleeping infants. Neonatology 97:61–66

Hanzlick R (2001) Pulmonary hemorrhage in deceased infants: baseline data for further study of infant mortality. Am J Forensic Med Pathol 22:188–192

Harbitz F (1935) Laerebok i Retsmedicin. Oslo

Harnoncourt N (1993) Die Macht der Musik. Residenzverlag, Pölten

Harper RM, Saeed MM, Spriggs D, Woo MA, Woo MS, Keens TG, Gozal D, Alger JR (1999) Potential mechanisms of failure in SIDS as revealed by neural imaging of controls and CCHS patients. Pediatr Res 45:3A

Harpey JP, Charpentier C, Coudé M, Divry P, Paturneau Jouas M (1987) Sudden infant death syndrome and multiple acyl-coenzyme A dehydrogenase deficiency, ethylmalonic-adipic aciduria, or systemic carnitine deficiency. J Pediatr 110:881–884

Harpey JP, Charpentier C, Paturneau Jouas M (1990) Sudden infant death syndrome and inherited disorders of fatty acid beta-oxidation. Biol Neonate 58(1):70–80

Harrington C, Kirjavainen T, Teng A, Sullivan CE (2002) Altered autonomic function and reduced arousability in apparent life threatening event infants with obstructive sleep apnoea. Am J Respir Crit Care Med 165:1048–1054

Harrington C, Kirjavainen T, Teng A, Sullivan CE (2003) nCPAP improves abnormal autonomic function in at-risk-for-SIDS infants with OSA. J Appl Physiol 95:1591–1597

Harris LS (1997) A Killing of Baby Doe. J Forensic Sci 42:1180–1182

Harrison DF (1991a) Laryngeal morphology in sudden unexpected death in infants. J Laryngol Otol 105:646–650

Harrison DF (1991b) Histologic evaluation of the larynx in sudden infant death syndrome. Ann Otol Rhinol Laryngol 100:173–175

Harrison LM, Moerris JA, Telford DR, Brown SM, Jones K (1999) The nasopharyngeal bacterial flora in infancy. Effects of age, gender, season, viral upper respiratory tract infection and sleeping position. FEMS Immunol Med Microbiol 25:19–28

Hauck FR, Tanabe KO (2008) International trends in sudden infant death syndrome: stabilization of rates requires further action. Pediatrics 122:660–666

Hauck FR, Omojokun OO, Siadaty MS (2005) Do pacifiers reduce the risk of sudden infant death syndrome? A meta-analysis. Pediatrics 116:e716–e723

Hauck FR, Thompson JM, Tanabe KO, Moon RY, Vennemann MM (2011) Breastfeeding and reduced risk of sudden infant death syndrome: a meta-analysis. Pediatrics 128:103–110

Hauswirth V, Bartsch C (2011) Angehörigenkontakt in der Rechtsmedizin. Rechtsmedizin 21:291–297

Hedemark LL, Kronenberg RS (1982) Ventilatory and heart rate responses to hypoxia and hypercapnia during sleep in adults. J Appl Physiol 53:307–312

Hefele J (1867) Conciliengeschichte. Bd. 6.. Herder'sche Verlagshandlung, Freiburg, S 563–564 (622–623)

Heil M (1999) Airway closure: occluding liquid bridges in strongly buckled elastic tubes (Abstracts). Euromech Coll 389:26

Helbing D, Bouellier U, Spengler CM (1997) Modulation of the ventilatory increase at the onset of exercise in humans. Respir Physiol 109:219–229

Helmerichs J (1992) Abschied und Erstmaßnahmen. Zum Einfluß rettungsdienstlicher und polizeilicher Erstmaßnahmen auf die Trauerreaktion und Trauerbewältigung in der Familie. In: Saternus KS, Klostermann P (Hrsg) Der Plötzliche Kindstod. Elternbetreuung. Rechtsmedizinische Forschungsergebnisse, Bd. 3. Schmidt, Lübeck, S 57–63

Helmerichs J (1995a) Kinderwunsch und erneute Schwangerschaft nach SIDS. In: Helmerichs J, Saternus KS (Hrsg) SIDS-Folgeschwangerschaft. Rechtsmedizinische Forschungsergebnisse, Bd. 11. Schmidt-Römhild, Lübeck, S 25–32

Helmerichs J (1995b) Kinderwunsch und erneute Schwangerschaft nach SIDS in der wissenschaftli-

chen Literatur – eine Bestandsaufnahme. In: Helmerichs J, Saternus KS (Hrsg) SIDS-Folgeschwangerschaft. Rechtsmedizinische Forschungsergebnisse, Bd. 11. Schmidt, Lübeck, S 111–148

Helmerichs J (2011) Plötzlicher Säuglingstod. In: Lasogga F, Gasch B (Hrsg) Notfallpsychologie, 2. Aufl. Springer, Berlin, S 275–283

Helmerichs J, Saternus KS (1997) Psychologische Betreuung von Eltern und Geschwistern nach plötzlichem Säuglingstod. In: Bengel J (Hrsg) Psychologie in Notfallmedizin und Rettungsdienst. Springer, Berlin, S 137–147

Helmerichs J, Saternus KS (2000) Psychosoziale Betreuung einer erneuten Schwangerschaft nach Plötzlichem Säuglingstod (SID). Ergebnisse einer Langzeitstudie in 115 Familien. Z Geburtsh Neonatol 204:1–7

Helmerichs J, Bentele KH, Kleemann WJ, Poets CF, Saternus KS (1997) Plötzlicher Säuglingstod. Vorschläge zur Unterstützung betroffener Familien in der Akutsituation. Dtsch Aerztebl 94:519–522

Helmerichs J, Rollmann S, Saternus KS (2007) Plötzlicher Säuglingstod: Empfehlungen zum Umgang mit betroffenen Eltern und Geschwistern in der Akutsituation. In: Müller-Lange J (Hrsg) Handbuch Notfallseelsorge. Stumpf & Kossendey, Edewecht, S 104–115

Helmrath TA, Steinitz EM (1978) Death of an infant: Parental grieving and the failure of social support. J. Family Practice 6:785–790

Helweg-Larsen K, Lundemose JB, Oyen N, Skjaerven R, Alm B, Wennergren G, Markestad T, Irgens LM (1999) Interactions of infectious symptoms and modifiable risk factors in sudden infant death syndrome. The Nordic Epidemiological SIDS Study. Acta Paediatr 88:521–527

Hempel HC (1965) Rücken- oder Bauchlagerung des Neugeborenen? Kinderärztliche Praxis 33(6):261–268

Hempel HC, Kinzer WB (1974) Säuglingsfibel. Entwicklung, Pflege und Ernährung im ersten Lebensjahr, 5. Aufl. S. Hirzel, Leipzig

Hempel M, Haack TB, Prokisch H (2011) Next generation sequencing. Monatsschrift Kinderheilkunde 159:827–833

Henderson-Smart DJ, Reed DJC (1979) Reduced lung volume during behavioral active sleep in the newborn. J Appl Physiol 46:1081–1085

Herbst J, Book LS, Bray PF (1978) Gastroesophageal reflux in the near miss sudden infant death syndrome. J Pediatr 92:73–76

Herrmann A, Stuhlfauth K (1969) Das Schlafen in Bauchlage als Prophylaxe des beginnenden Lungenemphysems und als Dauertherapie der chronischen Bronchitis. Münch. Med Wochenschr 111(9):465–471

Hess AF (1931) Nonrachitic soft chest and flat head a new syndrome. Arch Pediat Adolescent Medicine 41(6):1309–1316

Hewertson J, Poets CF, Samuel MP, Boyd SG, Nevilee BG, Southall DP (1994) Epileptic seizure-induced hypoxemia in infants with apparent life threatening events. Pediatrics 94:148–156

Hick JF (1973) Sudden infant death syndrome and child abuse. Pediatrics 52:147

Hildebrandt G, Moser M, Lehofer M (1998) Chronobiologie und Chronomedizin, biologische Rhythmen, medizinische Konsequenzen. Hippokrates, Stuttgart

Hilton JM (1989) The pathology of the sudden infant death syndrome. In: Mason JK (Hrsg) Paediatric forensic medicine and pathology. Chapmann & Hall, London, S 156–164

Ho GY, Windsor HM, Snowball B, Marshall BJ (2001) Helicobacter pylori is not the cause of sudden infant death syndrome (SIDS). Am J Gastroenterol 96:3288–3294

Hobfoll SE, Watson P, Bell CC, Bryant RA, Gersons BPR, Friedman MJ, Friedman M, Brymer MJ et al (2007) Five essential elements of immediate and mid-term mass trauma intervention: empirical evidence. Psychiatry 70(4):283–315

Hobson JA (1996) How the brain goes out of its mind. Endeavour NS 202:86–89

Hoedt W, Pfeiffer K (1966) The causes of death in children who suddenly and unexpectedly expired (1950–1965). Dtsch Gesundheitsw 21:1441–1448

Hoffman HJ, Hillman LS (1992a) Epidemiology of the sudden infant death syndrome: maternal, neonatal, and postneonatal risk factors. Clin Perinatol 19:717–737

Hoffman HJ, Hillman LS (1992b) Epidemiology of the sudden infant death syndrome: maternal, neonatal, and postnatal risk factors. In: Hunt CE (Hrsg) Clinics in perinatology: apnea and SIDS. WB Saunders, Philadelphia, S 717–738

Hoffman HJ, Hunter JC, Damus K, Pakter J, Peterson DR, van-Belle G, Hasselmeyer EG (1987) Diphtheria-tetanus-pertussis immunization and sudden infant death: results of the National Institute of Child Health and Human Development Cooperative epidemiological study of sudden infant death syndrome risk factors. Pediatrics 79:598–611

von Hofmann ER (1895) Lehrbuch der gerichtlichen Medizin, 7. Aufl. Urban & Schwarzenberg, Wien

Holaubek J (1992) Frau und Familie im alten Ägypten. In: Specht E (Hrsg) Nachrichten aus der Zeit. Ein Streifzug durch die Frauengeschichte des Altertums. Reihe Frauenforschung, Bd. 18. Wiener Frauenverlag, Wien, S 39–56

Holroyd SJ, Madeley RJ, Pearson JC (1989) Postneonatal mortality in the Nottingham Health District. Community Med 11:342–351

Holst v E (1939) Die relative Koordination als Phänomen und Methode zentralnervöser Funktionsanalyse. Ergebnisse der Physiologie 42:228–306

Horne R, Bandopadhayay P, Vitkovic J, Crange S, Adamson M (2001) Effects of age and sleeping position on arousal from sleep in preterm infants. Sleep 25:746–750

Horne R, Osborne A, Vitkovic J (2002) Arousal from sleep in infants is impaired following an infection. Early Hum Dev 66:89–100

Horne RS, Parslow PM, Harding R (2004a) Respiratory control and arousal in sleeping infants. Paediatr Respir Rev 5:190–198

Horne RS, Parslow PM, Ferens D, Watts AM, Adamson TM (2004b) Comparison of evoked arousability in breast and formula fed infants. Arch Dis Child 89:22–25

Horne RSC, Parslow PM, Harding R (2005) Postnatal development of ventilatory and arousal responses to hypoxia in human infants. Resp Physiol Neurobiol 149:257–271

Howat AJ, Bennett MJ, Shaw L, Variend S (1984) Medium-chain acylcoenzyme A deficiency presenting as sudden infant death syndrome (letter). BMJ 288:397

Howat AJ, Bennett MJ, Variend S, Shaw L, Engel PC (1985) Defects of metabolism of fatty acids in the SIDS. Br Med J 290:1771–1773

Huber J (1993) Sudden infant death syndrom: The new clothes of the emperor. Eur J Pediatr 152:93–94

Huff DS, Carpenter JT (1987) Cytomegalovirus inclusions in 401 consecutive autopsies on infants aged 2 weeks to 2 years: A high incidence in patients with sudden infant death syndrom (Abstract). Pediatr Pathol 7:225

Hunt CE (1992a) The cardiorespiratory control hypothesis for SIDS. In: Clinics in Perinatology (Hrsg) Apnea and SIDS. WB Sounders Company, Philadelphia, S 757–772

Hunt CE (1992b) The cardiorespiratory control hypothesis for sudden infant death syndrome. Clin Perinatol 19:757–771

Hunt CE (1995) Prospective identification of infants destined to die of SIDS. Fact or fiction? In: Rognum TO (Hrsg) Sudden Infant Death Syndrome. New Trends in the Nineties. Scandinavian University Press, Oslo, S 311–313

Hunt CE, Shannon DC (1992) Sudden infant death syndrome and sleeping position. Pediatrics 90:115–118

Hunt CE, McCulloch K, Brouillette RT (1981) Diminished hypoxic ventilatory responses in near-miss sudden infant death syndrome. J Appl Physiol 50:1313–1317

Hunt CE, Brouillette RT, Hanson D (1983) Theophylline improves pneumogram abnormalities in infants at risk for sudden infant death syndrome. J Pediatr 103:969–974

Hunt CE, Corwin MJ, Lister G, Weese-Mayer DE, Ward SL, Tinsley LR, Neuman MR, Willinger M, Ramanathan R, Rybin D (2008) Precursors of cardiorespiratory events in infants detected by home memory monitor. Pediatr Pulmonol 43:87–98

Hunton RB (1977) Maori abortion practices in pre and early European New Zealand. NZ Med J 602:567–570

Hutchison BL, Rea C, Stewart AW, Koelmeyer TD, Tipene-Leach DC, Mitchell EA (2011) Sudden unexpected infant death in Auckland: a retrospective case review. Acta Paediatr 100:1108–1112

Hutton CJ, Bradley BS (1994) Effects of sudden infant death on bereaved siblings: a comparative study. J Child Psychol Psychiatry 35:723–732

ICD-10. International Classification of Diseases. http://www.dimdi.de/static/de/klassi/icd-10-who/index.htm; https://www.destatis.de/DE/Startseite.html. Zugegriffen: 5. September 2013

Ide H (1988) Mein Kind ist tot. Trauerarbeit in einer Selbsthilfegruppe. Rowohlt, Reinbeck

Iles R, Edmunds AT (1996) Prediction of early outcome in resolving chronic lung disease of prematurity after discharge from hospital. Arch Dis Child 74:304–308

IMPACT (2007) Multidisciplinary guideline development mental health care. Early psychosocial interventions after disasters, terrorism and other shocking events. National Steering Committee on Development in Mental Health Care http://www.ggzrichtlijnen.nl. Zugegriffen: 5. September 2013

International Liaison Committee on Resuscitation (2006) The International Liaison Committee on Resuscitation (ILCOR) consensus on science with treatment recommendations for pediatric and neonatal patients: neonatal resuscitation. Pediatrics 117:e978–e988

International Society for the Study and Prevention of Perinatal and Infant Death. www.ispid.org. Zugegriffen: 5. September 2013

Ipsiroglu OS, Kerbl R, Urschitz M, Kurz R (2000) 4. Österreichisches SIDS-Konsensus-Gespräch anlässlich der Wiener SIDS-Präventionskampagne „Sicheres Schlafen". Wien Klin Wochenschr 112:187–192

Irgens LM (1995) Risk factors for SIDS: Do they exist? In: Rognum TO (Hrsg) Sudden Infant Death Syndrome. New Trends in the Nineties. Scandinavian University Press, Oslo, S 99–105

Irgens LM, Skjaerven R, Peterson DR (1984) Prospective assessment of recurrence risk in sudden infant death syndrome siblings. J Pediatr 104:349–351

Irgens LM, Markestad T, Baste V, Schreuder P, Skjaerven R, Oyen N (1995) Sleeping position and sudden infant death syndrome in Norway. Arch Dis Child 72:478–482

Isaksen CV, Helweg Larsen K (1995) The impact of attempted resuscitation in SIDS: Postmortem findings. In: Rognum TO (Hrsg) Sudden infant death syndrome. New Trends in the Nineties. Scandinavian University Press, Oslo, S 70–73

Iskenius-Emmler H (1984) Psychologische Aspekte von Tod und Trauer bei Kindern und Jugendlichen. Peter Lang, Frankfurt M

Iyasu S, Rowley DL, Hanzlik L, Willinger M (1996) Guidelines for death scene investigation of sudden, unexlained infant deaths: Recommendations of the interagency panel on sudden infant death syndrome. J SIDS Infant Mortal 1:183–202

Jacobsen MD, Jörgen V, Voigt J (1956) Sudden and unexpected infant death II. Result of medico-legal autopsies of 356 infants aged 0–2 years. Acta Med Leg Soc 9:117–131

Jauch G (1972) Um 180 Grad gedreht. Deine Gesundheit 1:22–23

Jeffery H, Megevand A, Page M (1999) Why the prone position is a risk factor for Sudden Infant Death Syndrome. Pediatrics 104:263–269

Jaafar SH, Jahanfar S, Angolkar M, Ho JJ (2011) Pacifier use versus no pacifier use in breastfeeding term infants for increasing duration of breastfeeding. Cochrane Database Syst Rev 16:CD007202

Jenik AG, Vain NE, Gorestein AN, Jacobi NE, Pacifier and Breastfeeding Trial Group (2009) Does the recommendation to use a pacifier influence the prevalence of breastfeeding? J Pediatr 155:350–354

Jenkins RO, Sherburn RE (2008) Used cot mattresses as potential reservoirs of bacterial infection: nutrient availability within polyurethane foam. J Appl Microbiol 104:526–533

Jensen LL, Rohde MC, Banner J, Byard RW (2012) Reclassification of SIDS cases – a need for adjustment of the San Diego classification? Int J Legal Med 126:271–277

Jerneizik R, Langenmayr A, Schubert U (1994) Leitfaden zur Trauertherapie und Trauerberatung. Vanderhoeck & Ruprecht, Göttingen

Jörgensen T, Biering Sorensen F, Hilden J (1979) Sudden infant death in Copenhagen 1956–1971. III. Perinatal and perimortal factors. Acta Paediatr Scand 68:11–22

Johnson P (1986) Nonchemical factors in postnatal respiratory control and some of their clinical implications. In: Johnston BM, Gluckman PD (Hrsg) Respiratory control and lung development in the fetus and newborn. New York, Perinatology Press, S 377–395

Johnston RV, Wilkinson MH, Walker AM (1998) Repetitive hypoxia rapidly depresses arousal from active sleep in newborn lambs. J Physiol Lond 510:651–659

Johnstone JM, Lawy HS (1966) Role of infection of cot deaths. BMJ 1:706–709

Jones B (2000a) Basic mechanisms of sleep-wake states. In: Kryger MH, Roth T, Dement WC (Hrsg) Principles and practice of sleep medicine. WB Saunders, Philadelphia, S 134–154

Jones B (2000b) Basic mechanisms of sleep-wake states. In: Kryger MH, Roth T, Dement WC (Hrsg) Principles and practice of sleep medicine. WB Saunders, Philadelphia, S 155–163

Jones RAK, Lukeman D (1982) Apnoea of immaturity. 2. Mortality and handicap. Arch Dis Child 57:766–768

Jorch G, Findeisen M, Brinkmann B, Trowitzsch E, Weihrauch B (1991) Bauchlage und plötzlicher Säuglingstod. Dtsch Aerztebl 88:2767–2771

Jorch G, Trowitzsch E, von Kries R, von Bernuth H, Hörnchen H, Schulte Wissermann H (1994a) Epidemiologische Trends beim plötzlichen Säuglingstod. Kinderarzt 25:1145–1152

Jorch G, Schmidt Troschke S, Bajanowski T, Heinecke A, Findeisen M, Nowak C, Rabe G, Freislederer A, Brinkmann B, Harms E (1994b) Epidemiologische Risikofaktoren des plötzlichen Kindstodes. Monatsschr Kinderheilkd 142:45–51

Joyner BL, Oden R, Ajao TI, Moon R (2010) Where should my baby sleep? A qualitative study of African-American infant sleep location decisions. J Natl Med Assoc 102:881–889

Käferstein H, Staak M, Sticht G (1983) Ergebnisse chemisch-toxikologischer Untersuchungen bei Säuglingen. Beitr Gerichtl Med:145–150

Kahlenberg E (1993) Die Zeit heilt keine Wunden. Centaurus, Pfaffenweiler

Kahn A (2004) Recommended clinical evaluation of infants with an apparent life threatening event. Consensus document of the European Society for the Study and Prevention of Infant Death, 2003. Eur J Pediatr 163:108–115

Kahn A, Blum D, Hennart P, Sellens C, Samson Dollfus D, Tayot J, Gilly R, Dutruge J, Flores R, Sternberg B (1984) A critical comparison of the history of sudden death infants and infants hospitalised for near miss for SIDS. Eur J Pediatr 143:103–107

Kahn A, Montauk L, Blum D (1987) Diagnostic categories in infants referred for an acute event suggesting near miss SIDS. Eur J Pediatr 146:458–460

Kahn A, Blum D, Rebuffat E, Sottiaux M, Levitt J, Bochner A, Alexander M, Groswasser J, Muller MF (1988a) Polysomnographic studies of infants who subsequently died of sudden infant death syndrome. Pediatrics 82:721–727

Kahn A, Rebuffat E, Sottiaux M, Blum D (1988b) Management of an infant with an apparent life threatening event. Pediatrician 15:204–211

Kahn A, Sottiaux M, Appelboom-Fondu J, Blum D, Rebuffat E, Levitt J (1989) Longterm development of children monitored as infants for an apparent life threatening event during sleep: a 10-year follow-up study. Pediatrics 83:668–673

Kahn A, Wacholder A, Winkler M, Rebuffat E (1990a) Prospective Study on the prevalence of sudden infant death and possible risk factors in Brussels: preliminary results. Eur J Pediatr 149:284–286

Kahn A, Rebuffat E, Sottiaux M, Blum D, Yasik EA (1990b) Sleep apneas and acid esophageal reflux in control infants and in infants with apparent life threatening event. Biol neonate 57:144–149

Kahn A, Rebuffat E, Sottiaux M, Dufour D, Cadranel S, Reiterer F (1992a) Lack of temporal relation between acid reflux in the proximal esophagus and cardiorespiratory event in sleeping infants. Eur J Pediatr 151:208–212

Kahn A, Groswasser J, Rebuffat E, Sottiaux M, Blum D, Foerster M, Franco P, Bochner A, Alexander M, Bachy A et al (1992b) Sleep and cardiorespiratory characteristics of infant victims of sudden death: a prospective case control study. Sleep 15:287–292

Kahn A, Groswasser J, Sottiaux m, Rebuffat E, Franco P, Dramaix M (1993) Prone or supine body position and sleep charcteristics in infants. Pediatrics 91:1112–1125

Kahn A, Groswasser J, Helmanson I (1995) Risk factors for SIDS, risk factors for ALTE? From epidemiology to physiology. In: Rognum TO (Hrsg) Sudden Infant Death Syndrome. New Trends in the Nineties. Scandinavian University Press, Oslo, S 132–137

Kahn A, Groswasser J, Franco P, Scaillet S, Sawaguchi T, Kelmanson I (2003a) Sudden infant deaths: arousal as a survival mechanism. Sleep Med 2:11–14

Kahn A, Groswasser J, Franco P, Scaillet S, Sawaguchi T, Kelmanson I, Dan B (2003b) Sudden infant deaths: stress, arousal and SIDS. Early Hum Dev 75:S147–S166

Kandall SR, Gaines J, Habel L, Davidson G, Jessop D (1993) Relationship of maternal substance abuse to subsequent sudden infant death syndrome in offspring. J Pediatr 123:120–126

Kanton Zürich (2007) Gesundheitsgesetz (GesG) 2007. http://www.zuepp.ch/fileadmin/user_upload/Psychotherapie/GesundheitsgesetzZH.pdf. Zugegriffen: 23. September 2013)

Kast V (1982) Trauern. Phasen und Chancen des psychischen Prozesses. Kreuz, Stuttgart

Kato I, Groswasser J, Franco P, Scailet Kelmanson SI, Togari H, Kahn A (2001) Developmental characteristics of apnoa in infants who succumb to sudden infant death syndrome. Am J Respir Crit Care Med 164:1464–1469

Kato I, Franco P, Groswasser J, Scaillet S, Kelmanson I, Togari H, Kahn A (2003) Incomplete arousal processes in infants who were victims of sudden death. Am J Respir Crit Care Med 168:1298–1303

Kato I, Scaillet S, Groswasser J, Montemitro E, Togari H, Lin JS, Kahn A, Franco P (2006) Spontaneous arousability in prone and supine position in healthy infants. Sleep 29:785–790

Katona PG, Frasz A, Egbert JR (1980) Maturation of cardiac control in fullterm and preterm infants during sleep. Early Hum Dev 4:145–159

Keeling JW (1989) Sudden unexpected infant death. In: Berry CL (Hrsg) Paediatric pathology. Springer, London, S 797–809

Kellett RJ (1992) Infanticide and child destruction – the historical, legal and pathological aspects. Forensic Sci Int 53:1–28

Kelly DH, Shannon DC (1979) Periodic breathing in infants with nearmiss sudden infant death syndrome. Pediatrics 63:355–360

Kelly DH, Golub H, Carley D, Shannon DC (1986) Pneumograms in infants who subsequently died of sudden infant death syndrome. J Pediatr 109:249–254

Kemp JS, Thach BT (1991) Sudden death in infants sleeping on polystyrene filled cushions. N Engl J Med 324:1858–1864

Kemp JS, Unger B, Wilkins D, Psara RM, Ledbetter TL, Graham MA, Case M, Thach BT (2000) Unsafe sleep practices and an analysis of bedsharing among infants dying suddenly and unexpectedly: results of a four-year, population-based, death-scene investigation study of sudden infant death syndrome and related deaths. Pediatrics 106:E41

Kempe W (1992) Gespräche mit Eltern im Rahmen des Notfalleinsatzes beim Plötzlichen Kindstod. In: Saternus KS, Klostermann P (Hrsg) Der Plötzliche Kindstod – Elternbetreuung. Schmidt Römhild, Lübeck, S 35–41

Kenner T (1980) Nichtinvasive Methodik, Bayes Theorem und der wissenschaftliche Dadaismus. Wien Med Wschr 130:113–122

Kenner T (1998) Physiology of circulation. In: Dalla VS (Hrsg) Cardiology. McGraw-Hill, New York

Kenner T (2000) Gastroösophagealer Reflux. In: Kurz R, Kenner T, Poets C (Hrsg) Der plötzliche Säuglingstod. Springer, Wien, New York, S 181–183

Kenner T, Kenner L (2001) Risk factors, protective factors and medical decisions. Script Med (Brno) 74:5–10

Kenner T, Pessenhofer H, Schwaberger G (1976) Method for the analysis of the entrainment between heart rate and ventilation rate. Pflügers Arch 363:263–265

Kenner T, Einspieler C, Holzer A (1986) Risk, cost-effectiveness and profit. Theoretical Med 7:283–297

Kenner T, Moser M, Schneditz D, SmolleJüttner FM (1996) Die Bedeutung physikalischer Eigenschaften des Blutes für die optimale Kreislaufregulation. Biomed Technik 41:50–51

Kenzian H, Kerbl R, Burger J, Förster H, Hächl G, Ipsiroglu O, Kiechl-Kohlendorfer U, Kurz H, Kurz R, Müller G, Pfurtscheller K, Pupp-Peglow U, Rath-Wacenovsky R, Sauseng W, Schabel F, Seimann R, Simma B, Sperl W, Zieglauer H, Zotter H (2007) Plötzlicher Säuglingstod in Österreich. Richtlinien zur Diagnostik, Datenerfassung und Prävention (Konsensuspapier). Monatsschr Kinderheilk 155:464–465

Kerbl R (2000) SIDS und Polygraphie. Wien Klin Wochenschr 5:204–208

Kerbl R (2012) Plötzliche Todesfälle im Säuglings- und Kleinkindesalter: SIDS, SUI und SUDC. Monatsschr Kinderheilkd 160:1188–1189

Kerbl R, Kenner T, Haidmayer R, Kerschhaggl P, Kurz R (1984) Coordination of sucking, swallowing and respiration in infants with sleep apnea syndrome. Biomed Technik 29:274–278

Kerbl R, Haidmayer R, Kenner T, Kurz R (1988) Koordination von Saugen, Schlucken und Atmung bei Säuglingen. Pädiatr Pädol 23:360–361

Kerbl R, Kurz R, Reiterer F, Einspieler C, Haidmayer R, Kenner T, Hoffmann E, Sackl G, Schenkeli R, Krenn G, Perogon A, Schober P, Weißl B, Spannring R, Roll P, Klug EM, Bachler I, Ratschek M, Becher H, Rosegger H, Rauter G, Hotter H, Kytir J (1994) SIDS-Prävention in der Steiermark. Das Grazer Modell. Pädiatr Pädol 29(6):129–136

Kerbl R, Kytir J, Sackl G, Ratschek M, Roll P, Kurz R (1995a) Der plötzliche Säuglingstod (SIDS) in Österreich. Wie verlässlich ist die Diagnose? Wien Klin Wochenschr 107:237–241

Kerbl R, Kurz R, Einspieler C, Haidmayer R, Kenner T (1995b) The sudden infant death syndrome (SIDS). Investigations, speculations and possibilities of prevention. In: Hutten H (Hrsg) Science and Technology for Medicine: Biomedical Engineering in Graz. Pabst Science Publishers, Lengerich, S 149–164

Kerbl R, Kytir J, Roll P, Einspieler C, Spuller E, Ratschek M, Kurz R (1995c) SIDS-Mortalität in Österreich. Pädiatr Pädol 30:125–131

Kerbl R, Roll P, Kurz R (1999) Two alternative pathways leading to SID events. Pediatr Res 45:28A

Kerbl R, Zotter H, Einspieler C, Roll P, Ratschek M, Köstl G, Strenger V, Hoffmann E, Perrogon A, Zötsch W, Schober P, Gränz A, Sauseng W, Bachler W, Kenner T, Ipsiroglu O, Kurz R (2003) Classification of sudden infant death (SID) cases in a multidisciplinary setting. Ten years exsperience in Styria (Austria). Wien Klin Wochenschr 115:887–893

Kerbl R, Zotter H, Kenzian H, Ipsiroglu O, Seimann R, Förster H, Kurz H, Pfleger A, Kiechl-Kohlendorfer U, Schabel F, Hächl G, Kurz R (2005) Schlaflaboruntersuchungen für Kinder und Jugendliche – Indikationen und Empfehlungen zur Durchführung. (Konsensuspapier der Arbeitsgruppe „Schlafmedizin und Schlafforschung" der Österreichischen Gesellschaft für Kinder- und Jugendheilkunde). Monatsschr Kinderheilk 153:597–598

Kerbl R, Ziehenberger E, Hoffmann E (2007) Plötzlicher Kindstod (SIDS) – Ultraschallscreening nicht zu empfehlen! Kinderkrankenschwester 26:341

Kerbl R, Kurz R, Kenner T, Einspieler C, Roll P, Sauseng W, Hanzer M, Zotter H (2012) Stepwise reduction of SIDS rate in Styria (Austria). The contribution of individual measures. The 2012 International Conference on Stillbirth, SIDS and infant Survival, Baltimore/ USA, 4.–7. Oktober 2012

Kerr JR (2000) An association between sudden infant death syndrome (SIDS) and Helicobacter pylori infection. Arch Dis Child 83:429–434

Kiechl-Kohlendorfer U, Moon RY (2008) Sudden infant death syndrome (SIDS) and child care centres (CCC). Acta Pediatr 97:844–845

Kiechl-Kohlendorfer U, Hof D, Pupp-Bylow D, Traweger-Ravanelli B, Kiechl S (2005) Epidemiology of apparent life threatening event. Arch Dis Child 90:297–300

Kim SY, Shapiro-Mendoza CK, Chu SY, Camperlengo LT, Anderson RN (2012) Differentiating cause-of-death terminology for deaths coded as sudden infant death syndrome, accidental suffocation, and unknown cause: an investigation using US death certificates. J Forensic Sci 57:364–369

King-Hele SA, Abel KM, Webb RT, Mortensen PB, Appleby L, Pickles AR (2007) Risk of sudden infant death syndrome with parental mental illness. Arch Gen Psychiatr 64:1323–1330

Kinney HC (2009) Brainstem mechanisms underlying the sudden infant death syndrome: evidence from human pathologic studies (Review). Dev Psychobiol 51:223–233

Kinney HC, Burger PC, Harrell FEJ, Hudson RPJ (1983) „Reactive gliosis" in the medulla oblongata of victims of the sudden infant death syndrome. Pediatrics 72:181–187

Kinney HC, Brody BA, Finkelstein DM, Vawter GF, Mandell F, Gilles FH (1991) Delayed central nervous system myelination in the sudden infant death syndrome. J Neuropathol Exp Neurol 50:29–48

Kinney HC, Filiano JJ, Harper RM (1992) The neuropathology of the sudden infant death syndrome. A Review. J Neuropathol Exp Neurol 52:115–126

Kinney HC, Filiano JJ, Sleeper LA, Mandell F, Valdes Dapena M, White WF (1995) Decreased muscarinic receptor binding in the arcuate nucleus in sudden infant death syndrome. Science 269:1446–1450

Kinney HC, Filiano JJ, White WF (2001) Medullary serotonergic network deficiency in the sudden infant death syndrome: review of a 15-year study of a single dataset. J Neuropathol Exp Neurol 60:228–247

Kinney HC, Randall LL, Sleeper LA, Willinger M, Belliveau RA, Zec N, Rava LA, Dominici L, Iyasu S, Randall B, Habbe D, Wilson H, Mandell F, McClain M, Welty TK (2003) Serotonergic brainstem abnormalities in Northern Plains Indians with the sudden infant death syndrome. J Neuropathol Exp Neurol 62:1178–1191

Kinzel P, Kunze W, Püschel W, Lange R (1982) Möglichkeiten diagnostischer Abklärungen perakut verlaufender respiratorischer Erkrankungen im Kindesalter. Pädiatr Grenzgeb 21:385–390

Kjaerbeck J, Wennergren G (1995) Model for supporting the family when an infant dies suddenly and unexpected. Pediatrics 154:79

Klages U (1974) Zur gerichtsmedizinischen Beurteilung von Todesfällen im Säuglings- und Kleinkindesalter. Z Rechtsmed 74:253–260

Klaus M, Kennel J (1976) Maternal-Infant Bonding. Mosby, St. Louis

Kleemann WJ (1997) Intrathorakale und subkonjunktivale Petechien bei Säuglingstodesfällen. Rechtsmed 7:139–146

Kleemann WJ (1998) Ermittlung bei plötzlichen Todesfällen im Säuglingsalter. In: Saternus KS, Karimow S (Hrsg) Säuglingssterblichkeit – Plötzlicher Säuglingstod (SID). Schmidt Römhild, Lübeck, S 179–185

Kleemann WJ, Böhm U (2006) Die Bauchlage und der plötzliche Kindstod. Ein Beispiel für die Irrwege der Medizin. Kinder- und Jugendmedizin 2:114–118

Kleemann WJ, Poets CF (1997) Der plötzliche Kindstod. Historische Betrachtungen. Paediatrische Praxis 52:223–230

Kleemann WJ, Urban R, Eidam J, Wiechmann B, Tröger HD (1991) Die Auffindesituation beim plötzlichen Kindstod. Rechtsmed 1:147–151

Kleemann WJ, Hiller AS, Troger HD (1995a) Infections of the upper respiratory tract in cases of sudden infant death. Int J Legal Med 108:85–89

Kleemann WJ, Wiechern V, Schuck M, Troger HD (1995b) Intrathoracic and subconjunctival petechiae in sudden infant death syndrome (SIDS). Forensic Sci Int 72:49–54

Kleemann WJ, Schlaud M, Poets CF, Rothämel T, Tröger HD (1996) Hyperthermia in sudden infant death. Int J Legal Med 109:139–142

Kleemann WJ, Vock R et al (1997) Obduktionsfrequenz bei plötzlichen Kindstodfällen in der Bundesrepublik Deutschland in den Jahren 1985 bis 1989. Rechtsmed 7:72–75

Kleemann WJ, Schlaud M, Fieguth A, Hiller AS, Rothämel T, Troger HD (1998) Body and head position, covering of the head by bedding and risk of sudden infant death (SID). Int J Legal Med 112:22–26

Kleinmann PK (1990) Diagnostic imaging in infant abuse. AJR 155:703–712

Kleinmann PK (1998) Diagnostic imaging of child abuse, 2. Aufl. Mosby, St. Louis

Klostermann P (1991) Begegnung mit Geschwisterkindern bei einem Plötzlichen Kindstod. Berliner Ärzteblatt 104:462–467

Köck C, Kytir J (1989) Sudden-infant-death-Syndrome (SIDS) in Österreich. Teil 2: Prävalenzmuster und soziodemographische Charakteristika. Wien Klin Wochenschr 101:539–544

Koeppen C (1997) Vergleichende morphologische Untersuchungen an ausgewählten Organen beim plötzlichen Kindstod (SIDS) und anderen Todesfällen im Kindesalter. Dissertation, Medizinische Hochschule Hannover

Kohlendorfer U, Kiechl S, Sperl W (1998a) Sudden infant death syndrome: risk factor profiles for distinct subgroups. Am J Epidemiol 147:960–968

Kohlendorfer U, Kiechl S, Sperl W (1998b) Living at high altitude and risk of sudden infant death syndrome. Arch Dis Child 79:506–509

Koivusalo AI, Pakarinen MP, Wikström A, Rintala JR (2011) Assessment and treatment of gastroesophageal reflux in healthy infants with apneic episodes. A retrospective analysis of 87 consecutive patients. Clin Pediatr 60:1096–1102

Kolata G (1985) Finding biological clocks in fetuses. Science 230:929–930

König B, König W (1993) Induction and supression of cytokine release (tumor necrosis factor α; interleukin-6, interleukin-1β) by Escherichia coli pathogenicity factors (adhesions, α-Haemolysin). Immunology 78:526–533

Kopp JH (1830) Denkwürdigkeiten in der Praxis Bd. 1. Hermann'sche Buchhandlung, Frankfurt a. M., S 1–107

Krmpotic-Nemanic J, Draf W, Helms J (1985) Chirurgische Anatomie des Kopf-Hals-Bereiches. Springer, Berlin Heidelberg, S 54–57

Krous H (1996) Instruction and reference manual for the international standardised autopsy protocol for sudden unexpected infant death. J SIDS Infant Mortal 1:203–246

Krous HF (1984) The microscopic distribution of intrathoracic petechiae in sudden infant death syndrome. Arch Pathol Lab Med 108:77–79

Krous HF (1995a) The international standardized autopsy protocol for sudden unexpected infant death. In: Rognum TO (Hrsg) Sudden infant death syndrome. New trends in the nineties. Scandinavian University Press, Oslo, S 81–95

Krous HF (1995b) The differential diagnosis of sudden, unexpected infant death. In: Rognum TO (Hrsg) Sudden infant death syndrome. New trends in the nineties. Scandinavian University Press, Oslo Kopenhagen, S 74–80

Krous HF, Jordan J (1984) A necropsy study of distribution of petechiae in non-sudden infant death syndrome. Arch Pathol Lab Med 108:75–76

Krous HF, Valdes Dapena M, McClatchey K, Herman SM, Filkins JA, Hoffman HJ, Hauck FR (1998) Laryngeal basement membrane thickening is not a reliable

postmortem marker für SIDS: Results from the Chicago infant mortality study. Abstract to the 5th SIDS International Conference, Rouen, France, April 1998, S 20–23

Krous HF, Nadeau JM, Silva PD, Blackbourne BD (2001) Intrathoracic petechiae in sudden infant death syndrome: relationship to face position when found. Pediatr Dev Pathol 4:160–166

Krous HF, Nadeau JM, Silva PD, Blackbourne BD (2003) A comparison of respiratory symptoms and inflammation in sudden infant death syndrome and in accidental or inflicted infant death. Am J Forensic Med Pathol 24:1–8

Krous HF, Beckwith JB, Byard RW, Corey T, Bajanowski T, Rognum TO et al (2004) Sudden infant death syndrome and unclassified sudden infant deaths: a definitional and diagnostic approach. Pediatrics 114:234–238

Krous HF, Haas EA, Chadwick AE, Masoumi H, Stanley C (2008) Intrathoracic petechiae in SIDS: a retrospective population-based 15-year study. Forensic Science, Medicine & Pathology 4:234–239

Krous HF, Ferandos C, Masoumi H, Arnold J, Haas EA, Stanley C, Grossfeld PD (2009) Myocardial inflammation, cellular death, and viral detection in sudden infant death caused by SIDS, suffocation, or myocarditis. Pediatr Res 66:17–21

Krueger JM, Fang J, Hansen MK, Zhang J, Obal FJ (1998) Humoral regulation of sleep. NIPS 13:189–194

Kubin L, Davies RO, Pack AI (1998) Control of upper airway motoneurons during REM sleep. NIPS 13:91–97

Kuhn TS (1999) Die Struktur wissenschaftlicher Revolutionen. Suhrkamp Taschenbuch Wissenschaft, Frankfurt

Kuindra M, Duffy E, Thomas R, Mahajan PV (2011) Management of an apparent life threatening event. A survey of emergency physicians practice. Clin Pediatr 51:130–133

Kunz-Lübcke A, Lux R (2006) „Schaffe mir Kinder ..." Beiträge zur Kindheit im alten Israel und seinen Nachbarkulturen. Evangelische Verlagsanstalt, Leipzig

Kurz R, Prechtl HFR (1995) Prävention des Plötzlichen Säuglingstodes. 2. Österreichisches SIDS-Konsensus-Gespräch am 12. Juni 1994 in Gößl/Grundlsee. Pädiatr Pädol 30:33–35

Kurz R, Schneeweiß S, Haidmayer R, Kenner T, Pfeiffer KP (1983) Früherkennung zentraler Atemregulationsstörungen beim Säugling zur Vermeidung postoperativer Komplikationen. Klin Padiatr 195:29–32

Kurz R, Höllwarth M, Fasching M, Haidmayer R, Pfeiffer KP, Kenner T (1985) Combined disturbance of respiratory regulation and esophageal function in early infancy. Progr Pediatric Surgery 18:52–61

Kurz R, Schenkeli R, Höllwarth M, Haidmayer R, Pfeiffer KP, Kerbl R, Kenner T (1986a) Schlafapnoen beim

Säugling und SIDS-Risiko. Monatsschr Kinderheilkd 134:17–20

Kurz R, Kenner T, Haidmayer R, Reiterer F, Schober P, Einspieler C (1986b) Der plötzliche Säuglingstod aus kybernetischer Sicht. Pädiatr Pädol 21:397–408

Kurz R, Sterniste W, Haidmayer R, Lischka A (1996) Bericht vom 3. Österreichischen SIDS-Konsensus-Gespräch, Graz 8.3.1996. Pädiatr Pädol 31:197–199

Kurz R, Kerbl R, Reiterer F, Schenkeli R, Eber E, Haidmayer R, Höllwarth M, Einspieler C, Kenner T (1997) The role of triggers in apparent life threatening events (ALTE). J SIDS Infant Mortal 2:3–12

Kurz R, Kenner T, Poets C (2000) Der plötzliche Säuglingstod. Ein Ratgeber für Ärzte und Betroffene. Springer, Wien

Kytir J, Paky F (1997) Sudden infant death syndrome in Austria. Socioeconomic risk factors for postneonatal SIDS- and non-SIDS-mortality. Monatsschr Kinderheilkd 145:613–618

Lagercrantz H (1996) Stress, arousal, and gene activation at birth. News in Physiological Sciences 11:214–218

Lancet Editorial (1855) Infants found dead in bed. Lancet 1:103

Lancet Editorial (1989) Respiratory infection and sudden infant death. Lancet 2:1191–1192

Lancet Editorial (1990) Prone, hot and dead. Lancet 336:1104

Lane NJ (1998) Blood ties. Science Sept/Oc:24–29

Lavezzi AM, Ottaviani G, Mauri M, Matturi L (2004) Hypoplasia of the arcuate nucleus and maternal smoking during pregnancy in sudden unexplained perinatal and infant death. Neuropathology 24:284–289

Lee CA (1842) On the thymus gland: its morbid affection and the diseases which arise from its abnormal enlargement. Am J Med Sci 3:135–154

Lee NN, Chan YF, Davies DP, Lau E, Yip DC (1989) Sudden infant death syndrome in Hong Kong: confirmation of low incidence. BMJ 298:721

Leetz I (1977) Medizinisch-statistische Daten der DDR zum plötzlichen Tod im Säuglingsalter. Kinderärztliche Praxis 45(4):145–150

Leichty E (1971) Demons and population control. Expedition 13:22–26

Leinzinger EP, Maresch W, Udermann H (1978) Vergiftungen aus gerichtsmedizinischer Sicht. Arch Toxikol 39:199–209

Leist M (1987) Kinder begegnen dem Tod. Gütersloher Verlagshaus/Mohn, Gütersloh

Lenard HG (1985) Säuglings- und Kindersterblichkeit. In: Schulte FJ, Spranger J (Hrsg) Lehrbuch der Kinderheilkunde, 25. Aufl. Gustav Fischer, Stuttgart, S 39–45

Lesko SM, Corwin MJ, Vezina RM, Hunt CE, Mandell F, McClain M, Heeren T, Mitchell AA (1998) Changes in sleep position during infancy. J Am Med Ass 280:336–340

Leupold W (1987) Analyse zur Entwicklung der Säuglingssterblichkeit 1982–1986 in der Stadt Dresden. Unveröffentlichtes Manuskript, maschinenschriftlich, Dresden 15.05.1987:1–6

Leveson NG (1995) Safeware, system safety and computers. Addison-Wesley Publ Comp Inc, New York

Lewis E (1979) Inhibition of mourning by pregnancy: psychopathology and management. Br Med J 2:27–28

Lewis E, Page A (1978) Failure to mourn a stillbirth: an overlooked catastrophe. Br J Med Psychol 51:237–241

Lewis KW, Bosque EM (1995) Deficient hypoxia awakening response in infants of smoking mothers: possible relationship to sudden infant death syndrome. J Pediatr 127:691–699

Lewis SN (1983) Maternal anxiety following bereavement by cot death and emotional security of subsequent infants. Child Psychiatry Human Dev 14:55–61

l'Hoir MP, Well GTJ van (1999) Prevention of cot deaths in The Netherlands. Proceedings of „Workshop on Infant Mortality and SIDS", Brüssel, 5.–6. März

Li DK, Willinger M, Petitti DB, Odouli R, Liu L, Hoffman HJ (2006) Use of a dummy (pacifier) during sleep and risk of sudden infant death syndrome (SIDS): population based case-control study. Br Med J 332:18–22

Limerick SR (1979) Counselling parents who have experienced a cot death in their family. J Maternal Child Health 4:438

Lin YC (1988) Applied physiology of diving. Sports Med 5:41–56

Lindemann E (1944) Symptomatology and management of acute grief. Am J Psychiat 101:141–148

Lindgren C, Grogaard J (1996) Reflex apnoea response and inflammatory mediators in infants with respiratory tract infection. Acta Paediatr 85:798–803

Lindgren C, Lin J, Graham BS, Gray ME, Parker RA, Sundell HW (1996) Respiratory syncytial virus infection enhances the response to laryngeal chemostimulation and inhibits arousal from sleep in young lambs. Acta Paediatr 85:789–797

Lipsky CL, Gibson E, Cullen JA, Rankin K, Spitzer AR (1995) The timing of SIDS deaths in premature infants in an urban population. Clin Pediatr Phila 34:410–414

Lister G, Rybin DV, Colton T, Heeren TC, Hunt CE, Colson ER, Willinger M, Corwin MJ (2012a) Relationship between sleep position and risk of extreme cardiorespiratory events. J Pediatr 161:22–25

Lister G, Rybin DV, Colton T, Heeren TC, Hunt CE, Colson ER, Willinger M, Corwin MJ (2012b) Relationship between sleep position and risk of extreme cardiorespiratory events. J Pediatr 161:22–25

Little GA, Brooks JG (1994) Accepting the unthinkable. Pediatrics 94:748–749

Little GA, Ballard RA, Brokes JS, Brouillette RT, Culpepper L, Gray HB, King P, Kolb MO, Neale A, Wensmann MR, Petersen DR, Schwietzer SO, Weiß H (1987) Consensus statement: National Institutes of Health. Consensus Development Conference on Infantile Apnea and Home Monitoring, Sept 29 to Oct 1, 1986. Pediatrics 7:292–299

Lockemann U, Püschel K (1995) Plötzlicher Kindstod? Kriminalistik 2:127–128

Lohmann R (1996) Risikofaktoren beim plötzlichen Kindstod (SIDS). Shaker, Aachen

Löscher W, Einspieler C, Holzer-Sutter A, Grill D, Moser M, Haidmayer R, Kurz R, Kenner T (1990a) Luftverschmutzung und plötzlicher Säuglingstod in Graz im Zeitraum von 1982 bis 1987. Wien Klin Wochenschr 102:115–117

Löscher W, Einspieler C, Holzer-Sutter A, Grill D, Moser M, Haidmayer R, Kurz R, Kenner T (1990b) Zusammenhänge zwischen dem plötzlichen Säuglingstod „SIDS" und der durch Bioindikation dargestellten Luftverschmutzung in Graz. Mitteilung des naturwissenschaftlichen Vereins für Steiermark 120:287–290

Ludwig J, Fitzgibbons JP, Nobrega FT (1969) Sudden unexpected unexplained death in infants. Virchows Arch Abt A Path Anat 346:287–301

Lundemose JB, Gregersen N, Kolvraa S et al (1993) The frequency of a diseasecausing point mutation in the gene coding for medium-chain acyl-CoA dehydrogenase in sudden infant death syndrome. Acta Paediatr 82:544–546

Lunshof S, Boer K, van Hoffen G, Wolf H, Mirmiran M (1997) The diurnal rhythm in fetal heart rate in a twin pregnancy with discordant anencephaly: comparison with three normal twin pregnancies. Early Hum Dev 48:47–57

Lutz G, Künzer Riebel B (1989) Nur ein Hauch von Leben. Ernst Kaufmann, Lahr

Lyman RD, Wurtele SK, Wilson DR (1985) Psychological effects on parents of home and hospital apnea monitoring. J Pediatr Psychol 10:439–448

MacDorman MF, Martin JA, Mathews TJ, Hoyert DL, Ventura SJ (2005) Explaining the 2001–02 infant mortality increase: data from the linked birth/infant death data set. Natl Vital Stat Rep 53:1–22

Madsen LP (1990) Acute alcohol intoxication in children. Diagnosis, treatment and complications. Ugeskr Laeger 152:2362–2364

Maercker A (1997) Therapie der posttraumatischen Belastungsstörungen. Springer, Berlin

Mage DT (2004) Seasonal variation of sudden infant death syndrome in Hawaii. J Epidem Community Health 58:912–916

Maggio AB, Schäppi MG, Benkebil F, Posfay-Barbe KM, Belli DC (2006) Increased incidence of apparently life-theratening events due to supine position.

Paediatr Perinat Epidemiol 20(6):491–496 (disc. 496–497)

Maiwald M (1978) Zur Ermittlungspflicht des Staatsanwalts in Todesfällen. NJW 31:561–566

Majnemer A, Barr RG (2006) Association between sleep position and early motor development. J Pediatr 149:623–629

Makielski JC (2006) SIDS: genetic and environmental influences may cause arrhythmia in this silent killer. J Clin Invest 116:297–299

Malloy MH (2002) Trends in postneonatal aspiration deaths and reclassification of sudden infant death syndrome: impact of the „Back to Sleep" program. Pediatrics 109:661–665

Malloy MH, Hoffman HJ (1995) Prematurity, sudden infant death syndrome, and age of death. Pediatrics 96:464–471

Mandell F, McClain M (1988) Supporting the SIDS family. Pediatrician 15:179–182

Mandell F, McAnulty EH, Reece RM (1980) Observations of paternal response to sudden unanticipated infant death. Pediatrics 65:221–225

Mandell F, McAnulty EH, Carlson A (1983) Unexpected death of an infant sibling. Pediatrics 72:652–657

Mandell F, McClain M, Reece RM (1987) Sudden and Unexpected Death. The Pediatrician's Response. AJDC 141:748–750

Manoukian AA, Ha CE, Seaver LH, Bhagavan NV (2009) A neonatal death due to medium-chain acyl-CoA dehydrogenase deficiency: utilization of the neonatal metabolic screen in a functional approach to sudden unexplained infant death. Am J Forensic Med Pathol 30:284–286

Maresch W (1962) Bedeutung von Elektrolytbestimmungen des Herzmuskels zur Klärung plötzlicher Todesfälle im Säuglingsalter. Wien Klin Wochenschr 74:21–24

Maresch W, Lembeck F, Lipp W (1960) Vergiftungen im Kindesalter. Wien Klin Wochenschr 72:411–416

Maresch W, Maurer H, Dirnhofer R, Leinzinger EP, Ranner G, Roll P (1985) Zur Effizienz gerichtsmedizinischer Begutachtung. In: Walther G, Haffner HT (Hrsg) Festschrift für Horst Leithoff. Kriminalistik, Heidelberg, S 3–14

Marlow N, Hunt LP, Chiswick ML (1988) Clinical factors associated with adverse outcome for babies weighing 2000 g or less at birth. Arch Dis Child 63:1131–1136

Marshall TK (1970) The Northern Ireland Study: pathology findings. In: Bergman AB, Beckwith JB, Ray CG (Hrsg) International conference on causes of sudden death in infants. University of Washington Press, Seattle, S 108–117

Martin RJ, DiFiore JM, Davis RL, Miller MJ, Coles SK, Dick TE (1998) Persistence of the biphasic ventilatory response to hypoxia in preterm infants. J Pediatr 132:960–964

Martinez FD (1991) Sudden infant death syndrome and small airway occlusion: facts and a hypothesis. Pediatrics 87:190–198

Matoba R (2002) A study on how to increase the sudden infant death syndrome (SIDS) autopsy rate. Forensic Sci Int 130:S104–S108

Mau H (1969) Säuglinge sollten in Bauchlage großgezogen werden. Münch Med Wochenschr 111:471–476

Maxeiner H (1986) Subduralblutung nach „Schütteltrauma". Beitr Gerichtl Med 44:151–157

McClure RJ, Davis PM, Meadow SR, Silbert JR (1996) Epidemiology of Munchausen syndrome by proxy, non-accidental poisoning, and non-accidental suffocation. Arch Dis Child 75:57–61

McDonagh AF (1990) Is bilirubin good for you? Clin Perinatol 17:359–369

McElroy E, Steinschneider A, Weinstein S (1986) Emotional and health impact of home monitoring on mothers: a controlled prospective study. Pediatrics 78:780–786

McGovern MC, Smith MBH (2004) Causes of apparent threatening events in infants: a systemic review. Arch Dis Child 89:1034–1038

McGarvey C, McDonnell M, Chong A, O'Regan M, Matthews T (2003) Factors relating to the infant's last sleep environment in sudden infant death syndrome in the Republic of Ireland. Arch Dis Child 88:1058–1064

McGarvey C, McDonnell M, Hamilton K, O'Regan M, Matthews T (2006) An eight-year study of risk-factors for SIDS: bed-sharing vs. non bed-sharing. Arch Dis Child 91:318–323

McKee, Fulop N, Bouvier P, Hort A, Brand H, Rasmussen F, Kohler L, Varasovszky Z, Rosdahl N (1996) Preventing sudden infant deaths – the slow diffusion of an idea. Health Policy 37:117–135

McKenna JJ, Mosko S (1993) Evolution and infant sleep: an experimental study of infant-parent co-sleeping and its implications for SIDS. Acta Paediatr 389(82):31–36

McKenna JJ, Volpe LE (2007) Sleeping with baby: an internet-based sampling of parental experiences, choices, perceptions, and interpretations in a western industrialised context. Infant Child Dev 16:359–385

McKenna JJ, Mosko SS, Richard CA (1997) Bedsharing promotes breastfeeding. Pediatrics 100:214–219

McNamara F, Wulbrand H, Thach BT (1998) Characteristics of the infant arousal response. J Appl Physiol 85:2314–2321

Meadow R (1977) Munchausen Syndrome by proxy. The hinterland of child abuse. Lancet 2(8033):343–345

Meadow R (1990) Suffocation, recurrent apnea, and sudden infant death. J Pediatr 117:351–357

Meadow R (1993) Non-accidental salt poisoning. Arch Dis Child 68:448–452

Meier-Koll A (1995) Chronobiologie – Zeitstrukturen des Lebens. CH Beck, München

Meissner B (1920) Babylonien und Assyrien Bd. I. Carl Winter, Heidelberg

Mendelson C (1983) Grief reaction after cot death. Health Visitor 56:322–324

Miano S, Castaldo R, Ferri R, Peraita-Adrados R, Paolino MC, Montesano M, Villa MP (2012) Sleep cyclic alternating pattern analysis in infants with apparent life-threatening events: A daytime polysomnographic study. Clin Neurophysiol 123:1346–1352

Michel G (1995) Ich trage dich wie eine Wunde. Kreuz, Freiburg Basel Wien

Milerad J (1995) Predictive tests: Do they have a future in preventing SIDS? In: Rognum TO (Hrsg) Sudden Infant Death Syndrome. New Trends in the Nineties. Scandinavian University Press, Oslo, S 307–310

Milerad J, Sundell H (1993) Nicotine exposure and the risk of SIDS. Acta Paediatr 389(82):70–72

Milerad J, Hertzberg T, Wennergren G, Lagercrantz H (1989) Respiratory arousal response to hypoxia in apnoetic infants reinvestigated. Eur J Pediatr 148:565–570

Miller ME, Brooks JG, Forbes N, Insel R (1992) Frequency of medium-chain acyl-CoA dehydrogenase deficiency G-985 mutation in sudden infant death syndrome. Pediatr Res 31:305–307

Millhorn DE, Eldridge FL, Kiley JP, Waldrop TG (1984) Prolonged inhibition of respiration following acute hypoxia in glomectomized cats. Respir Physiol 57:331–340

Mirmiran M, Kok JH (1991) Circadian rhythms in early human development. Early Hum Dev 26:121–128

Mitchell EA (1996) Co-sleeping and sudden infant death syndrome. Lancet 348:1466

Mitchell EA (2007) Recommendations for sudden infant death syndrome prevention: a discussion document. Arch Dis Child 92:155–159

Mitchell EA (2009) Risk factors for SIDS. Br Med J 339:b3466

Mitchell EA, Milerad J (2006) Smoking and the sudden infant death syndrome. Rev Environ Sci 21:81–103

Mitchell EA, Scragg R (1993) Are infants sharing a bed with another person at increased risk of sudden infant death syndrome? Sleep 16:387–389

Mitchell EA, Thompson JMD (2001) Parental reported apnoea, admissions to hospital and sudden infant death syndrome. Acta Paediatr 90:417–422

Mitchell EA, Ford RP, Taylor BJ, Stewart AW, Becroft DM, Scragg R, Barry DM, Allen EM, Roberts AP, Hassall IB (1992) Further evidence supporting a causal relationship between prone sleeping position and SIDS. J Paediatr Child Health 28(1):S9–S12

Mitchell EA, Taylor BJ, Ford RP, Stewart AW, Becroft DM, Allen EM, Scragg R, Hassall IB, Barry DM, Thompson

JM et al (1993) Dummies and the sudden infant death syndrome. Arch Dis Child 68:501–504

Mitchell EA, Brunt JM, Everard C (1994a) Reduction in mortality from sudden infant death syndrome in New Zealand: 1886-92. Arch Dis Child 70:291–294

Mitchell EA, Nelson KP, Thompson JM, Stewart AW, Taylor BJ, Ford RP, Scragg R, Becroft DM, Allen EA, Hassall IB et al (1994b) Travel and changes in routine do not increase the risk of sudden infant death syndrome. Acta Paediatr 83:815–818

Mitchell EA, Esmail A, Jones DR, Clements M (1996) Do differences in the prevalence of risk factors explain the higher mortality from sudden infant death syndrome in New Zealand compared with the UK? N Z Med J 109:352–355

Mitchell EA, Thompson JM, Ford RP, Taylor BJ (1998a) Sheepskin bedding and the sudden infant death syndrome. New Zealand Cot Death Study Group. J Pediatr 133:701–704

Mitchell EA, Fitzpatrick MG, Waters J (1998b) SIDS and the toxic gas theory revised. N Z Med J 111:219–221

Mitchell EA, Thompson JM, Becroft DM, Bajanowski T, Brinkmann B, Happe A et al (2008a) Head covering and the risk for SIDS: findings from the New Zealand and German SIDS case-control studies. Pediatrics 121:e1478–e1483

Mitchell EA, Bajanowski T, Brinkmann B, Jorch G, Stewart AW, Vennemann MM (2008b) Prone sleeping position increases the risk of SIDS in the day more than at night. Acta Paediatr 97:584–589

Mitchell EA, Elder DE, Zuccollo J (2010) Simultaneous sudden unexpected death in infancy of twins: case report. Int J Legal Med 124:631–635

Mitchell EA, Freemantle J, Young J, Byard RW (2012) Scientific consensus forum to review the evidence underpinning the recommendations of the Australian SIDS and Kids Safe Sleeping Health Promotion Programme – October 2010. J Paediatr Child Health 48:626–633

Molony N, Blackwell CC, Busuttil A (1999) The effect of prone posture on nasal temperature in children in relation to induction of staphylococcaln toxins implicated in sudden infant death syndrome. FEMD Immunol Med Microbiol 25:109–113

Molz G (1997) Plötzlicher Kindstod. Ther Umsch 54:286–292

Molz G (1998) Morphologie: Grenzwerte SID – non SID. In: Saternus KS, Karimow S (Hrsg) Säuglingssterblichkeit, Plötzlicher Kindstod (WSID). Rechtsmedizinische Forschungsergebnisse, Bd. 18. Schmidt-Römhild, Lübeck, S 201–208

Molz G, Bär W (2000) Stellung und Aufgaben der Behörden in der Schweiz. In: Kurz R, Kenner T, Poets C (Hrsg) Der plötzliche Säuglingstod. Ein Ratgeber für Ärzte und Betroffene. Springer, Wien, S 47–48

Molz G, Hartmann HP (1984) Plötzlicher Säuglingstod. Epidemiologische Erhebungen bei nicht, teilweise oder hinreichend erklärbaren Todesursachen. Helv Paediatr Acta 39:395–404

Molz G, Hartmann HP (1985) Unerwarteter Säuglingstod, Epidemiologie. Bull l'Office fédéral de la santé publ 50:493–494

Molz G, Hartmann HP, Michels L (1985) Plötzlicher Kindstod: histologische Befunde in den Kopfspeicheldrüsen. Pathologe 6:8–12

Molz G, Riederer M, Bär W (1992a) Zum Vorkommen der morphologischen Kriterien von Wilske beim unerwarteten Säuglingstod. Rechtsmed 2:63–66

Molz G, Brodzinowski A, Bär W, Vonlanthem B (1992b) Morphologic variations in 180 cases of sudden infant death and 180 controls. Am J Forensic Med Pathol 13:186–190

Money DF (1970) Vitamin E and selenium deficiences and their possible etiological role in the sudden death in infants syndrome. J Pediatr 77:165–166

Monos E, Szücs B (1995) Optimization of hemodynamic energy expenditure in the arterial system. Obesity Research 3:811–818

Montemitro E, Franco P, Scaillet S (2008) Maturation of spontaneous arousals in healthy infants. Sleep 31:47–54

Moon RY, Fu L (2012) Sudden infant death syndrome: an update. Pediatr Rev 33:314–320

Moon RY, American Avademy of Pediatrics, Task Force on Sudden Infant Syndrome (2011) Policy statement: SIDS and other sleep – related infant deaths: Expansion of recommendations for a safe infant sleeping environment. Pediatrics 110:e1–e27

Moore ER, Anderson GC, Bergman N (2007) Early skin-to-skin contact for mothers and their healthy newborn infants. Cochrane Database Syst Rev Jul18 (3):CD003519

Morris JA (1999) The common bacterial toxins hypothesis of sudden infant death syndroms. FEMS Immunol Med Microbiol 25:11–17

Moser M, Penter R, Frühwirth M, Kenner T (2006) Why life oscillates – biological rhythms and health. Conf Proc IEEE Eng Med Biol Soc 1:424–428

Moser M, Frühwirth M, Kenner T (2008) The symphony of life.IEEE Eng. Med Biol Mag 27:29–37

Mosko S, McKenna J, Dickel M, Hunt L (1993) Parent-infant cosleeping: the appropriate context for the study of infant sleep and implications for sudden infant death syndrome (SIDS) research. J Behav Med 16:589–610

Moyer-Mileur LJ, Nielson DW, Pfeefer KD, Witte MK, Chapman DL (1996) Eliminating sleep-associated hypoxemia improves growth in infants with bronchopulmonary dysplasia. Pediatrics 98:779–783

Mueller G (1963) Der plötzliche Kindstod. Thieme, Stuttgart

Mueller M (1998) Unwiederbringlich – Vom Sinn der Trauer. Hilfen bei Verlust und Tod. Herder, Freiburg

Mund MT, Bär W (2005) Rechtsmedizinische Aspekte beim plötzlichen Todesfall. Schweiz Med Forum 5:129–135

Naeye RL (1974) Hypoxemia and the SIDS. Science 186:837–838

Naeye RL (1983) Origins of the sudden infant death syndrome. In: Tildon JT, Roeder LM, Steinschneider A (Hrsg) Sudden Infant Death Syndrome. Academic Press, New York, S 77–83

Nakamura T, Sano Y (2008) Two cases of infants who needed cardiopulmonary resuscitation during early skin-to-skin contact with mother. J Obstet Gynaecol Res 34(4 Pt 2):603–604

Narita N, Narita M, Takashima S, Nakayama M, Nagai T, Okado N (2001) Serotonin transporter gene variation is a risk factor for sudden infant death syndrome in the Japanese population. Pediatrics 107:690–692

Nathanson I, O'Donnell JK, Commins MF (1989) Cardiorespiratory patterns during alarms in infants using apnea/bradycardia monitors. Am J Dis Child 143:476–480

National SIDS Council of Australia. http://www.birth.com. au/sudden-infant-death-syndrome-%28sids%29/national-sids-council-of-australia?view=full. Zugegriffen: 5. September 2013

Navalet Y, Payan C, Guilhaume A, Benoit O (1984) Nocturnal sleep organization in infants „at risk" for sudden infant death syndrome. Pediatr Res 18:654–657

Nelson AS (1996) Sudden infant death syndrome and child care practices. Lammar Offset Printing, Hong Kong

Nelson EA, Serra A, Cowan S, Mangiaterra V (2000) Maternity advice survey: sleeping position in Eastern Europe. MAS Study Group for WHO EURO region. Arch Dis Child 83:304–306

Nelson EAS, Taylor BJ, Jenik A, Vance J, Walmsley K, Pollard K, Freemantle M, Ewing D, Einspieler C, Engele H, Ritter P, Hildes-Ripstein GE, Arancibia M, Ji X, Li H, Bedard C, Helweg-Larsen K, Sidenius K, Karlqvist S, Poets C, Barko E, Kiberd B, McDonnell M, Donzelli G, Piumelli R, Landini L, Giustardi A, Nishida H, Fukui S, Sawaguchi T, Ino M, Horiuchi T, Oguchi K, Williams S, Perk Y, Tappin D, Milerad J, Wennborg M, Aryayev N, Nepomyashchaya V (2001) International child care practices study. Infant sleeping environment. Early Hum Dev 62:43–55

Nelson NM (1978) Members of task force on prolonged apnoea: reports of task force on prolonged apnoea of the American Academy of Pediatrics. Pediatrics 61:651–652

Nelson T (1996) Sudden infant death syndrome and child care practices. University of Otago, MD Thesis, Hong Kong

Newman LJ, Russe J, Glassman MS, Berezin S, Halata MS, Medow MS, Dozor AJ, Schwarz SM (1989) Patterns of gastro-esophageal reflux (GER) in patients with apparent life threatening events. J Pediatr Gastr Nutr 8:157–160

Newman NM, Frost JK, Bury L, Jordan K, Phillips K (1986) Responses to partial nasal obstruction in sleeping infants. Aust Paediatr J 22:111–116

Nicholas AM, Lewin TJ (1986) Grief reactions of parental couples: congenital handicap and cot death. Med J Aust 144:292–298

Nikolaisen S, Williams R (1980) Parents' view of support following the loss of their infant to sudden infant death syndrome. West J Nursing Research 2:592–601

Nolan JP, Soar J, Zideman DA et al (2010) European Resuscitation Council: ERC-Leitlinien, Kurzdarstellung. Notfall Rettungsmedizin, DOI:10.1007/210049.010-1367-y

Nolte E, Brand A, Koupilová I, Mckee M (2000) Neonatal and postneonatal mortality in Germany since unification. J Epidemiol Community Health 54:84–90

Norvenius SG (1987) Sudden infant death syndrome in Sweden in 1973–1977 and 1979. Acta Paediatr Scand 333:1–138

Nsegbe E, Vardon G, Perruchet P, Gallego J (1997) Classic conditioning of the ventilatory responses in rats. J Appl Physiol 83:1174–1183

Ogbuihi S, Zink P (1988) Pulmonary lymphatics in SIDS – a comparative morphometric study. Forensic Sci Int 39:197–206

Ogbuihi S, Audick W, Bohn G (1990) Plötzlicher Säuglingstod – letale Intoxikation mit Pheniramin. Z Rechtsmed 103:221–225

ÖGKJ (Österreichische Gesellschaft für Kinder- und Jugendheilkunde (2008) Konsensuspapier zur Prophylaxe der RSV-Infektion mit Palivizumab und Post-RSV-Atemwegserkrankung. Monatsschr Kinderheilkd 156:381–383

Ogle RF, Christodoulou J, Fragan E et al (1997) Mitochondrial myopathy with the tRNALeu(UUR) mutation and complex I deficiency responsive to riboflavin. J Pediatr 130:138–145

Oldenburg CEM, Rasmussen F, Cotten NU (1997) Ethnic differences in rates of infant mortality and sudden infant death in Sweden. Eur J Publ Health 7:88–94

Olpin SE (2004) The metabolic investigation of sudden infant death. Ann Clin Biochem 41:282–293

Opdal SH, Vege A, Stave AK, Egeland T, Rognum TO (1997) Mitochondrial DNA and sudden infant death syndrome. Anales Espanoles de Pediatria. 7th ESPID Congress. Supplemento 92:47

Opdal SH, Rognum TO, Vege A, Stave AK, Dupuy BM, Egeland T (1998a) Increased number of substitutions in the D-loop of mitochondrial DNA in the sudden infant death syndrome. Acta Paediatr 87:1039–1044

Opdal SH, Rognum TO, Vege A, Saugstad OD (1998b) Hypoxanthine levels in vitreous humor: a study of influencing factors in sudden infant death syndrome. Pediatr Res 44:192–196

Opdal SH, Vege A, Stave AK, Rognum TO (1999a) The complement component C4 in sudden infant death. Eur J Pediatr 158:210–212

Opdal SH, Rognum TO, Torgersen H, Vege A (1999b) Mitochondrial DNA point mutations detected in four cases of the sudden infant death syndrome. Acta Paediatr 88(9):957–960

Opdal SH, Vege A, Egeland T, Musse MA, Rognum TO (2002) Possible role of mt DNAmutations in sudden infant death. Pediatr Neurol 27:23–29

Orem J, Lydic R (1978) Upper airway function during sleep and wakefulness: experimental studies in normal and anesthetized cats. Sleep 1:49–78

Orem J, Netick A, Demet WC (1977) Increased upper airway resistance during sleep in the cat. Electroencephalogr Clin Neurophysiol 43:14–22

Orem J, Kelly D, Shannon DC (1986) Identification of a high-risk group for sudden infant death syndrome among infants who were resuscitated for sleep apnea. Pediatrics 77:495–499

Oriot D, Berthier M, Saulnier JP, Blay D, Fohr JP, Vuillerme V, Saulnier JB (1998) Prone position may increase temperature around the head of the infant. Acta Paediatr 87:1005–1007

ÖSTAT (1998) Österreichischer Todesursachenatlas 1998/1994. Österreichisches Zentralamt, Wien

Ostfeld BM, Ryan T, Hiatt M, Hegyl T (1993) Maternal grief after sudden infant death syndrome. Journal of Development and Behavior Pediatrics 14:156–162

Oudesluys-Murphy AM, van Yperen WJ (1988) The cot in cot deaths. Eur J Pediatr 163:85–86

Oyen N, Haglund B, Skjaerven R, Irgens LM (1997a) Maternal smoking, birthweight and gestational age in sudden infant death syndrome (SIDS) babies and their surviving siblings. Paediatr Perinat Epidemiol 11(1):84–95

Oyen N, Markestad T, Skaerven R, Irgens LM, Helweg Larsen K, Alm B, Norvenius G, Wennergren G (1997b) Combined effects of sleeping position and prenatal risk factors in sudden infant death syndrome: the Nordic Epidemiological SIDS Study. Pediatrics 100:613–621

Ozawa Y, Okado N (2002) Alteration of serotonergic receptors in the brain stems of human patients with respiratory disorders. Neuropediatrics 33:142–149

Paditz E (2013) Beginn der Bauchlagekatastrophe 1931 in New York. In: Scholle S, Paditz E (Hrsg) Aktuelle Kinderschlafmedizin 2013. Fakten zu Narkolepsie, Epilepsie, obstruktive Schlafapnoe, Ein- und Durchschlafstörungen, SIDS und ALTE. Kleanther, Dresden, S 14–17

Paltauf A (1889) Über die Beziehungen der Thymus zum plötzlichen Tod (1. Teil). Wien Klin Wochenschr 2:877–881

Paltauf A (1890) Über die Beziehungen der Thymus zum plötzlichen Tod (2. Teil). Wien Klin Wochenschr 3:172–175

Parslow PM, Cranage SM, Adamson TM, Harding R, Horne RS (2004a) Arousal and ventilatory responses to hypoxia in sleeping infants: effects of maternal smoking. Respir Physiol Neurobiol 140:77–87

Parslow PM, Harding R, Adamson TM, Horne RS (2004b) Of sleep state and postnatal age on arousal responses induced by mild hypoxia in infants. Sleep 27:105–109

Pasi A, Morath M, Hartmann H (1985) Die Zyanvergiftung, forensisch-toxikologische Beobachtungen bei der Untersuchung von 54 Fällen tödlicher Intoxikation. Z Rechtsmed 95:35–43

Paterson DS, Trachtenberg FL, Thompson EG, Belliveau RA, Beggs AH, Darnall R, Chadwick AE, Krous HF, Kinney HC (2006) Multiple serotonergic brainstem abnormalities in sudden infant death syndrome. JAMA 296:2124–2132

Pattison CP, Marshall BJ (1997) Proposed link between Helicobacter pylori and sudden infant death syndrome. Med Hypotheses 49:365–369

Paz-Suarez-Mier M, Aguilera B (1998) Histopathology of the conduction system in sudden infant death. Forensic Sci Int 93:143–154

Pearce JL, Bettelheim KA (1996) Extraintestinal Escherichia coli isolations from SIDS cases and controls in Victoria, Australia. The 4th SIDS International Conference. Washington, S 52

Peiper A (1938) Das Zusammenspiel des Saugzentrums mit dem Atemzentrum beim menschlichen Säugling. Pflügers Arch 240:312–324

Penning R (1996) Rechtsmedizin systematisch. Uni Med Verlag, Bremen Lorch, S 230–244

Penzien JM, Molz G, Wiesmann UN, Colombo JP, Buhlmann R, Wermuth B (1994) Medium-chain acyl-CoA dehydrogenase deficiency does not correlate with apparent life-threatening events and the sudden infant death syndrome: results from phenylpropionate loading tests and DNA analysis. Eur J Pediatr 153:352–357

Perat MV (1993) The optimality concept and its clinical value. Early Hum Dev 34:133–141

Perez-Platz U, Saeger W, Dhom G, Bajanowski T (1994) The pathology of the adrenal glands in sudden infant death syndrome (SIDS). Int J Legal Med 106:244–248

Perrot LJ (1988) Amitryptiline Overdose Versus Sudden Infant Death Syndrome in a Two-Month-Old White Female. J Forensic Sci 33:272–275

Personenstandsgesetz des Bundes (BGBl. Nr. 60/1983 zuletzt geändert durch BGBl. I Nr. 135/2009. http://

www.ris.bka.gv.at/GeltendeFassung/Bundesnor-men/10005556/PStG%2c%20Fassung%20vom%20 27.07.2012.pdf. Zugegriffen: 5. September 2013

Peters C, Becher JC, Lyon AJ, Midgley PC (2009) Who is blaming the baby? Arch Dis Child Fetal Neonatal Ed 94:F377–F378

Peterson DR, Green WL, van Belle G (1983) Sudden infant death syndrome and trijodthyroninemia: comparison of neonatal and post mortem measurements. J Pediatr 102:206–209

Pfeiffer KP, Kenner T (1986) The risk concept in medicine – statistical and epidemiological aspects: a case report for applied mathematics in cardiology theoretical. Medicine 7:259–268

Pfeifer K, Pfeifer I, Adamczyk B (1977) Probleme des plötzlichen und unerwarteten Kindstodes aus der Sicht des Pathologen und Mikrobiologen. Dt Gesundh-Wesen 32:317–323

Pfleger A, Kerbl R, Kurz R (1997) Anwendung der Kapnographie zur Detektion obstruktiver Apnoen in der Polysomnographie und Vorteile gegenüber der Nasalthermistormethode. Monatsschr Kinderheilkd 145:1301–1303

Phillips DP, Brewer KM, Wadensweiler P (2010) Alcohol as a risk factor for sudden infant death syndrome (SIDS). Addiction 106:516–525

Pilgram B, Schappacher W, Löscher WN, Pfurtscheller G (1995) Application of the correlation integral to respiratory data of infants during REM sleep. Biol Cybern 72:543–551

Pillekamp F, Hermann C, Keller T, von Gontard A, Kribs A, Roth B (2007) Factors Influencing Apnea and Bradycardia of Prematurity – Implications for Neurodevelopment. Neonatology 91(3):155–161

Platt MJ, Pharoah PO (2003) The epidemiology of sudden infant death syndrome. Arch Dis Child 88:27–29

Poets A, Steinfeldt R, Poets CF (2011) Sudden deaths and severe apparent life-threatening events in term infants within 24 hours of birth. Pediatrics 127:e869–e873

Poets A, Urschitz MS, Steinfeldt R, Poets CF (2012) Risk factors for early sudden deaths and severe apparent life-threatening events. Arch Dis Child Fetal Neonatal Ed 97(6):F395–F397

Poets CF (1995) Das Münchhausensyndrom. Kriminalistik 49:543–546

Poets CF (1996) Status thymico-lymphaticus, apnea and sudden infant death – lessons learned from the past? Eur J Pediatr 155:165–167

Poets CF (1997) Polygraphic sleep studies in infants and children. Eur Respir Mon 5:179–213

Poets CF (2000) Der plötzliche Kindstod. In: Pädiatrie: Grundlagen und Praxis. Springer, Heidelberg

Poets CF, Jorch G (1995) Bauchlage und plötzlicher Säuglingstod. Stellungnahme der Akademie für Kinderheilkunde und Jugendmedizin. Monatsschr Kinderheilkd 143:811

Poets CF, Samuels MP, Noyes J, Jones K, Southall DP (1991a) Home monitoring of transcutaneous oxygen tension in the early detection of hypoxaemia in infants and young children. Arch Dis Child 66:676–682

Poets CF, Stebbens VA, Alexander JR, Southall DP (1991b) Breathing patterns and heart rates at 6 weeks and 2 years of age. Am J Dis Child 145:1393–1396

Poets CF, Stebbens VA, Samuels MP, Southall DP (1993a) Oxygen saturation and breathing patterns in children. Pediatrics 92:686–690

Poets CF, Samuels MP, Noyes J, Hewertson J, Hartmann H, Holder A, Southall DP (1993b) Home event recordings of oxygenation, breathing movements and electrocardiogram in infants and young children with recurrent apparent life-threatening events. J Pediatr 123:693–701

Poets CF, Samuels MP, Noyes JP, Hewertson J, Hartmann H, Holder A, Southall DP (1993c) Home event recordings of oxygenation, breathing movements and electrocardiogram in infants and young children with recurrent apparent life-threatening events. J Pediatr 123:693–701

Poets CF, Bentele HP, Molz G, Wilske J (1994a) Vorschläge zum Einsatz von Heimmonitoren. Dtsch Aerztebl 91:2858–2861

Poets CF, Samuels MP, Southall DP (1994b) Epidemiology and pathophysiology of apnea of prematurity. Biol neonate 65:211–219

Poets CF, Rudolph A, Neuber K, Buch U, von der Hardt H (1995) Arterial oxygen saturation in infants at risk of sudden death: influence of sleeping position. Acta Paediatr 84:379–382

Poets CF, Meny RG, Cohobanian MR, Bonofiglo RE (1999) Gasping and other cardiorespiratory patterns during sudden infant deaths. Paediatr Res 45:350–354

Poetsch M, Czerwinski M, Wingenfeld L, Vennemann M, Bajanowski T (2010) A common FMO3 polymorphism may amplify the effect of nicotine exposure in sudden infant death syndrome (SIDS). In J Legal Med 124:301–306

Ponsold A (1967) Lehrbuch der gerichtlichen Medizin. Thieme, Stuttgart

Ponsonby AL, Dwyer T, Jones ME (1992a) Sudden infant death syndrome: seasonality and a bybasic model of pathogenesis. J Epidemiology. Community Health 46(1):33–37

Ponsonby AL, Dwyer T, Gibbons LE, Cochrane JA, Jones ME, McCall MJ (1992b) Thermal environment and sudden infant death syndrome: case-control study. BMJ 304:277–282

Ponsonby AL, Dwyer T, Gibbons LE, Cochrane JA, Wang YG (1993) Factors potentiating the risk of sudden infant death syndrome associated with the prone position. N Engl J Med 329:377–382

Ponsonby AL, Dwyer T, Kasl SV, Cochrane JA, Newman NM (1994) An assessment of the impact of public health activities to reduce the prevalence of the prone sleeping position during infancy: the Tasmanian Cohort Study. Prev Med 23:402–408

Potter JM, Hilton JM (1993) Type I hyperlipoproteinemia presenting as sudden death in infancy. Aust NZ Med 13:381–383

Powell M (1991) Sudden Infant Death Syndrome: A crisis for parents and health professionals. IJMS 160:282–285

Prechtl HFR (1980) The optimal concept. Early Hum Dev 4:201–205

Prechtl HFR (1984) Continuity of neural functions from prenatal to postnatal life (Blackwell Scientific Publications). Clin Dev Med 94

Prechtl HFR (1989) Fetal behaviour. In: Hill A, Volpe J (Hrsg) Fetal neurology. Raven Press, New York

Prechtl HFR (1997) State of the art of a new functional assessment of the young nervous system. An earlier predictor of cerebral palsy. Early Hum Dev 50:1–11

Prechtl HFR, Beintema DJ (1976) Die neurologische Untersuchung des reifen Neugeborenen. Georg Thieme, Stuttgart

Prechtl HFR, Hopkins B (1986) Developmental transformation of spontaneous movements in early infancy. Early Hum Dev 4:233–238

Prechtl HFR, Einspieler C, Cioni G, Bos AF, Ferrari F, Sontheimer D (1997) An early marker for developing neurological deficits after perinatal brain lesions. Lancet 349:1361–1363

Preuss J (1992) Biblisch-Talmudische Medizin. Fourier, Wiesbaden

Priban IP (1963) An analysis of some short-term patterns of breathing in man at rest. J Physiol 166:425–434

Price M, Carter B, Shelton T, Bendell D (1985) Maternal perception of sudden infant death syndrome. CHC 14:22–31

Prokop O, Göhler W (1976) Forensische Medizin. Fischer, Stuttgart

Prokop O, Wabnitz R (1970) Vorkommen von Bindehautblutungen bei Lebenden und Toten, dargestellt in 10 Tabellen. Rechtsmed 67:249–257

Püschel K, Hashimoto Y, Loning T, Lignitz E (1988) Cytomegalie der Kopfspeicheldrüsen bei SIDS. Z Rechtsmed 99:281–289

Quack JF (1994) Die Lehren des Ani; ein neuägyptischer Weisheitstext in seinem kulturellen Umfeld Orbis biblicus et orientalis Bd. 141. Univ.-Verl., Freiburg, Schweiz

Rabl W, Ambach E, Tributsch W (1991) Protrahierte Asphyxie nach „Schütteltrauma". Arch Kriminol 187:137–145

Rahilly PM (1991) The pneumographic and medical investigations of infants suffering apparent life threatening episodes. J Paediatr Child Health 27:349–353

Ramanathan R, Chandra S, Gilbert Barness EF, Franciosi RA (1988) Sudden infant death syndrome and water beds. N Engl J Med 318:1700

Ramanathan R, Corwin MJ, Hunt CE, Lister G, Tinsley LR, Martin RJ, Silvestri JM, Crowell DH, Hufford D, Baird T et al (2001) Cardiorespiratory events recorded on home monitors: Comparison of healthy infants with those at increased risk for SIDS. JAMA 285:2199–2207

Rambaud C, Ginbert M, Briaud E, Grangeot KL, Gautier JP, Capron F, Dehan M (1997) Value of postmortem microbiology. Anales Espanoles de Pediatria. 7th ESPID Congress. Supplemento 92:53–54

Rammer L, Holmgren P (1995) Toxicological findings in forensic autopsies of SIDS cases. Sudden Infant Death Syndrome. New Trends in the Nineties. Scandinavian University Press, Oslo, S 138–139

Rasten-Almqvist P, Eksborg S, Rajs J (2002) Myocarditis and sudden infant death syndrome. APMIS 110:469–480

Rebuffat E, Sottiaux M, Goyens P, Blum D, Vamos E, VanVliet G, Hasaerts D, Steenhout P, DeMeirleir L, Kahn A (1991) Sudden infant death syndrome as first expression of a metabolic disorder. In: Schaub J, VanHoof F, Vis HL (Hrsg) Inborn errors of metabolism. Nestle Nutrition Workshop Series, Bd. 24. Nestec Ltd. Vevey. Raven Press, New York, S 71–80

Reh H, Haarhoff K (1975) Zum Beweiswert der Stauungs- und Weichteilblutungen beim Erdrosseln und Erwürgen. Rechtsmed 77:47–60

Reichs-Gesetz-Blatt für das Kaiserthum Österreich (1855) VIII. Stück vom 13. Februar 1855. 26. Verordnung der Ministerien des Inneren und der Justiz vom 28. Jänner 1855

Reisetbauer E, Csermak H (1972) Die Körperlage des Säuglings. Pädiatrische Praxis 11:5–14

Reiter C (1996) Obligate Obduktion bei SIDS: SIDS, Wissenschaft, Forschung, Beratung, Praxis, Empfehlungen und Erfahrungen. Verein SIDS Austria Wien, Elbemühldruck- u. Verlags GmbH, Wien

Reiterer F, Fox WW (1992) Multichannel polysomnographic recording for evaluation of infant apnea. Clin Perinatol 19:871–889

Reiterer F, Schenkeli R, Kurz R, Haidmayer R (1988) Effekt einer Aminophyllintherapie beim reifgeborenen Säugling mit Schlafapnoesyndrom. Monatsschr Kinderheilkd 136:368–371

Remmers JE, deGroot WJ, Sauerland EK, Anch AM (1978) Pathogenesis of upper airway occlusion during sleep. J Appl Physiol 44:931–938

Renier S, Messi G, Orel P (1994) Intossicazione acuta da cannabis in una bambina. Minerva Pediatr 46:335–338

Reuss W, Saeger W, Bajanowski T (1994) Morphological and immunohistochemical studies of the pituitary in sudden infant death syndrome (SIDS). Int J Legal Med 106:249–253

Ribes A, Briones P, Vilaseca MA, Baraibar R, Gairi JM (1990) Sudden death in an infant with 3-hydroxy-3-methylglutaryl-CoA lyase deficiency. J Inher Metab Dis 13:752–753

Richardson BA (1990) Cot mattress biodeterioration and SIDS (letter). Lancet 335:670

Richardson BA (1994) Sudden infant death syndrome: a possible primary cause. J Forensic Sci Soc 34:199–204

Richardson HL, Walker AM, Horne RS (2008) Sleep position alters arousal process maximally at the high-risk age for sudden infant death syndrome. J Sleep Res 17:450–457

Richardson HL, Walker AM, Horne RS (2009) Minimazing the risks of sudden infant death syndrome: to swaddle or not to swaddle? J Pediatr 155:475–481

Richardson HL, Walker AM, Horne RS (2010) Influence of swaddling experience on spontaneous arousal patterns and autonomic control in sleeping infants. J Pediatr 157:85–91

Richter DW (1996) Neural regulation of respiration. Rhythmogenesis and afferent control. In: Greger R, Windhager U (Hrsg) Comprehensive human physiology, Bd. 2. Springer, Berlin, S 2079–2095

Rigatto H, Brady JP (1972) Periodic breathing and apnea in preterm infants. Pediatrics 50:219–227

Rinaldo P, Stanley CA, Hsu BYL, Sanchez LA, Stern LA (1997) Sudden neonatal death in carnitine transporter deficiency. J Pediatr 131:304–305

Riodor E (1998) Neonatal onset in fatty acid oxidation disorders: how can we minimize morbidity and mortality. J Inher Metab Dis 21:619–623

Riße M, Weiler G (1984) Histologische Schilddrüsenbefunde beim Neugeborenen und Säugling unter besonderer Berücksichtigung des plötzlichen Säuglingstodes. Z Rechtsmed 92:205–213

Riße M, Weiler G (1989) Vergleichende histologische Untersuchungen zur Genese petechialer Thymusblutungen. Z Rechtsmed 102:33–40

Riße M, Weiler G (1990) Altersabhängige morphologische Schilddrüsenbefunde beim plötzlichen Kindstod. Z Rechtsmed 103:507–512

Rodriguez-Alarcón J, Malcho JC, Linares A, Aranguren G, Quintanilia M et al (1994) Early neonatal sudden death or near death syndroms. An epidemiological study of 29 cases. Acta Paediatr 83:704–708

Roe CR, Millington DS, Maltby DA, Kinnebrew P (1986) Recognition of mediumchain acyl CoA dehydrogenase deficiency in asymptomatic siblings of children dying of sudden infant death or Reye-like syndromes. J Pediatr 108:13–18

Roe CR, Millington DS, Maltby DA, Wellman RB (1987) Post-mortem recognition of inherited metabolic disorders from specific acylcarnitines in tissue in cases of sudden infant death. Lancet 28:512–513

Rogers D, Tripp J, Bentovim A, Berry D, Goulding R (1976) Non-accidental poisoning: an extended syndrome of child abuse. Br Med J 1:793–796

Rognum TO (1995) Sudden infant death syndrome. New trends in the nineties. Scandinavian University Press, Oslo

Rognum TO (1996) SIDS or not SIDS? Classification problems of sudden infant death syndrome. Acta Paediatr 85:401–403

Rognum TO, Saugstad OD (1991) Hypoxanthine levels in vitreous humor: Evidence of hypoxia in infants who died of sudden infant death syndrome. Pediatrics 87:306–310

Rognum TO, Willinger M (1995) The story of the „Stavanger definition". In: Rognum TO (Hrsg) Sudden Infant Death Syndrom. New Trends in the Nineties. Scandinavian University Press, Oslo, S 21–25

Roll P, Seybold I (1992) First evidence of SIDS on cuneiform tablets. 2nd European Society for the Study and Prevention of Infant Death (ESPID) Congress, Lübeck/Travermünde, Abstracts, S 45

Romaneli MT, Fraga AM, Morcillo AM, Tresoldi AT, Baracat EC (2010) Factors associated with infant death after apparent life-threatening event (ALTE). J Pediatr 86:515–519

Rosenthal L, Bishop C, Helmus T, Krstevska S, Roehrs T, Roth T (1996) Auditory awakening thresholds in sleepy and alert individuals. Sleep 19:290–295

Rossi L, Matturri L (1995) Anatomohistological features of the heart's conduction system and innervation in SIDS. In: Rognum TO (Hrsg) Sudden Infant Death Syndrome. New Trends in the Nineties. Scandinavian University Press, Oslo, S 207–212

Rother M, Zwiener U, Eiselt M, Witte H, Zwacka G, Frenzel J (1987) Differentiation of healthy newborns and newborns-at-risk by spectral analysis of heart rate fluctuations and respiratory movements. Early Hum Dev 15:349–363

Rothfuchs D, Saeger W, Bajanowski T, Freislederer A (1995) Morphology, immunohistochemistry and morphometry of the thyroid gland in cases of sudden infant death syndrome (SIDS). Int J Legal Med 107:187–192

Rowe J, Clyman R, Green C, Mikkelsen C, Haight J, Ataide L (1978) Follow-up of families who experience a perinatal death. Pediatrics 62:166–170

Russell-Jones DL (1985) Sudden infant death in history and literature. Arch of Disease. Childhood 60:278–281

Saadi AT, Raza MW, Blackwell CC, Weir DM, Busuttil A (1994) Binding of toxigenic bacteria to epithelial cells of smokers and non smokers. The 3rd SIDS International Conference, Stavanger Norway, S 52

Sacre LY, Vandenplas Y (1989) Gastroesophageal reflux associated with respiratory abnormalities during sleep. J Pediatr Gastr Nutr 9:28–33

Samuels MP, Southall DP (2003) Alarms during apparent life threatening events. M J Respir Crit Care Med 167:A677

Samuels MP, Stebbens VA, Poets CF, Southall DP (1993) Deaths on infant „apnoea" monitors. J Maternal Child Health 18:262–266

Samuels MP, Poets CF, Southall DP (1994) Abnormal hypoxemia after lifethreatening events in infants born before term. J Pediatr 125:441–446

Santorelli FM, Schlessel JS, Slonim AE, DiMauro S (1996) Novel mutation in the mitochondrial DNA tRNA glycine gene associated with sudden unexpected death. Pediatr Neurol 15:145–149

Saternus KS (1982) Lageabhängige zirkulationsbedingte cerebrale Hypoxämie – eine Erklärungsmöglichkeit des plötzlichen Kindstodes. Z Rechtsmed 24:635

Saternus KS (1985) Plötzlicher Kindstod – eine Folge der Bauchlage? In: Walter G, Haffner HT (Hrsg) Festschrift für Horst Leithoff. Kriminalistik-Verlag, Heidelberg, S 67–88

Saternus KS (1992) Erste Maßnahmen und Reaktionen von Eltern, des professionellen Rettungsdienstes und der Polizei bei Plötzlichen Kindstod. In: Saternus KS, Klostermann P (Hrsg) Der Plötzliche Kindstod – Elternbetreuung. Rechtsmedizinische Forschungsergebnisse, Bd. 3. Schmidt-Römhild, Lübeck, S 71–80

Saternus KS, Klostermann P (1992a) Der Plötzliche Kindstod. Die Rolle sozialer Aspekte bei der Attestierung der Todesart. In: Saternus KS, Klostermann P (Hrsg) Der Plötzliche Kindstod. Elternbetreuung. Rechtsmedizinische Forschungsergebnisse, Bd. 3. Schmidt-Römhild, Lübeck, S 11–21

Saternus KS, Klostermann P (1992b) Der Plötzliche Kindstod – Elternbetreuung Rechtsmedizinische Forschungsergebnisse Bd. 3. Schmidt-Römhild, Lübeck

Saternus KS, Klostermann P, Nolting HD, Schneider V (1987) Erste Erfahrungen mit Elterngesprächen im Rahmen der Berliner Arbeitsgruppe Plötzlicher Kindstod. Dokumentation Interdisziplinäres Symposium zum Plötzlichen Kindstod. Münster

Saternus KS, Helmerichs J, Kastner Voigt M (1993) Familienbetreuung nach SIDS – eine interdisziplinäre Aufgabe. In: Kruse K, Oehmichen M (Hrsg) Plötzlicher Säuglingstod. Themen der Kinderheilkunde, Bd. 6. Hansesches Verlagskontor, Lübeck, S 98–109

Saternus KS, Helmerichs J, Walter-Humke S (1994) Beratung und Begleitung Angehöriger. Hilfe gegen die Angst. PW Pädiatrie 7(Sonderheft Plötzl Kindstod):380–385

Saternus KS, Helmerichs S, Walter-Humke S (1996a) Der plötzliche Kindstod (SID). Teil 1: Grenzen der Reanimation. Der Notarzt 12:8–11

Saternus KS, Helmerichs S, Walter-Humke S (1996b) Der plötzliche Kindstod (SID). Teil 2: Betreuungsaufgaben in der Notfallmedizin. Der Notarzt 12:43–46

Saudubray JM, Charpentier C (1995) Clinical phenotypes: diagnosis/algorithms. In: Scriver CR, Beaudet AL, Sly WS, Valle D (Hrsg) The metabolic and molecular bases of inherited diseases. McGrawHill, London, S 327–400

Saunders PT (1986) Katastrophentheorie. Friedr. Vieweg & Son, Braunschweig

Sauseng W, Kerbl R, Thaller S, Hanzer M, Zotter H (2011) Baby sleeping bag and conventional bedding conditions – comparative investigations by infrared thermography. Klin Pediatr 223:276–279

Sawaguchi T, Sawaguchi A, Matoba R (2002) Comparative evaluation of diagnostic guidelines for sudden infant death syndrome (SIDS) in Japan. Forensic Sci Int 130:S65–S70

Sawnani H, Jackson T, Murphy T, Beckerman R, Simakajornboon N (2004) Effect of maternal smoking on respiratory and arousal patterns in preterm infants during sleep. Am J Respir Crit Care Med 2004 169:733–738

Sayers NM, Drucker DB, Morris JA, Telford DR (1996a) Significance of endotoxin in lethal synergy between bacteria associated with sudden infant death syndrome: follow up study. J Clin Pathol 49:365–368

Sayers NM, Drucker DB, Telford DR, Morris JA (1996b) Synergistic interaction of bacterial toxins and nicotine in sudden infant death syndrome. The 4th SIDS International Conference. Washington, S 87

Schäfer AT, Lemke R, Althoff H (1991) Airway resistance of the posterior nasal pathways in sudden infant death victims. Eur J Pediatr 150:595–598

Schaefer H, Blohmke M (1972) Sozialmedizin. Georg Thieme, Stuttgart

Schaefer H (1996) Schwache Wirkungen als Cofaktoren bei der Entstehung von Krankheiten. Springer, Berlin

Schäfer T, Schäfer D, Schlafke ME (1993) Breathing, transcutaneous blood gases, and CO2 response in SIDS siblings and control infants during sleep. J Appl Physiol 74:88–102

Schechtman VL, Harper RM, Kluge KA, Wilson AJ, Hoffman HJ, Southall DP (1988) Cardiac and respiratory patterns in normal infants and victims of the sudden infant death syndrome. Sleep 11:413–424

Schechtman VL, Harper RM, Wilson AJ, Southall DP (1991) Sleep apnea in infants who succumb to the sudden infant death syndrome. Pediatrics 87:841–846

Schechtman VL, Harper RM, Wilson AJ, Southall DP (1992) Sleep state organization in normal infants and victims of the sudden infant death syndrome. Pediatrics 89:865–870

Schellscheidt J, Ott A, Jorch G (1997a) Epidemiological features of sudden infant death after a German intervention campaign in 1992. Eur J Pediatr 156:655–660

Schellscheidt J, Oyen N, Jorch G (1997b) Interactions between maternal smoking and other prenatal risk factors for sudden infant death syndrome (SIDS). Acta Paediatr 86:857–863

Schläfke ME, Koepchen HP (1996) A system view of respiratory regulation. In: Greger R, Windhager U (Hrsg) Comprehensive human physiology, Bd. 2. Springer, Berlin, S 2097–2127

Schlaud M, Eberhard C, Trumann B, Kleemann WJ, Poets CF, Tietze KW, Schwartz FW (1999) Prevalence and determinants of prone sleeping position in infants: results from two cross-sectional studies on risk factors for SIDS in Germany. Am J Epidemiol 150:51–57

Schlaud M, Dreier M, Debertin AS, Giebe B, Heide S, Jachau K et al (2010) The German case-control scene investigation study on SIDS: epidemiological approach and main results. Int J Legal Med 124:19–26

Schmidt RF, Thews G (1997) Physiologie des Menschen, 27. Aufl. Springer, Berlin

Schmidt RF, Lang F, Heckmann M (2010) Physiologie des Menschen, 31. Aufl. Springer, Heidelberg, S 725–750

Schmidt-Nielsen K (1997) Animal physiology: Adaptation and environment. Cambridge University Press, Cambridge

Schneider V (1987) Die Leichenschau. Ein Leitfaden für Ärzte. Fischer, Stuttgart

Schneider V, Woweries J, Grumme TH (1979) Das „Schüttel-Trauma" des Säuglings. Münch med Wschr 121:171–176

Schnitzer PG, Covington TM, Dykstra HK (2012) Sudden unexpected infant deaths: sleep environment and circumstances. Am J Public Health 102:1204–1212

Schober PH (2000) Reanimationstraining. In: Kurz R, Kenner T, Poets CP (Hrsg) Der plötzliche Säuglingstod. Springer, Wien, S 235–242

Schreiner RL, Gresham EL, Green M (1979) Physician's responsibility to parents after death of an infant. Am J Dis Child 133:723–726

Schulte FJ, Albani M, Schnizer H, Bentele K (1982) Neuronal control of neonatal respiration – sleep apnea and the sudden infant death syndrome. Neuropediatrics 13:3–14

Schwab HJ (2004) Das Verbot der Bauchlage für schlafende Säuglinge in der DDR. Hintergründe der Verordnung des Ministeriums für Gesundheitswesen aus dem Jahre 1972. In: Paditz E (Hrsg) Prävention Plötzlicher Säuglingstod in Deutschland. 1. Bundesweite Expertentagung. Dresden 23.12.2003–2.1.2004. Hille, Dresden, S 148–161 (unter Mitarbeit von Kramer J, Epple-Waigel I, Schwab HJ)

Schwarz F (1947) Der aussergewöhnliche Todesfall. Hallwag, Bern

Schwartz PJ, Stramba Badiale M, Segantini A, Austoni P, Bosi G, Giorgetti R, Grancini F, Marni ED, Perticone F, Rosti D, Salice P (1998) Prolongation of the QT interval and the sudden infant death syndrome. N Engl J Med 338:1709–1714

Schweizerische Eidgenossenschaft (2011) Schweizerische Strafprozessordnung (StPO) vom 5. Oktober 2007; Abschnitt 6, Art. 253 (Stand am 1. Juli 2011). http://www.admin.ch/opc/de/classified-compilation/20052319/index.html. Zugegriffen: 5. September 2013

Schwerd W (1981) Definition und Abgrenzung der Begriffe natürlicher und nichtnatürlicher Tod. In: Opderbecke W, Weissauer W (Hrsg) Forensische Probleme in der Anästhesiologie. Perimed, Erlangen, S 123–127

See CC, Newman LJ, Berezin S, Glassman MS, Medow MS, Dozor AJ, Schwarz SM (1989) Gastroesophageal reflux induced hypoxemia in infants with apparent life threatening events. Am J Dis Child 143:951–954

Selye H (1953) Einführung in die Lehre vom Adaptionssyndrom. Georg Thieme, Stuttgart

Semmekrot BA, van Sleuwen BE, Engelberts AC, Joosten KF, Mulder JC, Liem KD, Rodrigues PR, Bijlmer RP, L'Hoir MP (2010) Surveillance study of apparent life-threatening events (ALTE) in the Netherlands. Eur J Pediatr 169:229–236

Seybold I, Roll P (1993) The Evidence of Sudden Infant Death Syndrome in the Ancient near East, Lecture. University of Pennsylvania, Philadelphia

Shannon DC, Kelly DH, O'Connell H (1977) Abnormal regulation of ventilation in infants at risk for sudden infant death syndrome. N Engl J Med 297:747–750

Shrivastava A, Davis P, Davies DP (1997) SIDS: parental awareness and infant care practices in contrasting socioeconomic areas in Cardiff. Arch Dis Child 77:52–53

Shulman JD, Wells LM (1997) Acute ethanol toxicity from ingesting mouthwash in children younger than 6-years of age. Pediatr Dent 19:404–408

Sidebotham P, Bajanowski T, Keens T, Kenner K, Kerbl R, Kurz R, Mitchell EA, Moon R, Taylor B, Vennemann M, Young J, Zotter H (2010) Proposal for an International Classification of SUDI: A response to Blair, Byard and Fleming. Scand J of Forensic Science 1:7–9

SIDS Argentinien. http://www.sids.org.ar. Zugegriffen: 9. Oktober 2013

SIDS Austria. http://sids.at. Zugegriffen: 5. September 2013

SIDS Norwegen. http://www.sids.no. Zugegriffen: 5. September 2013

SIDS Schweiz. http://www.sids.ch. Zugegriffen: 5. September 2013

Silvestri JM, Hufford DR, Durham J, Pearsall SM, Oess MA, Weese Mayer DE, Hunt CE, Levenson SM, Corwin MJ (1995) Assessment of compliance with home cardiorespiratory monitoring in infants at risk of sudden infant death syndrome. J Pediatr 127:384–388

Sinclair Smith C, Dinsdale F, Emery JL (1976) Evidence of duration and type of illness in children found unexpectedly death. Arch Dis Child 51:424–427

Sköld G (1967) Fatal suffocation in plastic bag. Dtsch Z Gerichtl Med 59:42–46

Slotkin TA (1998) Fetal nicotine or cocaine exposure: Which one is worse? J Pharmacol Exp Therap 285:931–945

Smeitink J, Fischer JC, Ruitenbeek W, Duran M, Hofkamp M, Bentlage HAJM, Poll The BT (1993) Sudden infant death associated with defective oxidative phosphorylation (letter). Lancet 341:1601

Smialek Z (1978) Observations on immediate reactions of families to sudden infant death. Pediatrics 62:160–165

Smialek JE, Monforte JR (1977) Toxicology and sudden infant death. J Forensic Sci 22:757–762

Smith NM, Telfer SM, Byard RW (1992) A comparison of the incidence of cytomegalovirus inclusion bodies in submandibular and tracheobronchial glands in SIDS and non-SIDS autopsies. Pediatr Pathol 12:185–190

Southall DP, Richards JM, Rhoden KJ et al (1982) Prolonged apnea and cardiac arrhythmia in infants discharged from neonatal intensive care units: failure to predict an increased risk for sudden infant death syndrome. Pediatrics 7:844–851

Southall DP, Richards JM, deSwiet M et al (1983) Identification of infants destined to die unexpectedly during infancy: evaluation of predictive importance of prolonged apnoea and disorders of cardiac rhythm or conduction. Br Med J 289:1092–1096

Southall DP, Richards JM, Stebbens V, Wilson AJ, Taylor V, Alexander JR (1986a) Cardiorespiratory function in 16 full-term infants with sudden infant death syndrome. Pediatrics 78:787–796

Southall DP, Arrowsmith WA, Stebbens V, Alexander JR (1986b) QT interval measurements before sudden infant death syndrome. Arch Dis Child 61:327–333

Southall DP, Samuels MP, Talbert DG (1990a) Recurrent cyanotic episodes with severe arterial hypoxaemia and intrapulmonary shunting: a mechanism for sudden death. Arch Dis Child 65:953–961

Southall DP, Stebbens V, Samuels M (1990b) Bedding and sleeping position in the sudden infant death syndrome. Br Med J 301:492

Southall DP, Plunkett MC, Banks MW, Falkov AF, Samuels MP (1997) Covert video recording of live-threatening child abuse: lessons for child protection. Pediatrics 100:753–760

Spengler CM, Banzett RB, Systrom DM, Shannon DC, Shea SA (1998) Respiratory sensations during heavy exercise in subjects without respiratory chemosensitivity. Respir Physiol 114:65–74

Sperhake JP (2008) Prävention des Plötzlichen Säuglingstodes in Hamburg 1995–2006. Eine populationsbasierte Beobachtungspraxenstudie. Habilitationsschrift, Fachbereich Medizin der Universität Hamburg

Sperhake JP (2011) Bauchlage oder Rückenlage? Geschichte eines Irrwegs in der SIDS-Forschung. Rechtsmedizin 21(6):518–521

Sperhake J, Püschel K (2003) Das Hamburger Sektionsgesetz vom 9. Februar 2000 – Entwicklung der Sektionszahlen in Hamburgs Prosekturen. Pathologe 24:204–206

Sperl W, Ruitenbeek W, Kerkhof CMC, Sengers RCA, Trijbels JMF, Guggenbichler JP, Janssen AJM, Bakkeren JAJM (1990) Deficiency of the a and b subunits of pyruvate dehydrogenase in a patient with lactic acidosis and unexpected sudden death. Eur J Pediatr 149:487–492

Spiegel Y (1973) Der Prozeß des Trauerns. Kaiser, München

Spiers PS, Guntheroth WG (1997) The seasonal distribution of infants by age: a comparison of sudden infant death syndrome and other causes of death. J Pediatr Child Heath 33(5):408–411

Spitzer AR, Newbould MJ, Alicea Alvarez N, Gipson E, Fox WW (1991) Pseudoreflux syndrome increased periodic breathing during neonatal period presenting as feeding related difficulties. Clin Pediatr 30:531–537

Spock B, Rothenberg MB (1997) Säuglings- und Kinderpflege Bd. 1. Ullstein, Berlin, S 208

Spyer KM (1996) Central nervous integration of cardiorespiratory control. In: Greger R, Windhager U (Hrsg) Comprehensive human physiology, Bd. 2. Springer-Verlag, Berlin, S 2129–2143

Stanton AN (1984) Overheating and cot death. Lancet 8413:1199–1201

Statistik Austria (2011) Bearbeitung: Landesstatistik Steiermark. http://www.verwaltung.steiermark.at/cms/ziel/74835712/DE/. Zugegriffen: 5. September 2013

Steiermärkisches Krankenanstaltengesetz (1999) http://www.ris.bka.gv.at/Dokumente/Normenliste/NL00006466/NL00006466.pdf. Zugegriffen: 5. September 2013

Steiermärkisches Leichenbestattungsgesetz 2010. http://www.ris.bka.gv.at/Dokumente/LrStmk/LRST_9480_002/LRST_9480_002.pdf. Zugegriffen: 5. September 2013

Steinschneider A (1972) Prolonged apnea and the sudden infant death syndrome: clinical and laboratory observations. Pediatrics 50:646–654

266

Steinschneider A (1977) Nasopharyngitis and the sudden infant death syndrome. Pediatrics 60:531–533

Steinschneider A, Santos V (1991) Parental reports of apnea and bradycardia: temporal characteristics and accuray. Pediatrics 88:1100–1105

Steinschneider A, Santos V, Freed G (1995) Cost implications of event recordings in apnea/bradycardia home monitoring: a theoretical analysis. Pediatrics 95:378–380

Stewart A (1990) Etiology of childhood leukemia: a possible alternative to the Greaves hypothesis. Leuk Res 14:937–939

Stewart A, Fleming PJ (1993) Cot death. Bereavement care for families. Health Visit 66:207–209

Stewart S, Fawcett J, Jacobson W (1985) Interstitial haemosiderin in the lungs of sudden infant death syndrome: a histological hallmark of „near-miss" episodes? J Pathol 145:53–58

Stewart A, Fleming PJ, Howell T (1993) Cot death. Follow up support for families with subsequent children. Health Visit 66:244–247

Stiftung Wiegentod (SIDS Niederlande). http:/www.wiegedood.nl/home.html. Zugegriffen: 5. September 2013

Stitt A (1971) Emergency after death. Emerg Med 3:270–279

Stoltenberg L, Saugstad OD, Rognum TO (1992) Sudden infant death syndrome victims show local immunoglobulin M response in tracheal wall and immunoglobulin A response in duodenal mucosa. Pediatr Res 31:372–375

Stoltenberg L, Vege A, Opdal SH, Saugstad OD, Rognum TO (1995) Does immunstimulation play a role in SIDS? In: Rognum TO (Hrsg) Sudden Infant Death Syndrome. New Trends in the Nineties. Scandinavian University Press, Oslo, S 177–191

Strafprozessordnung Kanton Zürich (StPO) vom 04. Mai 1919; 1. Abschnitt, B, 5., § 118. http://www2.zhlex.zh.ch/appl/zhlex_r.nsf/0/C32BAACE6E4CB628C12575D8004274B6/$file/321_4.5.19_65.pdf. Zugegriffen: 5. September 2013

Stramba-Badiale M, Spagnolo D, Schwartz PJ (1995) Neonatal ECG for QT interval measurement: A feasible predictive test for SIDS. In: Rognum TO (Hrsg) Sudden Infant Death Syndrome. New Trends in the Nineties. Scandinavian University Press, Oslo, S 320–322

Strauss AW, Powell CK, Hale DE, Brackett JC, Ahuja A, Anderson MM et al (1995) Molecular basis of human mitochondrial very-long-chain acyl-CoA dehydrogenase deficiency causing cardiomyopathy and sudden death in childhood. Proc Nat Acad Sci USA 92:10496–10500

Stroebe MS (1992) A review of the grief work hypothesis. Omega 226:19–42

Sudhoff K (1911) Verbot, Kinder unter drei Jahren mit ins Bett zu nehmen. Internat Hygiene-Ausstellung Dresden, Katalog, S 192

Sweeney KG, Bundey S, Brockington M, Poulton KR, Winer JB, Harding AE (1993) Mitochondrial myopathy associated with sudden death in young adults and a novel mutation in the mitochondrial DNA leucine transfer RNA(UUR)gene. Q J Med 86:709–713

Syllm-Rapoport I (1974) 25 Jahre Bekämpfung der Säuglingssterblichkeit in der DDR – Ergebnisse und Aufgaben. Kinderärztliche Praxis 42(10):433–438

Takashima S, Becker LE (1985b) Developmental abnormalities of medullary „respiratory centers" in sudden infant death syndrome. Exp Neurol 90:580–587

Taylor CJ, Betts AM (1983) Non-accidental paracetamol poisoning in an eleven month-old child. Hum Toxicol 2:317–319

Taylor EM, Emery JL (1982) Immunisation and cot death. Lancet 2:721

Taylor EM, Emery JL (1990) Categories of preventable unexpected infant deaths. Arch Dis Child 65:535–539

Temkin O (1956) Soranus's gynecology. The Johns Hopkins Press, Baltimore

Templeman C (1892) Two hundred and fifty eight cases of suffocation of infants. Edinb Med J 38:322–329

Tester DJ, Ackerman MJ (2005) Sudden infant death syndrome: how significant are the cardiac channelopathies? Cardiovasc Res 67:388–396

Thach BT (2000) Sudden infant death syndrome: can gastroesophageal reflux cause sudden infant death? Am J Med 108(4a):144S–148S

The Brighton Collobaration Unexplained Sudden Death Working Group (2007). https://brightoncollaboration.org/public/resources/standards/case-definitions/main/0111116/link/Vaccine_2007_Unexplained-infant_death.pdf (Zugang nur nach Registrierung). Zugegriffen: 25. September 2013

The International Paediatric Work Group on Arousals (2005) The scoring of arousals in healthy term infants (between the ages of 1 and 6 months). J Sleep Res 14:37–41

Thearle MJ, Gregory H (1992) Evolution of bereavement counselling in sudden infant death syndrome, neonatal death and stillbirth. J Paediatr Child Health 28:204–209

Theut SK, Pedersen FA, Zaslow MJ, Cain RL, Rabinovich B, Morihisa JM (1989) Perinatal loss and perinatal bereavement. Am J Psychiat 146:635–639

Thiemich M (1901) Über plötzliche Todesfälle im Kindesalter. Vjschr Gerichtl Med 21:300–314

Thompson JM, Mitchell EA (2006) New Zealand Cot Death Study Group. Are the risk factors for SIDS different for preterm and term infants? Arch Dis Child 91:107–111

Thomas DA, Poole K, McArdle EK (1996) The effect of sleep deprivation on sleep states, breathing events, peripheral chemoresponsiveness and arousal propensity in healthy 3 month old infants. Eur respir J 9:932–938

Thrane PS, Rognum TO, Brandtzaeg P (1990) Increased immune response in upper respiratory and digestive tracts in SIDS (letter). Lancet 335:229–230

Thrane PS, Halstensen TS, Rognum TO, Brandtzaeg P (1991) Expression of HLA Class I and II (DR, DP and DQ) Determinants in Fetal and Postnatal Salivary Glands. Scand J Immunol 34:539–548

Thyen U, Tegtmeyer FK (1991) Das Schütteltrauma des Säuglings – eine besondere Form der Kindesmißhandlung. Monatsschr Kinderheilkd 139:292–296

Ting-Yu Y, Whu-Liang H, Yin-Hsiu C, Mei-Hwan W, Ming-Tai L, Lon-Yen T, Wun-Shiun H, Ni-Chung L (2008) Acute metabolic decompensation and sudden death in Barth syndrome: report of a family and a literature review. Eur J Pediatr 167:941–944

Tirosh E, Colin AA, Tal Y, Kolikovsky Z, Jaffe M (1990) Practical approach to the diagnosis and treatment of apnea of infancy. Isr J Med Sci 26:429–433

Tirosh E, Libon D, Bader D (1996) The effect of maternal smoking during pregnancy on sleep respiratory and arousal patterns in neonates. J Perinatol 16:435–438

Toker-Maimon O, Joseph LJ, Bromiker R, Schimmel MS (2006) Neonatal cardiopulmonary arrest in the delivery room. Pediatrics 118:847–848

Trefz FK (1998) Klinik und Diagnostik der mitochondrialen Fettoxidationsstörungen. Laborjournal des zfs 10:99–101

Trowitsch E, Meyer G, Schluter B, Buschatz D, Aqindler W (1992) „Lebensbedrohliches Ereignis" bei Säuglingen. Polysomnographische und klinische Untersuchungsergebnisse einer Gruppe von 122 Säuglingen. Monatsschr Kinderheilkd 140:233–236

Tucker H (1987) The larynx. Thieme, Stuttgart, S 1–32

Tuffnell CS, Petersen SA, Wailoo MP (1995) Prone sleeping infants have a reduced ability to lose heat. Early Hum Dev 43:109–116

Tuffnell CS, Petersen SA, Wailoo MP (1996) Higher rectal temperatures in cosleeping infants. Arch Dis Child 75:249–250

Udermann H, Roll P (1987) Postmortale Elektrolytgehalte in Körperflüssigkeiten und Organen von an Kochsalzvergiftung verstorbenen Neugeborenen. Ärztl Lab 33:131–135

Urlesberger B, Trip K, Ruchti JJI, Kerbl R, Reiterer F, Müller W (1998) Quantification of cyclical fluctuations in cerebral blood volume in healthy infants. Neuropediatrics 29:208–211

Valdes-Dapena M (1988a) A pathologist's perspective on possible mechanisms in SIDS. Ann N Y Acad Sci 533:31–36

Valdes-Dapena M (1988b) Sudden infant death syndrome: overview of recent research developments from a pediatric pathologist's perspective. Pediatrician 15:222–230

Valdes-Dapena M (1992a) A pathologist's perspective on the sudden infant death syndrome – 1991. Pathol Annu, part I 27:133–164

Valdes-Dapena M (1992b) The sudden infant death syndrome: pathologic findings. Clin Perinatol 19:701–716

Valdes-Dapena M (1995) A half century of progress: the evolution of SIDS research. In: Rognum TO (Hrsg) Sudden Infant Death Syndrome. New Trends in the Nineties. Scandinavian University Press, Oslo, S 0–3

Valdes-Dapena M, McFeeley P, Hoffman HJ, Damus K, Franciosi RA, Allison DJ, Jones ME, Hunter JC (1993) Histopathology atlas for the sudden infant death syndrome. Armed Forces Institute of Pathology, Washington

Vance JC, Foster WJ, Najman JM, Embelton G, Thearle MJ, Hodgen FM (1991) Early parental responses to sudden infant death, stillbirth or neonatal death. Med J Aust 155:292–297

Vandenplas Y, Hauser B (2000) Gastro-oesophageal reflux, sleep pattern, apparent life threatening event and sudden infant death. The point of view of a gasto-enterologist. European Journal of Pediatrics 159:726–729

Variend S, Pearse RG (1986) Sudden infant death and cytomegalovirus inclusion disease. J Clin Pathol 39:383–386

Vawter GF, Kozakewich HP (1983) Aspects of morphologic variation amongst SIDS victims. In: Tildon JR, Roeder LM, Steinschneider A (Hrsg) Sudden infant death syndrome. Academic Press, New York, S 133–144

Vecchierini-Blineau MF, Nogues B, Louvet S, Desfontaines O (1994) Maturation of generalized motility, spontaneous during sleep, from birth at term tot he age of 6 months. Neurophysiol Clin 24:141–154

Veelken N (1986) Sudden Infant Death Syndrome in Hamburg. Eine epidemiologische Analyse von 62 Fällen. Monatsschr Kinderheilkd 134:10–13

Vege A, Rognum TO (1999) Inflammatory responses in sudden infant death syndrome – past and present views. FEMS Immunol Med Microbiol 25:67–78

Vege A, Lindgren C, Grogaard J, Aasen AO, Rognum TO (1994a) Examination of neuro inflammatory mediators in laryngeal secretions during viral infections. The 3rd SIDS International Conference. Stavanger Norway, S 118

Vege A, Chen Y, Opdal SH, Saugstad OD, Rognum TO (1994b) Vitreous humor hypoxanthine levels in SIDS and infectious death. Acta Paediatr 83:634–639

Vege A, Rognum TO, Scott H, Aasen AO, Saugstad OD (1995) SIDS cases have increased levels of interleukin-6 in cerebrospinal fluid. Acta Paediatr 84:193–196

Vege A, Rognum TO, Arnestad G (1999) IL-6 cerebro-spinal fluid levels are related to layngeal IgA and epithelial HLA-DR response in sudden infant death syndrome. Pediatr Res 45:803–809

Vellody K, Freeto JP, Gage SL, Collins N, Gersham WM (2008) Clues that aid in the diagnosis of nonacci-dental trauma presenting as an apparent life threa-tening event. Clin Pediatr 47:912–918

Vennemann MMT, Poets CF (2011) Nicht ausreichend untermauert. Dtsch Arztebl 108:171

Vennemann M, Fischer D, Findeisen M (2003) Kindsto-dinzidenz im internationalen Vergleich. Monatsschr Kinderheilkd 151(5):510–513

Vennemann MM, Findeisen M, Butterfass-Bahloul T, Jorch G, Brinkmann B, Köpcke W, GeSID Group et al (2005) Modifiable risk factors for SIDS in Germany: results of GeSID. Acta Paediatr 94:655–660

Vennemann M, Fischer D, Jorch G, Bajanowski T (2006) Prevention of sudden infant death syndrome (SIDS) due to an active health monitoring system 20 years prior to the public „Back to Sleep" campaigns. Arch Dis Child 91(4):324–326

Vennemann MM, Höffgen M, Bajanowski T, Hense HW, Mitchell EA (2007) Do immunisations reduce the risk for SIDS? A meta-analysis. Vaccine 25(26):4875–4879

Vennemann MM, Bajanowski T, Brinkmann B, Jorch G, Sauerland C, Mitchell EA, GeSID Study Group (2009a) Sleep environment risk factors for sudden infant death syndrome: the German sudden infant death syndrome study. Pediatrics 123:1162–1170

Vennemann MM, Bajanowski T, Brinkmann B, Jorch G, Yücesan K, Sauerland C, Mitchell EA, GeSID Study Group (2009b) Does breastfeeding reduce the risk oft sudden infant death syndrome? Pediatrics 123:e406–410

Vennemann MMT, Fracasso T, Mitchell EA (2010) Some controversial theories for SIDS. Current Pediatric Reviews 6:78–81

Vennemann MM, Hense HW, Bajanowski T, Moon RY, Complojer C, Blair PS et al (2011) Bed sharing and the risk of SIDS: Can we resolve the debate? J Pediatr 160(1):44–48

Vennemann MM, Hense HW, Bajanowski T, Blair PS, Com-plojer C, Moon RY, Kiechl-Kohlendorfer U (2012a) Bed sharing and the risk of sudden infant death syndrome: can we resolve the debate? J Pediatr 160:44–48

Vennemann MM, Loddenköter B, Fracasso T, Mitchell EA, Debertin AS, Larsch KP, Sperhake JP, Brinkmann B, Sauerland C, Lindemann M, Bajanowski T (2012b) Cytokines and sudden infant death. Int J Legal Med 126:279–284

Verbeek MM, Richardson HL, Parslow PM, Walker AM, Harding R, Horne RS (2008) Arousal and ventilatory responses to mild hypoxia in sleeping preterm in-fants. J Sleep Res 17:344–353

Verhoff MS, Schütz H, Heidorn F, Riße M, Dettmeyer R (2007) Empfehlungen der Arbeitsgemeinschaft Forensisch-pädiatrische Diagnostik der Deutschen Gesellschaft für Rechtsmedizin: Rechtsmedizinische Obduktinen von Neugeborenen, Säuglingen und Kleinkindern – Asservierung für Histologie, foren-sische Toxikologie, DNA-Analyse und Entomologie. Rechtsmedizin 17:95–102

Videka-Sherman L (1982) Coping with the death of a child: a study over time. Am J Orthopsychiatr 52:688–698

Videka-Sherman L, Lieberman M (1985) The effects of self-help and psychotherapy intervention on child loss: The limits of recovery. Am J Orthopsychiatr 55:70–82

Vilarinho L, Cardoso ML, Pinheiro J (1997) Mitochondrial respiratory chain disorders in sudden infant death syndrome (abstract). 7th International Congress of inborn errors of metabolism, Vienna

Villeneuve E (2012) Wenn Dämonen und Götter das Le-ben bedrohen. Welt und Umwelt der Bibel 2:15–19

de Vries JIP, Visser GHA, Prechtl HFR (1982) The emer-gence of fetal behaviour. I Qualitative aspects. Early Hum Dev 7:301–322

de Vries JIP, Visser GHA, Prechtl HFR (1985) The emer-gence of fetal behaviour. II Quantitative aspects. Early Hum Dev 12:99–120

de Vries JIP, Visser GHA, Prechtl HFR (1988) The emer-gence of fetal behaviour. III Individual differences and consistences. Early Hum Dev 16:85–103

Waggener TB, Southall DP, Scott LA (1990) Analysis of breathing patterns in a prospective population of term infants does not predict susceptibility to sud-den infant death syndrome. Pediatr Res 27:113–117

Wagner HJ (1966) Concerning the relationship between the histological finding of the lungs action and the capability to act respectively after attempts of suf-focation. Acta Med Leg Soc 19:335–339

Waite AJ (1988) Managing subsequent silbings of cot death victim. Health Visit 61:244–246

Walker AM, Jick H, Perera DR, Thompson RS, Knauss TA (1987) Diphtheriatetanus-pertussis immunization and sudden infant death syndrome. Am J Public Health 77:945–951

Wanders R, Duran M, Ijlst L, deJager JP, VanGennip AH, Jakobs C, Dorland L, vanSprang FJ (1989) Sudden infant death and long-chain 3-hydroxyacyl-CoAde-hydrogenase. Lancet 1:52–53

Warburton D, Stark AR, Taeusch HW (1977) Apnea moni-tor failure in infants with upper airway obstruction. Pediatrics 60:742–744

Ward SA, Whipp BJ (1996) Coordination of circulation and respiration during exercise. In: Greger R, Windhager U (Hrsg) Comprehensive human physiology, Bd. 2. Springer, Berlin

Webb RT, Wicks S, Dalman C, Pickles AR, Appleby L, Mortensen PB, Haglund B, Abel KM (2010) Influence of environmental factors in higher risk of sudden infant death syndrome linked with parental mental illness. Arch Gen Psychiatr 67:69–77

Weber MA, Klein NJ, Hartley JC, Lock PE, Malone M, Sebire NJ (2008) Infection and sudden unexspected death in infancy. A systemic retrospective case review. Lancet 371:1848–1853

Weber MA, Pryce JW, Ashworth MT, Malone M, Sebire NJ (2012) Histological examination in sudden unexpected death in infancy: evidence base for histological sampling. J Clin Pathol 65:58–63

Weese-Mayer DE (1998) Modifiable risk factors for sudden infant death syndrome: When will we ever learn? J Pediatr 132:197–198

Weese-Mayer DE, Morrow AS, Conway LP, Brouillette RT, Silvestri JM (1990) Assessing clinical significance of apnea exeeding fifteen seconds with event recording. J Pediatr 117:568–574

Weese-Mayer DE, Berry-Kravis EM, Maher BS, Silvestri JM, Curran ME, Marazita ML (2003) Sudden infant death syndrome: Association with a promoter polymorphism of the serotonin transporter gene. Am J Med Genet 117 A:268–274

Weese-Mayer DE, Ackerman MJ, Marazita ML, Berry-Kravis EM (2007) Sudden infant death synsdrome: Review of implicate genetic factors. Am J Med Genet A 143 A:771–788

Weigel B (1986) Gerichtsmedizinische Apskete der Untersuchung plötzlicher Todesfälle im Kindesalter. Habil.-Schrift (Dissertation B), Univ. Leipzig

Weiler G, Ritter C (1988) Häufigkeit und Beweiswert eines Leberzellhydrops bei äußerer Erstickung und bei plötzlichem Kindstod. Z Rechtsmed 100:113–121

Weingärtner L, Geißler W (1975) Zur Analyse plötzlicher Todesfälle im Säuglingsalter (Beobachtungen von 1127 Fällen des Bezirkes Halle aus den Jahren 1965 bis 1973). Z ärztl Fortbild 69(9):477–481

Weinstein SL, Steinschneider A (1985) QTc and R-R intervals in victims of the sudden infant death syndrome. Am J Dis Child 139:987–990

Weiser TM, Lin M, Garikapaty V, Feyrerharm RW, Bensyl DM, Zhu BP (2009) Association of maternal smoking status with breastfeeding practices: Missouri, 2005. Pediatrics 124:1603–1610

Weiss PW, Kerbl R (2001) The relatively short duration that a child retains a pacifier in the mouth during sleep: implications for sudden infant death syndrome. Eur J Pediatr 160:60

Wennergren G, Milerad J, Lagercrantz H, Karlberg P, Svenningsen NW, Sedin G, Andersson D, Grogaard J, Bjure J (1987) The epidemiology of sudden infant death syndrome and attacks of lifelessness in Sweden. Acta Paediatr Scand 76:898–906

Werne J (1942) Postmortem evidence of acute infections in unexpected death in infancy. Am J Pub. Health 77:945–951

Werne J, Garrow I (1953a) Sudden apparently unexplained death during infancy: I. Pathologic findings in infants found dead. Am J Pathol 29:633–852

Werne J, Garrow I (1953b) Sudden apparently unexplained death during infancy: II. Pathologic findings in infants observed to die suddenly. Am J Pathol 29:817–832

Werthammer J, Brown ER, Neff RK, Taeusch HW (1982) Sudden infant death syndrome in infants with bronchopulmonary dysplasia. Pediatrics 69:301–304

Wetmore RF (1993) Effects of acid on the larynx of the maturing rabbit and their possible significance to the sudden infant death syndrome. Laryngoscope 103:1242–1254

Wexler ID, Kerr DS, Ho L, Lusk MM, Pepin RA, Javed AA, Mole JE, Jesse BW, Thekkumkara TJ, Pons G, Patel MS (1988) Heterogeneous expression of protein and mRNA in pyruvate dehydrogenase deficiency. Proc Nat Acad Sci USA 85:7336–7340

WHO (World Health Organisation) (2003) Mental Health in Emergencies. Mental and Social Aspects of Health of Populations Exposed to Extreme Stressors. http://www.who.int/mental_health/emergencies/MSD-MER03_01/en/. Zugegriffen: 6. September 2013

Wieser W (1986) Bioenergetik – Energietransformation bei Organismen. Georg Thieme, Stuttgart

Wigfield R, Fleming PJ (1995) The prevalence of risk factors for SIDS. Impact of an intervention compaign. In: Rognum TO (Hrsg) Sudden Infant Death Syndrome. New Trends in the Nineties. Scandinavian University Press, Oslo, S 129–131

Wijburg FA, Sperl W, Lubbers LJ, Wanders RJA (1999) Neonatal presentation with cardiac involvement of MCAD deficiency. Eur J Pediatr

Willenberg R (1991) Intoxikationen im Kindesalter – Eine retrospektive Studie 1970–1990. Z Ärztl Fortbild (Jena) 1995:1159–1164

Willett EAR (2002) Infant mortality and family religion in Biblical Periods. Davar Logos 1.1:27–42

Williams AL (1980) Tracheobronchitis and sudden infant death syndrome. Pathology 12:73–78

Williams AJ, William MA, Walker CA, Bush PG (1981) The Robin anomalad (Pierre Robin syndrome) – a follow up study. Arch Dis Child 56:663–668

Williams R, Nikolaisen S (1982) Parents' perceptions and responses to the loss of their infant. Res Nurs Health 5:55–61

Willinger M, James LS, Catz C (1991) Defining the sudden infant death syndrome (SIDS): deliberations of an expert panel convened by the National Institute of Child Health and Human Development. Pediatr Pathol 11:677–684

Willinger M, Hoffman HJ, Hartford RB (1994) Infant sleep position and risk for sudden infant death syndrome: report of meeting held January 13 and 14, 1994, National Institutes of Health, Bethesda, MD. Pediatrics 93:814–819

Willinger M, Hoffman HJ, Wu KT, Hou JR, Kessler RC, Ward SL, Keens TG, Corwin MJ (1998) Factors associated with the transition to nonprone sleep positions of infants in the United States: the National Infant Sleep Position Study. JAMA 280:329–335

Wilske J (1984) Der plötzliche Säuglingstod (SIDS). Morphologische Abgrenzung, Pathomechanismus und Folgerung für die Praxis. Springer, Berlin

Wilson CA, Taylor BJ, Laing RM, Williams SM, Mitchell EA (1994) Clothing and bedding and its relevance to sudden infant death syndrome: further results from the New Zealand Cot Death Study. J Paediatr Child Health 30:506–512

Winn K (1986) Similarities between lethal asphyxia in postneonatal rats and the terminal episode in SIDS. Pediatr Pathol 5:325–335

Witcombe NB, Yiallourou SR, Walker AM, Horne RS (2008) Blood pressure and heart rate patterns during sleep are altered in preterm-born infants: implications for sudden infant death syndrome. Pediatrics 122:e1242–e1248

Witte H (1988) Qunatifizierung der Kopplung von spontaner Bewegungsfolge und bewegungsabhängigen Herz- und Atemfrequenzreaktionen In der Neronatalperiode. Medizintechnik 28:38–42

Witte H, Rother M (1889) Better quantification of neonatal respiratory sinus arrhythmia – progress by modelling an model-related physiological examinations. Med Biol Eng Computing 27:298–3067

Witte H, Liese F, Glaser S, Hoyer D (1988a) Results of modelling and physiological examination of movement-related heart-rate reactions in neonates. Med Biol Eng Computing 26:599–604

Witte H, Zwiener U, Rother M, Mathias, Glaser S (1988b) Evidence of a prviously undescribed form of respiratory sinus arrhythmia (RSA) – the physiological manifestation of „cardiac aliasing". Plügers Arch 412:412–442

Wolf S (1964) The bradycardia of the dive reflex – a possible mechanism of sudden death. Trans Am Clin Climatol Assoc 76:192–200

Wong FY, Witcombe NB, Yiallourou SR, Yorkstone S, Dymowski AR, Krishnan L, Walker AM, Horne RS (2011) Cerebral oxygenation is depressed during sleep in healthy term infants when they sleep prone. Pediatrics 127:e588–e565

Woodward S, Pope A, Robson WJ, Hagan O (1985) Bereavement counseling after sudden infant death. Br Med J 290:363–365

Worden JW (1983) Beratung und Therapie in Trauerfällen. Hans Huber, Bern

WOSTA (2012) Weisungen der Oberstaatsanwaltschaft des Kantons Zürich für das Vorverfahren (WOSTA), (Stand 1. Januar 2012). http://www.zh.ch/content/dam/justiz_innern/stanw/PDF/Weisungen/WOSTA_130601.pdf. Zugegriffen: 6. September 2013

Wulbrand H, Von Zezschwitz G, Bentele KH (1995) Submental and diaphragmatic muscle activity during and at resolution of mixed and obstructive apneas and cardiorespiratory arousal in preterm infants. Pediatr Res 38:298–305

Yamamoto T, Tanaka H, Kobayashi H, Okamura K, Tanaka T, Emoto Y, Sugimoto K, Nakatome M, Sakai N, Kuroki H, Yamaguchi S, Matoba R (2011) Retrospective review of Japanese sudden unexpected death in infancy: the importance of metabolic autopsy and expanded newborn screening. Molecular Genetics & Metabolism 102:399–406

Yamazaki N (2003) Zaubersprüche für Mutter und Kind. Papyrus Berlin 3027 Achet-Schriften zur Ägyptologie-Philologische Reihe Bd. 2. Achet, Berlin

Yiallourou SR, Walker AM, Horne RS (2008) Prone sleeping impairs circulatory control during sleep in healthy term infants: implications for SIDS. Sleep 31:1139–1146

Yolken R, Murphy M (1982) Sudden infant death syndrome associated with rotavirus infection. J Med Virol 10:291–296

Young M, Turnbull HM (1931) An analysis of the data collected by the status lymphaticus investigation committee. J Path Bact 34:213–257

Yukawa N, Carter N, Rutty G, Green MA (1999) Intraalveolar haemorrhage in sudden infant death syndrome: a cause for concern? J Clin Pathol 52:581–587

Zebal BH, Woolsey SF (1984) SIDS and the family: The pediatrician's role. Pediatric Annals 13:238–240 (243–246)

Zerbi-Schwartz L (1988) The origin of maternal feelings of guilt in SIDS: Relationship with normal psychological reaction of maternity. Ann N Y Acad Sci 533:132–144

Ziadeh R, Hoffman EP, Finegold DN, Hoop RC, Brackett JC, Strauss AW, Naylor EW (1995) Medium chain Acyl-CoA dehydrogenase deficiency in Pennsylvania: Neonatal screening shows high incidence and unexpected mutation frequencies. Pediatr Res 37:675–678

Zingsem V (2009) Lilith. Adams erste Frau. Philipp Reclam jun., Stuttgart

Zotter H, Pichler G (2012) Breast feeding is associated with decreased risk of sudden infant death syndrome. Evid Based Med 17:126–127

Zotter H, Kerbl R, Kurz R, Müller W (2002) Pacifier use and sudden infant death syndrome: should health professionals recommend pacifier use based on present knowledge? Wien Klin Wochenschr 114:791–794

Zotter H, Urlesberger B, Müller W, Kerbl R (2003) How to score arousals in preterm infants? Can we use recommendations of the „Pediatric Wake-up Club"? Wien Klin Wochenschr 24:867–870

Zotter H, Kerbl R, Schwantzer G, Kurz R, Einspieler C (2004) Sudden infant death syndrome risk questionnaire: a mirror of parental awareness rather than a prospective diagnostic tool. Acta Paediatr 93:255–257

Zotter H, Sauseng W, Kutschera J, Müller W, Kerbl R (2006) Bladder voiding in sleeping infants is consistently accompanied by a cortical arousal. J Sleep Res 15:75–79

Zotter H, Sauseng W, Urlesberger B, Müller W, Pichler G, Kerbl R (2006a) Does bladder voiding during sleep and wakefulness change the behavioural state of infants? Acta Paediatr 95:1644–1647

Zotter H, Sauseng W, Kutschera J, Müller W, Kerbl R (2006b) Bladder voiding in sleeping infants is consistently accompanied by a cortical arousal. J Sleep Res 15:75–79

Zotter H, Urlesberger B, Pichler G, Müller W, Kerbl R (2007) Do wet diapers induce arousals in sleeping infants? Acta Paediatr 96:452–453

Zotter H, Grossauer K, Reiterer F, Pichler G, Müller W, Urlesberger B (2008) Is bladder voiding in sleeping preterm infants accompanied by arousals? Sleep Med 9:137–141

Zumpe R (1973) Die Bauchlage – Ursache von Todesfällen von Säuglingen. Kriminalistik 27:315–316

Stichwortverzeichnis

Printing and Binding: Stürtz GmbH, Würzburg